AF501619

LES ÉPILEPSIES

ET

LES ÉPILEPTIQUES

AUTRES OUVRAGES DU MÊME AUTEUR

Sensation et Mouvement. Etudes de psycho-mécanique. 1 vol. in-18, de la *Bibliothèque de philosophie contemporaine*, 1887. . 2 fr. 50

Dégénérescence et Criminalité. 1 vol. in-18 avec figures, de la *Bibliothèque de philosophie contemporaine*, 1888 . . . . 2 fr. 50

Le Magnétisme animal. 3e édition, 1890. 1 vol. in-8 avec figures, de la *Bibliothèque scientifique internationale*, cartonné à l'anglaise. (En collaboration avec M. A. Binet.) . . . . 6 fr.

Du Traitement des aliénés dans les familles. 1 vol. in-18, 1889. 2 fr. 50

(Ces quatre ouvrages ont été édités chez Félix Alcan.)

Du Cancer de la vessie. 1 vol. in-8, 1881.

Contribution à l'étude des troubles fonctionnels de la vision par lésions cérébrales. 1 vol. in-8, 1882.

Traité élémentaire d'anatomie médicale du système nerveux. 1 vol. in-8, 1886.

De l'Aphasie et de ses diverses formes, par D. Bernard, 2e édition, avec une préface et des notes par Ch. Féré. 1 vol. in-8, 1889.

TOURS. IMP. E. ARRAULT ET Cie.

LES

ÉPILEPSIES

ET LES ÉPILEPTIQUES

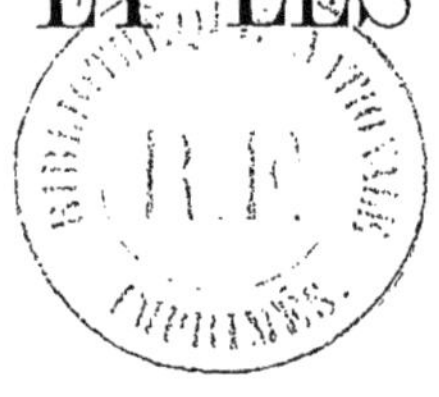

PAR

CH. FÉRÉ
Médecin de Bicêtre

AVEC 12 PLANCHES HORS TEXTE
ET 67 FIGURES DANS LE TEXTE

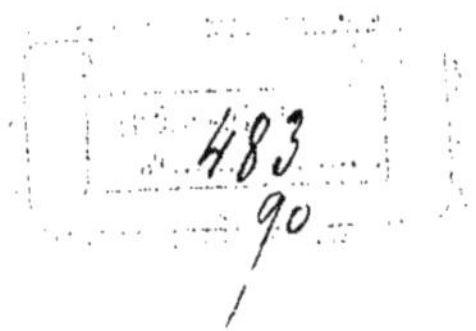

PARIS
ANCIENNE LIBRAIRIE GERMER BAILLIÈRE ET Cie
FÉLIX ALCAN, ÉDITEUR
108, BOULEVARD SAINT-GERMAIN, 108

1890

LES ÉPILEPSIES ET LES ÉPILEPTIQUES

CHAPITRE PREMIER

DÉFINITION ET DIVISION

Lorsque l'anatomie normale n'était constituée que par des notions peu précises empruntées à l'observation d'animaux assez éloignés de l'homme, lorsque l'étude des fonctions normales des corps organisés n'était pas même ébauchée, lorsque l'anatomie pathologique n'existait pas, l'histoire des maladies ne pouvait consister que dans la description des phénomènes extérieurs qui paraissaient en dehors de la règle.

Tous les dérangements organiques, tous les troubles de fonctionnement, tous les symptômes, en un mot, que l'on ne pouvait rattacher à leur cause matérielle, durent donc être considérés tout d'abord comme ayant une existence propre. Même lorsque l'on sut rapporter à certains organes, comme le poumon, le foie, etc., un certain nombre de manifestations morbides, on dut grouper sous le nom de syndromes des groupes de symptômes que l'on ne savait pas rattacher à une lésion organique nettement définie.

Un certain nombre de syndromes, consistant principalement en spasmes ou convulsions, avec ou sans chute, avec abolition de la sensibilité, de la mémoire, de l'intelligence, frappèrent les premiers observateurs par un caractère commun : la brusquerie de leur apparition. Ils semblaient saisir (ἐπιλαμβάνειν) le malade au milieu de la santé, d'où le nom d'*épilepsie* sous lequel on les désigna.

Cet ensemble de troubles était connu dès la période hippocratique : on l'appela *morbus herculeus*, parce que ce héros en avait paru atteint (1). Les noms de *morbus sacer*, *morbus divinus* semblent provenir de ce que les pythonisses se tordaient dans des convulsions épileptiformes lorsqu'elles rendaient leurs oracles. Chez les Romains, lorsqu'un accès venait à se produire pendant que les comices étaient assemblés, la réunion était dissoute. C'est de cette circonstance qu'est venu le nom de *morbus comitialis;* Celse l'appelait *morbus major*, le mal par excellence. Les rapports que l'on avait cru saisir entre les révolutions astrales et la répétition des paroxysmes avaient motivé les noms de *morbus astralis* ou de *morbus lunaticus*. La croyance que le démon était la cause du mal le fit encore appeler *morbus dæmoniacus*. D'autres dénominations, *morbus sonticus* (Aulu-Gelle), *morbus caducus* (Paracelse), *haut mal*, *mal de St-Jean*, soi-disant à cause de l'analogie entre l'expression de la physionomie de Saint-Jean décapité et celle de l'épileptique (Sauvages), etc. (2) n'ont pas plus de prétentions à désigner la cause des manifestations auxquelles elles s'appliquent.

Les syndromes confondus sous le nom d'épilepsie n'ont jamais été attribués à une cause unique, depuis Hippocrate qui a reconnu que la maladie sacrée n'avait pas plus que les autres maladies une origine divine et qu'on pouvait lui assigner plusieurs causes matérielles. L'épilepsie resta dans la catégorie des maladies *incertæ sedis*, et jusqu'aujourd'hui on la trouve classée parmi les affections du système nerveux dont la lésion est inconnue, parmi les *névroses*.

La névrose comitiale s'est vu dans ces dernières années arracher une partie de son domaine. Les convulsions épileptiformes de la grande hystérie ont été distinguées de l'épilepsie vulgaire. D'autre part, les travaux de M. Hughlings Jackson ont montré que certaines lésions du cerveau coïncident avec des convulsions plus ou moins nettement localisées dans un groupe de muscles, dans un membre, ou dans les membres du côté opposé : ces faits tendent à former un groupe distinct. Ce n'est pas d'ailleurs des dissidences de l'hystéro-épilepsie et de l'épilepsie partielle que

(1) Josat, *Recherches historiques sur l'épilepsie*, 1856.

(2) Bès de Berc, *Etude sur l'épilepsie*, th. Montpellier, 1871 (synonymie).

datent les divisions dans le domaine de l'épilepsie. Depuis longtemps des convulsions épileptiformes qui avaient pour caractère de se présenter par crises sérielles et paraissaient en rapport constant avec certains phénomènes physiologiques ou pathologiques toujours les mêmes, avaient été distraites du groupe comitial sous le nom d'*éclampsie*. Les convulsions de l'enfance, les convulsions des femmes en couches, les convulsions urémiques, etc., ont été éliminées du cadre de l'épilepsie, bien que les phénomènes moteurs qui les constituent principalement, et les troubles psychiques qui les accompagnent, ne diffèrent pas sensiblement de ceux du mal comitial.

Cette élimination du cadre de la névrose des affections dites *épileptoïdes* s'accentue chaque fois que l'on met en lumière une circonstance capable de provoquer un syndrôme épileptique. Le domaine de l'épilepsie dite *idiopathique* se rétrécit tous les jours, tandis que les épilepsies *sympathiques* et *symptomatiques* augmentent sans cesse de nombre. Aujourd'hui même, l'expression d'épilepsie idiopathique n'est plus comprise comme synonyme de celle d'épilepsie sans cause, mais bien de celle d'épilepsie de cause inconnue. L'épilepsie ne reconnaît pas pour cause une lésion spécifique précise ; il est bien établi au contraire que ses diverses manifestations se produisent en conséquence de lésions ou d'altérations fonctionnelles très diverses : l'épilepsie ne doit donc plus être considérée comme une maladie, mais comme un groupe de syndromes, les *épilepsies,* dans lequel il faut faire rentrer les *éclampsies,* qui sont en réalité des *épilepsies aiguës,* et l'éclampsie partielle qui paraît destinée à éclairer la pathogénie des autres formes.

Les *syndromes épileptiques* peuvent être divisés en quatre groupes principaux, suivant leur aspect général, suivant la prédominance de certains symptômes : 1° *Syndromes moteurs*, 2° *syndromes sensoriels*, 3° *syndromes viscéraux*, 4° *syndromes psychiques*. Mais il est rare que ces syndromes se présentent à l'état de pureté, sans aucun mélange. En général, ils se combinent entre eux d'une façon plus ou moins intime : les syndromes moteurs, pour peu qu'ils soient intenses, sont précédés, accompagnés ou suivis de troubles sensoriels et de troubles psychiques; les syndromes sensoriels s'accompagnent de phénomènes moteurs ou psychiques plus ou moins accentués; et les syndromes psychiques ne sont pas non plus purs de toute combinaison de troubles moteurs ou sensoriels; enfin, lorsqu'on est en mesure de rechercher les troubles viscéraux, il est rare qu'on ne les retrouve point en relation avec les autres troubles.

Quelquefois cependant, les syndromes sont dissociés, et la manifestation morbide paraît constituée par un symptôme isolé qui ne peut être rattaché au groupe auquel il appartient que par son mode d'apparition, ou l'existence chez le même individu ou dans sa race d'autres troubles de même nature. Ces formes incomplètes constituent le groupe des *épilepsies larvées.*

Si les syndromes épileptiques, les *épilepsies,* qui reconnaissent des causes très diverses, diffèrent encore par leur marche et par leur forme, nous verrons qu'ils ne méritent pas moins d'être distingués au point de vue du pronostic et du traitement.

Nous allons passer successivement en revue ces différents syndromes, en insistant particulièrement sur les symptômes les plus importants; mais l'épilepsie partielle nous occupera tout d'abord.

CHAPITRE II

ÉPILEPSIE PARTIELLE

Conditions étiologiques.

L'épilepsie partielle, déjà décrite par Bravais (1) sous le nom d'épilepsie hémiplégique, est cette forme d'épilepsie dans laquelle les convulsions sont limitées d'ordinaire à une moitié du corps, ou même à une région, à un groupe de muscles, à la face, au membre supérieur ou au membre inférieur ; elle a surtout été bien étudiée depuis 1866 par M. Hughlings Jackson, et on l'appelle souvent *épilepsie jacksonnienne*.

L'épilepsie partielle se rencontre chez des individus qui dans l'enfance, quelquefois très près de la naissance, ont été pris de convulsions, suivies d'hémiplégie qui s'est compliquée au bout d'un temps variable de mouvements convulsifs. Cette forme pourrait même être congénitale, et serait alors compliquée d'un arrêt de développement unilatéral beaucoup plus considérable.

Quelquefois elle apparaît à une période plus ou moins éloignée de la naissance chez des sujets qui ont été atteints d'une paralysie hémiplégique ou partielle en rapport avec une lésion cérébrale d'origine vasculaire ; elle est aussi alors précédée de troubles paralytiques. D'autres fois elle constitue un symptôme d'une affection méningitique plus ou moins aiguë ou chronique, elle est alors précédée et accompagnée des phénomènes spéciaux de l'affection à laquelle elle est liée. Elle apparaît encore comme phénomène accessoire dans certains troubles purement vaso-moteurs, dans quelques formes de migraine.

On a décrit sous le nom d'épilepsie syphilitique, des épilepsies partielles qui sont en rapport avec le développement de néo-

(1) Bravais, *Recherches sur les symptômes et le traitement de l'épilepsie hémiplégique*, th., 1827.

plasmes spécifiques des méninges ou du cerveau. Mais ces épilepsies ne diffèrent pas par leur forme de celles qui peuvent être déterminées par toute autre production néoplasique des mêmes tissus ou par une irritation due à un enfoncement traumatique des os du crâne, un corps étranger. Ces différentes convulsions mériteront cependant de nous arrêter parce que les troubles qui les accompagnent sont assez capables d'en faire reconnaître l'origine.

Ce ne sont pas seulement d'ailleurs les traumatismes cérébraux ; ce ne sont pas seulement les lésions irritatives de l'écorce cérébrale ou des fibres qui en partent qui sont capables de provoquer le syndrome épilepsie partielle. Il peut encore être la conséquence d'une irritation périphérique portant soit sur les nerfs des membres, soit sur les nerfs du tronc ou des viscères.

L'épilepsie partielle avec ou sans combinaison de paralysie peut s'observer à la suite d'affections de la plèvre et en particulier à la suite de l'opération de l'empyème ; elle se produit alors en général du même côté que l'intervention chirurgicale. La pathogénie de cette épilepsie dite réflexe est tout aussi obscure que celle des autres épilepsies d'origine viscérale.

L'épilepsie partielle peut encore se présenter accompagnée ou non de paralysie dans l'urémie (1). On l'a attribuée dans ces conditions à des œdèmes localisés ; mais la localisation de l'œdème n'est pas chose très facile; il est possible que l'urémie ne joue que le rôle d'agent provocateur. Du reste, dans un cas d'épilepsie partielle développée sous l'influence de l'urémie, M. Raymond a trouvé une lésion ancienne du cerveau dans le centre moteur des parties qui étaient le siège de la convulsion. Ce fait n'est pas exceptionnel, il n'est pas très rare de voir d'anciens foyers médullaires ou cérébraux rappelés à l'activité par une cause occasionnelle qui n'a en général que des effets transitoires si elle-même guérit. M. Pierret a relevé ce fait à la Société des sciences médicales de Lyon (2) et a désigné

(1) Raymond, *Sur la pathogénie de certains accidents paralytiques observés chez les vieillards.* (*Rev. de médecine*, 1885, p. 705.) — Chantemesse et Tenneson, *De l'hémiplégie et de l'épilepsie partielle urémique.* (*Ibid.*, p. 935.) — Chauffard, *Arch. gén. de méd.*, 1887 (juillet).

(2) *Bulletin médical*, 1887, p. 1280.

cette catégorie de malades sous le nom de *cicatriciels*. Comme M. Pierret, MM. Rollet et Diday ont constaté que ce rappel à l'activité des anciennes lésions sous l'influence du surmenage, des émotions, du refroidissement, se présente assez souvent chez les syphilitiques.

M. Charcot qui, en 1876, a décrit avec le plus grand soin l'épilepsie partielle d'origine syphilitique, distingue dans l'épilepsie partielle trois formes principales : 1° l'épilepsie partielle ou hémiplégique proprement dite ; 2° l'*épilepsie partielle tonique* ou avec contracture ; 3° l'*épilepsie partielle vibratoire*. L'*épilepsie partielle de l'enfance*, qui constitue un symptôme de l'hémiplégie spasmodique infantile (1), peut se présenter sous ces différentes formes ; mais, en raison de sa marche, elle mérite une description spéciale.

L'*épilepsie partielle* de l'adulte peut se présenter à tout âge. Tantôt elle se produit chez des individus en apparence absolument sains jusque-là ; tantôt chez des sujets qui présentent un certain degré d'hémiatrophie plus ou moins limitée trahissant un arrêt de développement dû à une lésion cérébrale développée soit dans la période fœtale, soit dans l'enfance ; tantôt enfin, elle apparaît chez des sujets qui sont atteints d'hémiplégie plus ou moins complète avec ou sans contracture.

Quelquefois elle se manifeste sans causes connues ; d'autres fois elle apparaît à l'occasion d'un traumatisme, d'une émotion morale, d'un excès alcoolique, d'une maladie aiguë.

OBSERVATION I. — *Épilepsie partielle provoquée par un traumatisme ; antécédents convulsifs.*

S., âgé de 22 ans, cultivateur, est le fils d'un père ivrogne. Il a eu six frères et deux sœurs plus âgés que lui ; les six frères auraient eu des attaques épileptiformes qui ont commencé de 15 à 18 ans. Il a eu des convulsions à 8 mois sans cause connue, il ne lui est resté ni paralysie ni trouble de développement apparent ; mais il n'a commencé à parler qu'à 18 mois et il bégaie. Il y a un an, en aidant à ferrer un cheval, il a eu le pouce de la main droite écrasé. Il fut pris

(1) Marie, art. *Hémiplégie spasmodique infantile*, in *Dict. encycl. des sc. méd.* 4e série, t. XIII, 1888.

quelques heures après d'une douleur de tête siégeant dans la région frontale, sans prédominance latérale. Cette douleur dura pendant trois jours; il fut alors pris de sa première attaque. Une sensation de chaleur part du pouce blessé et remonte le long du bras, le pouce se fléchit, le membre supérieur se lève tout d'une pièce en trépidant, la face se contorsionne et se dévie à droite, puis la jambe s'étend en s'animant de mouvements convulsifs; il perd connaissance, puis tout s'arrête. Il reste ahuri pendant quelques minutes; son bras reste faible pendant plusieurs heures. Ces attaques se reproduisent depuis sous la même forme, environ une fois par mois.

Observation II. — *Épilepsie partielle provoquée par une émotion morale; antécédents convulsifs.*

M., âgé de 15 ans, n'a aucun antécédent névropathique dans sa famille; ses parents, qui n'ont pas eu d'autre enfant, sont d'une excellente santé et sobres. Sa mère fut prise des douleurs de l'enfantement lorsque les Prussiens envahissaient son village; elle eut une grande frayeur, mais n'eut aucun trouble caractérisé, l'accouchement se faisait d'ailleurs à terme. L'enfant paraissait bien constitué. A 6 mois, il eut, à propos d'une diarrhée, des convulsions générales qui durèrent une heure et demie; il lui en est resté un strabisme convergent de l'œil droit. Il s'était bien développé et n'avait jamais été malade depuis, il était intelligent, apprenait facilement à l'école. Il y a deux ans, à propos d'une réprimande de son maître, il éprouve une sorte d'oppression, sa main gauche se crispe, le bras se lève en trémulant, la face grimace en se tournant à gauche, il a une légère obnubilation de la vue sans perte de connaissance, le tout durant une demi-minute. Depuis les attaques se sont répétées, envahissent quelquefois la jambe; ou se généralisent et s'accompagnent alors de perte de connaissance et de miction involontaire. C'est seulement depuis que ses attaques se renouvellent plus fréquemment, environ une fois par semaine, qu'il s'aperçoit que sa main gauche est plus froide que l'autre.

Observation III. — *Épilepsie partielle provoquée par un excès alcoolique.*

D., 55 ans, forgeron, ne donne aucun renseignement positif sur sa famille. Il prétend qu'il n'a jamais fait aucune maladie. Il a été soldat, et a fait la plus grande partie de son temps en Algérie sans aucun trouble dans sa santé. Mais il a contracté l'habitude de boire, et il s'enivrait de son propre aveu au moins une fois ou deux par semaine, lorsqu'il y a une dizaine d'années, dans une rixe il blessa gravement un de ses camarades. Il avait cessé de boire depuis cette époque et ne s'était jamais plus enivré. Il y a trois mois, ayant réglé un petit héritage, il but plus que de coutume, sans aller pourtant jusqu'à l'ivresse. Il se coucha à neuf heures avec un peu d'agitation. A minuit il est réveillé brusquement par une douleur violente dans l'auriculaire de la main droite. Il sent que ce doigt et l'annulaire se crispent en se fléchissant fortement contre la paume de la main, son bras se lève en trépidant, sa face se tourne vers la droite, il mâchonne et grimace et perd connaissance, son membre inférieur fait quelques mouvements de flexion; puis tout mouvement cesse. Il baille quatre ou cinq fois et il revient à lui. Les mêmes attaques se sont renouvelées huit fois depuis. En outre chaque soir, lorsqu'il s'endort, ses deux membres du côté droit, ou plus souvent le bras seul, s'agitent de quelques secousses, auxquelles la face ne paraît pas participer. La pression dynamométrique est moindre à droite, 45, qu'à gauche, 50, et bien que la première soit plus exercée, elle est manifestement moins volumineuse; du reste les deux membres supérieurs, mesurés à partir de la ligne médiane du sternum, offrent une différence de longueur de deux centimètres aux dépens du droit. Aucune différence notable des deux membres inférieurs. D. a une hernie inguinale droite depuis cinq ans. Il a eu trois enfants: l'aîné a 21 ans et se porte bien; le second est mort à 17 ans, d'une hernie inguinale droite étranglée; une fille mort-née.

Observation IV. — *Hémiplégie; épilepsie partielle au cours d'une pneumonie.*

B., mécanicien, âgé de 43 ans, est d'une famille de rhumatisants. Son père et une tante maternelle ont eu plusieurs attaques de rhumatisme articulaire aigu, et ont succombé à des maladies du cœur. Sa mère est bien portante, et les renseignements héréditaires sont négatifs de ce côté autant au point de vue diathésique qu'au point de vue névropathique. — Sa sœur aînée n'a eu qu'une légère attaque qualifiée douleurs de croissance vers 12 ans. Lui-même avait toujours été bien portant jusqu'à l'âge de 25 ans. C'est alors qu'il eut une attaque de rhumatisme articulaire aigu généralisé avec endocardite. Il lui en est resté une lésion mitrale très manifeste, rétrécissement avec insuffisance. A l'âge de 34 ans, étant en train de travailler à son métier de tailleur, il fut pris d'un malaise général et bientôt d'une douleur violente dans la région pariétale gauche qui apparut brusquement et fut immédiatement suivie de perte de connaissance. Lorsque le malade revint à lui au bout d'une heure environ, il avait une hemiplégie droite et il était incapable de prononcer une parole, comprenant d'ailleurs parfaitement ce qui se disait autour de lui. L'usage de la parole revint en quelques jours, les troubles de la motilité des membres s'atténuèrent graduellement; au bout de trois mois, il était capable de marcher et de se servir un peu de sa main. Au bout d'un an la marche était redevenue normale et il put reprendre son métier de tailleur. Il lui restait toutefois une faiblesse et de la maladresse des doigts dont il n'obtenait plus le même service qu'autrefois. Le 28 mars 1887, trente mois après l'attaque qui avait déterminé l'hémiplégie, il fut pris de frissons de fièvre avec point de côté du côté droit. Il eut une pneumonie qui évolua régulièrement et guérit, mais au quatrième jour de laquelle il eut une attaque d'épilepsie partielle. Cette attaque commença par une sensation de chaleur dans le pouce et l'index de la main droite, au moment où cette sensation de chaleur arriva au coude, le pouce et l'index se fléchirent convulsivement, puis l'avant-bras se fléchit sur le bras, le bras se leva, tout le membre alors trémulait, la face se tournait à droite, le malade perdit alors connaissance. Les convulsions envahirent la face et le membre inférieur, mais restèrent prédominantes dans le membre supérieur. Au dire de sa femme, le côté gauche aurait été complètement indemne et il en serait de même dans tous ses accès qui se reproduisent depuis lors tous les quinze jours ou toutes les trois semaines.

Lorsque l'épilepsie partielle s'est une fois développée, soit spontanément, soit sous l'influence d'une cause déterminante quelconque, les irritations périphériques peuvent jouer le rôle de causes provocatrices des accès ultérieurs. Un de mes malades a fini par remarquer qu'il avait toujours un accès dans la nuit lorsqu'il avait pris du café dans la soirée. Chez certains malades, il est possible de provoquer l'accès artificiellement. Chez un malade de mon service, atteint d'hémiplégie gauche avec épilepsie débutant par le membre supérieur, tout effort violent peut déterminer l'accès ; et il suffit de faire faire avec la main droite une pression de quelques minutes sur le dynamomètre pour que le membre supérieur gauche commence à trembler et qu'une attaque généralisée s'ensuive. Chez un autre malade, l'attaque peut être provoquée par la percussion répétée du tendon rotulien du côté hémiplégique ; on la voit encore se reproduire quand, par le redressement de la pointe du pied du même côté, on a déterminé la trépidation épileptoïde du membre.

Les attaques d'épilepsie partielle peuvent se produire à toute heure du jour ou de la nuit. Quand elles se reproduisent la nuit, le malade est réveillé par le spasme ou par la douleur initiale, et il assiste à sa crise comme s'il avait été pris en pleine veille. Il peut arriver, tout comme pour l'épilepsie vulgaire, que l'attaque nocturne soit provoquée par un rêve : L. a son accès chaque fois qu'il fait un rêve lubrique, que ce rêve ait été suivi ou non de pollution.

Observation V.— *Épilepsie partielle dont les accès sont souvent provoqués par des émotions morales.*

G., 40 ans. — A part une émotivité extrême chez sa mère, on ne connaît dans sa famille aucune tare nerveuse. Son grand-père paternel est mort à 88 ans, sa grand'mère maternelle à 80 ans. Il n'a pas eu de convulsions mais n'a marché qu'à 2 ans et demi, et jusqu'à 24 ans il n'a jamais cessé de pisser au lit. Dès son enfance, il se servait difficilement de son côté gauche; mais on ne connait pas le début de cette faiblesse. Il a été placé dans un asile à 17 ans, étant resté faible d'esprit. On ne put se rendre maitre de ses habitudes de masturbation qu'il avait contractées dès l'âge de 8 ans. L'année suivante, il a eu une première attaque d'excitation maniaque qui a duré quelques heures seulement. Des attaques semblables se sont reproduites toutes les six semaines ou tous les deux mois pendant trois ou quatre ans. Puis ces accès d'excitation ont été remplacés par des attaques d'épilepsie.

Il n'existe guère d'affaiblissement du côté gauche. Au dynamomètre la main droite donne 40, la gauche 33. Il existe un peu de contracture de la face de ce côté, mais pas d'exagération notable des réflexes. Pupille droite plus petite. — Pli fessier abaissé, hernie inguinale gauche remontant seulement à deux ou trois ans.

Le 4 avril 1887, G. se trouvait mal à l'aise au moment de la visite, se plaignait de céphalée. Sous l'influence de la percussion répétée des tendons rotuliens qui provoque des réflexes exagérés, il éprouve une sensation étrange dans le bras gauche qui se soulève, tandis que la face se tourne du côté opposé; le côté gauche de la face grimace, puis la tête se porte alternativement de droite à gauche et de gauche à droite, il se produit des mouvements de déglutition, tout le corps s'agite de secousses et se couvre de sueurs. Dès les premiers mouvements de la face, la connaissance était perdue; le malade la recouvre sitôt que les convulsions, qui ont duré une minute environ, ont cessé. G. parle d'un ton enfantin en ricanant, répond tout bas aux questions qu'on lui fait. Il répète : « Des choux, des choux, des carottes ». Il rit, se frotte les mains, il fait le tour du cabinet en cherchant des souris, en voit, tout d'un coup, il fait une salutation et a deux ou trois secousses. Continuant son tour en riant, il distribue des poignées de main. Il se plaint de secousses douloureuses dans la main gauche, tombe brusquement en arrière avec perte de connaissance, puis se relève presque aussi vite, cherche par terre, puis va à la fenêtre et dit : « Il est parti ». Il se plaint de douleurs de tête et va se jeter sur le lit de camp où il s'endort.

A partir du 6 avril, on lui applique tous les trois jours une douzaine de pointes de feu sur la région pariétale droite.

Le 14 mai, ayant reçu un coup de baguette sur la tête, il a un accès analogue à celui qui a été décrit plus haut. A la suite de cet accès il donne au dynamomètre 35 pour la main droite, 27 pour la main gauche.

Le 30 décembre, il s'est réveillé cette nuit en tremblant, puis s'est trouvé couvert de sueur. Le malaise persistait quand il est venu pour les pointes de feu. Sitôt après l'application, il s'est renversé en arrière et est resté pendant deux minutes environ agité de secousses peu intenses. Il se réveille avec une expression de gaieté et voit des souris. Son délire doux continue pendant qu'on lui applique le pneumographe. Il continue à voir des souris qu'il suit de l'œil, demande le chat, crie : « Des choux ». Tout à coup il tend l'oreille droite, paraît inquiet, se met à pleurer. « On ne me mettra pas en cellule, je suis gentil. » Il a entendu une voix qui le nommait, mais ne l'a pas reconnue. Il pleure. On lui dit : « Vois la souris sur le bord de la fenêtre »; il la suit de nouveau de l'œil, de même quand on la lui montre du geste. « Dormir, coucher », répète-t-il de temps en temps.

Les accès de G. se présentent toujours à peu près sous la même forme et aussi le délire consécutif, qui est en général d'une gaieté niaise. Il a en outre des vertiges ou plutôt des éblouissements à peu près aussi fréquents que les accès. Les uns et les autres se présentent plus souvent de jour que de nuit, et ont leur maximum de fréquence aux mêmes époques. En 1886, il a eu soixante-trois accès et soixante-six vertiges. Depuis, les paroxysmes se sont présentés de la manière suivante :

MOIS	1887		1888		1889	
	Accès	Vertiges	Accès	Vertiges	Accès	Vertiges
Janvier	»	»	»	»	»	»
Février	2	1	3	1	»	»
Mars	»	»	»	»	»	»
Avril	14	25	»	»	»	»
Mai	2	»	2	6	»	»
Juin	1	3	»	»	»	»
Juillet	12	3	»	»	2	»
Août	6	»	»	»	»	»
Septembre	»	»	»	»	»	»
Octobre	4	1	»	»		
Novembre	2	11	»	»		
Décembre	2	»	»	»		
Total	45	44	5	7	2	»

Après une suspension des attaques pendant quatorze mois, le 26 juillet 1889, à la suite d'une querelle dans laquelle il fut frappé, G. eut deux attaques successives; mais ces attaques ont été beaucoup moins intenses que les précédentes et n'ont pas été suivies de délire.

Il faut remarquer que la lésion qui confère au système nerveux une aptitude spasmogène et l'accident qui met cette aptitude en évidence ne sont pas les seules conditions pathogènes de l'épilepsie partielle. Les études cliniques et anatomo-pathologiques nous démontrent en effet qu'une même lésion mêmement située peut déterminer chez un individu de l'épilepsie partielle, tandis que chez un autre elle ne provoque aucune manifestation convulsive. Il semble donc qu'une prédisposition individuelle soit nécessaire à la production des réactions spasmodiques.

CHAPITRE III

ÉPILEPSIE PARTIELLE VULGAIRE. — CARACTÈRES DE L'ATTAQUE CONVULSIVE, PHÉNOMÈNES CONSÉCUTIFS. — ÉPILEPSIE PARTIELLE TONIQUE. — ÉPILEPSIE PARTIELLE VIBRATOIRE.

Le phénomène fondamental, et quelquefois le seul phénomène de l'épilepsie partielle, c'est le spasme. Ce spasme a pour caractère d'être hémiplégique, de ne se produire, au moins au début, que d'un seul côté du corps. Mais son étendue est extrêmement variable. Quelquefois il est limité d'emblée et reste limité à un muscle ou à quelques muscles voisins. C'est ce qu'on a appelé l'épilepsie parcellaire dont on peut rapprocher un bon nombre de tics. D'autres fois la convulsion reste limitée à un membre, c'est l'épilepsie monoplégique. Dans d'autres cas, après avoir envahi primitivement un membre ou la face, elle s'étend successivement aux autres parties du même côté. C'est l'épilepsie hémiplégique. Enfin il arrive souvent que le spasme, après avoir été monoplégique au début, puis hémiplégique, envahit les membres et la face du côté opposé et se généralise. C'est alors l'épilepsie partielle généralisée. Lorsque nous étudierons ce qu'on appelle l'épilepsie vulgaire, nous verrons que la localisation initiale n'est pas rare et que par conséquent il n'y a pas de distinction fondamentale entre les deux formes : entre l'épilepsie parcellaire et l'épilepsie en apparence générale d'emblée, il existe des intermédiaires innombrables, mais pas de différence essentielle.

Les lois de l'extension du spasme ont été, de la part de M. Hughlings Jackson, l'objet d'une étude spéciale qui a mis en lumière un certain nombre de faits intéressants dont les observations subséquentes n'ont fait que confirmer l'exactitude et n'ont ajouté que des détails concordants.

Lorsque le spasme débute par la face, il a surtout pour centre l'œil ou la bouche.

Tantôt l'œil se porte latéralement d'un côté ou obliquement en haut, ou les paupières palpitent convulsivement; ou bien encore ces mouvements de l'œil et des paupières s'effectuent simultanément. Quelquefois on observe au début un rétrécissement unilatéral de la pupille, suivi de dilatation unilatérale.

Tantôt la commissure labiale se tire en haut et en dehors en trémulant, tantôt la langue se tord et la pointe se porte latéralement en avant (OBS. VI).

De l'un ou l'autre de ces deux centres, le spasme s'irradie au reste de la face. Quelquefois l'élévateur de la narine est envahi d'une manière prédominante et s'anime de convulsions rythmiques, la physionomie prend alors une expression grimaçante particulière, le malade fait le nez de lapin. Quelquefois les muscles temporal, masséter et ptérygoïdiens prennent part au spasme, on observe alors des mouvements de diduction de la mâchoire et un grincement des dents. Puis les muscles latéraux du cou se prennent, la tête se tord du côté où l'œil ou la bouche se sont déviés, et se porte généralement en haut. Quand l'extension se produit, c'est par l'envahissement du membre supérieur.

Quand le spasme débute dans le membre supérieur, c'est ordinairement par le pouce ou par l'index. En général, l'un de ces doigts ou les deux ensemble se fléchissent convulsivement dans la main, plus rarement s'étendent. Les autres doigts suivent le mouvement, les muscles de l'avant-bras se tendent en secouant le membre par leurs convulsions alternatives. Les muscles du bras sont ensuite envahis, puis ceux de l'épaule, le membre tout entier s'élève alors en trémulant. Lorsque le spasme qui a débuté par le membre supérieur devient envahissant, il prend d'abord les muscles du cou, puis ceux de la face et ne se propage que plus tard au membre inférieur.

Quand le spasme siège primitivement dans le membre inférieur, il débute en général par le gros orteil qui se fléchit ou s'étend convulsivement, puis les mouvements se propagent de bas en haut. Le pied prend généralement l'attitude équine plus ou moins pure. Tandis qu'au membre supérieur les mouvements de flexion de l'avant-bras sur le bras prédominent, au membre inférieur ce sont les mouvements d'extension de la jambe.

Tel est en général le mode d'envahissement du spasme localisé. On pourrait toutefois citer bon nombre d'exceptions. Chez un de mes malades, le spasme commence constamment par le sterno-cléido-mastoïdien gauche, puis envahit la face de bas en haut, puis le membre supérieur. Chez un autre, le spasme débute par l'épaule, l'élévation du bras est le premier mouvement observé, puis l'avant-bras se prend, puis la main, puis la face, puis enfin le membre inférieur. Dans un autre cas, le malade, qui est pris peu de temps après le réveil les jambes écartées en demi-flexion, sent un frémissement dans les adducteurs de la cuisse droite et le genou droit va frapper brusquement le gauche, puis la jambe et le pied s'étendent et trémulent, le bras et la face se prennent. Les nombreuses exceptions du même genre que l'on pourrait citer n'infirment pas au fond les descriptions de M. Hughlings Jackson.

Lorsque la convulsion envahit le côté opposé, elle commence en général par la région homologue de celle qui a été prise la première dans le côté primitivement atteint. Mais cet envahissement présente de grandes variétés.

Lorsque la convulsion a débuté par une moitié de la face, il arrive quelquefois que la généralisation commence par les muscles du cou, le mouvement de rotation de la tête précède la propagation des grimaces faciales. On remarque cette même tendance des muscles fonctionnellement associés à entrer plus facilement en convulsion dans une autre catégorie de faits : j'ai vu plusieurs fois des convulsions qui commençaient primitivement par l'œil se propager par les muscles des lèvres du côté opposé.

Lorsque les attaques d'épilepsie partielle ont commencé à se produire chez un individu, elles se reproduisent en général toujours sous la même forme, c'est-à-dire qu'elles débutent toujours par le même muscle ou le même groupe de muscles, ou au moins toujours du même côté du corps. Toutefois il peut arriver que l'attaque commence chez le même sujet, tantôt par la face, tantôt par le membre supérieur, tantôt par le membre inférieur; mais le fait est rare. Quant à la variation latérale, elle ne peut se produire que dans quelques cas exceptionnels de transfert dont nous aurons à nous occuper.

L'accès convulsif se manifeste souvent d'emblée sans aucun phénomène sensoriel ou moteur préalable. Quelquefois il est précédé de sensations douloureuses dans le membre, d'un engourdissement, d'une sensation de froid, de vapeur qui remonte le long du membre ou de sensations plus ou moins étranges analogues à celles que nous aurons à décrire dans l'aura du mal comitial. Lorsque cette sensation prémonitoire est tout à fait périphérique, siège à l'extrémité d'un membre, il suffit quelquefois d'opérer au-dessus une constriction circulaire pour arrêter l'attaque ; il peut arriver même que l'attaque s'arrête encore par cette manœuvre, même lorsque le spasme a commencé dans les doigts ou dans les orteils.

Un point intéressant de l'histoire de ces auras, c'est qu'elles sont susceptibles d'être transposées d'un côté à l'autre. Ce transfert, qui est obtenu au moyen de mouches de Milan (Hirt) (1), de vésicatoires circulaires (Buzzard) (2), de pointes de feu appliquées aussi circulairement sur le membre au-dessus de l'aura, détermine de même quelquefois le déplacement des phénomènes convulsifs.

Quant à l'accès convulsif lui-même, il se présente sous différentes formes. Lorsqu'il reste exactement limité à un membre, il débute souvent d'emblée par une convulsion clonique, qui conserve les mêmes caractères jusqu'à la fin du paroxysme. D'autres fois ces convulsions cloniques sont précédées d'une période de rigidité tétanique. Les accès qui se généralisent se présentent peut-être plus souvent sous cette dernière forme.

En général l'accès d'épilepsie partielle ne s'accompagne pas de

(1) Hirt, *Ueber das Auftreten von Transfert Erscheinungen während der Behandlung der partiellen Epilepsie.* (*Neurol. Centralbl.*, 1884, p. 9.).

(2) Buzzard, *Clinical lecture on the treatment of partial Epilepsy by encircling blisters with transfer of the aura.* (*Lancet*, 1884, t. I, p. 373.)

cri initial. Toutefois on peut l'observer lorsque l'accès commence par les muscles du cou ou se propage rapidement.

Si l'accès est rigoureusement partiel, il peut n'y avoir aucune obnubilation de la conscience, le malade assiste au paroxysme. La convulsion s'accompagne alors de sensations plus ou moins pénibles; quelquefois le malade ne se plaint que d'une simple tension douloureuse des muscles, d'autres fois ce sont des douleurs atroces comme si on arrachait le membre dans sa continuité. Quelquefois la conscience reste assez intacte pour que le malade puisse continuer à parler, à rendre compte de toutes ses sensations pendant toute la durée de l'attaque. On en voit même qui, lorsque la convulsion ne s'accompagne d'aucune douleur, peuvent se préoccuper de ce qui se passe autour d'eux, faire ranger les objets qu'ils pourraient renverser, etc. D'autres fois le malade est incapable de parler tant que dure la convulsion; mais conserve le souvenir de tout ce qui s'est passé et peut le raconter ensuite. Toutefois un accès strictement partiel mais intense, surtout s'il comprend la face, peut s'accompagner d'hébétude et de perte de connaissance complète.

Si, tant que l'accès reste hémiplégique, il peut n'y avoir pas abolition de la conscience, il n'en est plus de même lorsqu'il se généralise, principalement lorsque la face est prise : il y a alors perte de connaissance; toutefois le malade assiste souvent à la période hémiplégique de son paroxysme et il perd connaissance seulement quand la généralisation commence. En général, on peut dire avec M. Jackson que les grandes attaques d'épilepsie partielle diffèrent des attaques d'épilepsie vulgaire par la perte de connaissance qui n'arrive que tardivement dans le premier cas, tandis que dans le second c'est le premier ou l'un des premiers symptômes.

Les attaques d'épilepsie partielle sont souvent isolées, se répétant avec une fréquence tout aussi variable que celle de l'épilepsie générale d'emblée; elles peuvent se présenter sous forme de séries plus ou moins rapprochées ou imbriquées comme dans l'état de mal ordinaire.

Les attaques d'épilepsie partielle, lorsqu'elles sont rigoureusement limitées, peuvent ne laisser après elles aucun trouble appréciable. Lorsque cependant le spasme, si localisé soit-il, s'accompagne de douleurs névralgiques qui sont dans certains cas très intenses, il reste une certaine sensibilité de la peau ou un engourdissement de la partie. Il en est de même encore lorsque la convulsion a siégé dans un membre et s'est accompagnée de ces crampes atroces que l'on observe quelquefois.

Lorsque l'attaque s'est accompagnée de perte de connaissance, qu'elle ait été généralisée ou non, elle laisse après elle une période de stertor en général plus courte que dans l'épilepsie vulgaire; et lorsque le malade revient à lui, il éprouve un engourdissement de l'intelligence plus ou moins durable, une certaine faiblesse musculaire générale, de l'excitabilité. Ces derniers phénomènes peuvent d'ailleurs exister à la suite d'une attaque d'épilepsie purement partielle, qui n'a pas été accompagnée de perte de connaissance et n'a pas été suivie de stertor.

On peut dire d'ailleurs que l'affaiblissement musculaire local ou général est la suite nécessaire des spasmes déchargeants.

Depuis Saillant, Andry et Thouret, Bravais, la paralysie transitoire consécutive à l'épilepsie partielle a été souvent observée; Todd en a rapporté plusieurs cas qui méritent une mention spéciale; MM. Hughlings Jackson, Charcot et Pitres, Fournier, Grasset, Greffier (1), Dutil (2) en ont cité des exemples.

Duclos, dans sa remarquable thèse sur les convulsions de l'enfance (3), relève que « la convulsion partielle des membres s'accompagne assez fréquemment d'un état de paralysie. Dès que les mouvements convulsifs ont cessé, on constate un affaiblissement notable du membre ». Cet auteur explique ainsi certaines paralysies faciales de l'enfance et le bégaiement. Une observation de M. Pitres montre d'ailleurs qu'un embarras de la parole peut succéder aux convulsions partielles de la face. Ces troubles de la parole, qui sont fréquents chez les épileptiques, à

(1) Greffier, *Étude sur l'épilepsie partielle*, th. 1882.

(2) Dutil, *Des paralysies postépileptiques transitoires*. (*Rev. de Médecine*, 1883, p. 161.)

(3) Duclos, *Études cliniques pour servir à l'histoire des convulsions de l'enfance*, th. 1854, p. 36.

la suite des accès, ont été rattachés à la même cause par Hughlings Jackson et par Gowers. Pereboom (1) avait déjà rapporté l'observation de sa propre femme qui, pendant les douleurs de l'enfantement, fut prise de convulsions qui laissèrent après elles une hémiplégie passagère.

Pourtant M. Delasiauve et Herpin regardent la paralysie comme tout à fait exceptionnelle après l'attaque d'épilepsie, et Russell Reynolds la considère comme une pure coïncidence.

Todd, Robertson, Hughlings Jackson admettent, au contraire, que ces paralysies transitoires sont attribuables à l'épuisement nerveux consécutif à l'excès d'activité pendant l'accès, à la décharge des éléments corticaux. Du reste, MM. François-Franck et Pitres ont observé l'épuisement de l'excitabilité de l'écorce cérébrale à la suite d'accès épileptiformes déterminés par la faradisation des zones motrices.

Les cas dans lesquels, malgré la ligature du membre qui a arrêté l'attaque, la paralysie est aussi marquée et même plus qu'après que le spasme s'est produit dans le même membre, sont de nature à gêner l'explication physiologique du phénomène.

Quoiqu'il en soit, les paralysies consécutives aux attaques d'épilepsie partielle ne sont pas très rares. Elles se présentent sous forme de paralysies flasques et prédominent dans le membre où les convulsions ont été les plus fortes et les plus répétées. Elles peuvent durer de quelques heures à plusieurs semaines. Souvent elles n'atteignent que la motilité.

Des paralysies des membres, il faut rapprocher les troubles de la parole, qui se manifestent sous forme de bégaiement, de paraphasie ou d'aphasie véritable. Après son accès d'épilepsie partielle, l'enfant d'Andry et Thouret resta trois semaines sans parole. En général cette aphasie est tout à fait transitoire; mais, comme l'a noté Hughlings Jackson, si elle est plus fréquente quand le spasme commence par la face et la langue ou le bras, elle peut se produire aussi quand il commence par la jambe ou le pied, à condition que ce spasme ait été très intense. Les troubles de la parole peuvent même s'observer dans les cas où la

(1) Pereboom, *Nova acta curios. nat.*, t. III, p. 20.

convulsion commence du côté gauche (Hermann Weber, Allen Sturge, Brown-Séquard, etc.).

L'observation suivante fournit un exemple d'aphasie postépileptique et elle est encore intéressante par plusieurs autres particularités.

OBSERVATION VI. — *Hémispasme permanent de la langue, épilepsie partielle; paralysie postépileptique; aphasie.*

R., 30 ans, garçon boucher, entré le 29 mai 1889. — *Antécédents héréditaires :* père mort à 63 ans à la suite d'une paralysie qui a duré trois ans, avec perte de la parole et de l'intelligence. Mère morte phtisique vers l'âge de 35 ans. Une sœur âgée de 28 ans a eu des hémoptysies et des attaques de nerfs avec perte de connaissance, une autre est morte en bas-âge. Le père a eu d'un second mariage contracté à 40 ans : un garçon mort à 8 semaines; une fille qui a 12 ans et a eu des convulsions ; un garçon de 7 ans qui a eu des convulsions et est très nerveux.

Antécédents personnels. — Il a eu vers 4 ou 5 ans une maladie de longue durée et grave. Etant tout enfant il était sujet à des migraines suivies de vomissements et qui ont cessé vers 12 ans. A 7 ans il a eu la première attaque d'épilepsie la nuit ; cette attaque s'est accompagnée de morsure de la langue et de perte de connaissance. Vers 10 ans il a eu un nouvel accès à l'école sans perte de connaissance. Depuis lors les accès sont devenus plus fréquents; mais en général il ne perdait pas connaissance et ne tombait pas; il lui suffisait de se tenir au mur pour éviter la chute. Dès lors, les convulsions se produisaient surtout du côté droit ; souvent le côté gauche ne prenait aucune part au spasme : il lui serait arrivé d'avoir un accès en haut d'une échelle, et d'éviter la chute en se retenant avec la main gauche.

En 1878 il est entré à Saint-Antoine où à la suite d'une piqûre de morphine (?) il aurait dormi quatre jours.

L'année suivante, il passa successivement à l'Hôtel-Dieu, à Beaujon et à la Pitié, présentant toujours des attaques sans perte de connaissance, sans chute, sans miction. Lasègue aurait porté le diagnostic de crises épileptiformes, d'épilepsie jacksonnienne. Cette même année il se serait réveillé deux fois avec des paralysies; la première fois il fut paralysé du côté droit seulement une journée ; la seconde fois la paralysie était générale, avec aphasie, miction et selles involontaires; cette dernière paralysie dura trois ou quatre semaines et disparut un matin tout à coup. Le malade ne peut dire si ces paralysies sont survenues à la suite d'accès, ses accès de nuit passant en général inaperçus.

Il entra en 1880 à Bicêtre où il commença à avoir des accès avec perte de connaissance et chute peu fréquentes ; ces accès étaient surtout nocturnes et s'accompagnaient de mictions involontaires qui n'existaient pas auparavant. Le malade sentait venir ces accès qui débutaient par un tremblement de la langue, de la lèvre supérieure, de la joue et de la paupière inférieure du côté droit. Le spasme envahissait le bras et la jambe du même côté, puis se généralisait. A la suite de ses accès, il lui arrivait fréquemment de rester très faible du bras droit et de ne pouvoir parler. Du reste, depuis son attaque de paralysie généralisée, sa parole est restée embarrassée, il bredouille et a souvent de la difficulté à retrouver ses mots.

Etat actuel (29 mai 1889). — La borne frontale gauche est moins saillante que la droite, c'est probablement en raison de cette circonstance que Lasègue l'a présenté à l'Académie de médecine en 1877. Les plis du côté de la face sont plus marqués en raison de l'état de spasme presque permanent des muscles de ce côté. La voûte palatine est légèrement ogivale.

Si on lui fait tirer la langue, il la projette par la commissure droite, et elle est entraînée tout entière de ce côté (Pl. I). Elle est agitée de secousses spasmodiques interrompues par un temps d'arrêt toutes les deux ou trois secondes. Le malade a beaucoup de peine à porter la pointe de la langue du côté gauche, elle est bientôt entraînée de nouveau vers la commissure droite. Cette déviation spasmodique existerait depuis sa dernière attaque de paralysie. Ce spasme, qui détermine une sorte de bredouillement, augmente quelque temps avant les accès. Il cesse au contraire pour un temps après le paroxysme, temps pendant lequel la parole est plus ou moins complètement abolie, suivant l'intensité de la décharge. Quand on essaie de la faire siffler, la lèvre inférieure est prise d'un tremblement convulsif prédominant du côté droit et qui rend cet acte complètement impossible. Le malade ne peut pas non plus souffler. L'exagération latérale droite de ce spasme suit l'exagération du spasme de la langue au début des accès. A la suite de plusieurs accès, on a constaté que le spasme disparaît pour un temps plus ou moins long, et que le malade est alors capable d'étaler sa langue. Les accès se produisent toujours conformes à la description précédente, ils se répètent environ vingt fois par mois. Ils sont maintenant toujours accompagnés de mictions involontaires, même lorsque le malade a uriné très récemment; du reste en dehors des accès, les mictions sont fréquentes, quelquefois au nombre de plus de vingt par jour. A la suite de chaque accès le malade crache abondamment.

Taille, 1^{m},68; envergure, 1^{m},72; asymétrie des mains et des pieds qui présentent une longueur légèrement plus grande à droite. — Pressions dynamométriques des mains : droite 55, gauche 51. — La sensibilité générale est un peu plus obtuse à droite; on n'a saisi aucune différence pour la sensibilité spéciale. — Temps de réaction (les yeux clos) plus long pour la main droite, soit à un contact sur la main 32″3, soit à un son 34,6, que pour la main gauche (27″4, 30,8).

En dehors des troubles paralytiques véritables, on peut observer à la suite des attaques d'épilepsie partielle, un affaiblissement musculaire prédominant dans le membre affecté. J'ai fait sur ce point une série d'explorations dynamométriques qui m'ont démontré que l'énergie du mouvement volontaire est toujours diminuée pendant un certain temps après l'attaque complète : cet affaiblissement, qu'on retrouve d'ailleurs à la suite des attaques d'épilepsie vulgaire, dure quelquefois pendant plusieurs heures.

Quelquefois les attaques sont remplacées par des séries de secousses constituées par des spasmes isolés, un mouvement de flexion ou d'extension brusque du membre qui est ordinairement le siège de l'épilepsie partielle. Ces séries de secousses s'accompagnent souvent d'un état d'excitation générale avec exagération momentanée de l'énergie des mouvements volontaires dans les membres. Il n'est pas rare de voir ces séries de secousses précéder l'accès.

D'autres fois, les séries de secousses sont remplacées par une période de tremblement qui peut durer plusieurs jours et qui, quelquefois aussi, est le précurseur de l'accès.

Enfin dans l'intervalle des grands accès on voit assez souvent se produire des accès parcellaires, qui constituent une sorte d'aura isolée, de crise avortée.

Les grandes crises d'épilepsie partielle ne surviennent souvent qu'à échéance plus ou moins éloignée, quelquefois de plusieurs semaines, quelquefois même de plusieurs mois. Toutefois il n'est pas rare que les attaques se reproduisent plus souvent ; quelques malades ont des attaques quotidiennes. Enfin les paroxysmes peuvent se présenter sous forme de séries (1) et même d'état de mal et entraîner la mort.

L'attaque complète d'épilepsie partielle hémiplégique vulgaire comprend une période de convulsions toniques, de rigidité tétanique, et une période de convulsions cloniques, dont la durée proportionnelle est extrêmement variable. Quelquefois l'une de ces deux formes de la convulsion persiste pendant toute la durée de l'accès. Ces variétés peuvent servir de base à une dis-

(1) Danillo, *Encéphalite parenchymateuse limitée de la substance grise, avec épilepsie partielle.* (*Arch. de neurologie*, 1883, t. VI, p. 217.)

tinction de diverses formes d'épilepsie partielle qui ne sont pas foncièrement différentes.

Les deux formes suivantes, qui ont été distinguées par M. Charcot, méritent une courte description.

L'*épilepsie partielle tonique ou avec contracture* est assez rare. Elle est caractérisée par des accès qui peuvent être précédés de douleurs de tête, avec battements, de douleurs contractives à l'épigastre et de palpitations violentes. Les muscles d'un côté du cou se contractent, entraînant la tête vers l'épaule correspondante, les paupières battent, les pupilles portées en haut sont dilatées, les mâchoires sont serrées, mais le malade ne perd pas connaissance. Le bras se contracture dans l'extension et dans la pronation, la main se tord et se met à angle droit sur l'avant-bras, et se porte d'abord sur la partie latérale et postérieure du tronc, puis vient s'appliquer en travers de la région dorso-lombaire, pendant que le sujet tout entier tourne du côté contracturé. Cet accès dure de cinq à huit minutes, le malade se retourne en sens inverse, et tout rentre dans l'ordre. Cette forme, dont MM. Bourneville et Regnard (1), et Greffier (2) rapportent des exemples, se présente rarement, il est vrai, d'une façon uniforme chez le même malade. Mais il est beaucoup moins rare de voir des attaques exclusivement toniques se rapprochant plus ou moins exactement de cette description chez des individus qui présentent d'autres attaques d'épilepsie partielle. Cette réserve peut d'ailleurs s'appliquer à l'autre forme d'épilepsie partielle, décrite sous le nom d'épilepsie partielle vibratoire.

Dans l'*épilepsie partielle vibratoire,* la convulsion peut rester partielle dans les accès isolés, et se généraliser dans les accès qui se succèdent promptement. Souvent l'accès se présente ainsi : le menton s'incline en avant, la tête qui paraît s'enfoncer entre les épaules se renverse, le bras devient rigide et s'allonge, le membre inférieur est aussi raide, dans l'extension, avec pied

(1) *Iconographie photographique de la Salpêtrière*, t. II, 1878.
(2) *De l'épilepsie partielle*, th., 1882.

varus équin; puis surviennent dans les membres des secousses tétaniformes. Les membres du côté opposé peuvent être respectés au moins dans les accès isolés.

Quelquefois la connaissance est conservée, surtout lorsque la face est épargnée par la décharge spasmodique. D'autres fois, les convulsions de la face sont plus prononcées, la connaissance est perdue. A la période tonique succède une période clonique de convulsions circonscrites aux membres d'un seul côté, et prédominant dans le même membre qui est le plus affecté dans les autres attaques. Quelquefois il y a une courte période de stertor. Enfin, dans une troisième variété, le tétanisme envahit le côté primitivement indemne; quelquefois les convulsions cloniques s'étendent de même, et l'accès généralisé se termine par une période éphémère du stertor.

On voit par cette description, qui répond aux faits publiés par MM. Bourneville et Regnard, Greffier, Rolland (1), que ces attaques ne sont pas des attaques vibratoires pures. Il est d'une médiocre utilité de décrire comme une forme spéciale une simple variété qui ne se présente même pas uniformément chez le même malade, et dont la dénomination n'exprime, en somme, qu'un caractère prédominant.

L'épilepsie partielle est souvent associée à des troubles permanents de la motilité, monoplégie, hémiplégie, hémichorée, hémiathétose, ou de la sensibilité générale et spéciale. Elle peut être aussi associée à des troubles permanents de l'expression ; Maragliano et Seppili, Petrina, Ferrier, Ballet et Lalesque, Tassi, etc., ont cité des exemples d'aphasie motrice. Dans un cas de Petrina on trouve en même temps que de l'aphasie motrice de la surdité verbale (2); dans l'observation suivante, les troubles de la faculté signatrice sont encore plus complexes.

OBSERVATION VII. — *Épilepsie hémiplégique. Aphasie complexe.*

Le nommé J., 55 ans, est incapable de nous donner le moindre renseignement sur sa famille au point de vue pathologique. Son père

(1) Rolland, *De l'épilepsie jacksonnienne*, in-8, 1888.

(2) Petrina, *Uber sensibilitätstörungen bei Hirnrinden läsionem*; Prague, 1880, p. 3.

et sa mère sont morts âgés, il a eu deux enfants qui sont morts en bas âge, mais il ne saurait dire de quelle maladie. Il prétend qu'il n'a jamais été malade avant son attaque, mais on ne peut accepter son dire que sous bénéfice d'inventaire. Ce qui est certain, c'est qu'il a été sept ans soldat : il était employé de mairie et parfaitement valide quand, à l'âge de 37 ans, il a été surpris par une attaque qui l'aurait laissé sans conscience pendant trois mois. Il n'a gardé aucun souvenir de cette période. Quand il a repris connaissance, il était paralysé de tout le côté droit et son bras était déjà raide. Il voyait les personnes qui l'entouraient, comprenait leurs gestes et leurs actes, s'aidait au moment convenable, pour manger ou pour toute autre action ; il entendait que l'on parlait, mais était incapable de comprendre ; plusieurs fois on essaya de communiquer avec lui par écrit, il comprenait ce que l'on voulait faire, voyait du noir sur du blanc, mais ne reconnaissait même pas les lettres. Il n'articulait aucun son. C'est seulement quelques mois après qu'il a commencé à avoir des accès d'épilepsie qui revenaient à des intervalles irréguliers et qui depuis trois ou quatre ans ne se renouvellent plus que deux ou trois fois par an. Il n'y a que deux ans qu'il a commencé à pouvoir marcher un peu, et c'est de la même époque qu'il a commencé à comprendre ce qu'on lui dit. Quelques mois plus tard il a commencé à prononcer quelques mots.

Au mois de mars 1887, il se présentait dans l'état suivant : Il est capable de marcher avec une canne. Son membre inférieur est rigide et étendu, la pointe du pied portée en dehors, le talon élevé ; il marche en fauchant et au moindre obstacle le membre trépide. La même trépidation se produit à la moindre tentative de redressement de la pointe du pied. Malgré l'extension du membre, la percussion du tendon rotulien provoque aussi de la trépidation. Le pied est bleuâtre ; la température du membre sur toute son étendue est inférieure à celle du côté opposé.

Le membre supérieur droit est contracturé dans la flexion : le bras est appliqué contre le corps, l'articulation de l'épaule paraît complètement immobile : le bras ne se meut qu'en entraînant l'omoplate. L'avant-bras est dans la demi-flexion ; quelques mouvements volontaires sont encore possibles dans l'articulation du coude... La main est relativement moins rigide, il est possible de l'étendre à peu près complètement, mais les mouvements volontaires y sont très limités et très imparfaits.

La face est contracturée du côté droit, la commissure labiale est attirée vers le haut de ce côté, le pli naso-génien est beaucoup plus profond, la pointe de la langue se porte du même côté. Les yeux se ferment également.

Il articule assez bien les mots, mais un grand nombre lui manquent ; il ne dit guère de mots incorrects, mais en met de temps en temps un à la place d'un autre. Il reconnaît la plupart des mots qu'il entend, cependant un certain nombre lui manquent, il ne reconnaît pas « cahier, canif » bien que les objets soient devant lui et qu'il en connaisse l'usage qu'il est capable de mimer.

Nous essayons de lui faire lire « semaine médicale », il lit « semaine » puis « médecin » et est incapable de nommer les lettres isolément; il nomme *A*, *O*, etc. On lui met sous les yeux un grand alphabet dans lequel on lui désigne les lettres au hasard, il ne reconnaît que l'*A* et le *J*. — Quand on lui met un journal sous les yeux il lit tout d'un coup « Paris, 5 mars samedi » puis il ne peut plus reconnaître, il fait d'ailleurs comprendre qu'il ne sait pas la signification des mots qu'il vient de lire, il ne sait pas qu'il a dit un nom de ville, d'un jour de la semaine, d'une date. Lorsqu'on lui montre un alphabet sans lui désigner aucune lettre et qu'on le prie de nommer les lettres par ordre en s'aidant de sa mémoire : il nomme *a*, *b*, *c*, *d*, *e*, il oublie de dire *f*, et prononce *g*, en montrant l'*f* du doigt, et il continue jusqu'à la fin ses dénominations erronées, sans paraître s'en douter, il néglige simplement de nommer le *z*.

Dans une autre épreuve, on lui fait remarquer le mot « scrutin » dans le texte d'un journal. Puis quand il l'a examiné attentivement pendant quelques secondes, on cache ce mot, et on lui fait chercher un mot semblable dans une autre partie du texte. Au bout d'une minute de recherches, il retrouve un second « scrutin »; on cache de nouveau ce mot. Dans une autre colonne, après deux minutes de recherche, il reconnaît le mot scrutin. Une quatrième recherche aboutit encore au succès. Ainsi le malade a pu pendant des intervalles de une à deux minutes conserver la mémoire visuelle du mot et ensuite reconnaître ce mot; cependant la lecture du mot reste impossible. Après dix minutes de réflexion il arrive à prononcer « secrétaire » et ensuite « succursale » il ne peut même pas nommer les lettres du mot dont il ne comprend pas le sens. Après un peu d'exercice il arrive à lire « budget », « siège », « Canada », mais sans comprendre ces mots. On lui montre le mot « Bajazet » qu'il examine attentivement sans qu'il puisse le lire ni le comprendre; on enlève le journal qu'on ne lui montre de nouveau qu'au bout de six minutes : il découvre aussitôt au milieu de vingt lignes de texte le mot « Bajazet » sans encore en comprendre le sens. Le souvenir visuel du mot a persisté pendant six minutes.

Dans une autre épreuve, dans le but de s'assurer de l'état de la mémoire visuelle, on dessine quelques modèles, soit d'écriture, soit de figures géométriques. Le malade, après les avoir examinés, parvient à les imiter assez exactement de mémoire en se servant de la main gauche. — On place sous les yeux du malade un alphabet mobile; on compose le mot MON, on mélange ces trois lettres avec d'autres lettres mobiles de façon à faire un total de neuf, puis de dix-huit, puis de vingt-quatre lettres; le malade parvient les trois fois sans beaucoup d'hésitation à distinguer les trois lettres et à les placer dans l'ordre voulu; mais il ne peut pas lire le mot. La mémoire visuelle des lettres est donc au moins partiellement conservée indépendamment de la mémoire visuelle des mots.

Il nomme couramment tous les chiffres, quand on les lui présente en série, il appelle « dix » le « zéro »; mais il ne les reconnaît qu'avec peine quand on les lui montre isolément. Il lui est impossible de lire d'emblée 143 ; il lit d'abord 100, une minute après il dit 140 et enfin il arrive à reconnaître 143. Il reconnaît avec beaucoup d'hésitation les pièces de monnaie. Pour compter cinq sous, il est obligé de les prendre un à un. Il est incapable d'additionner 1 et 5. On lui montre des gravures, il reconnaît un gendarme, un serpent, etc., mais il a grand'peine à dire le mot; d'autres objets dessinés ne sont pas reconnus. D'ailleurs certains objets en nature qui lui sont présentés ne peuvent être ni nommés ni reconnus. Quand on lui montre un mètre, il dit qu'il a vu cela dans le temps, mais il ne peut pas en dire le nom et il n'en connaît point l'usage. Quand on lui dit : « Un mètre », il dit : « Ah oui, c'est pour mesurer ».

Il existe un double rétrécissement concentrique du champ visuel prédominant à droite et en outre un rétrécissement hémianopsique des deux champs visuels du côté droit analogue à ceux que j'ai eu occasion d'étudier ailleurs (1). Il voit les couleurs. L'ouïe est très affaiblie des deux côtés. L'odorat et le goût paraissent intacts. La sensibilité au contact à la température diminue dans tout le côté droit, les excitations douloureuses sont plus pénibles de ce côté.

Le 15 mars, pendant l'examen du champ visuel, J. prit une attaque qui se présenta de la manière suivante : la main droite se ferme et se met à trembler; le bras se tord en dedans en même temps que l'avant-bras s'étend pour se fléchir ensuite de manière à se placer derrière le dos. La face se porte à gauche et en haut, les yeux sont fermés, les paupières animées de convulsions rapides ainsi que la bouche, dont la commissure droite est fortement déviée à droite et en haut. Pendant ce temps la respiration est saccadée et rapide, le malade n'a pas perdu connaissance et se plaint. Le membre inférieur s'étend en trépidant, le malade glisse alors de sa chaise et tombe par terre, les deux membres inférieurs sont agités de petites secousses uniformes qui s'étendent à la face et au membre supérieur du côté gauche. Le malade alors a perdu connaissance. Surviennent quelques mouvements cloniques irréguliers et le malade tombe en résolution dans le stertor d'où il ne se relève qu'au bout de dix minutes. Les convulsions ont duré deux minutes environ, il n'y a pas eu de miction involontaire ni de morsure de la langue. Les pupilles fortement dilatées pendant l'attaque restent larges après le réveil. Le malade est incapable de parler pendant plusieurs heures. Presque aussitôt après le réveil il a pu se soutenir sur sa jambe droite.

Les malades atteints d'épilepsie partielle présentent assez souvent d'autres troubles comitiaux qui ne diffèrent en rien de ceux que l'on retrouve chez les épileptiques vulgaires. M. Fournier a observé des crises psychiques à forme extatique. M. Buz-

(1) Ch. Féré, *Contribution à l'étude des troubles de la vision par lésions cérébrales*, 1882, p. 215.

zard a vu un malade qui avait alternativement des attaques d'épilepsie vulgaire, des attaques d'épilepsie partielle sans perte de connaissance et des crises douloureuses. Un de nos malades présente alternativement avec des crises d'épilepsie partielle des impulsions irrésistibles et violentes. M. Fournier a déjà cité un fait de ce genre.

Un fait très important et bien de nature à montrer que l'épilepsie partielle est moins qu'on ne le pense une affection locale, c'est que les malades qui en sont atteints présentent fréquemment d'autres paroxysmes qu'il est impossible de distinguer des paroxysmes de l'epilepsie vulgaire et désignés sous le nom de petit mal. Un très grand nombre d'individus atteints d'épilepsie partielle ont en même temps des équivalents psychiques : tantôt c'est une folie subite avec perte de connaissance avec ou sans chute, tantôt c'est une simple obnubilation de la vue, d'autres fois c'est une hallucination subjective, un trouble psychique momentané..M. Buzzard a rapporté l'observation d'un malade qui avait tantôt des attaques d'épilepsie partielle avec conscience, tantôt des attaques d'épilepsie vulgaire, tantôt des accès douloureux, brusques, éphémères. M. Fournier a cité des individus atteints d'épilepsie partielle qui offraient de temps en temps des impulsions irrésistibles et soudaines, des accès de fureur, etc. Il est remarquable cependant que la démence arrive moins fréquemment en conséquence de la répétition des accès partiels qu'à la suite des accès d'épilepsie vulgaire.

CHAPITRE IV

ÉPILEPSIE HÉMIPLÉGIQUE INFANTILE

Quant à l'*épilepsie hémiplégique infantile*, on ne peut pas dire non plus qu'elle constitue une forme distincte de l'épilepsie partielle ; c'est surtout en raison des troubles qui l'accompagnent qu'elle mérite une description spéciale. Elle n'est, en somme, qu'un épiphénomène de l'hémiplégie spasmodique infantile (1) dont l'évolution mérite, il est vrai, de nous arrêter.

Ce complexus symptomatique se rencontre chez des sujets qui dans l'enfance, quelquefois très près de la naissance ont été pris de convulsions éclamptiques suivies d'hémiplégie, compliquée au bout d'un temps variable d'épilepsie. Dans certains cas, on n'a constaté aucune convulsion avant l'hémiplégie qui a été constatée presque aussitôt après la naissance ; rien ne s'oppose à ce qu'on admette leur origine congénitale.

Les convulsions préliminaires débutent souvent sans prodrome appréciable, quelquefois après un malaise général, vague.

Les parents renseignent, en général, assez mal sur cet accident initial, mais il n'est pas rare qu'ils signalent un mouvement fébrile plus ou moins intense. Ces convulsions sont souvent limitées au côté du corps qui sera plus tard le foyer de l'hémiplégie ; elles s'y manifestent souvent par séries d'attaques plus ou moins régulièrement composées de trois périodes classiques de l'épilepsie et durant de dix à quinze minutes à plusieurs heures ; souvent ces attaques sont subintrantes et constituent un véritable état de mal, de sorte qu'il est assez difficile de distinguer rétrospectivement si la fièvre était en rapport avec une affection

(1) Marie, *Dict. encycl. des sciences méd.*, 4e série, t. XIII, p. 200.

inflammatoire aiguë ou la conséquence de la répétition des convulsions comme on le voit dans l'état de mal épileptique ordinaire.

Lorsque l'enfant ne succombe pas à ces convulsions, il reste pendant un temps plus ou moins long dans un assoupissement profond, et on constate ensuite une paralysie des membres qui ont pris le plus de part à la convulsion. Souvent les convulsions se reproduisent au bout de quelques jours ou de quelques semaines, et le malade succombe.

Quand les enfants survivent, tantôt la paralysie reste définitivement constituée sous la forme hémiplégique ; d'autres fois, la paralysie diminue peu à peu, et il ne reste plus qu'une parésie avec incertitude des mouvements ; puis, au bout d'un temps variable, les convulsions se reproduisent encore, et laissent après elles une hémiplégie définitive. Plus tard la paralysie diminue de nouveau, principalement au membre inférieur. Au bout d'un certain temps, la flaccidité des membres fait place à la contracture qui se produit d'ordinaire lentement. Quelquefois au lieu de présenter une contracture véritable, les membres paralysés deviennent le siège d'une légère rigidité avec mouvements choréiques ou athétosiques.

Lorsque la contracture existe, elle impose au membre supérieur une attitude particulière : le bras est plus ou moins solidement fixé contre le thorax, l'avant-bras est fléchi sur le bras, en pronation ; la main fait ordinairement un angle plus ou moins aigu avec l'avant-bras ; les doigts sont souvent allongés dans la direction du dos de la main qui présente une surface convexe dont les reliefs normaux sont atténués par l'atrophie des muscles et des saillies osseuses. L'exagération de la convexité dorsale du carpe est quelquefois portée à un tel point qu'il se produit une véritable subluxation du grand os qui s'énuclée en quelque sorte, comme on en voit un exemple Pl. II. Le membre inférieur est en général moins déformé, il est dans l'extension, et le pied affecte la forme d'un varus équin plus ou moins prononcé. La contracture prédomine ordinairement au membre supérieur, ainsi d'ailleurs que les convulsions pendant l'état de mal prémonitoire. Quand l'hémiplégie envahit la face, la paralysie y est généralement flasque (Cotard), pourtant la contracture envahit quelquefois le domaine du facial inférieur, comme j'en vois deux exemples qui à un examen superficiel présentent l'aspect d'une hémiplégie alterne. Plus rarement qu'on ne pourrait prévoir, les deux membres inférieurs sont atteints de contracture que l'on peut expliquer par l'entrecroisement incomplet des fibres pyramidales (Brissaud, Pitres). Sur dix-huit cas d'épilepsie hémiplégique infantile, je n'en ai observé qu'un exemple ; mais il existe toujours un affaiblissement notable du côté non hémiplégique, en même temps qu'une exagération considérable des réflexes tendineux et une tendance à la contracture qui peut se manifester au moindre choc.

La contracture entraîne, outre les déviations des membres, des arthralgies quelquefois avec craquements, qui siègent surtout aux épaules et aux coudes, quelquefois aux poignets. A l'autopsie on a trouvé quelquefois des lésions d'arthrite.

Outre la paralysie avec contracture, il existe souvent de l'atrophie ou plutôt de l'arrêt de développement de toute la moitié du corps, atrophie qui prédomine dans le membre le plus atteint. Cet arrêt de développement est d'autant plus marqué que l'enfant était plus jeune lorsqu'il a été atteint des convulsions prémonitoires.

L'atrophie porte sur les muscles, qui ne présentent pas de réactions électriques différentes de celles de l'hémiplégie vulgaire, et sur les os qui sont à la fois moins longs, moins épais et plus friables. Cette atrophie des os entraîne une diminution de longueur des membres, des asymétries du bassin et du thorax qui jouent un rôle important dans les troubles fonctionnels consécutifs.

On constate facilement sur un certain nombre d'individus la diminution du demi-diamètre transversal du bassin que j'ai vu aller jusqu'à deux centimètres. Il en est de même de la demi-circonférence du thorax ; sur un de nos malades la distance de la ligne médiane à ce sommet de l'acromion est de trois centimètres moindre du côté hémiplégique. La face participe généralement à l'hémiatrophie et est plus ou moins asymétrique. Il existe en outre des troubles vasculaires importants ; souvent les extrémités du côté hémiplégique ont une coloration rouge bleuâtre violacée, et leur température est moins élevée que du côté sain. Cette différence, prise avec le thermomètre de surface, peut dépasser deux degrés à la main ; on la retrouve quelquefois mais beaucoup moins marquée dans l'aisselle. D'ailleurs, comme Lorain l'a déjà signalé dans l'hémiplégie vulgaire ancienne, la hauteur du tracé sphygmographique est moindre de ce côté ; et en outre j'ai constaté, à l'aide du sphygmomètre de Bloch, que la pesée nécessaire pour écraser le pouls est souvent inférieure de deux cents grammes du côté hémiplégique (1). Ces conditions circulatoires font prévoir des troubles de nutrition de la peau et de ses annexes qui sont pourtant peu marqués; on observe plus souvent une sorte d'arrêt de l'évolution qui se traduit par un moindre développement ou un défaut de pigmentation des éléments pileux. On a pu remarquer quelquefois que la cicatrisation des plaies se fait avec une grande lenteur du côté hémiplégique.

J'ai eu occasion (2) de noter une certaine prédisposition locale à l'infection vaccinale; mais ces observations, qui viendraient à l'appui de quelques faits expérimentaux, sont encore insuffisantes.

J'ai résumé dans le tableau suivant (3) les recherches que j'ai faites sur quatorze épileptiques hémiplégiques de l'enfance et relatives :

1° Au volume relatif des membres, comparé de deux côtés et dans leurs principaux segments ; 2° à la température locale de ces divers segments de membres ; 3° à la pression artérielle prise à la radiale des deux côtés, avec le sphygmomètre de M. Bloch.

(1) Le sphygmomètre de Bloch (*C. R. Soc. Biol.*, 1888, p. 84), renseigne sur la résistance à la pression perçue par le pouce. On comprend que la sensation cesse plus tôt lorsque l'artère est moins volumineuse puisque l'excitation est moins étendue; il faut tenir compte de ce fait dans l'interprétation du phénomène signalé ici.

(2) Ch. Féré, *Influence du système nerveux sur l'infection.* (*C. R. Soc. Biol.*, 1889, p. 532.)

(3) *Bull. soc. Biol.*, 1888, 21 juillet, p. 638.

NUMÉROS	NOMS	COTE HÉMIPLÉGIQUE	BRAS				AVANT-BRAS				CUISSES				JAMBES				SPHYGMOMÈTRE	
			DROIT		GAUCHE		DROIT		GAUCHE		DROITE		GAUCHE		DROITE		GAUCHE		DROITE	GAUCHE
			Température	Circonférence	Température	Circonférence	Température	Circonférence	Température	Circonférence	Température	Circonférence	Température	Circonférence	Température	Circonférence	Température	Circonférence		
1	B.	G.	36,6	256	36,0	212	36,8	240	36,4	190	36,4	475	35,8	445	34,8	820	34,6	812	700	500
2	B.	D.	34,8	230	35,2	260	34,4	220	35,2	270	35,8	450	36,0	402	35,8	285	35,2	320	600	700
3	C.	G.	34,8	275	33,2	272	33,8	270	32,2	255	35,8	506	35,2	485	32,6	840	33,8	330	850	600
4	G.	G.	35,8	262	35,6	240	34,8	260	34,7	225	35,8	490	35,5	450	34,8	325	34,2	293	750	600
5	G.	G.	31,6	250	28,2	250	33,2	250	26,6	240	34,0	540	33,6	520	33,4	340	30,8	330	850	600
6	H.	D.	33,6	255	34,2	290	33,2	250	33,4	272	33,4	555	34,2	502	33,8	310	34,2	345	600	900
7	H.	D.	34,0	230	34,4	235	32,2	220	33,6	240	35,0	435	35,6	470	33,2	275	33,8	315	700	800
8	K.	G.	35,2	245	35,6	240	34,2	245	34,0	235	35,8	515	35,0	415	34,2	320	33,6	290	750	650
9	L.	D.	35,6	242	33,6	244	34,4	234	33,4	230	34,4	480	34,0	530	33,0	310	33,2	330	650	750
10	L.	G.	35,6	255	34,8	190	35,2	255	38,6	190	35,4	530	35,0	515	34,4	380	34,2	335	750	550
11	J.	D.	34,6	235	35,0	235	32,8	220	34,2	234	34,8	535	36,0	530	35,8	350	34,6	355	650	800
12	P.	G.	35,0	230	32,6	222	33,6	225	33,2	220	36,4	460	36,8	420	34,0	305	33,4	315	650	550
13	P.	D.	32,0	264	33,4	266	33,0	245	33,2	250	35,4	485	35,2	495	33,8	305	33,6	320	800	900
14	S.	G.	34,0	230	34,1	218	34,0	240	34,4	223	35,4	513	35,0	460	33,0	304	32,4	235	750	650

On voit qu'il existe constamment du côté hémiplégique, en même temps qu'une diminution de volume des membres un abaissement de la température et un abaissement de la pression sphygmométrique.

Quelquefois, avons-nous déjà dit, le côté paralysé est le siège d'une hémichorée, d'une hémiathétose, d'un hémitremblement. Lorsqu'il existe des tremblements choréiformes, la paralysie est généralement moins prononcée, et les jointures n'ont pas au même degré la rigidité permanente qui existe chez les hémiplégiques sans tremblement. Cependant cette rigidité existe toujours à un certain degré, et d'ailleurs autant que j'en puis juger par les faits que j'ai observés, l'exagération des réflexes tendineux est constante aussi bien chez les malades qui ont de l'hémitremblement que chez les autres; elle est seulement moins marquée chez les premiers. Il ne me paraît donc pas légitime de séparer en deux groupes distincts, comme l'a fait M. Marie, les hémiplégiques infantiles, et de décrire une forme avec contracture et une forme avec athétose. En tous cas, cette hémiplégie s'accompagne d'une augmentation des reflexes tendineux.

Nous nous arrêterons un instant sur le réflexe patellaire des hémiplégiques de l'enfance qui nous a paru présenter quelques particularités intéressantes au point de vue de l'interprétation de la nature du phénomène (1).

Parmi les faits qui sont le plus propres à établir que la contraction musculaire provoquée par le choc du tendon rotulien est de nature réflexe, on peut citer ceux qui ont été mis en lumière par M. Jendrassik (2). Cet auteur a vu que la tension volontaire des muscles, un effort musculaire portant même sur une région éloignée, favorise la production du phénomène et l'exagère. De ces faits on peut rapprocher ceux dans lesquels

(1) Ch. Féré, *Note sur les réflexes tendineux du genou et en particulier sur la contraction réflexe successive.* (*Bull. soc. Biol.*, 1889, p. 530.)

(2) Jendrassik, *Beiträge zur Lehre von den Sehnenreflexen.* (*Deuts. Arch. f. Klin. Med.*, 1883, Bd. XXXIII, p. 177.)

on a vu des excitations des sens spéciaux (1) ou de la peau (2) provoquer la même exagération du mouvement. On peut constater le même effet sous l'influence de différents états d'excitation psychique; dans l'excitation maniaque passagère de l'épilepsie, j'ai constaté plusieurs fois l'exagération des réflexes, et dans ces mêmes circonstances j'ai constaté en outre qu'un choc de même intensité détermine un mouvement non seulement plus fort mais plus rapide, c'est-à-dire avec un temps perdu moindre, qu'en temps ordinaire; la différence peut être de 0″02, 0″03 et même 0″04. Les mêmes différences d'intensité du mouvement et de la durée du temps perdu se retrouvent chez quelques hystériques sous l'influence d'excitations sensorielles ou d'émotions sthéniques suggérées.

Il faut remarquer que dans toutes ces conditions, aussi bien dans le cas de l'effort que dans le cas d'excitations périphériques ou émotionnelles, il se produit des modifications de la circulation qui peuvent influer sur la contractilité musculaire, en même temps sur l'excitabilité centrale.

A l'appui de la nature réflexe du phénomène du genou, M. Bloch (3) a rapporté des expériences extrêmement intéressantes que je rappellerai succinctement. Il place deux tambours à distance sur le muscle droit antérieur de la cuisse, et étudie comparativement les effets du choc sur le tendon rotulien et sur la partie inférieure du muscle. Dans le cas de choc sur le muscle, le changement de forme indiqué par le tambour inférieur est très rapide; le changement de forme indiqué par le tambour supérieur ne se produit que plus tard; ce retard indique la vitesse de propagation de l'onde musculaire qui est à peu près de deux mètres par seconde.

Dans le cas de choc sur le tendon, le changement de forme du muscle se produit en même temps au niveau des deux tambours.

Ces résultats sont comparables à ceux qui ont été obtenus par M. Marey sur un muscle isolé de grenouille, excité soit directe-

(1) Ch. Féré, *C. R. soc. de Biol.*, 1885, p. 590.

(2) Weir Mitchell and Morris Lewis, *The tendon-jerk and muscle-jerk in diseases.* (*Amer. journ. of. med. sc.*, oct., 1886, p. 364.)

(3) A. M. Bloch, *Expériences sur la contraction musculaire provoquée par une percussion du muscle chez l'homme.* (*Jour. de l'anat. et de la phys.*, 1885, p. 19.)

ment, soit par l'intermédiaire de son nerf principal. Dans le second cas, l'excitation se traduit dans toute la masse du muscle en même temps, parce que la vitesse de transmission dans les nerfs est telle que la distance qui sépare les deux tambours est à peu près négligeable.

J'ai répété ces expériences avec des résultats confirmatifs de ceux de M. Bloch relativement aux effets du choc sur le muscle (fig. 1) : Le segment le plus éloigné du point frappé se

Fig. 1. — Choc sur la partie inférieure du muscle droit antérieur de la cuisse. *a*, signal; *b*, contraction à la partie inférieure; *c*, contraction à 11 centimètres plus haut.

contracte plus tard, moins brusquement, et le retard paraît d'autant plus marqué que le choc est plus faible. En général le choc sur le tendon m'a donné une réaction synchrone dans les deux points explorés du muscle chez des sujets normaux (fig. 2). J'aurais cependant à signaler des faits exceptionnels.

Je répétais les expériences de M. Bloch dans le but de voir si les faits qu'il indique ne présentaient pas des particularités en rapport avec les paroxysmes épileptiques (1). Dans le cours de ces recherches qui n'ont pas encore abouti, j'ai expérimenté sur plusieurs épileptiques, hémiplégiques anciens, sur lesquels j'ai observé un fait intéressant.

Fig. 2. — Choc sur le tendon rotulien chez un sujet normal.
a, signal; *b* et *c*, contractions synchrones du droit antérieur à 12 centimètres de distance.

Les deux tambours appliqués sur le droit antérieur à une distance de 7 à 10 centimètres l'un de l'autre suivant les cas, indiquent, pour le changement de forme de la partie inférieure du muscle provoqué par le choc du tendon rotulien, un retard de 0″01 à 0″03 (fig. 3). Ce retard, qui paraît plus marqué dans les cas où l'atrophie du membre est plus considérable, devient plus évident à mesure que le choc est plus faible.

(1) Ch. Féré et H. Lamy, *la Contraction idio-musculaire chez les épileptiques*. (*Arch. de physiologie*, 1889.)

En général la courbe qui figure le changement de forme du segment inférieur est moins brusque que celle du segment supérieur; c'est le contraire qu'on observe d'ordinaire en conséquence du choc de la partie inférieure du muscle lui-même. C'est-à-dire que chez les hémiplégiques anciens, la propagation de la contracture provoquée par le choc du tendon rotulien se fait en sens inverse de la contraction provoquée par le choc de la partie inférieure du muscle.

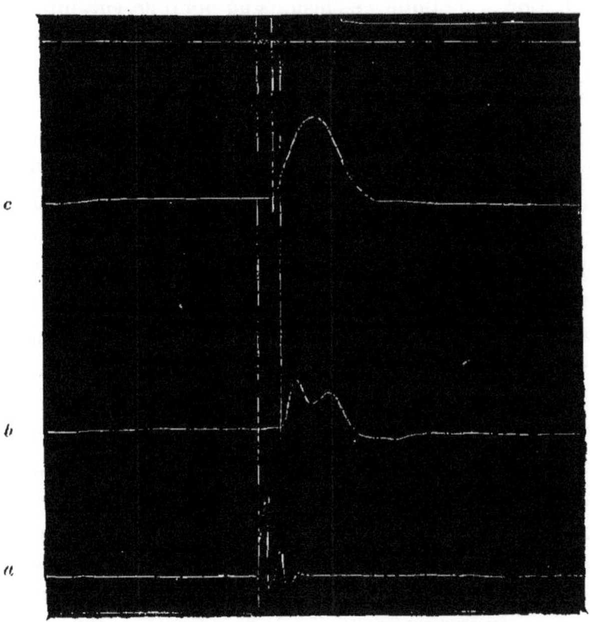

Fig. 3. — Choc du tendon rotulien chez un hémiplégique infantile. *a*, signal; *b*, contraction à la partie inférieure du muscle, en retard sur la contraction de la partie supérieure, 11 centimètres au-dessus, en *c*.

Chez deux malades, la contraction réflexe successive se présente à un plus faible degré du côté opposé à l'hémiplégie; on sait du reste que, chez les hémiplégiques ordinaires, les deux jambes sont souvent atteintes à un certain degré.

En reprenant les expériences sur des sujets non hémiplégiques, j'ai retrouvé quelquefois un léger retard de la partie inférieure du muscle, mais ce retard n'atteint pas un centième de seconde, tandis qu'il est beaucoup plus marqué chez les hémiplégiques infantiles.

Cette contraction réflexe successive ne me paraît pas pouvoir s'expliquer autrement que par un obstacle à la transmission dans l'extrémité périphérique des nerfs ; elle constituerait, quand elle est bien marquée, un signe physique de névrite périphérique. On sait du reste que M. Charcot a constaté depuis longtemps l'augmentation de volume des nerfs dans l'hémiplégie ancienne, et que M. Cornil a étudié ces lésions au point de vue microscopique. M. Déjerine a étudié tout récemment et de plus près les mêmes faits (1).

Chez tous les hémiplégiques spasmodiques infantiles qui ont pu être soumis à l'épreuve du chronomètre, j'ai trouvé le temps de réaction volontaire allongé de 5 à 8 secondes du côté sain et plus grand encore de 10 et même 15 du côté contracturé. Ce résultat est contraire à ceux que M. Rémond (2) aurait trouvé des cas d'hémiplégiques de l'adulte avec contractures ; mais les quelques faits de cette dernière catégorie m'ont donné aussi un retard relatif du côté hémiplégique. Le même retard du côté hémiplégique se retrouve lorsqu'on fait faire les mouvements des deux mains, simultanément avec le chronographe et la méthode de Marey ou successivement avec le chronomètre de d'Arsonval. D'autres faits me portent à croire que mes expériences ne m'ont pas trompé ; on voit en effet que dans des circonstances très différentes, la rapidité des mouvements volontaires est toujours en rapport avec leur énergie (3). Cette sorte de loi se vérifie pour les mouvements réflexes, et même pour les mouvements provoqués par le choc direct sur les muscles.

Du reste, les modifications relatives du temps perdu pour les réactions réflexes et pour les réactions volontaires peuvent être mises en lumière par l'expérience suivante : On applique un cardiographe sur chaque masséter, et on met ces appareils ne

(1) M. Déjerine, *De la névrite périphérique dans l'atrophie musculaire des hémiplégiques.* (*C. R. Soc. Biologie,* 1889, p. 523.)

(2) *Contrib. à l'étude de la vitesse des courants nerveux,* etc., Nancy, 1888, p. 37.

(3) Ch. Féré, *l'Énergie et la vitesse des mouvements volontaires* (*Revue philos.*, 1889.)

communication avec deux tambours enregistreurs. Si l'on produit un bruit brusque, les deux masséters se contractent, mais la contraction réflexe du masséter du côté hémiplégique se fait la première et le plus énergiquement. Si, au contraire, le malade fait un mouvement volontaire de constriction des mâchoires, c'est le masséter du côté non hémiplégique qui est en avance et produit le plus grand déplacement. Les différences varient suivant l'intensité de l'excitation et l'énergie du mouvement.

. . . .

En général, chez les hémiplégiques infantiles affectés d'hémitremblement l'arrêt de développement est moins prononcé. Quelques auteurs prétendent même qu'il existe de l'hypertrophie des muscles; je crois que c'est une apparence qui tient à cette circonstance que les muscles sont presque constamment en activité. Un muscle qui paraît plus volumineux que son congénère pendant le tremblement n'a plus le même aspect si on l'examine pendant le sommeil.

Les troubles vaso-moteurs sont toujours moins importants chez les hémiplégiques avec hémitremblement; et si on observe des différences sphygmographiques et sphygmométriques du pouls, elles sont beaucoup moins marquées que chez les hémiplégiques avec contracture. . . . .

. . . .

Chez plusieurs épileptiques atteints d'hémiplégie avec hémichorée, j'ai étudié les mouvements anormaux comparativement à l'état normal et à la suite des attaques, à l'aide d'un tambour myographique appliqué sur les muscles des membres supérieurs et en particulier sur les biceps. . . . . .

La figure 4, *a* donne un tracé de ce genre à l'état normal, la figure 5 donne deux tracés du même muscle chez le même malade deux et trois heures après une attaque d'épilepsie ; on voit qu'il reste encore après trois heures une exagération des mouvements, qui est beaucoup plus forte à une époque plus rapprochée du paroxysme. Cette exagération des mouvements choréiques peut être provoquée par d'autres circonstances : c'est ainsi que dix minutes après le choc du tendon du triceps (fig. 4, *b*) les mouvements sont encore exagérés en intensité et en fréquence.

Cette observation met bien en lumière la possibilité de mettre en évidence par les irritations périphériques les tendances spasmodiques latentes et en particulier la contracture latente (1).

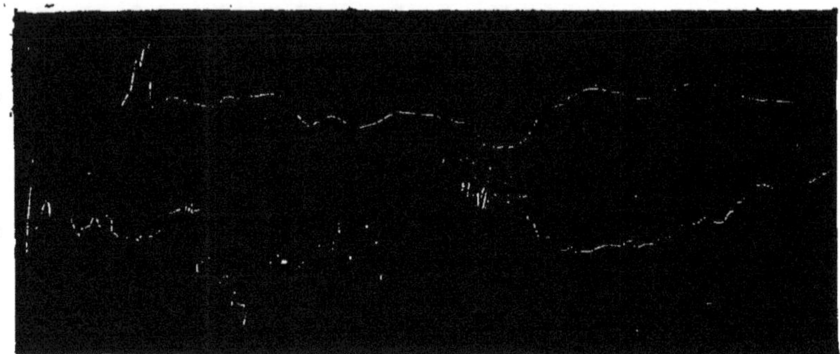

Fig. 4. — Courbe myographique du biceps gauche chez G., atteint d'hémiathétose gauche. *a*, à l'état normal ; *b*, dix minutes après un choc sur le tendon du biceps.

Fig. 5. — Courbe myographique du biceps gauche ; *a*, deux heures et *b*, trois heures après un accès d'épilepsie chez G., atteint d'hémiathétose gauche.

(1) Ch. Féré, *Note sur un cas d'hémiplégie avec paraplégie spasmodique*. (*Arch. de neurologie*, 1882.)

Ce ne sont pas seulement d'ailleurs les irritations portées sur les membres du côté choréique qui sont capables d'exciter les mouvements anormaux; les efforts, même peu violents, faits avec

Fig. 6. — Courbe myographique chez un sujet hémichoréique. *a*, à l'état normal; *b*, sous l'influence d'une excitation auditive.

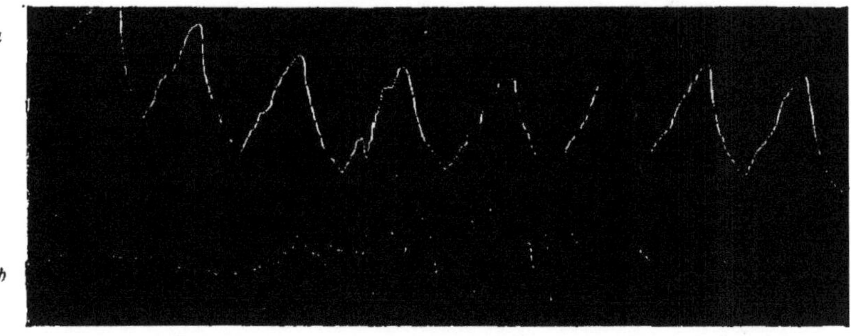

Fig. 7.— Courbe pneumographique *(a)* et courbe myographique du biceps brachial gauche *(b)*, chez B., atteint d'hémiathétose gauche.

les membres du côté opposé peuvent produire le même résultat. J'ai déjà cité un malade qui, sous l'influence d'un effort léger de la main droite, est pris de tremblement dans son côté gauche hémiplégique, tremblement bientôt suivi d'une attaque épileptique avec perte de connaissance si l'effort continue. Chez d'autres malades du même genre, il suffit d'une excitation sensorielle pour produire le même résultat ; Bravais (1) a rapporté l'histoire d'un malade qui était pris d'un accès d'épilepsie hémiplégique sous l'influence d'une excitation visuelle. Il n'est pas rare de voir des malades prendre des accès à propos d'un examen ophtalmoscopique, de l'examen de l'acuité visuelle, de la vision chromatique, etc. D'autres malades ont des accès chaque fois que leur attention est fortement fixée par une excitation quelconque. La figure 6 donne la courbe myographique d'un hémichoréique à l'état normal (*a*), et (*b*) sous l'influence d'une excitation auditive produite par la vibration d'un diapason. Chez ce dernier malade comme chez le premier, et comme chez celui de Bravais, si l'excitation est prolongée, il se produit un accès d'épilepsie, à moins toutefois que le malade n'ait été déchargé par un accès récent (2).

Je ferai encore remarquer que les mouvements hémichoréiques spontanés ou provoqués ne sont pas exclusivement limités aux membres, en général ils s'étendent au thorax, et se traduisent par des saccades de l'expiration (fig. 7).

J'ai observé un malade chez lequel l'hémiathétose était double quoique prédominante du côté droit, comme les convulsions épileptiformes et l'hémiplégie ; la face et la langue étaient également prises, de sorte que la physionomie était continuellement grimaçante et l'usage de la parole très défectueux.

Mais comme l'a déjà depuis longtemps indiqué M. Cotard, l'aphasie est extrêmement rare dans l'hémiplégie infantile surtout chez les sujets qui ont été atteints avant d'avoir commencé à parler.

On peut dire que chez tous les individus atteints d'hémiplégie

(1) Bravais, *Recherches sur les symptômes et le traitement de l'épilepsie hémiplégique*, Th. 1827, p. 19.

(2) Ces faits méritent d'être rapprochés de ceux que j'ai signalés ailleurs (*Bull. Soc. biol.*, 1885, p. 590 ; — *Sensation et mouvement*. Bibliothèque de philosophie contemporaine, 1887, p. 70 ; — *Bull. Soc. biol.*, 1888, p. 45) et relatifs aux effets généraux des excitations locales.

spasmodique, l'intelligence est affectée à un degré quelconque (1); sans doute on peut en citer qui arrivent à remplir une profession d'une façon convenable ; mais en les examinant de près, on leur découvre facilement des lacunes dans l'intelligence, des perversions instinctives, une irritabilité morbide, etc. D'après M. Bourneville il y aurait un rapport entre l'intensité de l'hémiplégie et l'affaiblissement intellectuel qui varie de la débilité à l'idiotie complète. Chez les deux individus atteints d'hémiplégie double que j'ai observés, il existait une véritable idiotie, M. Hadden et d'autres auteurs ont cité des cas analogues. Lorsque la face est indemne, la débilité paraît généralement moindre.

M. Bourneville a relevé que cet affaiblissement de l'intelligence a une tendance à rester stationnaire. Cette remarque se vérifie souvent : cependant ce n'est pas une vérité générale. On voit un certain nombre de sujets qui, après s'être maintenus jusqu'à une vingtaine d'années à un certain niveau, déclinent peu à peu jusqu'à la démence qui peut même se produire beaucoup plus tard sans l'intervention de la méningo-encéphalite. En général ils ont un caractère moins désagréable et moins violent que les épileptiques vulgaires : toutefois lorsque les attaques ont pris l'habitude de se généraliser, les troubles mentaux consécutifs peuvent devenir identiques à ceux du mal comitial et la démence rémittente s'ensuivre.

L'épilepsie partielle n'est pas un symptôme obligé de l'hémiplégie spasmodique infantile, mais elle l'accompagne fréquemment.

Les accès ne surviennent quelquefois que plusieurs années après l'hémiplégie; mais ordinairement, ils se présentent dans les premiers mois qui suivent l'état de mal convulsif qui a précédé la paralysie. Ils peuvent apparaître pour la première fois spontanément, sans aucune cause appréciable ou à propos d'une émotion morale, d'un choc, de la dentition, etc.

L'épilepsie partielle de l'enfance se fait remarquer par cette circonstance relevée avec juste raison par MM. Bourneville et

(1) W. Oster, *Idiocy and feeble mindedness in relation to infantile hemiplegia.* (*Alienist and neurologist*, 1889, X, p. 16.)

Wuillamié (1), que ses accès sont fréquemment précédés de phénomènes prémonitoires, d'une aura, surtout pendant les premières années de la maladie. Les convulsions sont souvent annoncées par des phénomènes sensoriels : quelquefois une douleur de tête fixée dans une région déterminée, et toujours la même chez le même malade, précède de quelques heures ou même de plusieurs jours l'apparition du spasme. Dans certains cas, surtout lorsque la convulsion débute par la face, elle est immédiatement annoncée par des douleurs périorbitaires et des sensations visuelles, que l'on pourrait peut-être rapprocher de la migraine ophthalmique quelquefois associée à l'épilepsie partielle des adultes, association sur laquelle nous aurons à insister. D'autres fois, l'accès est précédé de sensations bizarres d'engourdissement, de picotements, d'eau froide ou d'eau chaude qui coule le long du membre, d'une vapeur froide qui remonte de l'extrémité du membre vers le thorax et la tête. D'autres fois encore, la convulsion est annoncée par une sensation de malaise général que le malade reconnaît et qui le fait appeler à son secours.

D'autres malades sont avertis de l'invasion de l'accès par des douleurs plus ou moins vives dans le membre primitivement atteint; d'autres par des secousses plus ou moins limitées, un tremblement local ou généralisé ou encore par une augmentation de la rigidité ou du tremblement habituel ou de l'hémichorée, ou de l'hémiathétose. Cette exagération prémonitoire des tremblements prédomine en général dans le membre supérieur. Quelques malades accusent une sensation de propulsion directe ou oblique du côté paralysé ; d'ailleurs lorsque les malades tombent, c'est en général de ce côté; et lorsque, ce qui est rare, ils ne sont pas prévenus assez à temps pour prévenir un choc violent, c'est aussi de ce côté qu'ils se blessent et qu'on remarque des cicatrices. Parmi les phénomènes prémonitoires, on peut encore citer certaines douleurs épigastriques, des battements de cœur, des changements brusques de coloration de la face. En dehors des douleurs de tête et des tremblements, on remarque encore parmi les troubles prémonitoires des épistaxis. Il est rare en

(1) Th. Wuillamié, *De l'épilepsie dans l'hémiplégie spasmodique infantile*, th., 1882.

somme que ces malades ne soient pas prévenus de leur attaque, aussi se font-ils beaucoup moins souvent que les autres épileptiques des blessures graves et ne les trouve-t-on qu'exceptionnellement couverts de cicatrices.

Le cri initial ne fait pas toujours défaut dans l'épilepsie partielle infantile, mais quand il se produit, ce n'est pas le cri explosif de l'épilepsie vulgaire c'est un cri de surprise ou un cri de douleur, et le malade en a généralement conscience. Les convulsions sont d'ordinaire limitées au côté paralysé et prédominent dans le membre ou la contraction est le plus marquée, en général dans le membre supérieur. Quand elles envahissent le côté sain, elles y sont moins violentes et moins prolongées. Il y a rarement de morsure de la langue et d'écume à la bouche ; cependant cette circonstance peut se rencontrer : elle se produit chez un de mes malades dont le spasme commence par une propulsion latérale gauche de la langue immédiatement suivie d'un rapprochement spasmodique des mâchoires. La miction involontaire est exceptionnelle. La perte de connaissance peut manquer dans les accès partiels. Dans les accès généralisés, la période de stertor est généralement courte et peut même manquer. L'hébétude consécutive disparaît généralement en quelques minutes et les malades peuvent reprendre leurs occupations.

Le délire consécutif fait ordinairement défaut. Dans les deux cas où je l'ai observé, bien qu'il s'agît d'adultes restés à un niveau mental satisfaisant, il présentait un caractère enfantin et calme ; du reste parmi les cas que l'on trouve signalés dans les auteurs, on ne trouve guère le délire impulsif si fréquent dans l'épilepsie vulgaire. Chez les sujets qui ont de l'hémichorée, de l'hémitremblement ou de l'hémiathétose, on revoit souvent ces symptômes s'accentuer à la suite de l'accès quelquefois pendant plusieurs heures. Quand les convulsions ont été généralisées, le tremblement peut exister des deux côtés, et nous verrons qu'il n'est pas spécial à l'épilepsie hémiplégique.

Ces accès donnent lieu à une élévation de température semblable à celle des accès d'épilepsie vulgaire, qu'ils soient isolés, sériels ou qu'ils constituent un état de mal, c'est-à-dire une succession d'accès sans retour de la connaissance. Un état de mal d'épilepsie strictement hémiplégique peut entraîner la mort avec une élévation de température atteignant 42° (Bourneville).

L'observation suivante montre bien la différence qui existe, au point de vue du pronostic, entre des crises sérielles séparées par un retour à la connaissance, si nombreuses soient-elles, et un véritable état de mal.

OBSERVATION VIII. — *Épilepsie partielle; accès sériels.*

G., 27 ans. Sans antécédents névropathiques connus. Son père et sa mère se portent bien, il en est de même de son unique sœur. A 4 ans, il a eu une attaque de convulsions, sur laquelle les renseignements sont peu précis, mais qui lui laissa une paralysie du côté gauche. Cette hémiplégie d'abord complète s'est peu à peu améliorée. Il est maintenant capable de marcher en fauchant légèrement. Sa main gauche donne une pression de 21 au dynamomètre, tandis que la droite donne 43, elle est animée de quelques mouvements choréiformes. Il existe un léger degré de contracture dans le coude. Les deux membres du côté gauche sont un peu moins développés que leurs congénères, mais l'atrophie est surtout marquée au bras. Les extrémités sont toujours froides à gauche, mais le refroidissement est plus marqué à la main qui est violacée. Les réflexes rotuliens sont exagérés des deux côtés. La sensibilité cutanée ne présente pas de différence notable d'un côté à l'autre. Pas de troubles sensoriels. — Respiration, 22 par minute; saccades à l'expiration; pouls, 78; pression artérielle de la radiale, 750 à droite, 600 à gauche. Ce malade a eu, en 1886, 568 vertiges et 171 accès. Ces accès débutent par le membre supérieur gauche, gagnent la face du même côté, le membre inférieur et se généralisent. — La perte de connaissance arrive dès le début en général sans cri. Ce malade, qui ne suivait aucun traitement régulier depuis plusieurs mois, fut soumis à des applications de pointes de feu sur la région pariétale droite à partir du 10 février 1887. Sous l'influence de ces applications (10 ou 15 pointes, deux ou trois fois par semaine), continues jusqu'au mois de juillet 1885, les accès ont diminué de nombre; il a eu seulement 83 accès et 70 vertiges en 1887, et en 1888 jusqu'au mois de juillet 37 accès et 90 vertiges.

Dans les premiers jours de juillet, les vertiges devinrent beaucoup plus fréquents, il en avait une dizaine par jour.

Le 13 juillet, à 4 heures du matin, il eut un premier accès. A 5 heures il en eut un second. Au moment de la visite, à 10 heures, il en avait eu 8. Sa température était alors de 37,5 sous l'aisselle, la pression était de 750 à la radiale droite, de 600 à la radiale gauche. P. 96. Au bout d'un instant le pouls se ralentissant à 80, la pression remonte 900 à droite. Quelques minutes après le bras gauche vibre, la face se tourne à droite, tous les membres s'agitent de mouvements peu violents qui durent environ une minute. Dans un certain nombre d'accès il laisse aller ses urines. Immédiatement après l'accès le malade reprend connaissance, toutefois il est incapable de parler et ne peut faire entendre qu'un grognement sourd. Il répond correctement par gestes, ou en figurant des chiffres avec ses doigts. La pression est retombée à 700 à droite, le pouls bat cent fois par minute.

A 7 heures du soir, il avait eu 42 accès. T. 38,4.

14 juillet, matin. — De 7 heures du soir à 7 heures du matin, 13 accès se ressemblant à peu près tous, toujours il reprend connaissance immédiatement après; mais est incapable de parler et même d'avaler. Pression 650 à droite, p. 120, T. 39,2. — A partir de ce moment le malade sera nourri à la sonde; trois litres de lait et six œufs par jour. — 8 grammes de bromure de potassium.

14 juillet, soir. — De 7 heures du matin à 7 heures du soir, 85 accès. T. 38,6.

15 juillet, matin. — De 7 heures du soir à 7 heures du matin, 67 accès. T. 38,4. P. 110. Pression de la radiale droite, 600. Pas de selle depuis deux jours, lavement purgatif, 12 grammes de bromure de potassium.

15 juillet, soir. — A eu 111 accès dans les 12 heures. T. 40.

16 juillet, matin. — A eu 42 accès dans la nuit. T. 38,4, P. 120. Pression 600. Les accès se présentent toujours avec la même forme. Le retour de la connaissance est immédiat, le malade ne peut pas prononcer une parole, ni faire un mouvement de déglutition, c'est à peine si la langue peut faire un mouvement perceptible, on est obligé de mettre le malade de côté pour qu'elle ne tombe pas dans le pharynx; sitôt qu'il est decubitus dorsal, la respiration s'embarrasse. Ce n'est que ce matin seulement que le membre inférieur gauche cesse de se mouvoir. Jusqu'à hier au soir, il se mouvait librement. Il est flasque, la percussion du triceps ne provoque aucun mouvement réflexe. Les mouvements de la main droite sont libres : le malade qui a eu 362 accès depuis trois jours, qui est incapable de dire une parole, veut essayer de s'exprimer par signes et même par écrit; il arrive à tracer d'une façon fort lisible : « Mon cherre Monsieurs Fairairair. » 20 grammes de bromure de potassium.

17 juillet, matin. — 4 accès dans la nuit. T. 38. Pression 475 à droite, 450 à gauche. P. 130. Abattement et pâleur considérables. Cependant quelques mouvements reviennent dans le bras gauche quelques minutes après les accès. 20 grammes de bromure.

17 soir. — 36 accès dans la journée. T. 38,5.

18 matin. — 57 accès dans la nuit. T. 37,8, Pression 550 à droite, 500 à gauche. 20 grammes de bromure.

Il écrit : « Messieurs Je ce rais Biens ConsTanT Quans Je serais Bien gerrie Pours voirs Ma Famille Qui qui Mon. »

18 soir. — A eu 88 accès dans la journée. T. 37,8.

19 matin. — 42 accès dans la nuit, le dernier à 5 heures, son bras gauche remue dans toutes les directions. T. 37,6. A 10 heures il commence à remuer la langue mais ne peut parler. 20 grammes de bromure. — A eu 3 accès de 7 à 8 heures du matin, 2 de 8 à 9, 1 à 2 heures.

19 soir. — T. 37,9. Sa langue se meut assez facilement, et il prononce quelques paroles incompréhensibles. Il écrit : « Monsieurs

Pl. I.

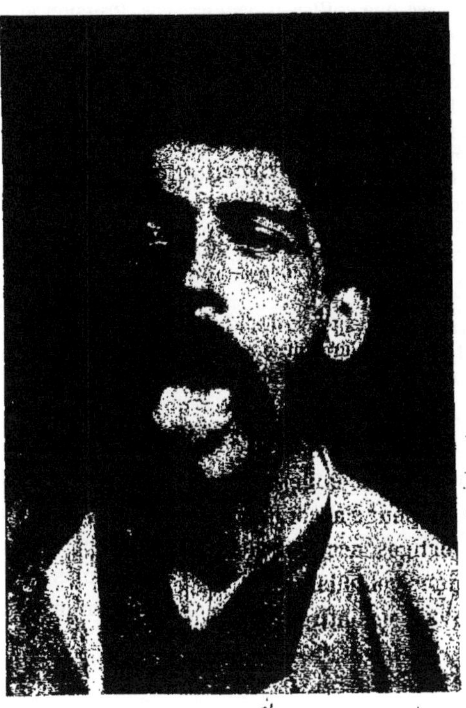

HÉMISPASME DE LA LANGUE

(V. p. 20)

Cherre Monsieurs Je Bois Biens mais je neu peus pas Mangée Bu Tou Man man gée du tout ».

20 juillet. — T. 37,6. N'a plus eu d'accès. — Commence à pouvoir parler et à avaler avec une cuiller, il peut cracher. Pression artérielle, 700 à droite, 600 à gauche, pouls 90. — On continue à l'alimenter par la sonde, bien qu'il commence dans la journée à boire au verre. Suspension du bromure. A partir de ce moment l'alimentation a commencé à se faire naturellement, le malade a continué le lait et les œufs, en dehors du régime ordinaire jusqu'au 28 juillet. La restauration a été très rapide. Le malade qui pesait le 20 44 kil. pesait 46 kil. le 22, 49 kil. 700 le 28. Ce jour la pression artérielle était revenue à son taux normal, 750 à droite, 600 à gauche.

Depuis cette série, composée de 783 accès en sept jours, G. a repris son traitement par les pointes de feu. Les accès ont été beaucoup moins fréquents, après il n'en a eu que 15 pendant les cinq derniers mois de 1888.

Le 1er juillet 1886, le poids de G. était de 57 kil. 500. Tout porte à croire qu'il avait augmenté de poids au moment du début de sa série, précédée d'une amélioration notable. Il a donc perdu au moins 13 kil. sous l'influence de cette série, bien que l'alimentation ait été abondante. Le 20 avril 1889 son poids était de 60 kil.

Comme les autres épilepsies partielles, l'épilepsie hémiplégique infantile peut s'accompagner d'autres troubles comitiaux, secousses, vertiges, accès d'excitation, etc., suppléant quelquefois les attaques convulsives, et présentant les mêmes caractères que ceux qui se rencontrent dans l'épilepsie générale d'emblée.

CHAPITRE V

ÉPILEPSIE PARTIELLE SENSORIELLE. — MIGRAINE OPHTALMIQUE

Parmi les phénomènes qui accompagnent l'épilepsie partielle ou alternent avec elle, il faut citer les migraines sensorielles et en particulier la migraine ophtalmique qui peut leur servir de type (1) et qui, à l'état d'isolement, constitue une véritable épilepsie sensorielle avec ses phénomènes d'excitation, les scotomes scintillants, et les phénomènes d'épuisement, l'hémianopsie, et quelquefois la somnolence.

La *migraine ophthalmique*, que l'on peut trouver liée aussi à l'hystérie, à l'ataxie locomotrice, à la paralysie générale, etc., est caractérisée par des troubles oculaires variés, consistant soit en sensations subjectives d'un spectre lumineux coloré ou non, soit en l'oblitération d'une partie du champ visuel, etc., précédant l'apparition de la douleur de tête qui apparaît généralement sur un point limité de la tempe, d'où elle s'irradie à la moitié du crâne, du côté où se sont manifestés les troubles oculaires. La douleur de tête se termine par des nausées ordinairement suivies de vomissements. Outre les troubles vaso-moteurs du côté de la face, la douleur de tête s'accompagne quelquefois de phénomènes divers du côté des membres ou même d'altération de fonctions cérébrales, notamment de troubles localisés de la sensibilité et de la motilité des membres, de troubles de la parole.

Il peut arriver que les troubles oculaires viennent se surajouter à la douleur de tête chez des sujets atteints d'une céphalalgie périodique, d'une migraine ordinairement simple. Mais, le plus souvent, la migraine ophtalmique apparaît complète d'emblée

(1) Ch. Féré, *Contribution à l'étude de la migraine ophtalmique*. (*Revue de médecine*, 1881.)

avec un type bien défini qui se reproduit à chaque accès. La plupart du temps, en effet, tous les accès se ressemblent chez le même malade ; mais nous verrons bientôt qu'il peut n'en être pas toujours ainsi.

Dans l'immense majorité des cas, ce sont les *troubles visuels* qui ouvrent la scène ; il est exceptionnel qu'ils soient précédés de céphalalgie. Ils pourraient être précédés de sensations diverses aux extrémités, comparables à l'aura épileptique.

Ces troubles sont très variables par leurs caractères et par leur intensité. Quelquefois c'est une *obnubilation passagère*, un léger brouillard qui ne fait que passer pour ainsi dire et sur lequel il faut appeler l'attention du malade pour qu'il en ait une notion précise. Ce nuage s'accompagne parfois d'une sorte de vibration que plusieurs malades comparent à celles qui se passent dans l'air chauffé sur un poêle.

D'autres fois, c'est une *hémiopie transitoire* qui apparaît dans quelques cas graduellement, mais dans d'autres semble se produire subitement tout à coup ; le malade est surpris de ne plus voir que la moitié des objets ; s'il est en train de lire, il ne voit plus tout à coup que la moitié de la page, etc. La diminution du champ visuel semble ne jamais atteindre le point central ou à de rares exceptions près ; c'est plutôt un rétrécissement latéral du champ visuel qu'une véritable hémiopie. Ce rétrécissement est toujours homonyme. C'est quelquefois cependant la partie interne ou la partie externe qui est obnubilée dans les deux yeux ; d'autres fois même, c'est la partie inférieure ou supérieure du champ visuel qui est supprimée, mais ces faits exceptionnels sont peut-être d'une nature différente. Quelquefois encore, le malade n'a la sensation que d'un simple obscurcissement de la vue ; mais, en l'examinant de près, on constate qu'il s'agit d'une véritable perte de la vision. Quelquefois la limite du champ visuel restée intacte est limitée par une ligne droite, le champ visuel est plus ou moins nettement coupé, mais le plus souvent peut-être, cette limite est marquée par une ligne ondulée plus ou moins irrégulière. Au lieu d'un simple rétrécissement du champ visuel, on peut observer une cécité complète.

Un phénomène spécial peut accompagner les autres troubles

de la vue ou exister seul : c'est le *scotome scintillant*, qui se présente sous différentes formes ; rarement c'est un scotome central foncé oblitérant plus ou moins complètement la vision et limité par un bord lumineux, quelquefois séparé de la partie obscure par une zone claire où la vision persiste. Le plus souvent le scotome occupe les parties périphériques du champ visuel et en particulier la région externe, à ce que pensent les malades ; mais ce n'est là qu'une apparence, et le scotome est à proprement parler *hémiopique*, il prédomine seulement dans l'œil qui est affecté du côté externe. Lorsque les malades en sont atteints pour la première fois, ils ne se rendent pas un compte exact de son aspect spécial : ils ne perçoivent qu'un éblouissement comparable à celui qu'on éprouve lorsqu'on cherche à regarder fixement le soleil, ou ils ont la sensation d'un feu d'artifice, d'une gerbe d'étincelles ; mais, quand ils arrivent à se rendre mieux compte de ce qu'ils éprouvent, ils en donnent presque tous une description identique. C'est un globe de feu plus ou moins volumineux. C'est une roue dentée rouge, blanche ou phosphorescente, qui est animée de vibrations très rapides et en même temps d'un mouvement de rotation incomplète autour de son centre ; peu à peu, la roue s'élargit, son centre s'obscurcit et elle s'ouvre du côté qui correspond au point de fixation. Quand le centre est devenu obscur, les dents de la roue ressemblent aux angles d'un plan de *fortification ;* à mesure que le cercle s'ouvre et s'élargit, il dépasse la limite du champ visuel en haut et en bas, et le malade finit par n'en plus voir que la partie externe, sous forme d'une ligne brisée lumineuse dont les angles continuent à trémuler jusqu'à ce que tout disparaisse. Dans certains cas, le scotome est constitué par un zigzag lumineux semblable à une étincelle électrique ou par une lueur vibrante. Le scotome scintillant est quelquefois blanc, d'autres fois il offre la coloration de la lumière électrique, d'autres fois encore les divers segments du cercle de feu présentent des couleurs variées. Airy a bien figuré la forme la plus habituelle du scotome scintillant, et nous avons cru devoir reproduire le dessin qu'il en a donné (fig. 8). La sensation de scintillement persiste quand l'œil est fermé. Le scotome peut coïncider avec l'hémiopie ou avec l'obscurcissement du champ visuel, et il se présente ordinaire-

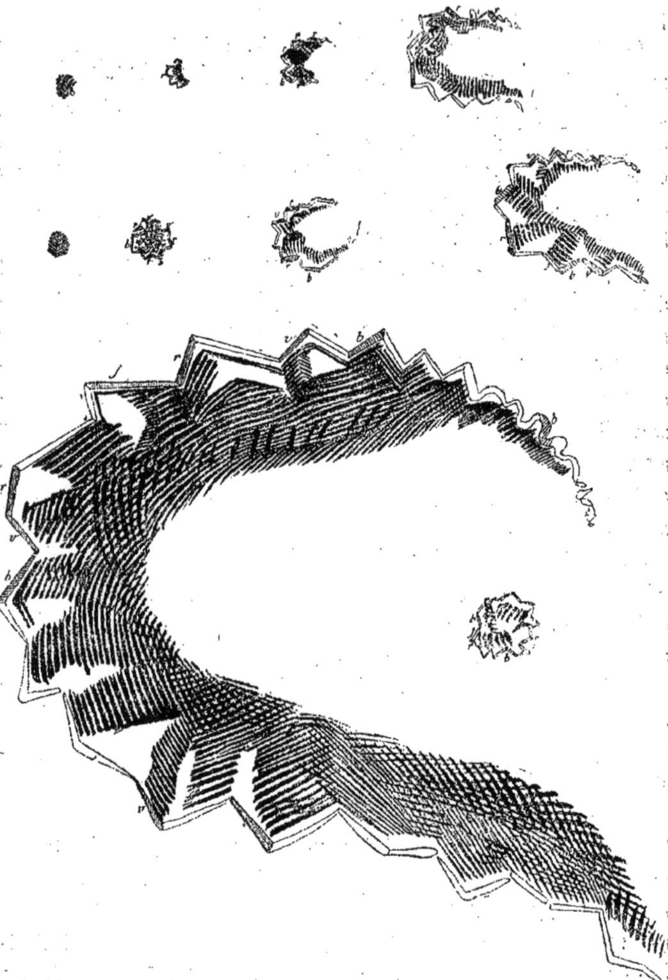

Fig. 8. — Différentes phases du scotome scintillant, d'après Hubert Airy. (Les lettres indiquent les diverses colorations : rouge, bleu, etc.)

ment dans la même zone ; mais tantôt il suit l'hémianopsie, tantôt et plus souvent il la précède. Mauthner pense que ce scotome d'origine cérébrale peut se distinguer du scotome rétinien par ce fait, que, dans le dernier, on ne peut pas provoquer de phosphènes par pression de l'œil.

Ces troubles de la vision, hémianopsie vraie ou fausse, scotome scintillant, peuvent prédominer dans un œil. Le récit du malade peut faire souvent croire qu'il n'existait que dans un œil ; mais, en y regardant de près, on s'assure que les phénomènes occupent un côté du champ visuel ; mais, comme nous l'avons déjà fait remarquer, le scintillement dépasse très fréquemment la ligne médiane.

On n'a que rarement eu l'occasion d'examiner l'œil au moment de l'accès de migraine. Quand on a pu le faire, on a trouvé ordinairement les pupilles contractées, et souvent inégalement, celle du côté affecté de migraine étant la plus petite (Latham) ; cependant, dans un cas de migraine avec cécité périodique, M. Galezowski a observé un élargissement de la pupille. Le même auteur a vu coexister avec les troubles de la vision l'anémie de la papille, anémie variable, lorsque l'hémianopsie par exemple était elle-même variable.

Souvent, les troubles visuels s'accompagnent de douleurs névralgiques ou d'une sensation de tension dans l'œil affecté, qui est sensible à la pression ; quelquefois, les deux phénomènes apparaissent plus ou moins brusquement, et les douleurs sont assez intenses pour qu'on puisse croire à l'apparition d'un glaucome aigu (Dianoux). L'amblyopie avec névralgie croisée (Galezowski) est exceptionnelle. La douleur oculaire ou orbitaire peut s'accompagner de larmoiement, de photophobie.

Les troubles visuels, avec ou sans douleur oculaire, précèdent la *douleur céphalique* qui les suit dans un espace de temps variable de quelques minutes à une demi-heure, une heure et même plus. Quand la céphalalgie se développe avant que les troubles oculaires aient disparu, on voit souvent ceux-ci diminuer à mesure que la douleur de tête augmente. Cette douleur a ordinairement pour siège la région frontale au-dessus de l'œil du côté affecté, ou encore la tempe du côté correspondant ; mais on peut la trouver dans la région pariétale et même dans le cou, comme chez une de nos malades. Au début, la douleur est limitée à un espace très peu étendu ; quelques malades la comparent à la sensation d'un clou qu'on leur enfonce dans le crâne ; quelquefois elle est soulagée par la pression (Latham). Peu à peu, elle s'irradie à toute la moitié du crâne du côté de l'œil affecté, et quelquefois même elle s'étend du côté opposé, mais avec une intensité moindre ; en général, c'est une véritable hémicrânie. La tête est chaude et bat, la douleur est augmentée par les mouvements.

Quand la douleur céphalique est arrivée à son summum, elle s'accompagne souvent d'une sensation de *vertige* plus ou moins accusée. Les vertiges apparaissent quelquefois plus tôt avec les troubles visuels et d'autant plus marqués que ceux-ci sont plus prononcés, et ils peuvent persister pendant tout le temps que dure la migraine.

Enfin, pour terminer la scène, on voit survenir des *nausées*, ordinairement suivies de *vomissements* qui marquent généralement la fin de l'accès.

Ainsi des troubles visuels, variables suivant les individus, et précédant généralement les autres phénomènes, une céphalalgie spéciale suivie de nausées et de vomissements, tel est l'ensemble symptomatique ordinaire de la migraine ophtalmique. Mais le syndrome peut être incomplet ; il existe des *migraines ophtalmiques frustes*. Quelquefois, par exemple, les troubles oculaires existent seuls à l'état périodique pendant de longues années et peuvent paraître constituer toute la maladie. D'autres fois, les troubles oculaires sont suivis d'une migraine légère ou forte, mais les nausées et les vomissements manquent ; d'autres fois encore, on n'observe qu'une légère obnubilation de la vue, tellement passagère qu'elle passe presque inaperçue du malade lui-même, et on semble avoir affaire à une simple migraine ordinaire périodique, suivie de vomissements. Enfin on observe des faits dans lesquels le syndrome est pour ainsi dire dissocié ; les troubles oculaires et la migraine, tout en restant quelquefois à peu près régulièrement périodiques, sont séparés par un espace de temps plus ou moins long et semblent se manifester isolément ; certains sont sujets à une amblyopie passagère ou à des attaques de scotome scintillant sans accompagnement d'aucun autre trouble, puis, quelques jours après, survient une migraine suivie de nausées et de vomissements. Ces *migraines dissociées* sont intéressantes en ce sens qu'elles établissent une transition entre les migraines frustes ou plutôt incomplètes, auxquelles il manque un ou deux tableaux de la scène morbide. D'ailleurs, et c'est un point sur lequel M. Charcot appelle particulièrement l'attention, il peut arriver qu'une migraine d'abord incomplète et constituée soit par un scotome périodique seul, soit par une migraine isolée, se complète plus tard, quelquefois au bout de plusieurs années, pour constituer une migraine ophtalmique plus ou moins régulière, dont les éléments avaient été méconnus d'abord, parce qu'ils étaient isolés.

La migraine ophtalmique complète ou incomplète se complique souvent de troubles accessoires. Les troubles divers que l'on rencontre le plus fréquemment dans la *migraine ophtalmique accompagnée* sont des troubles de la parole ou des troubles sensitifs ou moteurs du côté de la face, des membres ; ces troubles se manifestent généralement en même temps que le scotome ou l'hémianopsie ou les suivent de près.

Cependant ils peuvent apparaître séparément sous la forme paroxystique comme la migraine. Certains individus sont sujets à des aphasies transitoires, sans migraine, et à des accès de migraine ophtalmique. J'ai observé un malade qui présentait des accès de migraine et attaques d'hémiplégie droite passagères durant quelquefois une demi-heure ou une heure et absolument complète sans douleur de tête ni aucun trouble migraineux contemporain. Tous ces troubles paralytiques ou anesthésiques peuvent s'établir à l'état permanent.

Parmi les phénomènes qui accompagnent fréquemment la migraine ophtalmiqne, il faut citer l'épilepsie et en particulier l'épilepsie partielle. La migraine ophtalmique peut se présenter chez des sujets qui ont eu autrefois de l'épilepsie partielle et auxquels il reste des troubles moteurs sensitifs localisés.

Observation IX. — *Epilepsie hémiplégique; crises d'engourdissement hémiplégique. — Migraine ophtalmique.*

Mme A., 41 ans, forte, très grasse, a eu deux enfants, bien réglée, pas de maladies antérieures, sauf des accidents nerveux dont elle se plaint actuellement encore. A l'âge de 8 ans, elle aurait eu des attaques convulsives paraissant avoir été limitées au côté droit du corps et qui se seraient reproduites pendant deux ou trois mois.

Depuis huit ou dix ans elle est sujette à des engourdissements limités à la main droite et plus marqués dans la sphère du cubital; ils se manifestent exclusivement le matin au lever et se reproduisent à peu près tous les jours ; jamais ils ne remontent dans le bras, mais quelquefois elle perçoit des sensations analogues dans la jambe. Elle éprouve en même temps une sorte de battement autour de la bouche, surtout à droite ; ces sensations sont quelquefois suivies de vertiges avec sensation de constriction dans la partie postérieure de la tête. Pas de troubles de la parole. Rien du côté de la miction. Ces accès matutinaux d'engourdissement durent environ une heure (1). Ces troubles ne paraissent pas avoir altéré la santé générale; la malade est restée très replète.

L'engourdissement périodique et passager de la main droite a été pendant plusieurs années le seul trouble nerveux éprouvé par la malade. Depuis deux ans seulement, elle a commencé à éprouver des phénomènes particuliers du côté de la vision ; quelquefois elle s'aperçoit que la partie inférieure ou une des parties latérales du champ visuel s'obscurcit et qu'elle ne distingue plus rien dans ces régions ; d'autres fois, elle aperçoit une sorte de roue dentée lumineuse blanche comme la lumière électrique dont les dents trémulent constamment. A ce moment, la vue est troublée, tantôt dans tout le champ visuel, tantôt seulement dans la moitié inférieure : elle verrait seulement la partie supérieure des objets, la partie inférieure étant couverte par le scintillement brillant. Le scotome disparaît peu à peu au bout d'un quart d'heure environ, en se déviant sur le côté gauche. La crise se termine avec des nausées, mais qui ne sont pas suivies de vomissement.

D'autres fois au contraire, on voit la migraine précéder l'apparition de l'épilepsie. D'autres fois encore les deux syndromes apparaissent en même temps. Dans quelques cas la migraine ophtalmique s'atténue après l'apparition de l'épilepsie partielle.

Observation X. — *Migraine ophtalmique, épilepsie partielle.*

Mouh..., 50 ans, graveur sur pierre. Vers l'âge de deux ans, il aurait été mis en garde, et, quand on l'a repris un an plus tard, la colonne vertébrale présentait déjà une cyphose très marquée. Pas de trace de rachitisme sur les os des membres, la tête est bien conformée. Quoiqu'un peu faible, il a toujours joui d'une assez bonne santé et n'a jamais fait de grande maladie. Il a toujours eu la tête un peu faible et n'a jamais pu bien faire ses affaires.

Depuis sa jeunesse, il a des accès de migraine. C'est seulement

(1) Cette paralysie par accès matutinaux mérite d'être rapprochée au point de vue du diagnostic des paralysies de nuit. (Ch. Féré, *Contribution to the pathology of the night; Brain*, 1889.)

en 1871 qu'est apparue l'épilepsie partielle, et dès lors les accès de migraine se sont beaucoup atténués.

Autrefois, les accès de migraine revenaient à peu près tous les mois et étaient facilement provoqués par les excès de tous genres ou par les changements dans son genre de vie ; ils duraient de douze à vingt-quatre heures.

Cette migraine était caractérisée par une douleur au niveau de la région pariétale gauche avec sensation de pesanteur et de chaleur, la pâleur du visage, un scotome scintillant figurant une fortification lumineuse et occupant la partie gauche du champ visuel ; puis survenaient des nausées qui n'étaient pas suivies de vomissements. A la fin de l'accès, le malade éprouvait du côté droit du corps des fourmillements et comme une sensation de froid. Ces fourmillements commençaient par le côté droit de la face, remontaient vers l'oreille droite, puis gagnaient le membre supérieur droit, et finalement l'extrémité des doigts. Ces sensations de fourmillement ne se produisaient que dans les attaques un peu fortes, et elles étaient le prélude de la fin de l'attaque.

C'est en 1871 qu'il eut son premier accès d'épilepsie partielle avec chute et perte de connaissance. Ces accès n'ont pas cessé de se reproduire depuis. Au début, ils revenaient tous les huit jours ; puis, à la suite d'un traitement par le bromure de potassium, il est resté il y a quatre ans pendant une année sans avoir d'attaque, enfin les attaques sont revenues, et elles se reproduisent maintenant à peu près périodiquement tous les huit ou quinze jours, ordinairement la nuit et après minuit.

Ces attaques se caractérisent ainsi : Le malade sent un *frémissement* au bout des doigts de la main droite (du même côté qui était le siège de l'engourdissement à la suite des accès de migraine) ; ce frémissement est pour lui un avertissement ; il se lève pour mieux résister à l'attaque et il a toujours le temps de le faire. Presque aussitôt après, les doigts (de la main droite) se contracturent en flexion. Tout peut se borner là, le malade agite volontairement son membre pour faire cesser sa crampe, et tout s'arrête. D'autres fois, les choses vont plus loin ; le membre supérieur tout entier est pris de tremblement, puis la tête s'incline spasmodiquement vers l'épaule droite, et la bouche se dévierait à gauche. Enfin, dans un certain nombre de cas, il y a perte de connaissance, généralisation des convulsions à la face et aux membres, morsure de la langue ; ces attaques avec perte de connaissance sont plus fréquentes que les autres ; il n'a jamais uriné au lit, ni dans ses vêtements. Après les attaques, il est triste, pleure, a des idées de suicide. Quelquefois, le même scotome qui accompagnait la migraine annonce l'attaque.

Quand il se présente à la consultation pour la première fois, le 10 avril 1880, on ne trouve pas trace de paralysie dans les membres ; la force dynamométrique est égale dans les deux mains. Les réflexes tendineux sont normaux.

Le malade est hémorrhoïdaire, ordinairement constipé, et une purgation même légère amène une crise épileptiforme.

Traitement : élixir d'Yvon quatre cuillerées à café par jour la première semaine, cinq la seconde, six la troisième, sept la quatrième.

Le malade revient le 6 mai; il n'a eu qu'une seule attaque d'épilepsie avec perte de connaissance, pas de migraine. Taitement : élixir polybromuré à prendre de la même manière à dose de 5, 6, 7, 8 cuillerées.

4 juin. — Le malade n'a plus eu de crises, il a eu seulement dans l'œil gauche « des rayons comme une auréole ». Ces sensations lumineuses lui apparaissent beaucoup plus nettes depuis la disparition des accès d'épilepsie. Traitement : reprendre l'élixir aux doses successives de 5, 6, 7, 8 cuillerées.

3 juillet. — Il y a trois semaines il a eu un accès d'épilepsie sans perte de connaissance ; la face s'est convulsée et tournée à droite ; le membre supérieur droit a été agité de convulsions spasmodiques, et le pied s'est maintenu en varus équin. En dehors de cela, le malade a eu plusieurs fois des fourmillements dans les derniers doigts de la main droite, qui duraient quelques minutes. Traitement : élixir 6, 7, 8, 9 cuillerées.

7 août. — Il n'a pas eu d'accès d'épilepsie depuis le 13 juin ; mais il a eu un accès de migraine avec scotome. Traitement : élixir, 5, 6, 7, 8 cuillerées.

7 septembre. — A. eu un seul accès d'épilepsie depuis un mois. Plusieurs fois, sans maux de tête, il a eu son scotome à droite.

30 octobre. — Il n'a pas eu de grandes attaques, seulement quelques secousses dans le membre supérieur droit. Il a eu plusieurs fois des accès de scotome isolé. Traitement : élixir, 5, 6, 7, 8, 9 cuillerées.

3 février 1881. — Les attaques ne se sont pas reproduites plus fréquemment, mais elles paraissent avoir changé un peu de caractère. Elles débutent par un engourdissement avec crispation de la main, et non par un frémissement, comme autrefois. Même dans les grandes attaques, qui sont devenues très rares, il a toujours le temps de choisir sa place avant que les convulsions générales se produisent. Ordinairement l'attaque consiste seulement en un engourdissement sans frémissement de la main, où la convulsion se localise, sans perte de connaissance. La migraine reste considérablement atténuée. Traitement : supprimer l'élixir d'Yvon ; prendre avant chaque repas tous les jours deux pilules avec extrait de valériane 25 centigrammes et oxyde de zinc 5 centigrammes.

12 février. — Depuis qu'il a supprimé le polybromure, les attaques d'épilepsie se sont reproduites deux fois par semaine. Traitement : élixir, 5 et 6 cuillerées.

9 mars. — Les attaques n'ont pas reparu, mais il a eu quelques engourdissements dans la main droite, de temps en temps et isolément des scintillements, des paillettes lumineuses du côté gauche, avec vue trouble.

8 mai. — Il était tranquille depuis un mois ; hier il a eu un brouillard du côté gauche, et il a eu deux attaques d'épilepsie depuis. Traitement : 5 cuillerées d'élixir par jour et une pilule avec 3 centigrammes d'extrait de belladone.

Il est d'autres cas dans lesquels l'épilepsie partielle née en même temps que la migraine ophtalmique disparaît avant celle-ci.

OBSERVATION XI. — *Migraine ophtalmique, épilepsie partielle.*

Mme F., âgée de 54 ans, se présente pour la première fois à ma consultation de la Salpêtrière le 14 décembre 1884. Elle ne donne que des renseignements très incomplets sur sa famille qu'elle connaît peu, ayant quitté son pays très jeune. Elle-même prétend n'avoir jamais eu de maladie sauf une attaque de danse de Saint-Guy qui lui serait survenue à l'époque de la puberté et qui aurait prédominé du côté droit. Elle exerce la double profession de charbonnière marchande de vins. Elle avoue quelques excès de boissons, mais cependant elle ne présente aucun signe physique d'alcoolisme, et elle a eu huit enfants qui sont tous vivants et se portent bien ; les deux derniers ont cependant eu des convulsions à l'époque de leur première éruption dentaire.

Le 10 avril précédent, étant à écrire une lettre, elle sentit tout à coup une douleur violente au-dessus de l'orbite du côté droit, et en même temps, elle vit suivant son expression « trente-six chandelles » du même côté. L'apparition du phénomène avait été tellement brusque qu'elle crut avoir reçu une pierre et qu'elle se précipita vers la porte pour objurguer l'agresseur. Elle ne trouva que son mari sur le trottoir, et quand elle voulut lui expliquer ce qu'elle sentait, sa langue ne pouvait tourner et elle ne put émettre que des sons inintelligibles. Elle s'aperçut du reste alors qu'elle ne voyait que la moitié de son mari, c'était le côté gauche qui manquait, le côté qui correspondait à sa douleur. Elle se crut folle et se mit à pousser des cris. On se précipita à son secours et pendant qu'on l'entourait elle sentit son pouce droit qui se fléchissait violemment dans la paume de la main, ses autres doigts se fléchissaient avec une sensation extrêmement pénible dans l'avant-bras ; tout le membre supérieur se lève en trépidant dans l'axe transversal du tronc, jusqu'à la hauteur de l'épaule ; c'est alors seulement que sa face se tourne du même côté pendant que la bouche est vivement secouée et attirée vers la droite par saccades. Au bout d'une minute environ le membre retomba inerte et engourdi, et les traits reprirent leur direction naturelle. Les chandelles avaient disparu, mais l'hémianopsie persistait avec la douleur de tête et l'impossibilité d'articuler.

Au bout d'un quart d'heure la douleur de tête commença à se dissiper, mais elle fut prise de nausées bientôt suivies de vomissements. Cinq minutes plus tard, douleur, hémianopsie, embarras de la parole avaient graduellement disparu.

Depuis cette époque Mme F. a eu cinq fois son « coup de marteau », comme dit son mari : la dernière attaque s'était produite la veille de la visite à la Salpêtrière. Ces cinq attaques se sont produites exactement avec les mêmes caractères que la première. La malade a pu mieux constater la forme des spectres lumineux ; elle reconnaît parfaitement la forme de fortification qu'on lui présente ; et elle indique très bien que la sensation commence par une boule pleine qui s'élargit avec une très grande rapidité s'ouvre du côté du nez, en même temps que le centre s'obscurcit.

Dans les dernières attaques elle s'est rendu compte que la langue s'engourdit peu après que le bras commence à se lever. La connaissance reste toujours intacte.

A partir du 15 décembre la malade a pris chaque jour 4 grammes de bromure de potassium, les accès se sont tranformés par la suppression graduelle des éléments surajoutés à la migraine. La convulsion n'a plus reparu. Dans deux accès survenus à six semaines d'intervalle, l'engourdissement de la langue et l'aphasie se sont reproduits ; mais depuis la migraine reste réduite à la douleur avec scotome scintillant, hémianopsie, vomissements.

Dans certains cas, la migraine ophtalmique paraît se combiner avec l'épilepsie vulgaire ; mais en y regardant de près peut-être pourrait-on toujours trouver quelque symptôme de localisation au début. L'exemple suivant paraît l'indiquer.

Observation XII. — *Migraine ophtalmique, épilepsie partielle.*

M. T., pharmacien, 43 ans. Son père fut atteint de paralysie générale, il a été aphasique, et il est mort d'une congestion cérébrale un an après le début de la maladie. Sa mère est morte aliénée après six mois de maladie (alternatives de délire hypochondriaque et de délire maniaque, hallucinations de la vue et de l'ouïe). Sa sœur est atteinte de folie raisonnante. Rien, chez les collatéraux et les ascendants plus éloignés : le grand-père maternel seul était goutteux.

C'est à l'âge de huit ans et demi que le malade a éprouvé pour la première fois des accidents nerveux. Il eut alors une perte de connaissance, qui dura plusieurs heures et avait été précédée de sensations lumineuses dans l'œil droit. A l'âge de 10 à 14 ans, il eut encore d'autres pertes plus ou moins complètes de connaissance, toujours précédées de sensations lumineuses en forme de roue lumineuse qui s'avance. Il a eu alors des accidents convulsifs dont M. Cornil a été témoin au collège. De 14 à 15 ans, le malade s'est réveillé plusieurs fois en sursaut en voyant un globe de feu. Depuis cet âge jusqu'à 30 ans, les mêmes accidents se seraient présentés à peu près une fois par an et caractérisés par des attaques constituées par l'apparition d'un scotome étincelant à droite, puis sensation de déchirement de la tête du côté droit, perte passagère de la vue du même côté; il y a eu perte de connaissance dans un certain nombre d'accès.

A l'âge de 30 ans, en dehors de tout accès de migraine, le malade ressentit un jour un fourmillement dans les cinq doigts de la main droite, montant progressivement, gagnant la lèvre supérieure du côté droit, la moitié correspondante de la langue, avec difficulté de la parole. Ces accidents se sont produits à la suite d'une peur.

« L'image lumineuse que le malade perçoit dans ces accès n'est pas toujours la même. C'est quelquefois, mais rarement, un globe de feu sphérique ; c'est le plus souvent un zigzag se rapprochant de la forme d'une portion de roue irrégulièrement dentée ; d'autres fois encore, c'est un zigzag à direction générale plus rectiligne, comme un éclair. L'image est le plus souvent blanche comme un trait de feu ; d'autres fois, elle revêt les couleurs de l'arc-en-ciel. Quelquefois il n'y a pas d'image lumineuse, mais seulement hémiopie. Cette sensation lumineuse ou cette hémiopie ont une durée variable de quelques minutes à plusieurs heures. Elle est toujours précédée de douleur de tête et d'obnubulation de la vue ; elle est toujours suivie de nausées et de vomissements. Elle est parfois suivie de perte de connaissance. A cet égard, M. Burlureaux pense que les accidents peuvent être divisés en deux séries : les accès de migraine ophtalmique éprouvés par M. T., jusqu'en 1873 ont toujours été suivis de perte de connaissance, sauf l'accès de 1865, depuis 1873, ils sont seulement suivis de vertige avec état de vague intellectuel très passager : une seule crise (1876) a été suivie de perte de connaissance. »

Ce malade a perdu connaissance à la suite de la migraine, mais il n'a jamais perdu connaissance sans migraine. La femme du malade affirme que, dans les accès de migraine avec perte de connaissance, sa face devient pâle; il se contracterait, se débattrait du côté droit et se mordrait la langue. Quand il y a perte de connaissance, elle dure une demi-heure en moyenne, et elle s'accompagne toujours de ronflement pendant toute sa durée.

C'est toujours la nuit, ou de grand matin, que les accidents se produisent : le malade se réveille brusquement comme d'un cauchemar, éprouve un mal de tête, puis des troubles visuels, puis soit une perte de connaissance, soit un vertige, enfin des nausées et des vomissements, et pendant quelques heures ensuite un léger malaise général et une frayeur intense (panophobie momentanée).

A l'âge de 36 ans, il fut pris de douleurs fulgurantes dans les membres inférieurs. Ces douleurs sont peu intenses ; mais il s'y ajoute des phénomènes spasmodiques, des mouvements d'extension brusques. Perte du réflexe rotulien des deux côtés. Zone d'hyperesthésie (anesthésie douloureuse, dysesthésie) à la cuisse droite avec réflexe cutané quand on frappe cette partie de la cuisse (réflexe retardé) ; faiblesse du sphincter anal. Depuis le début des phénomènes tabétiques, la migraine parait avoir été moins fréquente. Le 20 avril 1880, M. le Dr Keller écrivait : « M. T. a eu au mois d'octobre dernier une attaque de sa migraine anomale; il avait passé quatre ans sans en avoir.

« *Description de cette dernière attaque.* — Sensation violente dans la jambe gauche, comme si un boulet de canon la lui emportait, suivie de chute sur le sol, mais sans perte de connaissance, puis engourdissement dans le pouce et la lèvre gauches. Au bout d'un quart d'heure, obscurcissement de la vision centrale, obligation de se mettre au lit et passage pendant environ dix minutes d'impressions lumineuses en tous sens devant l'œil gauche. En même temps, hémiopie tantôt dans le sens vertical, tantôt dans le sens horizontal. Au bout d'un quart d'heure, besoin de dormir jusqu'au lendemain matin, où le malade se réveille très dispos. Dans les crises précédentes, tous ces phénomènes s'étaient passés à droite. »

Le 2 janvier 1881, il y eut un nouvel accès, que M. le Dr Burlureaux décrit à peu près dans les mêmes termes ; les phénomènes se sont passés aussi du côté gauche, mais il y a eu seulement obnubilation de la vue de l'œil gauche sans hémiopie. Le malade a conservé jusqu'à présent l'intégrité absolue de son intelligence (1881, note de M. Charcot).

D'autres troubles que la migraine ophtalmique peuvent se combiner avec l'épilepsie partielle. Tous les troubles sensitifs, sensoriels ou psychiques qui peuvent faire partie de l'aura sont capables de se produire à l'état d'isolement, tantôt sous l'influence d'une manœuvre qui suspend l'attaque, comme la constriction du membre ou tout autre excitation périphérique, tantôt spontanément. C'est ainsi que les épileptiques sont quelquefois sujets à des attaques d'engourdissement, de fourmillement, à des secousses, à des hallucinations de la vue, de l'ouïe, de l'odorat quelquefois localisées d'un seul côté. D'autres fois ce sont des troubles psychiques qui apparaissent brusquement sous forme d'accès d'excitation, d'impulsions qui établissent un lien de plus entre l'épilepsie partielle et l'épilepsie dite idiopathique.

De même que certains migraineux ont des attaques de paralysie transitoire portant soit sur les membres, soit sur la face, soit sur la langue, en dehors des accès douloureux, de même les épileptiques à crises partielles sont susceptibles de présenter de ces mêmes paralysies paroxystiques (1). Du reste, on peut observer chez le même malade des accès séparés de migraine ophtalmique, d'épilepsie partielle, de paralysie partielle transitoire, qui montrent bien la parenté de tous ces phénomènes.

Enfin comme l'épilepsie partielle à accès moteurs, l'épilepsie partielle sensorielle peut laisser après elle des paralysies par épuisement : dans le cas de la migraine ophtalmique, l'hémianopsie survit quelquefois longtemps au scotome scintillant, tandis qu'à d'autres migraines on voit succéder de l'obnubilation de l'ouïe, de l'odorat, du goût.

(1) Pitres, *Etude sur quelques équivalents cliniques de l'épilepsie partielle ou Jacksonnienne.* (*Revue de Médecine*, 1888, p. 609.)

CHAPITRE VI

ÉPILEPSIE GÉNÉRALE D'EMBLÉE. — MODE DE DÉBUT. — AURA

L'épilepsie vulgaire a pour caractéristique conventionnelle l'absence de localisation des troubles moteurs ou sensoriels; nous verrons que ce caractère manque souvent, en particulier dans les cas où il existe une aura. Elle se distingue surtout par la rapidité de la généralisation. Cette distinction reste donc purement théorique, car le temps de généralisation dans l'épilepsie partielle présente de grandes variétés.

L'attaque d'épilepsie générale ou plus exactement généralisée d'emblée peut apparaître brusquement sans aucun phénomène précurseur, et foudroyer le malade au milieu de la santé en apparence la plus parfaite, et Lasègue disait que « tout individu qui a une aura, n'est pas un épileptique »; une opinion aussi exclusive n'est pas soutenable. Un grand nombre d'épileptiques sont prévenus de leur attaque, soit par des phénomènes qui la précèdent immédiatement, par une aura, soit par des troubles précurseurs plus ou moins éloignés. Quelquefois ces phénomènes prémonitoires passent inaperçus du malade lui-même mais sont facilement appréciés par son entourage.

Les *phénomènes précurseurs éloignés* peuvent commencer plusieurs heures et même plusieurs jours avant le paroxysme. Ils consistent en troubles moteurs sensoriels ou psychiques. Quelquefois ils sont parfaitement appréciés par le malade, d'autres fois ils sont seulement compris par les personnes qui l'entourent. Tantôt, ce sont des secousses générales ou locales, des tremblements qui peuvent aussi affecter particulièrement certaines régions; quelquefois c'est un clignotement particulier, d'autres fois c'est une constriction de la mâchoire ou un mâchonnement, ou encore du grincement de dents se montrant principalement la nuit. Tantôt c'est une sorte de paresse musculaire, de maladresse, se traduisant quelquefois par un embarras particulier de la parole.

Un de nos malades éprouve pendant cinq ou six heures avant l'accès convulsif une sensation de picotement sur toute l'étendue du tégument externe, et une demi-heure avant le paroxysme on voit apparaître une éruption d'urticaire qui couvre toute la partie supérieure de la paroi antérieure du thorax. Chez un malade de M. Fournier une plaque érythémateuse apparaissait sur le côté gauche du cou deux ou trois jours avant l'accès. M. Voisin a vu une sorte de rash apparaître au début de l'attaque. D'autres fois ce sont des sensations particulières du côté des muqueuses indépendantes de toute lésion organique. Ces faits sont particulièrement intéressants parce qu'ils sont capables d'induire en erreur sur l'origine du mal. Chez une femme il se produisait une sensation de chatouillement sur la luette qui n'offrait d'ailleurs aucune lésion, cette sensation envahissait l'arrière-gorge en déterminant une toux gutturale presque permanente, et au bout d'une douzaine d'heures, l'accès comitial se produisait. Une jeune fille a une toux nerveuse qui dure quelquefois trois jours avant l'accès et cesse avec lui. Chez une autre, une sensation analogue débutait dans la narine gauche tout à fait à l'extrémité antérieure de la cloison, sur un point parfaitement accessible à la vue et sain, il se produisait des éternuements par séries, puis au bout de deux ou trois heures l'accès éclatait.

Les organes des sens peuvent aussi être le siège de phénomènes prémonitoires analogues, on observe quelquefois des bourdonnements d'oreilles, de la dysacousie, une impressionnabilité pénible à la lumière, etc. D'autres fois c'est une excitation génitale, des érections diurnes, des pollutions nocturnes (Voisin). D'autres fois, ce sont des troubles viscéraux, des digestions difficiles, de la gêne de la respiration, une oppression spéciale.

Bien plus souvent encore ce sont des troubles psychiques; quelquefois c'est un état d'excitation générale avec insomnie, perversion de caractère : les malades deviennent ombrageux, querelleurs ; un des malades de mon service se montre d'une gaieté exubérante pendant plusieurs heures avant l'accès. M. Magnan a cité un cas analogue ; mais bien plus souvent ils sont tristes et déprimés. Chez quelques-uns tout se borne à des troubles du sommeil, à des cauchemars plus ou moins pénibles. On a accusé ces cauchemars d'être la cause déterminante de l'accès, en réalité ils en sont les premiers symptômes. Le Vacher a vu une épileptique chez laquelle l'attaque s'annonçait plusieurs jours à l'avance par une recrudescence de douleurs dans un cancer de la mamelle.

Observation XIII. — *Épilepsie ; sensations uréthrales prémonitoires.*

D., 51 ans, sans antécédents héréditaires ni personnels connus ; a été soldat sept ans, pas de syphilis, pas d'alcoolisme, a été pris d'épilepsie à 34 ans deux mois après une frayeur produite par un accident de chemin de fer. 61 accès, 27 vertiges en 1886 : sous l'influence du bromure de potassium, 4 à 7 gr. 19 accès et 20 vertiges en 1887, 21 accès et 34 vertiges en 1888. La dernière miction avant l'accès s'accompagne d'une sensation bizarre de picotement et de chatouillement dans l'urèthre. Cette sensation remonte de la verge vers la tête ; puis se produisent des petits frissons durant jusqu'à la chute qui arrive brusquement avec perte de connaissance. La sensation uréthrale se produit quelquefois deux ou trois heures avant l'accès.

L'*aura* constitue un phénomène du début de l'accès. C'est quelquefois une sensation de vapeur froide qui monte d'un point quelconque du corps, d'où son nom qui lui a été imposé par Pelops, le maître de Galien.

L'*aura* considérée comme le premier acte de l'accès a une grande valeur au point de vue de la localisation de la lésion, comme le montre Hughlings Jackson. Elle peut, lorsqu'elle est limitée, servir à établir une transition entre l'épilepsie partielle et l'épilepsie vulgaire. M. Delasiauve a divisé les auras en motrices sensitives, sensorielles et intellectuelles. Une autre division aussi importante au point de vue de l'interprétation physiologique doit être basée sur la latéralité ou la bilatéralité du phénomène.

L'aura unilatérale avait déjà été remarquée du temps d'Arétée puis par Galien, par Alexandre de Tralles, etc. ; Bravais l'avait étudiée ; mais ce sont surtout les travaux de M. Hughlings Jackson qui l'ont bien mise en valeur.

Certaines *auras motrices* de l'épilepsie dite vulgaire ont la plus grande analogie avec le début de l'accès d'épilepsie partielle, et n'en diffèrent guère que par la rapidité de la perte de connaissance et de la diffusion des convulsions. On pourrait même dire que ce genre d'aura suffit à caractériser une forme d'épilepsie partielle à généralisation rapide et servant de transition entre l'épilepsie partielle et l'épilepsie vulgaire.

Ce spasme avertisseur peut commencer par le bras, par la face, par la jambe, et consister en une contraction quelquefois limitée à un seul muscle ou à un petit groupe de muscles ; il commence en général par la périphérie ; mais quelquefois par exemple il commence au bras, puis descend dans la main, puis remonte dans le segment supérieur du membre, le malade perd connaissance et la convulsion se généralise d'emblée aux quatre membres. Le spasme varie d'ailleurs de forme ; tantôt ce sont des palpitations musculaires, tantôt des tremblements, tantôt des secousses que le malade sent plus ou moins nettement et qui s'accompagnent quelquefois de douleurs plus ou moins vives.

D'autres fois l'aura motrice se présente sous une autre forme. Au lieu d'un mouvement spasmodique, c'est un mouvement coordonné, automatique. Ces mouvements peuvent, comme les mouvements spasmodiques, siéger soit à la face, soit aux membres : un de nos malades, lorsqu'il va être pris de son accès, frotte rapidement sa commissure labiale gauche avec la pointe de sa langue ; un autre se frotte violemment l'oreille droite soit avec sa main, soit avec l'objet quelconque qu'il tient à la main, un autre déboutonne et reboutonne plusieurs fois son gilet, et pendant cette opération reste capable de répondre aux questions qu'on lui fait, puis il tombe en arrière. Certains malades pirouettent sur un pied, d'autres marchent ou courent en avant ou obliquement devant eux, d'autres reculent *(aura cursativa)*.

A côté de ces auras motrices constituées par des mouvements coordonnés automatiques, il convient de signaler celles qui sont constituées par de simples représentations de mouvement qui ne se produit pas en réalité : quelques malades ont la sensation que leur jambe se fléchit, que leur bras s'anime de mouvements de rotation rapide. Ces hallucinations motrices s'accompagnent ou non de sensations cutanées ou d'illusions thermiques. Un malade a la sensation qu'il fait de hideuses grimaces bien que la face soit parfaitement immobile ; bientôt après il voit une lumière extrêmement intense qui l'éblouit et il perd connaissance.

L'aura motrice peut d'ailleurs se présenter sur tous les points du corps et être bilatérale ; elle peut être constituée par un clignotement convulsif, un mâchonnement, un tremblement dans les deux mains, dans les deux pieds, des tremblements musculaires dans les deux membres symétriques, ou même dans les quatre membres, une constriction de la glotte avec sensation d'étouffement.

Parmi les auras motrices, il faut ranger quelques troubles viscéraux.

Plusieurs troubles des organes respiratoires figurent parmi les phénomènes de l'aura : l'éternuement, le hoquet, une toux spasmodique intermittente peuvent précéder l'accès de quelques instants, de quelques heures, de plusieurs jours même. Un malade qui avait une aura motrice consistant en une raideur douloureuse dans la jambe droite puis dans le bras du même côté, présentait pendant une minute ou deux avant d'entrer en convulsion générale un reniflement répété et bruyant.

Le *bâillement* est constitué par une large inspiration avec distension extrême du thorax, élévation et rétraction en arrière des épaules. Cette inspiration bruyante s'accompagne d'une large ouverture de la bouche. Quelquefois, les bras s'élèvent et s'étendent, c'est ce qui constitue la *pandiculation*. C'est un acte involontaire qui se propage par imitation, qu'il soit vu ou entendu: on sait, en effet, que le bâillement se propage aussi bien par contagion chez les aveugles que chez les voyants. A l'état physiologique, il se produit sous l'influence de la fatigue de la faim, d'états psychiques dépressifs, du froid, de la chaleur excessive. Il est plus fréquent chez la femme, surtout sous l'influence de la contagion.

Le bâillement est souvent un symptôme de troubles digestifs. Il peut encore se produire dans un grand nombre de conditions où l'hématose est gênée, au début de l'asphyxie, au moment de l'invasion d'un grand nombre de pyrexies, au début d'un bon nombre de pneumonies. Il n'est pas rare de le voir se produire à la suite des pertes de sang, etc.

Il est fréquent dans les psychoses à forme dépressive, dans l'hypochondrie, la mélancolie ; on le voit aussi dans l'hystérie. Dans cette dernière névrose il peut tenir au ralentissement général des phénomènes nutritifs, ou constituer une forme de spasme.

Dans l'épilepsie on le voit quelquefois précéder les attaques ou les vertiges ; mais il est assez rare de le voir se produire d'une façon à peu près constante dans l'intervalle des paroxysmes. Aussi ai-je cru que le fait suivant que j'ai observé dans mon service à Bicêtre, n'était pas indigne d'être rapporté, surtout en raison des quelques expériences qu'il a provoquées.

OBSERVATION XIV. — *Épilepsie; bâillements prémonitoires de l'attaque* (1).

B. est âgé de 23 ans. — Son père, âgé de 47 ans, est un homme nerveux qui s'effraye au moindre bruit; il lui est arrivé plusieurs fois, lorsqu'un bruit violent venait à frapper ses oreilles, de pâlir et d'être pris de sortes de convulsions qui le laissaient souffrant pendant plusieurs jours. Il est habituellement sobre. Un de ses cousins est devenu épileptique à la suite d'une peur et tomba jusqu'à huit fois par jour. Aucun autre antécédent précis de ce côté. — Sa mère a 50 ans, n'a jamais été malade; elle ne donne sur sa famille aucun renseignement dont on puisse tenir compte. — De leur mariage sont nés d'abord quatre enfants qui sont morts en bas âge : un seul était né avant terme, ils n'ont pas eu de convulsions ; puis vint notre malade ; ensuite deux filles qui se portent bien ; et enfin un garçon, enfant du siège, qui a eu une seule crise de convulsions pendant l'allaitement et se porte bien depuis.

B. est né à terme et était bien constitué. Il a commencé à avoir des convulsions à l'âge de quatre mois; ces convulsions étaient fréquentes et violentes, il criait, se raidissait en portant le tronc en arrière, puis trémulait pendant un quart d'heure. Ces crises se produisaient quelquefois par séries qui duraient vingt-quatre heures. A six mois, à la suite d'une crise, il est resté paralysé de la moitié gauche du corps. A partir de ce moment, il s'est développé difficilement; ses attaques se renouvelaient plusieurs fois par mois, mais sa paralysie a diminué peu à peu. A 4 ans, il pouvait marcher, mais présentait des mouvements bizarres des quatre membres. C'est à peine si, à 6 ans, il disait « papa, maman ». Il a continué à se développer péniblement; mais, à

(1) *Nouvelle Iconographie de la Salpêtrière,* 1888.

10 ans, on ne distinguait plus de traces de sa paralysie ; il avait toujours des mouvements athétosiques qui ont persisté. Ses attaques sont devenues moins fréquentes dans ces dernières années; depuis deux ans, il en a douze et sept par an et neuf vertiges.

Fig. 9. — Bâillement simple constitué par une inspiration profonde et suivi d'une expiration prolongée.

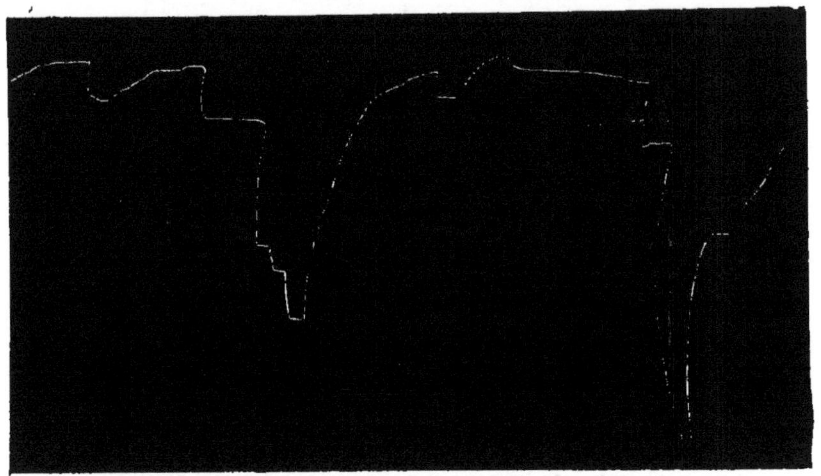

Fig. 10. — Deux bâillements successifs séparés par une expiration prolongée.

B. est assez bien constitué; mais on est tout de suite frappé de la longueur disproportionnée de ses membres supérieurs (taille 1^{m},58; envergure 1^{m},69) ; il présente une légère asymétrie de la face aux dépens du côté droit. Il existe un léger degré de strabisme convergent de l'œil droit. La dentition est irrégulière et mauvaise. Aucune asymétrie sur le tronc et les membres, sauf un léger abaissement, avec dédoublement du pli fessier droit. — Phimosis. — Force dynamométrique : main droite, 50 ; main gauche, 45.

B. offre une mobilité extrême de la face et des membres; de temps en temps sa bouche se dévie à droite en même temps qu'elle s'ouvre largement, et les yeux clignent ou se ferment. Il existe en même temps des mouvements dans le cou avec prédominance de la rotation de la tête à droite. Les membres des deux côtés sont animés de mouvements lents de flexion et d'extension qui se produisent dans tous les segments, y compris les doigts et les orteils ; ces mouvements, qui se font alternativement dans toutes les directions, rappelleraient la chorée, n'était leur lenteur. Les mouvements du thorax présentent aussi des irrégularités sur lesquelles nous aurons à revenir. Ce qui frappe, en particulier, ce sont des bâillements qui se répètent très fréquemment, surtout lorsqu'on force B. à rester assis tranquille.

Les paroxysmes se présentent sous la forme de vertiges qui paraissent se borner à de simples éblouissements sans chute. Quant aux accès, voici comment s'est présenté celui qui a eu lieu devant nous. Il lève le bras droit, semble tirer des fils de sa main gauche qu'il regarde fixement, a quelques tremblements des bras, et tombe en se tournant vers la droite sans pousser aucun cri. Il reste rigide, presque dans l'immobilité absolue ; il n'y a que peu de contorsions dans la face, qui s'est tournée à droite au moment de sa chute, et a pâli. Il ne s'est pas mordu la langue, n'a pas uriné. Sitôt après l'accès, on le relève, mais il ne tient pas sur ses jambes. Il se livre à des mouvements bizarres avec ses membres supérieurs, prend avec ses mains des objets imaginaires sur sa tête et les porte à sa bouche ; regarde de côté et d'autre, mais ne répond pas aux interpellations. Il est incapable de conserver dans sa main les objets qu'on y place. Pendant une demi-heure, il paraît suivre du regard des objets imaginaires. Au bout de ce temps, il est parvenu à grand'peine à se mettre debout en s'appuyant sur la muraille ; mais il s'est laissé retomber au bout d'un instant, promenant de tous côtés un regard effaré, se mordant les doigts, se grattant la tête. Il se remet debout avec la même peine ; on lui présente le dynamomètre pour provoquer une manœuvre qu'il connaît bien, mais il porte immédiatement l'instrument à la bouche. Il s'est enfin jeté sur le lit de camp où il s'est endormi pour un quart d'heure. A son réveil, l'exploration dynamométrique donne 40 pour la main droite, 25 pour la gauche. Il ne se rappelle rien. Sa langue est encore plus embarrassée que dans l'état normal et on distingue à peine quelques paroles.

B. n'a jamais pu apprendre à lire ni à compter ; il est très difficile de fixer son attention et il parait avoir fort peu de mémoire ; il reconnaît pourtant assez bien les personnes. De temps en temps il présente des périodes d'excitation et de violence dans lesquelles il frappe et mord ; ces manifestations s'atténuent depuis qu'il prend du bromure de potassium, sous l'influence duquel les accès ont aussi diminué de fréquence.

L'histoire de ce malade ne présente guère de traits saillants en dehors du bâillement; mais j'ai cru que ce phénomène, en apparence fort banal, méritait quelque attention. C'est qu'en effet, on a assez rarement l'occasion d'étudier de près le bâillement spontané ; et d'ailleurs, qu'il soit spontané ou provoqué, on s'est peu préoccupé de considérer avec soin son mécanisme. Chez B., les bâillements ne se produisent pas nécessairement à propos des accès d'épilepsie ; on a vu en effet, à propos de l'accès que nous avons décrit *de visu*, que ce symptôme n'existait ni avant, ni après le paroxysme. Il n'en est pas toujours ainsi.

Mais, en tout cas, les bâillements se produisent dans l'intervalle des accès presque à toute heure du jour, et surtout lorsqu'on le fait rester immobile ; ils se répètent très fréquemment, puisque j'ai pu en enregistrer plus de vingt en une demi-heure; souvent ils se produisent par séries continues.

Cette exploration, que j'ai faite à plusieurs reprises en me servant du pneumographe de Marey, m'a fourni quelques tracés qui ne m'ont pas paru dépourvus d'intérêt. On y voit, par exemple, qu'en général le bâillement est précédé (fig. 11) d'un abaissement des courbes respiratoires ; la respiration devient d'abord superficielle et le bâillement constitue une sorte d'inspiration supplémentaire. On sait d'ailleurs que le bâillement se produit en général sous l'influence de la fatigue, de l'ennui, d'un trouble digestif produisant, grâce à la dilatation de l'estomac, un obstacle à l'inspiration, c'est-à-dire dans toutes les conditions où la respiration devient superficielle ou ralentie. J'ai relevé déjà (1) que l'accès d'épilepsie est quelquefois précédé d'un abaissement considérable des courbes respiratoires ; il n'y a donc pas lieu de s'étonner que l'on observe quelquefois le bâillement comme précurseur de l'attaque d'épilepsie.

Le bâillement est généralement suivi d'une expiration prolongée (fig. 11) ou d'une large et brusque expiration (fig. 9). Lorsque

(1) Chez bon nombre de mélancoliques qui ont la respiration extrêmement superficielle et lente, on voit aussi de temps en temps se produire, en dehors des bâillements, des inspirations amples et bruyantes qui ont pour but de compenser l'insuffisance des inspirations ordinaires.

le bâillement se produit par séries, les bâillements successifs peuvent être séparés soit par une expiration prolongée (fig. 10); soit par une large et brusque expiration (fig. 12). C'est surtout dans les séries que l'inspiration et l'expiration du bâillement présentent des saccades (fig. 10 et 12). Dans les bâillements isolés la dilatation et la rétraction du thorax sont figurées par des courbes régulières (fig. 9 et 11).

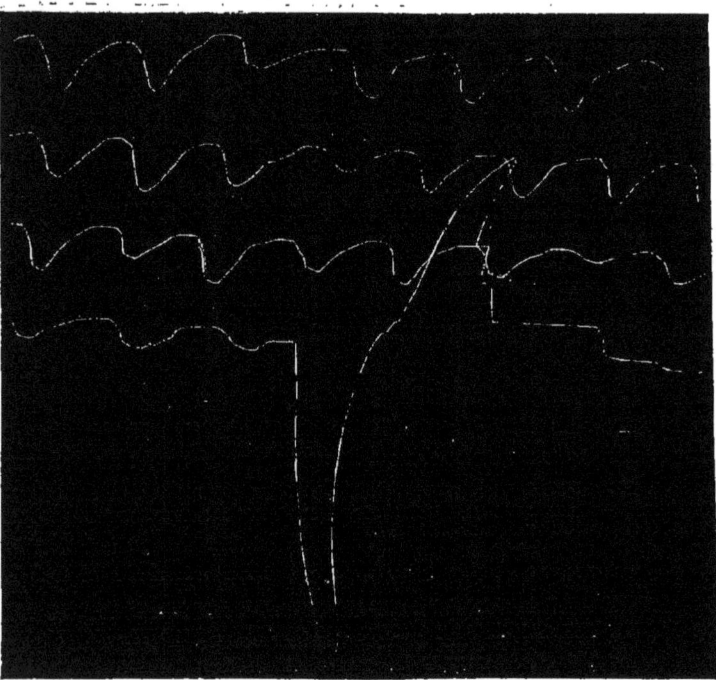

Fig. 11. — Quatre courbes respiratoires inscrites sans interruption montrant que la respiration devient plus superficielle avant le bâillement.

Je noterai en outre chez ce sujet des irrégularités du tracé respiratoire dont les courbes représentent bien les mouvements choréiformes que l'on remarque à l'inspection extérieure (fig. 13, 14).

Ces phénomènes moteurs peuvent être isolés, ou accompagnés des phénomènes sensitifs; d'autres fois, ces derniers existent seuls et constituent l'*aura sensitive* pure. C'est une sensation de vent chaud ou froid, de liquide tiède ou glacé, de chatouillement, de picotement, de frissonnement, d'engourdissement, de brûlure, de douleur de toute nature qui part d'un point quelconque de la périphérie, du tronc ou des membres et s'avance vers la tête. Elle part de l'épigastre, de l'ombilic, du bas-ventre, de la gorge, des régions mammaires ou précordiale, aussi souvent que des membres.

L'aura qui part du tronc ou du cou donne assez souvent la sensation d'une boule dont la description est difficile à distinguer de celle de la boule hystérique, comme l'a relevé Parry. Moreau de Tours a aussi noté cette sensation de globe (1). Bonnet, dans son *Sepulchretum*, rapporte l'histoire d'un homme de cinquante ans chez qui survenait un gonflement subit dans l'aine gauche, comme un bubonocèle, d'où partait une sensation de fourmillement qui descendait au pied, puis remontait à la tête. Quelquefois l'aura paraît avoir son siège dans l'estomac; le malade éprouve une sensation de constriction, de pesanteur, suivie de nausées et quelquefois de vomissements.

Quelquefois l'avertissement consiste en sensations subjectives qui ont pour siège la peau, picotement, brûlure, sensibilité exquise, froid ou insensibilité.

Dans un certain nombre de cas la sensation qui constitue l'aura siège sur les muqueuses. Quelquefois c'est une sensation de picotement, de chaleur ou de chatouillement dans les narines, dans l'arrière-gorge, dans le larynx.

M. Lefferts (2) rapporte, sous le nom d'épilepsie à aura laryngée, l'histoire d'un malade qui, en parlant, éprouve dans le larynx, sans qu'il y ait de lésion, une démangeaison bientôt suivie de toux spasmodique, puis il tombe sans perte de connaissance complète. J'ai observé une malade du même genre.

(1) *De l'épilepsie.* Obs 7, p. 39.
(2) Lefferts, *New facts in laryngology.* (*Med. News*, 26 mai 1883.)

Fig. 12. — Deux bâillements successifs séparés par une aspiration large et brusque.

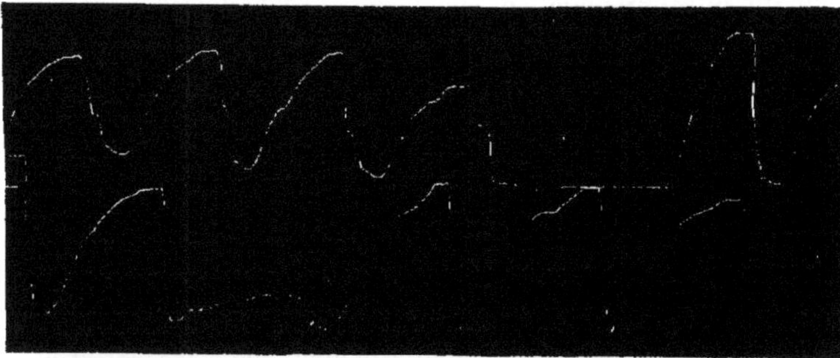

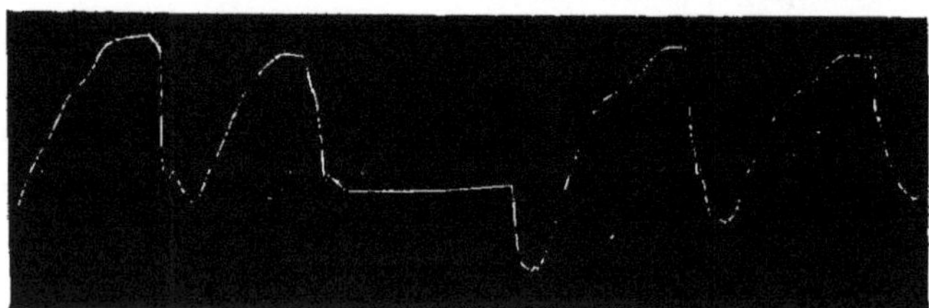

Fig. 13 et 14. — Irrégularités de la respiration chez B., dans l'intervalle des bâillements.

Observation XV. — *Épilepsie ; aura laryngée.*

Mme V., âgée de 52 ans (2 mars 1887), prétend n'avoir aucun antécédent névropathique soit personnel, soit dans sa famille; toutefois j'ai appris qu'elle a une sœur qui depuis dix ans est mélancolique et qui depuis que Mme V. est malade, a pris le lit et n'a plus voulu sortir de sa chambre. — Mme V., mariée depuis l'âge de 20 ans, a eu un enfant à 21 ans, cet enfant est mort de convulsions à six mois. Son mari affirme que sauf quelques maux de gorge elle s'est toujours bien portée depuis. En janvier 1885, elle a commencé à éprouver des accidents singuliers qui se manifestaient quelquefois spontanément, mais le plus souvent à propos d'un effort, d'un essoufflement en montant un escalier, ou encore sous l'influence d'une odeur un peu forte. La malade sentait un chatouillement dans le larynx, elle faisait quelques mouvements de déglutition, puis il se produisait un engourdissement de la main droite et du bras, puis des quatre membres, les jambes fléchissaient et elle tombait. Au début la chute se faisait sans perte de connaissance et la malade se levait rapidement : depuis un an il y a perte de connaissance, et quelquefois convulsions généralisées, deux ou trois fois seulement la malade a uriné sous elle, elle ne s'est jamais mordu la langue. L'examen laryngoscopique n'a révélé aucune lésion.

Ces cas sont intéressants à rapprocher des faits de vertige dit laryngé et qui se produit à propos d'une lésion laryngienne.

Quelques malades éprouvent des picotements dans les yeux, du larmoiement. Chez d'autres c'est une rétraction douloureuse ou indolore du testicule.

Dans un certain nombre de cas, l'attaque est annoncée par des sensations céphaliques plus ou moins douloureuses. Quelquefois, ce sont des douleurs pongitives se localisant sur un point plus ou moins limité; d'autres fois, c'est une sensation de pression circulaire, de casque trop étroit, une douleur pongitive à la nuque, etc.

On note quelquefois une sensation générale d'engourdissement ou encore une sensation d'augmentation de volume analogue à celle que Moreau de Tours a signalée dans l'intoxication par le haschich. Quelquefois cette sensation d'augmentation de volume est limitée à un membre. Herpin a vu un malade qui avant l'accès sentait sa tête grossir démesurément. Quelques-uns ont une sensation de légèreté extraordinaire, croient qu'ils s'élèvent dans les airs (lévitation).

Les *auras sensorielles* présentent un intérêt particulier : elles peuvent être unilatérales ou bilatérales, porter sur un seul sens ou sur plusieurs sens à la fois. Ces sensations, quoi qu'on en ait dit, répondent très rarement à des impressions réelles, ce sont les plus souvent des sensations étranges que le malade ne peut pas qualifier d'une façon exacte ni comparer avec précision à celles qui sont provoquées par les objets extérieurs ; c'est un caractère commun à un grand nombre de sensations subjectives (1). D'autre part, il arrive assez souvent que lorsqu'un organe sensoriel quelconque est le siège d'une sensation subjective prémonitoire d'un accès d'épilepsie, les téguments de cet organe sont en même temps le siège de sensations subjectives contemporaines ; c'est une particularité qui peut encore trouver des analogies dans d'autres circonstances et qui semble indiquer que dans l'écorce cérébrale les centres de la sensibilité spéciale et de la sensibilité générale de ses organes ne sont pas éloignés (2).

En général les sensations olfactives qui constituent l'aura, sont celles d'odeurs désagréables que les malades comparent à des œufs pourris, de la charogne, des matières fécales, etc., quelquefois, cependant, ce sont des odeurs agréables; un de mes malades sent une odeur de girofle en même temps qu'un chatouillement dans les deux narines pendant une demi-minute environ, et, quand le chatouillement devient très intense il perd connaissance. Comme exemple de sensation vague j'en citerai un autre qui sent « la pharmacie », éprouve une sensation de constriction thoracique, puis tombe à la renverse.

Les auras gustatives sont assez rares. Un jeune garçon sentait un goût d'encre, puis une sensation de froid du côté droit de sa langue ; il devenait incapable de parler, puis perdait connaissance. D'autres fois c'est un goût métallique de cuivre, ou un goût amer, acide, ou une saveur nauséeuse.

Les auras auditives sont plus fréquentes. Quelquefois elles

(1) Ch. Féré, *la Vision colorée et l'équivalence des excitations sensorielles.* (*Bull. Soc. Biologie,* 1887, p. 791.)

(2) Ch. Féré, *Contribution à l'étude des troubles fonctionnels de la vision par lésions cérébrales,* 1882.

consistent en un affaiblissement ou en une exagération de la fonction : certains malades cessent tout à coup d'entendre la conversation, regardent d'un air étonné et tombent ; chez d'autres, le moindre bruit devient douloureux. Plus souvent ce sont des sensations subjectives, le malade entend des sifflets, des bourdonnements, un bruit de cascade, d'eau qui bout, de chaînes qui traînent sur le pavé. D'autres fois le malade s'entend appeler, entend un mot toujours le même, on l'injurie. Un de mes malades qui entend sa mère lui parler éprouve en même temps une sensation de chatouillement dans le fond du conduit auditif externe gauche ; à peine a-t-il eu le temps d'y porter la main qu'il tombe sur le côté droit.

Les auras sensorielles les plus fréquentes paraissent être celles de la vue. Quelquefois c'est une dysesthésie rétinienne qui fait que le malade ne peut supporter sans douleur la lumière du jour, à cette dysesthésie se joint quelquefois un picotement de la conjonctive, ces deux sensations pénibles entraînent le blépharospasme qui est bientôt suivi par la convulsion générale. D'autres fois c'est une anesthésie plus ou moins complète : tantôt il s'agit d'une obnubilation de la vision sous toutes ses formes, pouvant aller jusqu'à la cécité absolue ; tantôt il s'agit d'une altération partielle, dyschromotopsie, anesthésie chromatique, scotomes, photopsie, vision colorée, etc. M. Gowers rapporte des exemples intéressants d'auras visuelles et en particulier de vision colorée, il semble que ce soit plus souvent le rouge qui figure parmi ces sensations subjectives, mais toutes les autres couleurs ont été signalées. Ces sensations colorées apparaissant soit sous forme d'une illumination diffuse, soit sous forme de globes, d'étoiles, etc. Chez deux malades qui présentent des auras colorées, il m'a été impossible d'obtenir une comparaison qui satisfasse pleinement, il s'agissait de couleurs neuves ; il en était de même chez un autre pour qui tous les objets se décoloraient et devenaient d'un gris uniforme, c'était un gris spécial ne correspondant à aucun mélange connu. D'autres fois l'aura visuelle consiste en des phénomènes plus étranges, les objets apparaissent plus gros ou plus petits qu'il ne sont réellement (macropsie, micropsie), ou encore les malades ont la sensation que les objets s'éloignent ou s'avancent. Quelques malades ont de la diplopie. D'autres fois encore ce sont des sensations purement subjectives, ils voient apparaître une personne connue, ou des objets fantastiques. Quelquefois ces objets s'avancent sur eux et lorsqu'ils arrivent très près la perte de connaissance se produit.

Quelquefois les auras sensorielles sont extrêmement complexes, un des plus beaux exemples de ce genre est rapporté par M. Gowers. « Le malade était un homme intelligent âgé de 26 ans, dont toutes les attaques débutaient de la même façon. Il se produisait d'abord une sensation dans la région de l'hypocondre gauche, « semblable à une douleur accompagnée de « crampe », puis, pendant que cette sensation continuait, une espèce de boule semblait remonter dans le côté gauche de la poitrine, avec un « toc-toc », et quand elle atteignait la région supérieure de la poitrine, la sensation se transformait en coups qui étaient entendus aussi bien que sentis. La sensation montait à l'oreille gauche, puis il se produisait un bruit semblable au sifflet d'une locomotive qui paraissait se faire au-dessus de la tête. A ce moment il voyait subitement et invariablement devant lui une vieille femme vêtue de brun qui lui offrait quelque chose ayant l'odeur de la fève du Tonkin. La vieille femme disparaissait alors, et deux grandes lumières se présentaient à ses yeux, des lumières rondes, l'une à côté de l'autre, qui s'approchaient de lui par mouvements saccadés ; lorsque les lumières disparaissaient, le son sifflant cessait, il ressentait une sensation d'étouffement dans la gorge, et perdait connaissance. » D'autres fois ce sont des phénomènes moteurs qui se combinent aux auras sensorielles.

Sous l'influence d'une excitation tant soit peu intense d'un organe sensoriel quelconque, il se produit des réactions générales multiples, parmi lesquelles il faut citer des contractions involontaires des muscles. Si ces contractions peuvent être générales, elles ne sont pas contemporaines dans tous les muscles. Les muscles qui réagissent le plus vite et avec le plus d'intensité sont ceux qui sont associés fonctionnellement à l'organe sensoriel excité ou qui sont situés le plus près de lui. Sous l'influence d'une excitation unilatérale de l'ouïe, le masséter du côté de l'excitation se contracte avant son congénère, et avant l'orbiculaire des paupières du même côté, etc. Les sensations subjectives, les hallucinations déterminent des phénomènes analogues : sur un individu qui présente des hallucinations de l'ouïe d'un seul côté, on voit le masséter se contracter d'une manière spasmodique et plus énergiquement de ce côté, et les rides se sont développées avec une prédominance extrêmement marquée, surtout dans la partie inférieure de la face de ce même côté. Chez quelques malades, il semble que la convulsion commence au voisinage de l'organe sensoriel qui est le siège de l'hallucination ; mais le fait mériterait d'être vérifié.

Les *auras psychiques* ne sont pas moins variées que les auras motrices ou que les auras sensorielles. Elles consistent aussi en phénomènes d'excitation ou de dépression. On pourrait les diviser en auras émotionnelles et en auras intellectuelles, mais au fond c'est l'état émotionnel qui domine la situation et lorsqu'il paraît peu caractérisé, c'est encore lui qui gouverne la genèse des représentations mentales. Tantôt l'accès est annoncé par un état mélancolique qui s'établit graduellement, et où l'on signale quelquefois les idées de pertes, d'indignité, rarement des idées de suicide. Tantôt la dépression se produit brusquement sous forme de terreurs par exemple : quelquefois l'état émotionnel est déterminé par une circonstance analogue à celle qui a provoqué la première attaque, c'est ainsi qu'un malade qui avait été pris la première fois après avoir eu peur d'un chien, tombait chaque fois qu'il entendait aboyer un de ces animaux. La dépression prémonitoire se traduit quelquefois par un ralentissement général des fonctions intellectuelles, le malade comprend plus difficilement ce qu'on lui dit ou sa mémoire est plus ou moins obnubilée ; il se produit des lacunes dans le souvenir et dans l'idéation. Dans d'autres cas, il existe une excitation variable depuis la simple suractivité des fonctions psychiques, jusqu'à l'état maniaque. Echeverria cite un épileptique imbécile qui, la veille de l'attaque montrait une lucidité remarquable et une intelligence qui s'évanouissait après le paroxysme. D'autres fois l'excitation se manifeste par impulsions irrésistibles plus ou moins violentes ; les malades font des fugues, commettent des actes bizarres ou inconvenants qui se terminent ou sont interrompus par l'attaque. Souvent tout se borne à un état de turbulence, le sujet devient querelleur, soupçonneux, furette partout, ouvrant et fermant les portes, les tiroirs.

Un jeune garçon éprouve une modification pénible des sentiments affectifs ; il sent tout d'un coup de la répulsion pour les personnes et les objets qui lui sont chers et inversement, répulsion dont il se rend parfaitement compte et qu'il exprime en disant : « Je change de cœur ». Souvent ce sentiment ne va pas jusqu'à une modification de conduite, alors l'accès ne se produit pas. Lorsqu'au contraire l'enfant est poussé à des paroles ou à des actes violents, ce qui arrive généralement, au bout de dix minutes ou un quart d'heure, il perd connaissance et des convulsions se produisent souvent avec miction involontaire. Lorsque les convulsions ne se produisent pas, l'accès émotionnel dure beaucoup plus longtemps, quelquefois deux ou trois heures : l'enfant reste abîmé dans un chagrin profond et manifeste des idées de suicide. Pendant tout ce temps il est d'une pâleur extrême et éprouve une sensation de froid, avec chair de poule. Ces sortes de crises sont généralement suivies de manifestations expansives envers son entourage, particulièrement envers sa mère. Cette série de phénomènes peut-être rapprochée de ce qu'on voit quelquefois se produire chez des hystériques en conséquence d'excitations périphériques et que nous avons décrit avec M. Binet sous le nom de « polarisation psychique » (1), phénomènes qui ont été retrouvés depuis par MM. Bianchi et Sommer (2).

M. Hughlings Jackson a insisté sur une forme particulière d'aura intellectuelle (3) qui consiste en une « réminiscence » brusque et fugitive de quelque événement antérieur de l'existence. Cette réminiscence s'accompagne non d'une absence mais en général d'une obnubilation de la conscience, d'un état de rêve,

(1) *Revue philosophique*, avril 1885. — *Le magnétisme animal*, 2e éd. 1888.

(2) *Archivio di psichiatria*, 1886, t. VII, fasc. IV, p. 387. *Revue philosophique* février, 1887.

(3) *On a particular variety of epilepsy* (*intellectual aura*). (*Brain*, vol. XI, p. 179, 1888.)

Ces « réminiscences » peuvent exister à l'état isolé longtemps avant l'apparition des attaques convulsives. Quelquefois ces réminiscences consistent en une vision panoramique extrêmement rapide de tous les événements de l'existence antérieure, rappelant ce qui se produit souvent au moment de la submersion (1) et quelquefois chez les mourants. Ces visions panoramiques ont peut-être joué un rôle dans la constitution de la légende du jugement dernier (2). Chez certains malades, ces réminiscences ont toujours trait au même fait, d'autres fois elles portent sur des faits différents dans les différentes attaques.

Observation XVI. — *Épilepsie; aura intellectuelle; réminiscences.*

D., 20 ans. — Mère aliénée, a eu des convulsions dans l'enfance et a des attaques d'épilepsie depuis l'âge de 14 ans, attaques convulsives et vertigineuses. Les attaques se produisent presque constamment la nuit. Il est réveillé de 2 à 4 heures du matin par une violente douleur de tête, douleur compressive qui lui prend toute la tête comme un casque de plomb. Il sent une gêne respiratoire, une sorte d'oppression, et est affecté d'un sentiment de tristesse indéfinissable; puis tout d'un coup s'impose un souvenir pénible. Tantôt c'est celui de sa mère mourante; tantôt c'est celui de son frère rapporté à la maison à la suite d'une chute du haut d'un arbre; tantôt c'est celui du garde champêtre qui l'a saisi en train de voler des pommes dans un verger. Quand un de ces trois souvenirs survient dans la journée, et ce n'est jamais sans mal de tête préalable, il se couche par terre, sûr d'avoir une attaque qui survient en effet.

M. Hughlings Jackson a insisté sur des cas dans lesquels l'attaque est précédée d'un état de rêve (*dreamy state*). Dans une observation rapportée par lui et par M. Beevor, la malade croyait voir une petite femme noire qui marchait rapidement dans une cuisine ; à ce moment les yeux devenaient fixes et la vessie se vidait involontairement, mais il n'y avait pas de perte de connaissance. Cette femme qui sentait aussi une aura olfactive, avait une tumeur du lobe temporo-sphénoïdal. On peut rapprocher de cet état de rêve l'ancienne observation rapportée par Peyroux, où il s'agissait d'un épileptique qui craignait d'être écrasé par un char arrivant sur lui à fond de train, et dans lequel se trouvait un petit homme coiffé d'un bonnet rouge.

(1) W. Munk, *Euthanasia*, London, 1887.

(2) Ch. Féré, *Note sur l'état mental des mourants.* (*C. R. Soc. Biol.*, 1889, p. 108.)

Chez un de nos malades l'attaque s'annonce souvent par un doute métaphysique relatif à l'existence de Dieu.

OBSERVATION XVII. — *Épilepsie; aura intellectuelle; doute métaphysique.*

Ch., 27 ans, ne peut fournir aucun renseignement précis sur ses antécédents héréditaires. Il prétend qu'il s'est toujours bien porté dans son enfance. A 12 ans, il fut enfermé dans une maison de correction pour avoir volé. Il contracta des habitudes de masturbation. Ayant fait une tentative d'évasion, il fut condamné à la cellule. Il prétend qu'il y resta enfermé neuf mois, pendant lesquels ses mauvaises habitudes ne firent que s'aggraver. Pendant qu'il était en cellule, il commença à avoir des étourdissements qui se répétaient tous les trois ou quatre jours. A 18 ans, il est sorti de la maison de correction, il est retourné dans sa famille, à Amiens, où il apprit le métier de lithographe. Il avait toujours des étourdissements, surtout fréquents la nuit.

Devenu militaire, il servit dans un régiment à Batna. Ses étourdissements devinrent plus fréquents et plus prolongés. Ils étaient précédés d'obsessions tantôt bizarres tantôt effrayantes, ou encore de doutes pénibles. Il se demande si Dieu existe. Lorsque le doute en arrive à provoquer une angoisse pénible, il peut être sûr qu'un paroxysme va se produire. Dans un certain nombre de ces étourdissements, il ne perdait pas complètement connaissance. Lorsqu'il revenait à lui, il avait alors un moment pénible, parce qu'il se souvenait que pendant l'accès il croyait bien fermement à l'existence de Dieu, tandis que l'accès fini la foi n'était plus aussi sincère. Pendant ses « étourdissements », il lui arrivait souvent de se livrer à des actes bizarres : une nuit il détacha une mule et allait partir, il ne sait où, si un de ses camarades ne l'en avait empêché. Au bout d'un an de service il fut réformé.

Il rentra à Amiens (1882), et reprit son métier. Un jour que l'idée de Dieu s'était imposée à lui, et qu'il était très excité, il se rendit au palais de justice avec un poignard, pour frapper ceux qui l'avaient fait enfermer dans la maison de correction. Avant d'avoir pu mettre son idée à exécution, il fut pris d'un étourdissement à la suite duquel il tira son poignard, sans frapper, puis il perdit de nouveau connaissance. On le conduisit à l'Hôtel-Dieu, d'où il fut dirigé sur l'asile de Clermont. Il resta quinze mois dans cet asile : ce séjour fut, du reste, interrompu par plusieurs évasions. Il fut transféré à l'asile de Lommelet. Jusqu'à cette époque, il n'avait eu que ce qu'il appelle des « étourdissements », c'est-à-dire des obnubilations subites des sens et de la conscience, ordinairement sans chute. Alors survinrent de grands accès convulsifs qui s'annoncent, d'ailleurs, comme ses « étourdissements » : « Chaque fois, dit-il, que je pense à Dieu, je suis sûr d'avoir quelque chose ». Pendant un séjour de six mois à Lommelet, il aurait eu quatre grands accès convulsifs.

Sorti sur la demande de son père, il retourna à Amiens, où il resta tranquille pendant cinq ou six mois, ayant des attaques rares et de nombreux étourdissements. Il se fit remarquer en 1886 par son exaltation dans les réunions publiques, où il se rendait avec un revolver. Il fut arrêté sur la dénonciation d'un individu sur lequel il se livra plus tard à des voies de fait, ce qui lui valut une condamnation de quinze jours de prison et à l'interdiction de séjour. Il fut condamné plusieurs fois ensuite pour infraction à cette interdiction. Ces condamnations successives le décidèrent à se rendre à Toulouse, mais en traversant Paris il fut pris d'un accès sur la voie publique et conduit à Saint-Anne, et de là à Bicêtre (7 avril 1888). Malgré 6 grammes de bromure de potassium par jour, ses attaques convulsives sont devenues beaucoup plus fréquentes, il en a en moyenne dix par mois. Annoncées comme nous l'avons dit, elles commencent par un cri sourd, puis il se renverse en arrière, a des secousses dans les membres, tourne la tête de droite à gauche et de gauche à droite, il reste très pâle pendant toute la durée de l'attaque, qui est de une minute et demie environ. Pas de morsure de la langue, pas d'évacuations involontaires. Il revient à lui lentement et reste hébété pendant deux heures. Quand il reprend connaissance, il se frotte les mains d'une manière automatique, souvent pendant fort longtemps. C'est du reste un mouvement machinal qu'il fait souvent en dehors de ses accès.

En dehors de ses accès et de ses étourdissements, C. a des accès d'excitation, dans lesquels il cherche querelle à tout le monde, frappe, brise, déchire ses vêtements. D'autre fois, il reste sombre et taciturne pendant des jours, parle de suicide et fait des tentatives d'évasion absurde. Il est monté un jour sur le toit d'un des bâtiments de l'hospice, s'y est installé et a refusé de descendre pendant plusieurs heures, les plombiers ont dû intervenir pour le faire rentrer. Une autre fois, ayant été enfermé à la sûreté à cause de ses menaces et des voies de fait auxquelles il se livrait, il monta une chaise au haut d'un grillage élevé, fixa la chaise avec des lanières faites avec ses vêtements déchirés, et s'installa à califourchon sur ce perchoir, où il resta plus de douze heures sans manger.

Un de mes malades raconte que souvent il a dans la journée des réminiscences subites de rêves de la nuit précédente : souvent ces réminescences sont suivies d'accès.

Quelquefois l'aura est constituée par une sensation de *vertige* dans lequel le malade a tantôt la sensation que c'est lui-même qui se déplace, tantôt que ce sont les objets extérieurs. M. Beevor admet que lorsque la sensation de rotation se produit vers la droite, la chute a lieu à droite; quand elle se produit à gauche c'est le contraire (1).

Parmi les phénomènes de l'aura, il faut encore citer les

(1) Beevor, *On the relation of the aura giddiness to epileptic seizures.* (*Brain*, janvier 1884, p. 487.)

troubles du langage qui tiennent à la fois des troubles moteurs sensitifs et psychiques. Quelquefois, c'est un simple bégaiement, une répétition de mots, de la paraphasie ou de l'aphonie motrice plus ou moins complète. Dans d'autres cas, les malades prêtent l'oreille au bruit, mais ils ne paraissent pas comprendre la signification des mots : sur les deux malades qui m'ont présenté ce phénomène je ne saurais dire s'il existait véritablement de la surdité verbale. Car outre que le trouble était transitoire, il était compris dans l'amnésie de l'accès. Mais dans un certain nombre de cas, la surdité verbale paraît exister réellement (1). Ce serait faire une pure hypothèse que dire que certains malades qui paraissent regarder sans voir ont de la cécité des formes. Il faut noter que quelquefois l'aphasie constitue non plus le prélude de l'accès mais qu'elle est tout l'accès (2).

En général les malades conservent le souvenir des auras motrices ou sensitives. Il arrive peut-être plus souvent qu'ils perdent le souvenir des auras psychiques ; mais ce n'est pas là une preuve que les actes exécutés pendant l'aura étaient inconscients au moment où ils se produisaient : l'ictus épileptique détermine quelquefois comme le choc traumatique ou le choc émotionnel des amnésies rétroactives, c'est-à-dire que la perte du souvenir comprend une certaine période antérieure à l'accès. Je donne depuis plusieurs années des soins à un homme de cinquante ans qui n'a que des accès rares et reste capable de diriger une importante affaire industrielle. Il lui arrive chaque fois qu'il a son accès de jour d'oublier une série d'actes accomplis en public, dans son bureau, devant de nombreux employés ou ailleurs, actes qui nécessitaient l'intervention de toutes ses facultés et qui étaient parfaitement adaptés aux circonstances. Il ne manque jamais de se livrer à une enquête sérieuse sur ces actes qui ont souvent une grande importance matérielle ; or, il paraît avéré que ces amnésies rétroactives ne durent jamais moins d'une demi-heure. Elles ont duré quelquefois jusqu'à une

(1) Pick, *Zur. Localisation einseitiger Gehörshallucinationen nebst Bemerkungen über transitorische Worthaubheit.* (*Jahrs. f. Psych.*, 1888, VIII.)

(2) Bateman, *Un cas de logonévrose épileptique ou d'aphasie intermittente.* (*Encéphale*, 1887.)

heure en conséquence d'accès extrêmement violents. Du reste je ne crois pas que ce fait soit unique, je suis très tenté d'en rapprocher, bien qu'elle ait été interprétée autrement, une observation rapportée par M. Cassagne (1), dans laquelle il s'agissait d'un individu qui avant l'attaque faisait un certain nombre d'actes plus ou moins complexes, et qui répondait aux questions, et après l'attaque ne se souvenait plus ni de ces actes ni de ces questions.

Les phénomènes de l'aura ont conduit M. Bevan Lewis (2) à rechercher l'état de la température et voir que l'exagération anormale de l'activité cérébrale se manifeste longtemps avant l'accès par une élévation constante et progressive de la température centrale qui arrive à son acmé immédiatement avant l'attaque. Quelquefois cette élévation commence plusieurs jours avant l'attaque. J'ai fait prendre la température d'un certain nombre de malades pendant l'aura, nous n'avons jamais pu constater qu'une élévation légère de la température rectale, élévation qui n'a jamais dépassé un degré deux dixièmes. D'après M. A. Voisin (3) la température des membres qui sont le siège de l'aura serait toujours de quatre ou cinq degrés plus élevée que dans l'état normal. Chez plusieurs malades, j'ai pu constater une élévation de température au siège de l'aura; mais cette élévation ne dépassait jamais un ou deux degrés au maximum. La même élévation de température a été constatée avant les attaques convulsives des paralytiques généraux.

Il est bon de remarquer d'ailleurs que quelques malades ont au commencement de l'attaque une sensation de brûlure; un malade de Russell croyait que sa manche avait pris feu (4).

Chez quelques malades ayant ou non d'une manière persistante une accélération du pouls, la fréquence des battements du cœur s'accroît un certain temps avant l'attaque, s'accompagnant de palpitations et d'anxiété précordiale, quelquefois avec douleur dans le bras gauche, rappelant les phénomènes de l'angine de poitrine.

(1) *Nouvelles observations sur l'épilepsie*. Th. 1879.
(2) *Med. Times and. Gaz.* mars 1876.
(3) Art. *Épilepsie* (*Dict. de méd. et chir. prat.*)
(4) *Med. Times and Gaz.*, 7 avril, 1866.

Lorsqu'on peut assister à quelques-uns des phénomènes de l'aura, il est possible au moyen du sphygmomètre de Bloch de constater l'augmentation de pression dans la radiale. Cette augmentation de pression peut être de 150, 200, 250 grammes même. Elle se retrouve comme on sait au début de l'accès chez les animaux en expériences chez lesquels on peut la constater directement (François-Franck, Magnan).

Ces faits viennent à l'appui de l'opinion exprimée par Axenfeld, que l'aura n'est et ne peut être que l'expression d'un travail morbide central : elle est le symptôme et non le prodrome réel d'une souffrance encéphalique perçue comme si elle avait lieu à la périphérie ; les auras périphériques ne sont que l'écho lointain d'un état pathologique des centres nerveux. Loin d'envisager ces sensations comme le point de départ des attaques, il n'y faut voir que le commencement même de l'attaque.

Hughlings Jackson (1) regarde avec raison les phénomènes du début de l'accès comme choses capitales au point de vue de la localisation de la lésion.

(1) Hughlings Jackson, *On right or left sided spasm at the onset of epileptic paroxysms and on crude sensation warnings, and elaborate mental state.* (*Brain.* juillet 1880, p. 192.)

CHAPITRE VII

GRANDES ATTAQUES CONVULSIVES DE L'ÉPILEPSIE GÉNÉRALE

Les phénomènes prémonitoires et l'aura sont loin d'exister constamment. Ils manquent dans plus de la moitié des cas. Tantôt les avertissements éloignés et l'aura existent chez le même malade; tantôt on n'observe qu'un des deux phénomènes. Mais un des caractères de ces avertissements éloignés ou immédiats est de se présenter avec une grande uniformité chez le malade. Cette uniformité est telle que lorsque, ce qui n'est pas très rare, le malade n'a pas conscience de l'avertissement, les personnes qui vivent à ses côtés peuvent prévoir à coup sûr l'attaque. Toutefois, il faut noter que la constance de l'avertissement n'existe que pour la même forme d'attaque ; il peut varier chez le même malade, suivant qu'il s'agit d'un vertige ou d'un grand accès.

« Ce n'est pas d'après la nature des choses que nous distinguons des classes, c'est d'après notre manière de concevoir. » Cette observation de Condillac (1) est particulièrement applicable aux classifications des phénomènes convulsifs. En réalité, on peut dire qu'il y a autant de formes d'attaques d'épilepsie qu'il y a d'épileptiques. Les descriptions générales courent le risque de ne s'appliquer strictement à aucun cas particulier. Si je conserve la distinction généralement admise en grands accès, accès incomplets, vertiges, c'est exclusivement parce qu'elle permet une énumération complète des différents symptômes qui peuvent se produire dans le paroxysme considéré dans la généralité des épileptiques.

La grande attaque peut se diviser en trois périodes, une

(1) *La Logique*, 1789, p. 44.

période tonique ou de convulsions tétaniques, une *période clonique* ou de convulsions irrégulières, et une *période de stertor.*

Qu'elle ait été précédée ou non de phénomènes précurseurs ou d'aura, elle a, en général, un début brusque, foudroyant. Le malade pâlit, jette un cri, et tombe sans connaissance. Le cri n'est que la manifestation bruyante du spasme des muscles expirateurs et des constricteurs de la glotte (Billod). Les muscles du cou et de la face se contractent alternativement, déviant la tête et les traits de côté et d'autre; les yeux se portent en haut et du côté où la tête se tourne; les paupières se ferment convulsivement. Si on ouvre les yeux à ce moment, on les voit souvent converger vers la racine du nez ; cette convergence n'a aucune valeur spéciale, on sait en effet que dans les efforts violents, il y a une tendance à la convergence telle que chez quelques sujets il se produit de la diplopie. Les pupilles sont en général largement dilatées, et elles restent dilatées et insensibles à la lumière pendant toute la durée de l'attaque. Les mâchoires se serrent, les dents grincent, et souvent la langue ou les lèvres sont plus ou moins profondément mordues ; la poitrine s'arrête en expiration, la face se congestionne, devient rouge, puis violacée; la circulation est tellement gênée que souvent les vaisseaux se rompent, principalement dans les régions où ils ne sont pas soutenus par des tissus résistants comme sont la conjonctives, dans la peau des paupières. Les muscles des membres sont tendus et rigides, et cette rigidité prédomine en général d'un côté. Pendant cette période tonique, les muscles abdominaux sont tendus comme ceux des membres ; aussi les matières intestinales, l'urine, sont-elles souvent violemment expulsées. Une circonstance assez intéressante de cette convulsion qui caractérise la *période tonique*, c'est que s'il est vrai qu'elle est générale, elle n'est pas uniforme dans la rapidité des secousses; les secousses de la nuque sont plus rapides que celles du bras, celles du bras plus rapides que celles de la jambe. C'est un fai dont on se rend facilement compte en appliquant la main sur les muscles de différentes régions, mais que le myographe met encore mieux en lumière. Il n'y a guère lieu d'en être surpris, car ces variations sont exactement parallèles à celles du clonus à l'état normal dans ces différentes régions et qui ont été mises en évidence par M. Alexander James (1).

La dilatation pupillaire existe-t-elle dès le début de la période tonique ? C'est là un point difficile à élucider. Il en est de même pour la congestion du fond de l'œil. On trouve dans les auteurs les opinions les plus discordantes sur ces deux points (2). Le fait est que ce sont des phénomènes d'observation fort difficile ; on est rarement prévenu d'une manière précise de l'invasion d'un accès isolé ; et l'observation des accès sériels n'est souvent d'aucune utilité, puisqu'on sait que la dilatation de la pupille et la congestion du fond de l'œil persistent après l'attaque pendant un temps mal déterminé. Je ne puis citer qu'un fait dont je ne veux tirer aucune conclusion : chez un malade atteint d'épilepsie partielle généralisée dont on peut provoquer les accès, soit par un effort musculaire, soit par diverses excitations sensorielles, j'ai vu constamment la pupille se retrécir instantanément en même temps que la pâleur se produisait. Quand l'attaque a été provoquée par l'examen ophtalmoscopique, le fond de l'œil a pâli au même moment et les veines ont paru contractées.

L'examen du fond de l'œil a été rarement pratiqué avec succès pendant l'accès d'épilepsie. Quand il n'a pas été négatif, on a trouvé en général que la papille du nerf optique était d'une pâleur extrême ; après les accès, au contraire, il se produit une congestion veineuse de la rétine que l'on trouve d'autant plus marquée que l'examen suit plus immédiatement l'accès. Cette congestion a paru si constante à d'Abundo, qu'il en a fait un élément de diagnostic différenciel de l'épilepsie simulée. Une des observations les plus intéressantes est celle de Knies (de Fribourg) qui a pu examiner le fond de l'œil avec toute la tranquillité désirable pendant un état de mal. Dix à vingt secondes avant chaque accès, il se produisait un rétrécissement subit des artères rétiniennes ; ce rétrécissement ne cessait qu'à la fin de l'accès, tandis que les veines se dilataient très sensiblement. Ces phé-

(1) *Physiological and clinical studies* ; Edinburgh, 1888, p. 95.
(2) Siemens, *Notizen zur Epilepsie.* (*Neurol. Centralbl.*, 1882, p. 102.)

nomènes se produisaient avec la plus grande régularité, en même temps que l'on pouvait constater, par la diminution subite et fréquente de la grandeur de l'image ophtalmoscopique, l'apparition de convulsions cloniques du muscle ciliaire. Ce spasme des vaisseaux artériels de la rétine, pourrait rendre compte des obnubilations passagères de la vue qui se présentent quelquefois à l'état d'isolement ou dans d'autres précèdent l'apparition de l'accès, comme dans le cas de Heinemann, où il s'agissait d'une femme qui était épileptique depuis deux ans, lorsque les attaques se compliquèrent d'une amaurose double, commençant une heure avant l'attaque et finissant avec elle; l'épilepsie disparut au bout de trois ans sous l'influence du bromure, mais l'amaurose intermittente persista avec ou sans perte de connaissance. M. Pichon a insisté sur la fréquence du pouls veineux coïncidant avec la congestion des veines rétiniennes pendant toute l'attaque.

Pendant la période tonique, les secousses de la poitrine sont tellement rapides que la cage thoracique paraît fixée en expiration. Le resserrement de la glotte est d'autant plus énergique lui-même que le spasme thoracique est plus intense, la respiration est nulle, le malade est dans un état axphyxique. Pendant cette période, la pression artérielle reste forte. Le pouls est en général fréquent, mais moins fréquent que dans la période suivante; nous reviendrons à propos du diagnostic sur ses caractères sphygmographiques qui indiquent une forte tension.

La période tonique ne dure généralement que quelques secondes, la tension générale des muscles diminue peu à peu; la prédominance alternative de leur contraction transforme l'aspect des malades dont tout le corps commence à s'agiter de *convulsions cloniques*. La tête renversée en arrière, ou fléchie, ou tordue latéralement, exécute des mouvements de rotation d'une rapidité extraordinaire, les paupières palpitent, les yeux roulent d'un côté et d'autre, tout en restant convulsés en haut, de sorte que l'on ne peut apercevoir que la partie inférieure de la cornée. Tout les muscles du front et de la face s'animent de mouvements incessants. La mâchoire inférieure est sans cesse agitée par des mouvements d'abaissement, d'élévation, de diduction qui choquent et font grincer les dents, déchirent la langue. Les mouvements respiratoires sont aussi précipités par la convulsion, l'air battu avec la salive sanguinolente produit une substance spumeuse, teintée en rouge, qui s'échappe des lèvres violacées et mordues, et les narines rejettent des mucosités abondantes, Pendant ce temps, les membres s'agitent violemment dans les contorsions les plus variées. Souvent les convulsions cloniques prédominent d'un côté, et lorsque le malade est livré à lui-même sur un sol uni, il glisse dans la direction opposée, quelquefois à une grande distance. Dans certaines parties du corps, la convulsion paraît affecter de préférence une forme spéciale ; c'est ainsi que chez un grand nombre de malades, les pouces se fléchissent dans la paume de la main et conservent cette attitude pendant presque toute la durée de l'attaque ; cette attitude, que l'on a considérée comme pathognomonique, manque souvent et elle n'est pas exclusivement propre à la convulsion comitiale.

Pendant la période clonique, la respiration est convulsive, saccadée, incomplète, plus ou moins bruyante, entrecoupée d'expirations rauques, mais en tous cas insuffisante ; le malade offre le tableau de l'asphyxie. Les battements du cœur sont tumultueux, précipités. Le pouls reste fréquent, la tension artérielle élevée. La gêne de la circulation détermine souvent des hémorragies par les muqueuses, par le nez, par les oreilles, les les yeux, les bronches, par les capillaires de la peau ou du cerveau. L'expulsion des urines qui, au début de l'accès, se produit par la contraction du réservoir, peut se produire alors par le relâchement des sphincters. Les contractions vermiculaires de l'intestin provoquent de longs borborygmes.

Peu à peu, les convulsions deviennent moins étendues et moins fréquentes, puis cessent. La respiration perd son caractère saccadé et elle devient extrêmement ample, s'accompagnant fréquemment d'un ronflement sonore. C'est la *période du stertor* qui s'établit.

C'est souvent à la fin de la période clonique que l'on voit se produire l'émission des urines, des matières fécales ou plus rarement du sperme. Il est difficile de décider si l'apparition de ces phénomènes à cette période est due à ce que les contractions spasmodiques des muscles lisses se font plus tardivement que celles des muscles à la vie de relation. Les expériences de Mosso et Pellacani ont montré que l'excitation du cerveau peut provoquer tantôt à la fois la contraction des fibres du corps de la vessie et de celles du col, tantôt de chacun de ces groupes de fibres isolément.

La succession des périodes tonique et clonique est loin de se produire chez tous les malades et même chez le même malade avec un ordre régulier. Quelquefois l'une ou l'autre constitue toute l'attaque; les convulsions cloniques peuvent se produire les premières, ou être intercalées entre deux phases toniques.

L'une ou l'autre des périodes peut être remplacée par une simple rigidité sans mouvements apparents ou par des tremblements, rigidité et tremblements qui dans quelques cas constituent à eux seuls toute l'attaque. Dans un certain nombre de cas, les phénomènes caractéristiques des différentes phases de l'accès classique ne se produisent que dans une partie du corps; ces convulsions toniques ou cloniques manquent dans un membre, dans les deux membres inférieurs, etc.

Dans la période du stertor le malade est dans un état d'assoupissement profond, dans l'attitude de la résolution. Les membres sont flasques et inertes, l'insensibilité est aussi complète que pendant la convulsion, et l'épuisement nerveux est souvent tel que le choc des tendons rotuliers, par exemple, ne provoque aucun mouvement réflexe. La face qui tout à l'heure était d'un rouge violacé, se décolore et prend une teinte livide comme cadavérique. Une transsudation, souvent fétide, couvre la face et le tronc; la bouche, remplie de salive épaisse, exhale une odeur repoussante. La respiration est bruyante.

Peu à peu la face se sèche et reprend sa couleur, le malade ouvre les yeux, promène autour de lui un regard vague, hébété, il soulève sa tête, fait quelques mouvements automatiques pour rajuster ses vêtements. Puis il se relève, ne conservant en général aucune connaissance de ce qui s'est passé; mais il lui reste une somnolence et une lassitude générale qui peut durer toute la journée, et laisse quelquefois après une sensation de brisement dans les membres qui se prolonge pendant plusieurs jours.

La période du stertor dure en général de dix minutes à une demi-heure. Lorsque l'accès est survenu pendant le sommeil, le malade n'est pas réveillé par les préludes de l'accès, la période du stertor se continue sans interruption avec le sommeil normal; et, lorsque son lit n'est point souillé d'excréments et lorsqu'il ne lui reste pas au réveil une lassitude insolite, le patient peut ignorer complètement son accès. Un certain nombre d'épileptiques ont pendant des années des attaques nocturnes sans soupçonner leur mal.

Les attaques diurnes sont exceptionnellement suivies d'un sommeil qui se prolonge au delà d'une ou deux heures, cependant le fait peut se présenter : M. Camuset a cité une observation dans laquelle ce sommeil durait six ou huit heures.

Les accès d'épilepsie déterminent une élévation de température qui a été mise en lumière par M. Bourneville dans plusieurs travaux (1). Cette élévation de température peut dépasser un degré même après un accès isolé.

Que l'attaque ait été suivie ou non de stertor, en général le malade en sort sans conserver aucun souvenir de ce qui est arrivé. Cette amnésie, qui manque complètement lorsque l'inconscience fait défaut, présente des variétés très considérables non seulement quand à sa durée qui varie avec celle de l'accès et de la stupeur, mais quand à sa limite initiale. La plupart des malades conservent le souvenir des prodromes éloignés, des phénomènes de l'aura, un bon nombre se souviennent d'avoir senti et vu leur bras se contourner, quelques-uns entendent leur cri. Chez d'autres, au contraire, il existe une amnésie rétroactive comprenant les faits récents (2). On peut observer chez le même malade, à la suite d'accès différents, plusieurs de ces formes d'amnésie ; l'amnésie rétroactive a paru plusieurs fois en rapport avec l'intensité de la décharge.

(1) Bourneville, *Etudes cliniques et thérapeutiques*, 1872; *Progrès médical*, 1886, 1888. — G. Lemoine, *Progrès médical*, 1888, p. 84, t. I.

(2) Savage, *Insanity and allied neuroses*, 2e éd., 1886, p. 244.

Si à la suite des paroxysmes convulsifs, les phénomènes d'épuisement de la motilité, de la sensibilité, de l'intelligence, de la nutrition, que nous aurons à étudier plus tard en détail, sont la règle, ils peuvent manquer du moins en apparence. Dans certains cas, les phénomènes convulsifs n'ont pas épuisé la décharge nerveuse qui s'achève sous forme d'impulsions plus ou moins coordonnées, d'excitation générale plus ou moins intense. Dans ces cas, on peut observer, à la suite de l'accès, la persistance des phénomènes d'excitation, forte tension artérielle, augmentation de la force musculaire, etc. Les phénomènes de dépression ne se montrent que plus tard, quand cette excitation consécutive a cessé; mais je crois qu'ils ne manquent jamais et qu'ils constituent le complexus phénoménal le plus caractéristique des décharges épileptiques. La réalité de la survivance de l'excitation à la suite d'une décharge convulsive incomplète peut quelquefois s'objectiver d'une manière intéressante. Un épileptique hémiplégique prit un jour une attaque en ma présence; je fus très frappé de voir qu'il se relevait immédiatement après les convulsions, ce qu'il ne faisait pas d'ordinaire, et qu'il se servait de son bras paralysé avec une aisance inaccoutumée; je constatai que sa pression dynamométrique qui n'était d'ordinaire que de 10 à 15, dépassait 25. Il resta pendant une demi-heure dans un état d'agitation loquace puis tout à coup s'assit et s'endormit. Au réveil, l'affaiblissement de la main paralysée et de la main saine se manifestait en même temps que du tremblement commun à la suite des accès ordinaires.

La persistance de l'éréthisme nerveux à la suite du paroxysme convulsif se présente plus souvent sous la forme de troubles délirants et particulièrement d'impulsions qui offrent une violence extraordinaire; d'autres fois c'est un véritable accès maniaque qui dure plusieurs jours. Lorsque le paroxysme convulsif ou vertigineux s'est produit pendant la nuit ou a passé inaperçu, le délire post-paroxystique prend le caractère de délire par accès, de folie transitoire, dont le diagnostic étiologique peut présenter de grandes difficultés, et sur lesquelles Trousseau a particulièrement appelé l'attention. Les troubles psychiques post-convulsifs ne sont pas nécessairement en rapport d'intensité avec les phénomènes moteurs qui les ont précédés. Quelquefois même, il y a une sorte de balance dans l'intensité des deux ordres de phénomènes. Nous reviendrons sur ces manifestations psychiques à propos des équivalents épileptiques, de l'épilepsie larvée; mais elles méritaient d'être signalées ici.

J'ai observé un cas dans lequel les phénomènes d'épuisement épileptiques coïncidaient avec une manifestation considérée comme l'effet d'une excitation.

Observation XVIII. — *Epilepsie; parésie consécutive aux attaques, hallucinations.*

C. est né d'un père et d'une mère alcooliques, dont il est le quatrième enfant. Les trois aînés se portent bien; un cinquième est mort de convulsions en bas âge, le sixième était mort-né. Il a eu des convulsions étant enfant; il a eu de l'incontinence nocturne d'urine jusqu'à 9 ans. Toute sa vie il a eu des terreurs nocturnes et des grincements de dents pendant son sommeil. Jusqu'à l'âge de 10 ou 12 ans il était sujet à des colères épileptiformes à la suite desquelles il dormait profondément. Depuis l'âge de 13 ans et demi, il lui arrivait souvent de trouver le matin son lit tout bouleversé et il était très étonné de s'éveiller couché la tête aux pieds du lit: il n'avait pas uriné, ne s'était pas mordu la langue. Il a fait quelques fugues inconscientes à la suite desquelles il s'est retrouvé plusieurs fois à plusieurs lieues de Paris; plus souvent il lui est arrivé d'entrer dans un magasin sans pouvoir se rappeler ce qu'il venait chercher, de se tromper en comptant de l'argent, de lâcher un objet qu'il portait et de le perdre. C'est à 15 ans qu'il aurait eu sa première attaque convulsive officielle à propos d'une indigestion.

Depuis cette époque jusqu'à l'âge de 27 ans qu'il a atteint maintenant, il a environ deux grandes attaques par mois et un plus grand nombre de vertiges ou de troubles psychiques.

C. a de l'asymétrie faciale, la moitié droite de la face est moins développée, son membre supérieur droit est plus faible, quoique très bien développé. La voute palatine est ogivale, les dents mal plantées; assez forte apophyse lémurienne des deux côtés, mais surtout à droite; hernie inguinale droite.

A la suite de ses grands accès que je n'ai jamais vus, mais que l'on dit constitués par une période tonique et une période clonique, paraissant aussi intense d'un côté que de l'autre, il a assez souvent une parésie du côté droit qui dure une heure ou deux. Quelquefois, il a en même temps, un délire dans lequel il parle sans cesse de lui, mais comme s'il s'agissait d'un autre lui-même couché auprès de lui dans le même lit: « Donnez-lui une cigarette, allumez-la, le malheureux n'a pas sa main droite. Frottez-lui la main, ça le picote dans les doigts,

Pl. II.

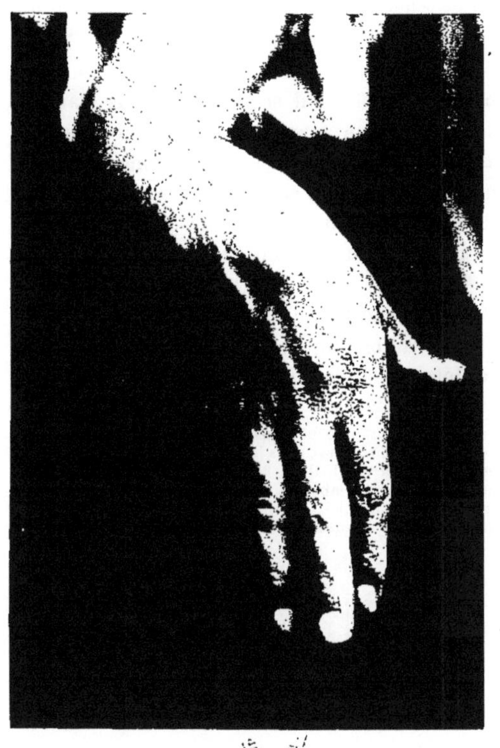

MAIN D'HÉMIPLÉGIQUE INFANTILE. — SUBLUXATION DU GRAND OS

(V. p. 30)

Félix Alcan, éditeur

donnez-lui du vin, etc. » Quand il est revenu à lui et a repris l'usage de son membre, il se souvient parfaitement de son délire et dit que pendant ce temps, il ne sentait plus son corps mais qu'il sentait un autre individu tout à fait semblable à lui et qui souffrait ses douleurs à son côté droit.

Cette sensation de dédoublement se retrouve dans d'autres états, je l'ai observé pour une forme très analogue chez un jeune homme atteint de fièvre typhoïde (1). Elle mérite d'être rapprochée de l'hallucination d'un cadavre couché à côté d'eux qu'ont quelques délirants hémiplégiques. Peut-être est-elle liée à des troubles organiques ou dynamiques à prédominance latérale.

M. Hughlings Jackson a signalé qu'il arrive que, après chaque accès, le malade répète automatiquement l'acte auquel il était en train de se livrer lorsqu'il a été saisi pour la première fois (2).

(1) Ce phénomène mérite d'être rapproché, bien qu'il en diffère, d'une autre forme d'hallucination qui se rencontre aussi dans la fièvre typhoïde (Labourdette, cité par Gratiolet, *Anatomie comparée*, t. II, p. 539) et désignée sous le nom de *deutéroscopie*, qui consiste à voir son semblable. Gœthe a éprouvé une hallucination de ce genre. (*Mémoires*, t. I, p. 270.)

(2) *On the comparative study on diseases of the nervous system.* (*The Lancet*, august 24, 1889.)

CHAPITRE VIII

PAROXYSMES INCOMPLETS DE L'ÉPILEPSIE VULGAIRE. — TIC DE SALAAM. SECOUSSES

Comme nous l'avons fait remarquer tout d'abord, la description du grand accès d'épilepsie n'est, tout bien considéré, qu'une construction schématique à laquelle ne répond pour ainsi dire aucun cas concret : il n'est guère d'épileptiques dont les accès répondent exactement à ce type. Aussi, auprès de cette composition à grand orchestre, les pathologistes ont-ils jugé bon d'édifier des types réduits sous les noms d'*accès incomplets*, de *vertiges*, d'*absences*.

Certaines manifestations mériteraient plutôt le nom d'accès irréguliers que d'accès incomplets, car elles se distinguent plutôt par une différence d'intensité et de durée d'un ou de plusieurs des phénomènes ordinaires de l'attaque que par leur absence. Que les convulsions toniques ou cloniques soient plus ou moins prédominantes ou paraissent manquer, il n'y a pas là matière à une distinction fondamentale, puisqu'en somme ces deux sortes de convulsions ne se différencient au point de vue physiologique que par la rapidité des secousses. Même dans l'épilepsie expérimentale provoquée par les irritations de l'écorce cérébrale on peut observer des variétés importantes : l'absence de période tonique, l'interposition d'une période tonique entre deux périodes cloniques, etc.

Sous le nom d'*accès incomplets* ou d'*accès intermédiaires*, la plupart des anciens auteurs ont décrit des accès d'épilepsie partielle : « toute une moitié du corps est affectée », dit M. Delasiauve. Aujourd'hui, cette dénomination, qui trahit une classification toute artificielle, s'applique aux accès dans lesquels un certain nombre de phénomènes les plus importants font défaut, tels que le cri initial, la morsure de la langue, la miction involontaire, etc., et dans lesquels la convulsion même bilatérale affecte une prédominance marquée dans certains groupes de muscles. Souvent ces sortes de paroxysmes se bornent à une pâleur de la face, avec convulsions palpébrales, rotation ou flexion de la tête, mâchonnement, et quelques mouvements prédominant dans les membres supérieurs. Quelquefois les malades ne tombent pas, d'autres fois au contraire ils s'affaissent; au bout d'un instant, le malade se relève en faisant quelques mouvements de déglutition ou des mouvements automatiques. Il reste plus ou moins hébété pendant quelques minutes et tout rentre dans l'ordre. Il me semble oiseux de discuter, comme l'a fait Herpin, si l'accès incomplet ne s'accompagne jamais ou peut s'accompagner du cri, de l'écume à la bouche, etc. Un grand nombre de variétés peuvent se présenter dans l'accès incomplet qui, comme le grand accès, d'ailleurs, n'est qu'une construction artificielle, et ne peut être utile que pour la commodité de l'étude. L'accès incomplet est moins souvent que le grand accès suivi de sommeil stertoreux qui peut cependant se présenter. Parmi ses suites possibles, il faut aussi signaler le subdelirium ou le délire impulsif sur lesquels Beau et Legrand du Saulle ont particulièrement insisté. Il faut remarquer que les accès incomplets, les fausses crises, comme les appellent quelquefois les malades qui ne perdent pas complètement connaissance, se présentent souvent, sinon toujours, sous le même aspect chez le même individu. En somme, les accès incomplets ne diffèrent du grand accès que par l'intensité et l'extension des spasmes; ils peuvent s'accompagner et être suivis de tous les phénomènes accessoires du grand accès.

Parmi les accès incomplets, il est une forme particulière qui a quelquefois été décrite parmi les vertiges et qui consiste en une secousse étendue à un grand nombre de muscles qui fléchit la partie supérieure du tronc et la tête, en même temps qu'elle relève les membres supérieurs. Cette forme de convulsion se rencontre principalement chez les enfants chez lesquels elle a été décrite sous les noms de *tic de Salaam* (1), de *spasmus nutans,*

(1) Ch. Féré, *le Tic de Salaam, les salutations névropathiques.* (*Progrès médical*, 1883, p. 970.)

nictitatio spastica, mais qui se présente aussi quelquefois chez l'adulte. Elle mérite une description spéciale, parce qu'elle a été souvent à tort considérée comme une convulsion absolument locale *(Nick Krampfe, Clonische accessorius Krampfe).*

Bien que l'on puisse reconnaître ce spasme dans les descriptions des anciens auteurs, les premières observations datent de 1849, et furent publiées par Newnham, puis vinrent celles de Faber et de Eberth (1850), de Willshire et de Bedwell (1851), de Barnes (1873), de Stich (1873), de Demme (1876), de Hochholt (1878) (1), de West (2), de Steiner (3), de Tordeus (4), de Gautiez (5). M. Descroizilles en a fait l'objet d'une leçon clinique (6).

Lorsqu'on compare les descriptions des divers auteurs, on s'aperçoit bien vite qu'on a désigné sous le même nom des phénomènes très dissemblables, non seulement au point de vue de leur nature, mais même au point de vue de leur forme. La confusion vient de ce qu'on a considéré la salutation névropathique comme une maladie, tandis qu'en réalité il s'agit d'un symptôme dont la valeur séméiologique est encore mal établie, tant au point de vue du diagnostic qu'au point de vue du pronostic.

Les salutations convulsives constituent un épisode commun à un grand nombre d'affections du système nerveux.

Sans parler des *oscillations salutantes* du tremblement dit sénile, ni des *saluts incohérents* qu'exécutent les choréiques ou les sujets atteints de sclérose en plaques lorsqu'ils se mettent en mouvement, nous trouvons la *salutation rythmée* dans certaines formes d'hystérie, et en particulier dans celle qu'on a désignée sous le nom de chorée rythmique, où on voit assez souvent des oscillations comprenant la tête et le tronc, et qui rappelleraient, n'était leur rapidité, le *balancement* de certains idiots et de quelques déments séniles.

La secousse convulsive désignée sous le nom de *tic de*

(1) Gerhardt, *Handbuch der Kinderkrankheilen. (Nervensystem*, t. I, p. 197.)
(2) West, *Leçons sur les maladies des enfants*, trad. Archambault, 1881, 2e éd., p. 207.
(3) Steiner, *Compendium des maladies des enfants*, trad. Kéraval, 1880, p. 159.
(4) Tordeus, *Journ. de méd. de Bruxelles*, 1882, p. 113.
(5) Gautiez, *France médicale*, 1883, t. I, p. 199.
(6) Descroizilles, *Du vertige épileptique et du tic de Salaam chez les enfants. (Semaine médicale*, 1886, n° 4, p. 29.)

Salaam (1) se rencontre presque exclusivement dans la première enfance. Elle est constituée par un mouvement d'inclinaison antéro-postérieure de la tête, s'accompagnant d'une légère flexion du tronc, et se montrant par séries de vingt, trente, cinquante et quelquefois cent par minute. Ces sortes d'accès se répètent plusieurs fois par jour, quelquefois plusieurs fois par heure. Plus rarement, les salutations sont isolées.

Telle est la forme la plus habituelle de cette convulsion partielle; mais elle peut offrir des variétés nombreuses. Quelquefois, avons-nous dit, la tête seule prend part au mouvement, et le plus souvent ce mouvement se fait directement dans le sens antéro-postérieur et il est produit par la contraction simultanée des deux muscles sterno-mastoïdiens; d'autres fois, il s'agit d'un salut oblique dirigé du côté opposé au sterno-mastoïdien, qui se contracte seul. A côté de cette convulsion unilatérale, Steiner décrit encore sous le nom de salutation convulsive une contraction simultanée du sterno-mastoïdien et du trapèze d'un seul côté, se produisant par saccades, et par laquelle la tête est fortement attirée en bas et en arrière, tandis que l'épaule remonte. Il est difficile de reconnaître un salut dans ce geste, qui se rapproche peut-être plus du tic rotatoire.

D'autres fois, à la salutation s'ajoute un mouvement des épaules qui remontent, en même temps que les bras se soulèvent légèrement, dans une attitude qui rappelle le haussement particulier des épaules qui, d'après Darwin, exprime l'impuissance. Dans d'autres cas, il se produit en même temps un mouvement d'un bras, ou du bras et de la jambe du même côté ; ou encore du clignotement, du nystagmus, etc.

On voit déjà que la convulsion désignée sous le nom de tic de Salaam est souvent plus ou moins complexe (2) et qu'elle est loin de répondre à un type univoque. Mais ce n'est pas seulement le spasme qui est variable, les phénomènes concomitants ne le sont pas moins. Certains sujets n'éprouveraient que la convulsion à l'état d'isolement; mais un bon nombre d'autres

(1) De *salam*, salut (en arabe). (Littré, *Dict.*, art. *Salamalec.*)

(2) Seeligmüller, *Lehrbuch der Krankheiten der peripheren nerven und sympathicus*. Braunschweig, 1882, p. 322.

ont une perte de connaissance qui dure autant que l'accès. Chez quelques-uns, on observe avant la convulsion une pâleur de la face avec fixité du regard, dilatation de la pupille, et l'absence est plus ou moins nette, ils ont l'air égaré. Dans certains cas, l'hébétude persiste après l'attaque, et, dans d'autres, il y a en outre un affaissement permanent des fonctions intellectuelles.

En somme, dans un certain nombre de cas, les associations convulsives de la salutation montrent qu'elle n'est qu'un phénomène accessoire des convulsions infantiles. Dans d'autres cas, où elle se manifeste isolément ou peu s'en faut, en tant que convulsion, des troubles vaso-moteurs et psychiques concomitants permettent de la rattacher au petit mal épileptique, et de la rapprocher des *secousses*. La nature épileptique de cette convulsion limitée est d'autant plus facile à établir qu'on a vu la convulsion partielle se transformer en attaques d'épilepsie vulgaire, et que, d'autre part, le bromure de potassium a pu avoir une action évidente et heureuse. On peut dire que la plupart des enfants atteints de tic de Salaam sont des *apprentis épileptiques :* les uns abandonnent la carrière, comme beaucoup de convulsifs du jeune âge, sauf à y revenir ; quelques-uns s'arrêtent à ces ébauches ; d'autres enfin arrivent à leur complet développement ; mais, les uns et les autres appartiennent à la corporation, aussi bien par leurs origines que par la nature de leurs manifestations spasmodiques.

J'ai appris de M. Gautiez que le malade qu'il a observé avait depuis de grandes attaques et qu'il était tombé dans l'imbécillité. J'ai observé un fait du même genre.

Observation XIX. — *Tic de Salaam.*

Mme D. se présente à ma consultation à la Salpêtrière avec sa petite fille, le 20 avril 1885. Mme D. a 40 ans, elle ne donne que des renseignements peu précis sur sa famille; une de ses sœurs, plus jeune qu'elle de deux ans, est paralysée des deux membres inférieurs. Elle-même n'aurait jamais été malade; on ne relève chez elle qu'une hémiatrophie faciale gauche assez marquée avec parésie, sans troubles évidents de la sensibilité. Son mari serait aussi bien portant et sobre. — Elle s'est mariée à 20 ans, elle a eu 7 enfants respectivement à 21 ans, 23 ans, 26 ans, 29 ans, 32 ans, 35 ans, 40 ans. Tous ces enfants étaient des filles, sauf le troisième. Six sont encore vivants ; le second, qui était une fille, serait mort à huit ans d'une méningite. Tous les survivants se portent bien, sauf la dernière fille qui a six mois.

Cet enfant est née à terme sans aucun accident, sa mère s'était bien portée pendant sa grossesse, qui n'avait été troublée par aucun événement important. L'enfant est d'ailleurs bien constituée extérieurement, sauf que ses oreilles sont dépourvues d'hélix ; on ne remarque chez elle aucune asymétrie. Elle a été élevée au sein et prospérait, lorsque le soir du jour où elle avait été vaccinée aux deux bras, elle eut son premier spasme. Les mêmes accidents se sont reproduits depuis presque tous les jours, quelquefois même à deux ou trois reprises par jour. Quelquefois les troubles convulsifs sont précédés de vomissements lorsque l'enfant vient de téter ; si, au contraire, il ne l'a pas fait depuis longtemps, il refuse de prendre le sein. En tout cas le paroxysme se présente toujours d'une manière identique, telle d'ailleurs que nous l'avons pu observer. Le regard ordinairement mobile prend une fixité étrange, puis les yeux convergent légèrement en même temps que les pupilles se rétrécissent puis se dilatent plus qu'elles n'étaient avant l'accès. Cette fixité du regard dure assez longtemps, peut être une minute ; puis l'enfant pâlit légèrement, pendant que sa tête s'incline sur le thorax et le thorax sur l'abdomen, et qu'en même temps les deux membres supérieurs s'élèvent en masse dans leur attitude antérieure. Il semble que ce soient presque exclusivement les épaules qui se lèvent. Les membres inférieurs ont paru immobiles. Pendant ce mouvement de la tête, les yeux sont restés fixés sur le même point, c'est-à-dire qu'il se sont portés en haut. Cette flexion convulsive a été très rapide, puis le tronc et la tête se sont relevés avec la même rapidité. La face avait conservé sa pâleur, les yeux étaient toujours fixes et convergents. La salutation s'est répétée successivement sept fois avec la même rapidité, puis la face a repris sa coloration habituelle et l'enfant s'est endormi. C'est seulement au moment de la sixième secousse qu'il a uriné. Il est assez rare que le spasme se produise par séries aussi longues, plus souvent les secousses sont isolées ou au nombre de deux ou trois, et elle ne coïncident qu'exceptionnellement avec une miction.

Cette enfant, que nous avons revu à plusieurs reprises et en dernier lieu au mois de juillet 1887 à Bicêtre, a présenté successivement des spasmes de plus en plus étendus et de plus intenses, mais survenant à des intervalles plus éloignés. Elle en est venue à avoir des attaques complètes avec cri, convulsions toniques et cloniques, stertor, etc. A 27 mois elle ne parle ni ne marche.

Ce fait est bien propre à montrer la parenté du spasme salutant avec l'épilepsie, et la tendance des accès incomplets à devenir complets, fait sur lequel Herpin a particulièrement appelé l'attention. J'ai observé un autre enfant dont les convulsions, qui ont débuté aussi vers l'âge de six mois, répondaient autant que j'en puis juger par la description des parents, au tic de Salaam et qui aujourd'hui qu'il a huit ans est confiné dans une chambre capitonnée, d'où il ne sort que sous une surveillance étroite de la mère ou du père, et qui présente une amplification du spasme salutant heureusement assez rare. Il pâlit, fléchit légèrement sur ses jambes, qui se redressent brusquement en même temps que la tête et le tronc se fléchissent et que les épaules se soulèvent. Cette convulsion combinée détermine une culbute, dans laquelle lorsqu'il est surpris inopinément, l'enfant va tomber sur le vertex ou sur le dos. Il présente sur la tête plusieurs cicatrices qui sont toutes au-dessus de la limite chevelue du front.

Enfin quelquefois toute la manifestation motrice se borne à une secousse musculaire qui paraît quelquefois prédominer dans un membre, à la surface, sous forme de tic, mais qui en général existe dans un grand nombre de muscles et même dans tous. Herpin a signalé ces *secousses* (1) qui quelquefois paraissent suppléer les accès ou être remplacées par eux.

Observation XX. — *Épilepsie, secousses supplémentaires.*

D., 23 ans. — Mère a eu une attaque de chorée, est épileptique depuis l'âge de 38 ans; lui-même a eu des convulsions de l'enfance; premier vertige à 7 ans, attaque à 12 ans.

En 1886 il n'a eu que treize accès convulsifs, mais il a de fréquentes secousses qui paraissent prédominer dans le bras gauche. Il en a tous les jours principalement le matin, quelquefois toutes les cinq à six minutes pendant plusieurs heures. Ces secousses persistent en janvier et février 1887. En mars, il a un petit abcès suivi de lymphangite au dernier orteil droit, à partir de ce moment il y a une recrudescence des accès, qui persiste jusqu'à la fin de l'année ; il a en 1887, 48 accès au lieu de 13 l'année précédente, mais les secousses ont complètement disparu jusqu'à la fin de novembre. — Depuis lors elles persistent, mais le malade n'a plus eu que 7 accès en 1888.

Les secousses se présentent souvent sous la forme sérielle : elles se répètent chez certains malades à des intervalles de quelques minutes seulement pendant quelques heures, ou quelques jours, puis elles deviennent plus rares. Chez un malade qui a des séries de plusieurs jours on observe un amaigrissement qui a dépassé deux kilogrammes et qui disparaît rapidement

(1) Herpin, *Du pronostic et du traitement curatif de l'épilepsie*, 1852, p. 454.

quand les secousses ont cessé. Quelquefois les secousses sont provoquées par une circonstance accidentelle, j'en ai provoqué chez des sujets qui n'en avaient pas ordinairement, par une simple piqûre d'aiguille au doigt, lorsque je faisais mes recherches sur le sang. Un malade en eut pendant plusieurs jours précédées d'une sensation d'aura à propos d'une tourniole à l'index gauche; un autre eut une recrudescence considérable à propos d'un phlegmon du pied.

Ces accès incomplets présentent un intérêt particulier parce que, lorsqu'ils sont fréquents, ils se prêtent bien à l'étude graphique. Les quelques exemples suivants montreront peut-être des faits inattendus.

H., atteint d'hémiplégie infantile gauche, a souvent des secousses sérielles dont j'ai pu obtenir des inscriptions. On est frappé des différences de temps qui se montrent souvent dans les mouvements des muscles homologues des deux côtés, et du relâchement qui précède le spasme. La fig. 15 montre un relâchement synchrone des deux biceps suivi d'une contraction aussi synchrone. Sur la fig. 16, on voit aussi un changement de forme synchrone des deux droits antérieurs des cuisses, mais tandis que pour le côté droit il y a un relâchement initial, il y a contraction du côté gauche. Les fig. 17 et 18 nous montrent à la fois un défaut de synchronisme et une opposition des convexités des courbes, c'est-à-dire que tandis qu'il y a contraction du côté gauche, il y a relâchement du côté droit.

B. qui a eu une série de secousses à propos d'une tourniole à l'index gauche, m'a donné le tracé 19 dans lequel on voit qu'à la contraction du biceps gauche s'oppose une légère dépression du biceps droit précédant la contraction.

J., atteint d'épilepsie dite essentielle, a eu une série de secousses à la suite d'une piqûre au petit doigt de la main droite sans aura; on voit que le biceps droit a une avance de 0″,22 sur le biceps gauche (fig. 20).

F., aussi épileptique essentiel, a de fréquentes secousses; on voit (fig. 21 et 22) que ces secousses sont synchrones dans les deux biceps et qu'elles sont quelquefois précédées d'un relâchement des deux côtés. Les figures 23 et 24 représentent les courbes

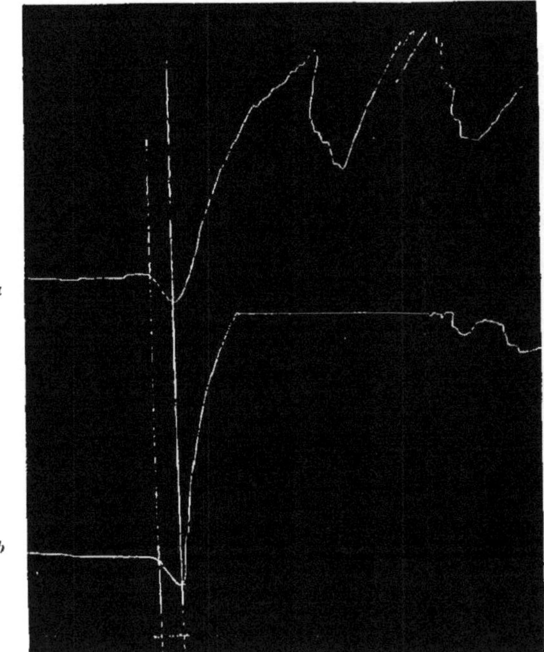

Fig. 15. — *a*, courbe du biceps droit; *b*, courbe du biceps gauche.

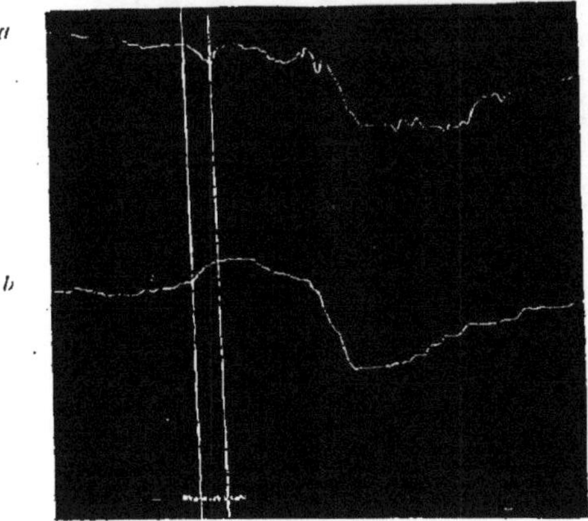

Fig. 16. — *a*, courbe du droit antérieur de la cuisse droite; *b*, courbe du droit antérieur de la cuisse gauche.

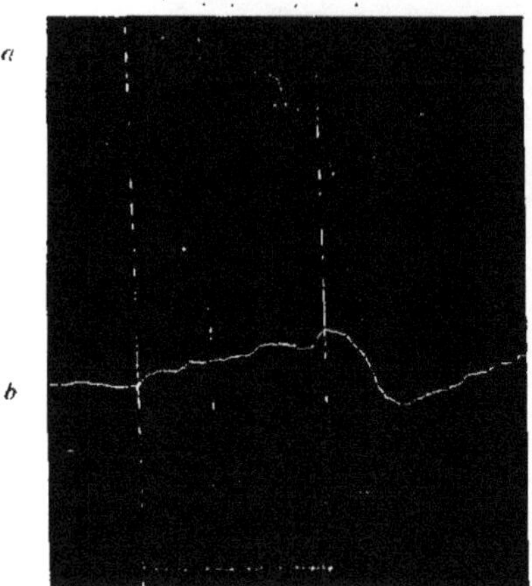

Fig. 17. — *a*, courbe du muscle droit antérieur de la cuisse droite; *b*, courbe du droit antérieur gauche.

Fig. 18. — *a*, courbe du droit antérieur droit; *b*, courbe du droit antérieur gauche.

simultanées des muscles de la nuque, du biceps et du droit antérieur de la cuisse du côté gauche. On y voit l'invasion successive du spasme qui prend d'abord le cou, puis le membre supérieur, puis le membre inférieur. Quand la secousse est plus faible

Fig. 19. — *a*, courbe du biceps gauche; *b*, courbe du biceps droit.

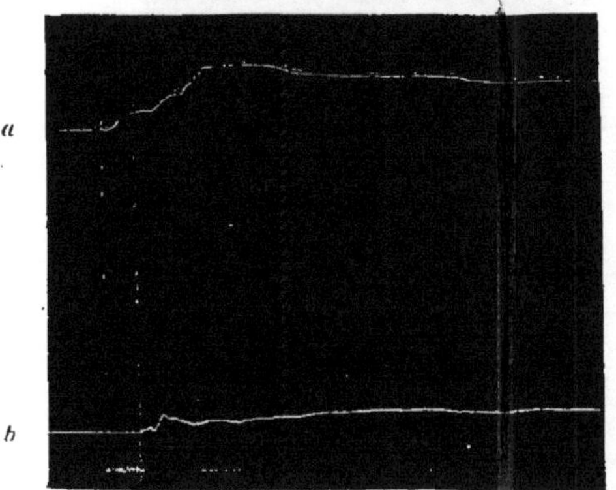

Fig. 20. — *a*, courbe du biceps droit; *b*, courbe du biceps gauche.

(fig. 24), le membre inférieur n'est le siège d'aucun mouvement. La figure montre le retard de la secousse du jambier antérieur gauche sur celle du droit antérieur du même côté; mais sur cette figure on voit que la légère contraction initiale du droit antérieur est bientôt suivie d'un relâchement qui manque sur la courbe du jambier.

J'ai pu sur ce même malade prendre des tracés pléthismogra-

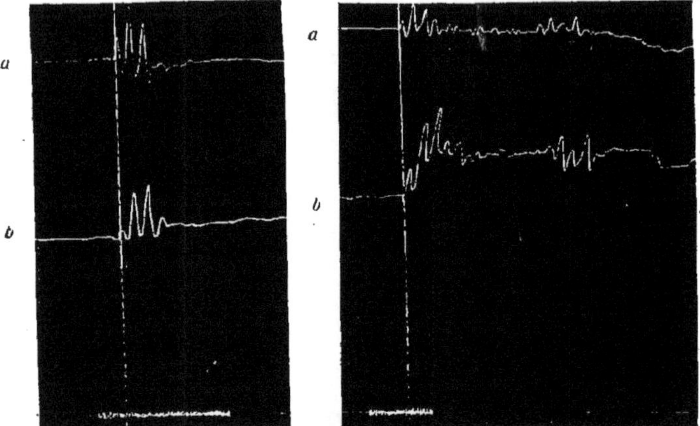

Fig. 21, 22. — *a*, courbe du biceps gauche ; *b*, courbe du biceps droit.

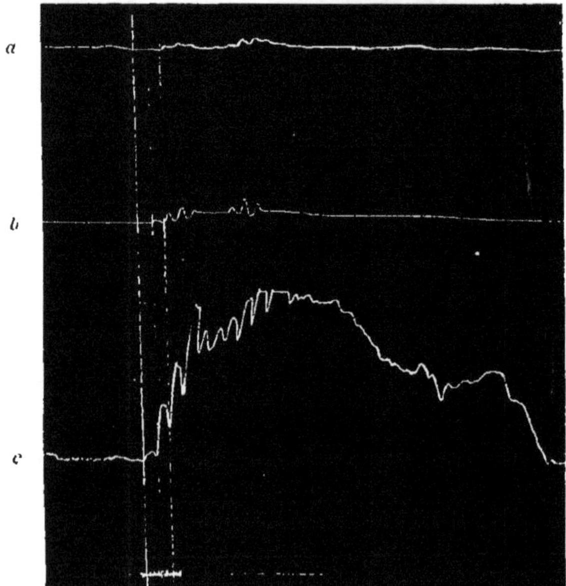

Fig. 23. — *a*, courbe des muscles de la nuque du côté gauche ; *b*, courbe du biceps gauche ; *c*, courbe du droit antérieur à la cuisse gauche.

phiques représentant les changements de volume du membre au moment de la secousse. On voit (fig. 26) qu'il y a constamment une diminution de volume de courte durée, suivie d'une légère augmentation. Cette diminution de volume de la main mérite d'être rapprochée de la pâleur qui n'existe pas exclusive-

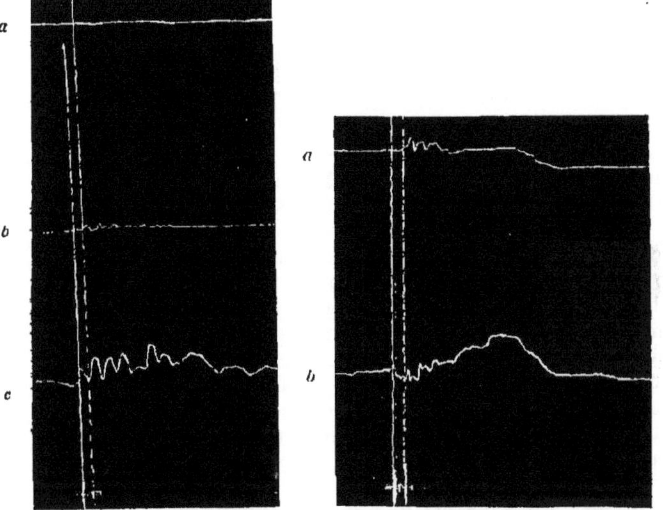

Fig. 24. — *a*, courbe des muscles à la nuque du côté gauche; *b*, courbe du biceps gauche; *c*, courbe du droit antérieur de la cuisse gauche.

Fig. 25. — *a*, courbe du jambier antérieur gauche; *b*, courbe du droit antérieur gauche.

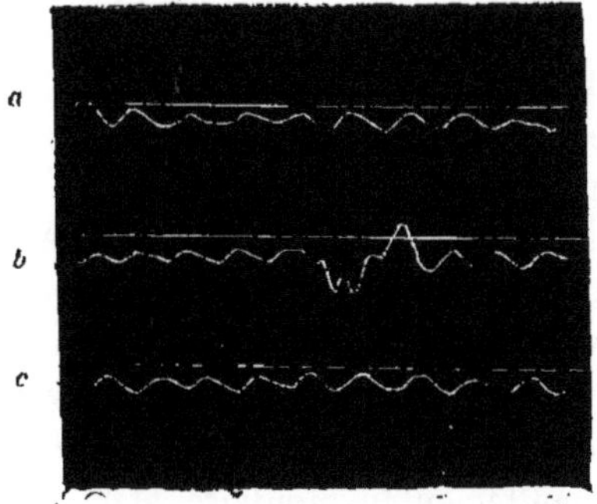

Fig. 26.— Oscillations normales du volume de la main. Sur la ligne *b*, on voit une dépression qui correspond à une secousse.

ment à la face, et de l'augmentation de pression artérielle que j'ai si souvent constatée dans les accès plus longs.

Les secousses peuvent être limitées à certaines parties du corps; quelquefois elles occupent surtout le thorax.

Observation XXI. — *Épilepsie. — Secousses thoraciques avec bruit laryngé.*

L., 54 ans, a eu sa première attaque à l'âge de 35 ans à la suite d'une peur qui lui provoqua pendant trois ou quatre jours des rêves effrayants à la suite desquels le paroxysme survint sans qu'il ait présenté d'antécédents névropathiques nets, mais il est asymétrique. Les accès sont souvent précédés par le rêve de l'accident (une chaîne tombant d'un quatrième sur un individu qui travaillait à côté de lui). De temps en temps il a, outre des accès et des vertiges qui n'ont rien de spécial, des secousses quelquefois limitées au tronc qui se renverse en arrière, quelquefois prenant en même temps les membres supérieurs (les épaules se soulèvent), ou encore les membres inférieurs (les genoux s'entrechoquent en se rapprochant brusquement); quand les secousses sont très violentes, la contraction des muscles de la poitrine s'accompagne d'un bruit laryngé; souvent ce malade présente des secousses du grand zygomatique droit.

Il est difficile de dire si les secousses s'accompagnent ou non d'interruption de la conscience; mais souvent, lorsqu'elles ont été très répétées, elles sont suivies de phénomènes d'épuisement analogues à ceux qui suivent les attaques vulgaires et d'obnubilation intellectuelle. Il est vraisemblable que ces manifestations frustes sont moins limitées qu'elles ne le paraissent.

Parmi les accès incomplets, on peut ranger certains cas de répétition automatique des mots sans signification. Moreau cite une malade qui dans l'aura inclinait alternativement la tête à droite et à gauche en disant « dodo, dodo ». J'en ai observé un autre qui répétait avant de tomber « c'est bien, c'est bien ». Chez certains malades, ce marmottement automatique constitue tout l'accès (1). C'est ce qu'on a appelé l'*épilepsie marmottante (muttering epilepsy)*. Ce marmottement involontaire est quelquefois inconscient; d'autres fois le malade comprend parfaitement ce qu'il dit, et l'absurdité de ce qu'il dit, mais les mouvements d'articulation se font spasmodiquement, malgré lui.

(1) Cheadle, *Four Cases of a peculiar epileptiform disease.* (*British med. journ*, 1875, p. 572.)

CHAPITRE IX

PAROXYSMES ANORMAUX. — ATTAQUES APOPLECTIFORMES. — CRISES DE TREMBLEMENT. — ATTAQUES PROCURSIVES

Trousseau a beaucoup insisté sur une forme particulière de paroxysmes, connue peut-être de Cælius Aurelianus, indiquée par Romberg (1), les *attaques apoplectiformes* qu'il rattache à l'épilepsie. Ces attaques, rapportées en général à la congestion cérébrale, sont constituées par une chute brusque avec ou sans cri rauque ou étouffé, perte de connaissance et stertor. Trousseau a montré que ces attaques, qui peuvent survenir à tou âge, alternent souvent avec des attaques convulsives d'épilepsie vraie. Quelquefois elles se présentent avec une grande bénignité, d'autres fois au contraire elles ont des suites plus graves, telles qu'obnubilation de l'intelligence, phénomènes impulsifs, perte de mémoire, etc. Lasègue a fait remarquer avec juste raison que les familles cherchent autant que possible à cacher la nature des accidents, et accueillent volontiers l'hypothèse de la congestion cérébrale, et autant que possible, même devant le médecin, elles dissimulent les phénomènes convulsifs. Il faudrait réserver les qualifications d'attaques apoplectiformes à des attaques qui ont été directement observées par une personne capable d'en apprécier les caractères. Les attaques apoplectiformes qui alternent avec des attaques épileptiformes déjà connues se produisent souvent chez des sujets déjà atteints d'autres symptômes de paralysie générale ; elles constituent alors une catégorie à part. Enfin lorsque ces attaques sont le premier trouble paroxystique qui se produit chez un individu qui devient officiellement épileptique, elles se pro-

(1) Romberg, *Lehrbuch der Nervenkrankheiten*, Berlin, 1857.

duisent souvent à la suite d'une insolation, d'un coup de froid, d'une émotion morale vive, etc. On peut se demander alors si elles ne sont pas en rapport avec une véritable congestion cérébrale qui constitue la cause déterminante de l'épilepsie consécutive. Cependant je crois être en mesure d'affirmer l'existence des attaques apoplectiformes chez les épileptiques, mais au lieu de les considérer comme une forme spéciale de l'attaque, je suis porté à les regarder comme des accès incomplets, des accès stertoreux auxquels manque la période convulsive. J'étais en train de prendre des mesures anthropométriques sur le malade D. lorsque tout à coup il pâlit, regarde fixement, et tombe en arrière comme foudroyé sans aucun mouvement, sans aucune rigidité ; sa face se congestionne, sa respiration devient stertoreuse, lorsqu'on ouvre ses vêtements on s'aperçoit qu'il a uriné. Il est dans la résolution complète, il ne répond à aucune excitation, les deux yeux ouverts, les pupilles dilatées et immobiles ; les réflexes rotuliens sont abolis, le pouls est dépressible. Au bout de cinq minutes environ la respiration reprend son type normal, et le pincement provoque des mouvements, mais le malade ne répond à aucune interpellation, il pousse seulement quelques grognements et il retombe dans un sommeil profond qui dure une demi-heure environ, et dont il sort sans aucun souvenir de ce qui s'est passé ; il se croit dans le chauffoir, il ne se souvient pas d'être venu dans mon cabinet ni d'avoir été l'objet d'une exploration quelconque ; il présente donc une amnésie rétroactive d'au moins cinq minutes.

On peut rapprocher de ces *attaques stertoreuses*, les attaques de sommeil impérieux et subit, suivi de délire violent signalées par Caffe et Sémelaigne, chez un malade qui offrait d'ailleurs d'autres troubles épileptiques, tels que défaillances, vertiges, accès incomplets. Weiss (1) a aussi observé un individu dont les crises étaient constituées par un sommeil de plusieurs heures. Kesteven a vu des crises de stupeur chez un enfant survenant à heures régulières et qui ont cédé au bromure de potassium (2).

(1) Weiss, *Die epileptische Geistesstorung*. (*Wiener med. Woch*, 1876, p. 17.)
(2) Kesteven, *Clinical Society*, 1879, t. III, p. 168.

Les attaques de sommeil ne sont d'ailleurs pas rares chez les épileptiques à la suite d'excitations psychiques, quelques-uns en ont constamment après leurs violentes colères.

De temps en temps, chez quelques malades, les grandes crises convulsives sont remplacées par des crises de tremblement qui durent quelquefois plusieurs heures, s'accompagnant d'obnubilation intellectuelle plus ou moins apparente.

On a décrit depuis l'antiquité une forme particulière de paroxysmes, dans lesquels le malade marche ou court, épilepsie procursive ou mieux simplement épilepsie courante, car tantôt le malade se porte en avant, tantôt il tourne en rond soit d'un côté soit de l'autre, tantôt même il marche à reculons. Cette forme a été étudiée récemment par MM. Bourneville et Bricon (1) puis par M. Ladame (2), Mairet (3), Lemoine et Delbreil (4).

La course comitiale paraît plus fréquente dans l'épilepsie infantile. Quelquefois elle se produit avant toute autre manifestation épileptique et reste longtemps isolée. Souvent elle est remplacée par des accès convulsifs, mais cependant elle peut continuer à se manifester chez des sujets adultes. Quelquefois la transformation se fait d'un coup ; plus souvent les deux formes de paroxysmes alternent pendant un certain temps. La course isolée est quelquefois précédée d'une aura ; dans quelques cas, elle s'accompagne de cri ; ordinairement elle est inconsciente. Quelquefois la course constitue un prélude de l'attaque convulsive qui la suit sans interruption ; d'autres fois, elle constitue en quelque sorte le complément de l'attaque convulsive, le malade se relève et se met à courir ou à tourner avant de reprendre connaissance.

L'impulsion procursive se présente quelquefois sous forme d'actes automatiques, de fugues pouvant durer des heures et même des jours, et déjà connues d'Hippocrate. Dans ces fugues qui se confondent avec l'automatisme ambulatoire (5), le ma-

(1) *Arch. de Neurologie*, t. XIII, XIV, XV, XVI.
(2) *Revue médicale de la Suisse romande*, 1889, janvier.
(3) Mairet, *De l'épilepsie procursive*. (*Revue de médecine*, 1889, p. 641, 741.)
(4) Delbreil, *De l'épilepsie procursive;* th. Lille, 1889.
(5) Charcot, *Leçons du mardi*, 1889, XIVe leçon.

lade, qui quitte brusquement son domicile ou son travail, peut se comporter comme s'il avait conscience de ses connaissances acquises, puisque quelquefois il prend un billet de chemin de fer, se fait servir à manger, paie, etc.; elles peuvent laisser comme la simple course une amnésie complète. Les courses comitiales coïncident souvent avec des perversions instinctives, avec la folie morale. MM. Bourneville et Bricon ont pensé que cette forme d'épilepsie pouvait se rattacher à des lésions du cervelet; mais dans la plupart des cas de ce genre, les lésions du cervelet n'étaient pas isolées; et d'autre part un grand nombre d'épilepsies par lésions cérébelleuses ne présentaient pas cette manifestation, que l'on peut supposer d'origine corticale comme les autres actes impulsifs. Quant à la nature scléreuse de la lésion que l'on trouve dans le cas de M. Mairet, elle n'a rien de spécial à cette forme d'épilepsie.

La course peut encore se manifester chez les épileptiques en conséquence d'hallucinations terrifiantes auxquelles le malade cherche à se soustraire par la fuite; dans ces cas l'inconscience n'existe pas. Un de mes malades, qui a d'ailleurs des accès convulsifs et des vertiges, a de temps en temps des hallucinations subites de l'ouïe, dans lesquelles il entend rugir des lions, qui le font fuir; lorsqu'il est trop éloigné d'un bâtiment pour pouvoir s'y réfugier rapidement, la fugue est généralement interrompue par une attaque.

La course épileptique, qui constitue une décharge motrice coordonnée, établit une sorte d'intermédiaire entre les décharges inconscientes incoordonnées et les accès impulsifs qui s'accompagnent d'états de conscience plus ou moins nets.

CHAPITRE X

DURÉE ET FRÉQUENCE DES ACCÈS CONVULSIFS. — ÉTAT DE MAL

Si on peut dire qu'il n'y a pas deux épileptiques dont les manifestations convulsives se ressemblent, et s'il est rare aussi que chez le même sujet les paroxysmes convulsifs se présentent avec une identité parfaite, il n'est pas moins certain que la durée des accès varie autant que leur forme. Lasègue affirmait qu'une véritable attaque d'épilepsie ne dure jamais plus d'une minute; mais cette opinion me paraît inacceptable. Il est certain qu'en général la durée d'une attaque convulsive ne dépasse guère, comme l'ont indiqué Delasiauve, Calmeil, Trousseau, Voisin, deux ou trois minutes; il est rare qu'elle dépasse cinq minutes, mais on ne doit pas révoquer en doute les observations de Tissot, qui signale des attaques de dix minutes de durée; j'en ai vu de plus de huit minutes.

On ne peut établir aucun rapport entre l'intensité des spasmes et leur durée. Quant à la durée relative des périodes toniques et cloniques, elle est aussi extrêmement variable. En général, la période tétanique est extrêmement courte; mais chez certains malades, la trépidation tétaniforme est remplacée par une sorte de contracture générale sans aucun mouvement apparent, qui chez un de mes sujets dure près de trois minutes.

Quant au stertor, sa durée est souvent difficile à apprécier, surtout chez les malades où il se continue sans transition avec le sommeil post-paroxystique; chez quelques-uns, il est plus court que les deux autres périodes. D'ailleurs, presque tous les malades présentent des attaques incomplètes dans lesquelles une des périodes est plus ou moins rudimentaire ou même complètement supprimée.

Si la durée des accès est très variable, leur fréquence ne l'est pas moins. On peut citer des malades qui n'ont eu qu'un unique accès dans toute leur vie ; quelques-uns passent plusieurs années sans en avoir ; un plus grand nombre n'ont qu'un ou quelques accès par an. Il est assez difficile d'établir une statistique de ces cas à paroxysmes rares, parce que assez souvent leur nature est méconnue et qu'ils échappent à l'observation du médecin. Chez un certain nombre, les accès se répètent mensuellement, c'est ainsi qu'on a pu croire à l'influence des phases lunaires ; il n'est pas douteux, d'ailleurs, que chez quelques femmes, les attaques d'épilepsie coïncident fréquemment avec les périodes menstruelles. Il n'est pas rare que les attaques aient une fréquence plus grande encore, se reproduisent plusieurs fois par mois, même plusieurs fois par semaine. Les épileptiques qui ont des attaques tous les jours ou plusieurs fois par jour sont généralement profondément atteints dans leur intelligence.

Nous aurons à étudier plus tard les causes déterminantes des accès, mais il importe de signaler ici, qu'en dehors de toute espèce de cause connue, certains malades présentent à des époques indéterminées des recrudescences de paroxysmes. Ces recrudescences se manifestent sous forme d'accès répétés en série dans la même journée ou la même nuit, tantôt séparées par des intervalles de calme et de lucidité plus ou moins longs, tantôt se succédant immédiatement, les convulsions étant ou non interrompues par une phase de stertor sans retour de la connaissance. Les accès par séries continues, présentent souvent des modifications phénoménales importantes, ils deviennent subintrants (attaques imbriquées de Trousseau), chaque paroxysme plus ou moins incomplet est interrompu par le début du suivant, et le malade ne reprend pas connaissance avant la fin de la série. Ces accès sériels s'accompagnent d'une élévation de température plus considérable qne les accès isolés, et ils sont suivis d'une dépression générale plus durable. Toutes les formes de paroxysmes épileptiques peuvent se présenter en séries ; à nombre égal, les séries vertigineuses sont généralement suivies d'une hébétude moins considérable que les séries de grandes attaques. Les séries de secousses sont quelquefois suivies d'une sensation de courbature souvent localisée dans les groupes musculaires les plus affectés. Chez quelques malades, les convulsions prédominent tantôt d'un côté, tantôt de l'autre, dans les accès qui se succèdent en série, comme si les deux hémisphères cérébraux se déchargeaient successivement.

La répétition des paroxysmes peut se présenter sous une forme plus grave que la série, c'est ce que l'on désigne depuis longtemps à la Salpêtrière et à Bicêtre sous le nom d'*état de mal.*

L'état de mal n'avait pas complètement passé inaperçu des anciens auteurs. M. Calmeil (1) le signale succinctement, mais avec exactitude, en ces termes : « ... Il est des cas où un accès à peine fini, un autre recommence, et successivement coup sur coup, si bien qu'on peut compter quarante, soixante accès sans interruption ; c'est ce que les malades appellent entre eux *état de mal.* Le danger est pressant ; beaucoup de sujets succombent. Il ne faudrait pas dire ici qu'on a vu l'accès durer une heure, quatre heures, tout un jour, mais bien qu'un grand nombre d'attaques n'ont cessé de se succéder, ce qui n'est pas la même chose pour le diagnostic. » Herpin connaissait aussi l'état de mal, qu'il désigne sous le nom de « paroxysme », et n'ignorait pas non plus qu'on en pût mourir : il cite plusieurs observations de terminaison fatale (2).

L'état du mal n'a guère été décrit avec soin que depuis les travaux de M. Bourneville (3). MM. Crichton Browne (4), Coggin (5), Bevan Levis (6), Leroy (7), etc., en ont rapporté un certain nombre d'exemples. Cet état est constitué par deux périodes ; une période convulsive et une période d'épuisement. Tantôt l'état de mal s'établit d'emblée, tantôt il a été précédé à intervalles variables de séries de deux ou trois crises ou plus.

(1) Calmeil, *De l'épilepsie étudiée sous le rapport de son siège et de son influence sur la production de l'aliénation mentale ;* thèse, 1824, p. 13.

(2) Herpin, *Du pronostic et du traitement curatif de l'épilepsie*, 1852, p. 371.

(3) Bourneville, *Études cliniques et thermométriques sur les maladies du système nerveux*, 1872. (*Bull. Soc. Biologie*, 1874.)

(4) Crichton Browne, *The West Riding lunatic Asylum.* (*Med. Reports*, vol. VIII, 1873, p. 152.) — *Death in status epilepticus.* (*Journ. of Mental Sc.*, april 1873, p. 32.)

(5) *Epilepsy, in a Child death.* (*The Boston Med. Journ.*, 1874, vol. XCI, p. 93.)

(6) *On the thermal changes in Epilepsy and epileptic status.* (*Med. Journ. and Gaz.*, vol. I, p. 275.)

(7) *De l'état de mal épileptique ;* th. 1880.

La *période convulsive* est caractérisée par la répétition à peu près incessante des paroxysmes spasmodiques, tantôt les attaques sont complètes et séparées par un court intervalle, tantôt elles sont incomplètes et subintrantes, imbriquées. En tout cas, et c'est ce qui caractérise l'état de mal, le malade ne reprend pas connaissance et reste dans l'intervalle des attaques dans un collapsus comateux. Au bout d'un certain temps, il arrive qu'une moitié du corps reste flasque dans l'intervalle des paroxysmes, et enfin tout spasme s'arrête et le malade reste dans le stertor. La respiration devient remarquable par sa fréquence et son peu d'amplitude ; le pouls devient d'une rapidité extrême, et la température s'élève. Cette élévation de la température, qui dans les accès isolés ou sériels ne dépasse guère 38 ou 39°, peut atteindre dans l'état de mal 40 ou même 41° (Bourneville) ; elle monte en général dès les premiers accès, et reste élevée jusqu'à la mort, nonobstant la suspension momentanée ou définitive des accès ; il peut même arriver qu'elle monte encore après la mort. Lorsque la température s'abaisse en même temps que les accès s'éloignent ou deviennent moins intenses, cet abaissement constitue un signe favorable.

La période convulsive, qui est quelquefois précédée d'une série de secousses ou d'une répétition plus fréquente des accès, mais débute souvent d'emblée, dure de quelques heures à deux ou trois jours avec ou sans suspensions pendant lesquelles le malade reprend partiellemement connaissance. Les accès sont plus ou moins fréquents ; quelquefois ils se répètent plus de cent fois dans les vingt-quatre heures, on peut alors dire que le pronostic est fatal. Quelquefois la mort arrive au milieu des convulsions, la période d'épuisement manque, et on ne peut pas assigner de règle fixe ni même un nombre approximatif de paroxysmes suffisant pour entraîner la terminaison fatale. Quelquefois le malade succombe à la suite d'une trentaine d'accès, d'autres fois il ne succombe qu'après un long collapsus qui a été précédé de plusieurs centaines d'attaques. En général, l'évolution de l'état de mal dure trois jours, mais elle peut durer jusqu'à huit ou neuf.

Lorsque l'état de mal doit se terminer heureusement en même

temps que la température s'abaisse, les attaques deviennent moins fréquentes et moins graves, le malade répond aux excitations extérieures par des mouvements dont le caractère volontaire s'accentue de plus en plus; puis la connaissance revient progressivement.

Lorsqu'au contraire l'état de mal doit se terminer par une *période d'épuisement*, les mouvements diminuent aussi graduellement, mais la respiration reste précipitée de même que le pouls et la température se maintient élevée ; la face est d'une pâleur cadavérique, la peau se couvre d'une sueur visqueuse. Le malade ne répond à aucune excitation. La respiration de plus en plus superficielle se ralentit en même temps que le pouls s'affaiblit, et la mort arrive dans le collapsus. Pendant toute cette période aussi bien que pendant la période convulsive, il existe une constipation opiniâtre. Mais la période d'épuisement se caractérise par la paralysie des membres qui succède aux convulsions. Cette paralysie n'est en quelque sorte que l'exagération de l'affaiblissement musculaire que l'on constate à la suite des accès isolés. C'est une paralysie flasque qui prédomine dans le côté qui a été le plus atteint par les convulsions et qui, quand elle est très prononcée, peut s'accompagner de perte absolue des réflexes tendineux : les pupilles restent largement dilatées, et la dilatation est plus marquée du côté le plus paralysé. La paralysie vaso-motrice paraît jouer un rôle important dans la persistance de l'élévation de température qui peut continuer à monter jusqu'à l'heure de la mort et même après : M. Parinaud a observé 42°,2 avant la mort, et 43°,3 un quart d'heure après ; MM. Bourneville et Leflaive ont vu la température monter à 44° après la mort.

Il faut noter que l'état de mal n'est pas nécessairement constitué par de grands accès d'épilepsie générale, il peut résulter de la succession sans interruption d'attaques d'épilepsie partielle, d'accès incomplets, de vertiges (1).

Lorsque le malade guérit de l'état de mal il ne se relève que lentement. Tous les phénomènes d'épuisement sont

(1) Morlot, *Sur une forme grave de l'épilepsie*; th. 1881.

beaucoup plus marqués qu'à la suite des accès isolés ou même des accès sériels. Nous avons vu que la paralysie motrice fait partie de cet état, la sensibilité n'est pas moins troublée que la motilité : elle est atteinte sous toutes ses formes. La stupeur consécutive à l'état de mal met un temps considérable à se dissoudre et on ne peut bien se rendre compte de sa durée que par la mesure du temps de réaction. Chez un malade qui était resté couché deux jours après le dernier de cent vingt-six accès, j'ai constaté la persistance d'un retard de la réaction jusqu'au dixième jour, alors qu'il se promenait depuis une semaine et pouvait paraître depuis longtemps complètement remis.

L'état de mal détermine un abaissement énorme de la pression artérielle, je l'ai vue plusieurs fois descendre jusqu'à 450 chez des individus chez qui elle était normalement de 800 ou 850. Cet abaissement de pression peut persister pendant deux ou trois jours après la cessation des accès.

L'état de mal détermine en outre un abaissement considérable de la quantité d'oxyhémiglobine dans le sang, et cet abaissement s'accentue encore pendant les premiers jours de la période de réparation. Même lorsque le malade est soumis à une alimentation surabondante pendant toute la durée de l'état de mal, il subit une perte de poids, et cette perte de poids continue après que le malade a repris connaissance, quelquefois pendant plusieurs jours. Nous reviendrons plus loin en détail sur tous les phénomènes d'épuisement qui succèdent aux paroxysmes épileptiques.

Quelques malades sont en quelque sorte libérés pour un temps de leurs attaques à la suite d'un état de mal; mais cet armistice n'est pas durable. L'état de mal peut précipiter la démence principalement chez les sujets âgés.

Les crises sérielles et l'état de mal constituent en quelque sorte une forme aiguë de l'épilepsie. Cette épilepsie aiguë, qui se produit chez des malades ordinairement atteints de grandes attaques épileptiques ou de paroxysmes incomplets ou anormaux, se manifeste souvent sans cause appréciable; mais d'autres fois elle se déclare sous l'influence d'une émotion violente, d'un excès de boissons ou de toute autre cause d'excitation, ou encore elle constitue une sorte de décharge complémentaire à la suite d'une suspension plus ou moins prolongée des attaques isolées, que cette suspension ait été spontanée ou provoquée par un traitement quelconque. Dans ces sortes de cas on ne cherche pas à différencier l'épilepsie aiguë de l'épilepsie vulgaire. Lorsqu'au contraire ces séries ou cet état de mal se montrent chez un malade qui n'est pas ordinairement atteint de décharges épileptiques, sous une forme quelconque, mais apparaissent à propos d'une crise physiologique, comme la dentition, la puerpéralité, ou d'une maladie générale, bon nombre d'auteurs veulent en faire une manifestation différente de l'épilepsie, et on la désigne généralement sous le nom d'éclampsie. Cette distinction n'est pas plus fondée que celle qu'on a cherché à établir entre l'attaque d'épilepsie dite vulgaire et l'attaque d'épilepsie symptomatique.

CHAPITRE XI

PAROXYSMES SENSORIELS ET VISCÉRAUX

Plusieurs syndromes douloureux ou spasmodiques affectent avec l'épilepsie des rapports multiples, tantôt on les voit coïncider dans la même famille ou chez le même individu, tantôt ils se succèdent ou paraissent se suppléer chez le même malade. Ces syndromes, que l'on pourrait désigner collectivement sous le nom de succédanés ou d'équivalents épileptiques, pourraient à plusieurs titres être considérés comme des accès incomplets dont ils présentent les phénomènes douloureux ou moteurs à l'état d'isolement ou de localisation. Nous avons vu, en effet, que l'attaque est souvent annoncée par des céphalées localisées par des auras douloureuses des membres de la région précordiale, etc., par des secousses plus ou moins localisées.

Parmi les succédanés viscéraux il faut citer l'angine de poitrine.

Trousseau s'est efforcé de prouver que l'angine de poitrine constitue quelquefois une des manifestations de l'épilepsie, tantôt elle lui succède, tantôt elle la précède, tantôt elle alterne avec elle ; et d'après Liveing, elle pourrait alterner avec la migraine et l'épilepsie. Les préludes de l'angine, qui partent de la main, gagnent le bras, le cou, la région précordiale, peuvent à bon droit être comparées à l'aura épileptique, dont l'angine de poitrine se rapproche encore par le caractère paroxystique et souvent nocturne de ses manifestations. M. Huchard (1) pense qu'elle s'en distingue par la douleur, mais ce serait une erreur de croire que les auras de l'épilepsie sont rarement douloureuses.

Loupias (2) décrit ainsi deux accès d'angine de poitrine chez

(1) *Traité des névroses d'Axenfeld*, 1883, p. 318.

(2) *Quelques observations d'anatomie pathologique pour servir à l'histoire de l'angine de poitrine*; th., 1865.

un malade qui ne paraît pas atteint d'épilepsie : « Serrement épigastrique très vif, remontant vers la gorge pour s'y fixer et l'étrangler, anxiété précordiale très intense, trismus, douleurs dans les oreilles, sicœlorrhée, sueurs abondantes au visage, incontinence d'urine ; le tout se terminant à la suite d'une miction très abondante... Au moment de faire son lit, le malade est pris d'une douleur très vive dans la moitié droite de la tête; en même temps il se manifeste de l'anxiété cardiaque ; le serrement épigastrique ainsi que le trismus étaient sur le point de se déclarer, lorsque l'accès se termine tout d'un coup par une miction involontaire assez abondante. »

M. Bernheim (1) a d'ailleurs rapporté l'observation d'un malade atteint d'angine de poitrine sans angine, dont les accès étaient constitués par une angoisse horrible, de la suffocation et une crainte de mourir pouvant durer une demi-heure ou une heure qui peut être rapprochée de certains raptus psychiques de l'épilepsie.

Un certain nombre d'épileptiques offrent des attaques syncopales qui, en l'absence d'autres troubles, sont difficilement rattachés à la névrose. Ces attaques syncopales peuvent être déterminées par des exercices violents ou la chaleur (2), mais elles peuvent se produire spontanément.

L'asthme peut encore, dans quelques circonstances, être rattaché à l'épilepsie. Salter (3) a observé des attaques d'asthme alternant avec l'épilepsie. Dans ces dernières années, on a décrit des crises hallucinatoires aiguës alternant avec les crises d'asthme et qui peuvent à bon droit être rapprochées des crises psychiques de l'épilepsie. Schüle cite un soldat à poitrine étroite qui « après avoir eu plusieurs hémoptysies » présenta des symptômes d'asthme, puis se rétablit; trois jours après, il eut de la dyspnée avec râles fins, puis l'amélioration survint. Après quatorze jours, oppression précordiale, céphalalgie, gêne de la respi-

(1) Bernheim, *Leçons de clinique médicale*, 1876, p. 206.

(2) Thurn, *Syncopa, epilepsia acuta vaso-motoria und angina pectoris vasomotoria.* (*Deutsch Militar art. Zeitsch*, 1875, n° 6.)

(3) H. H. Salter, *On asthma*, 1860, p. 44.

ration sans troubles stéthoscopiques; douleur intercostale très intense du côté gauche; dans la nuit, accès démonomaniaque, le malade voyait des diables, chantait prononçait des sermons. Refus de nourriture, augmentation de l'excitabilité réflexe, refroidissement des extrémités, inégalité pupillaire, marmottement confus; suppression de toute perception, pouls 64. Au bout de quatre jours, ce malade revint à lui, et l'amnésie était complète; pendant quatre semaines, il fut tranquille, et sa conduite était normale; il était fatigué, épuisé, parlait peu et gémissait continuellement. De temps en temps, il présentait encore de la gêne de la respiration et des râles muqueux fins; quand ces phénomènes disparaissaient, un nouvel accès éclatait. Après quelques heures de tranquillité et de dépression plus marquée, après une gêne respiratoire plus grande, il prenait tout à coup l'aspect d'un paludéen à la période de frisson; respiration accélérée, difficile, pouls rare, battements cardiaques plus forts, cyanose légère, peau froide, douleur intercostale très vive. En quelques heures, l'accès était terminé, et il était suivi d'amnésie complète (1).

Chez les enfants qui sont rarement atteints d'asthme, au moins avant cinq ou six ans, on peut voir cette complication se manifester à propos de bronchites légères et alterner avec des convulsions plus ou moins généralisées; d'autres fois l'épilepsie succède à l'asthme.

Observation XXII. — *Hérédité arthritique et névropathique; asthme et épilepsie.*

A. P..., 16 ans. Père asthmatique dès l'enfance, plusieurs rhumatismes dans la famille paternelle. — Mère hystérique à attaques. Tante maternelle atteinte de maladie de Basedow sans exophthalmie. Deux enfants nés avant A... ont succombé aux convulsions, lui-même n'en a pas eu; mais dès l'âge de 2 ans il a eu des accès d'asthme qui sont surtout devenus fréquents depuis l'âge de 5 ans; il a fait plusieurs saisons au Mont-Dore où il a d'ailleurs trouvé du soulagement. A 13 ans, lorsque se sont produits les premiers signes de la puberté, les accès d'asthme ont complètement disparu, mais ils ont été remplacés par des attaques d'épilepsie nocturne avec miction, morsure de la langue, stertor, céphalée persistante après les accès; et l'intelligence s'est rapidement altérée, bien que les accès ne paraissent pas se pro-

(1) Schüle, *Traité clinique des maladies mentales*, p. 442.

duire plus de deux ou trois fois par mois. Les parents prétendent que depuis la mue la physionomie de leur enfant s'est complètement transformée; auparavant il aurait ressemblé à son père : depuis la ressemblance avec la tante maternelle s'accentuerait progressivement; je me contente d'enregistrer cette affirmation.

Quant à l'asthme thymique ou asthme de Kopp, spasme de glotte, sa nature convulsive a été dès longtemps reconnue par les auteurs anglais (1), et en France, Valleix et Trousseau ont fait admettre la parenté avec l'éclampsie infantile; Herpin en rapporte un bon exemple (2). Reid a cité plusieurs cas remarquables dans lesquels le spasme de la glotte s'était manifesté chez de nombreux enfants d'une même famille, et entre autres celui de Powell, dans lequel de treize enfants, nés des mêmes parents, un seul avait échappé à cette affection. On sait d'ailleurs que le spasme de la glotte n'est pas limité au larynx, c'est rarement au sens strict le laryngisme de Reid. Déjà Gardien et Capuron l'avaient désigné sous le nom d'affection ou de contracture spasmodique du thorax et de la glotte. Pour montrer l'analogie de ce spasme avec les convulsions vulgaires, c'est-à-dire avec l'épilepsie, il suffit de reproduire la description qu'en donnent Barthez et Rilliet dans leur remarquable ouvrage (3).

« Quel que soit l'état au début, l'enfant est pris subitement et sans symptômes précurseurs d'une attaque de suffocation convulsive dont voici les caractères : La respiration est suspendue, la figure se colore et s'injecte, la tête est renversée en arrière, la bouche est largement ouverte ; l'enfant s'agite et porte les mains à son cou, comme pour enlever l'obstacle qui s'oppose à la respiration ; puis après quelques secondes de cette apnée, il fait plusieurs inspirations courtes, sifflantes, aiguës, saccadées et sans expirations intermédiaires, suivies bientôt d'une inspiration insonore et gémissante ou quelquefois d'une expiration convulsive, bruyante et saccadée; en même temps, les membres se raidissent, le pouce se porte en dedans de la paume de la main, les doigts étant allongés ou fléchis sur le métacarpe. Pen-

(1) Sieveking, *On epilepsy*, 1858, p. 175.
(2) *Du pronostic et du traitement curatif de l'épilepsie*, 1852, p. 160.
(3) Barthez et Rilliet, *Traité clinique et pratique des maladies des enfants*, 2e éd., t. II, p. 508.

dant cet accès, la plupart des fonctions, dit Hérard, éprouvent un trouble passager. Le pouls s'accélère, devient petit, souvent à peine sensible ; les battements du cœur sont tumultueux et irréguliers ; la poitrine reste immobile, mais chaque inspiration lui communique un léger ébranlement; et si on pratique l'auscultation, on n'entend plus l'expansion vésiculaire ; les veines du cou et du visage se gonflent, la peau se couvre d'une sueur froide ; des évacuations involontaires ont lieu. Le plus souvent l'intelligence est conservée, quelquefois elle est abolie. »

En somme, les attaques de spasme de la glotte ou de convulsion interne présentent assez de caractères des accès incomplets pour pouvoir leur être assimilés. L'étude que nous avons faite des troubles respiratoires qui précèdent, accompagnent ou suivent la grande attaque, feront peut-être mieux comprendre l'analogie des deux manifestations. Les convulsions dites internes, qui s'accompagnent le plus souvent de convulsions externes, ne se distinguent par aucun caractère fondamental des paroxysmes irréguliers d'épilepsie ; la circonstance qu'elles se produisent chez des enfants à la mamelle, qui ne tombent pas parce qu'ils ne se tiennent pas debout, ne peut servir à en faire une catégorie à part. Si ces convulsions paraissent spontanées, c'est qu'elles se peuvent produire sous des influences très légères, telles que les irritations intestinales si fréquentes chez les enfants dont l'alimentation est défectueuse (1). Ces convulsions ne sont souvent d'ailleurs que les premiers pas dans une carrière convulsive.

A côté de l'asthme et du spasme de la glotte, il faut encore signaler le faux croup qui peut encore faire partie du complexus épileptique. W. Squires (2) a vu un enfant qui, sous l'influence d'une obstruction intestinale, eut un accès de faux croup et le lendemain une crise de convulsions, avec secousses musculaires, flexion des pouces, strabisme.

A côté de ces troubles respiratoires, il faut citer certains troubles circulatoires qui peuvent, dans quelques cas, être ratta-

(1) H. Girard, *Contribution à l'étude du spasme sympathique des muscles de la glotte chez les enfants.* (*Rev. méd. de la Suisse romande*, 1889, p. 81, 121, 145.)
(2) *New-York med. Record* (1887, 26 février, p. 214).

chés à l'épilepsie. C'est le pouls lent permanent ou le pouls lent et découplé avec attaques syncopales.

Parmi les équivalents viscéraux de l'épilepsie on peut observer des troubles gastriques, sous forme de gastralgies, d'entéralgies, de nausées et de vomissements inopinés (1) et sans cause, de diarrhées subites, de coliques. Trousseau a cité un cas d'épilepsie gastrique, et Ramskill a localisé l'origine de ces troubles dans le plexus solaire (épilepsie ganglionnaire).

Observation XXIII. — *Epilepsie, crises de nausées.*

D. 29 ans. — Son père était pompier de Paris, il est mort d'une affection de poitrine lorsque D. n'avait que deux ans. Il ne connaît ni les ascendants ni les collatéraux de ce côté. — Sa mère, âgée de 60 ans, est asthmatique, pas d'autre antécédent nerveux. — D. a un frère et une sœur plus âgés que lui. La sœur, qui a 34 ans, a eu la danse de Saint-Guy à 16 ou 17 ans ; le frère a 32 ans et se porte bien.

D. a parlé et marché tard, peut-être vers 4 ans (?). Peu de temps après il s'est brûlé en tombant les deux jambes dans un vase plein d'eau chaude A ce propos il a eu des convulsions pendant un ou deux jours. Il a uriné au lit jusqu'à 16 ans. A 11 ans il a eu un nouvel accès convulsif, et de fréquentes absences ou vertiges, dans lesquels il pâlissait et fléchissait sur ses jambes sans spasmes. Il avait quelquefois 4 ou 5 accès de « troubles » par jour, à cette époque il apprenait très difficilement. Quelques années plus tard, ces accidents s'éloignèrent, il était quelquefois un mois sans rien avoir. Il avait appris le métier de graveur de musique et pouvait travailler régulièrement. Mais bientôt ils devinrent plus fréquents et s'accompagnaient de chute avec quelques mouvements convulsifs et étaient suivis de mouvements automatiques ; souvent le malade déchirait ses vêtements. Au bout de quelques minutes il pouvait reprendre son travail. (Il ne s'était pas mordu la langue, n'avait pas uriné.) Il a remarqué souvent que pendant un quart d'heure environ après avoir pu reprendre son burin, il travaillait bien moins vite que les autres, bien qu'il fît de son mieux. Il avait neuf ou dix accès par mois depuis un an lorsqu'il est entré en janvier 1888. En janvier 1888 il a eu six accès. Sous l'influence du traitement, ils ont diminué et pendant les onze autres mois il n'en a plus eu que seize. En outre ils paraissent moins longs, mais les accidents vertigineux ont reparu, il en a eu quinze pendant le même temps.

Il se rend mieux compte du début de ces accès qui sont généralement précédés d'une sensation de boule qui part du flanc droit et remonte à la gorge, puis il perd connaissance, tantôt sans tomber, tantôt

(1) S. Gee, *On fitful or recurrent vomiting.* (*S. Bartholomews hosp. rep.*, 1882, t. XVIII, p. 1.)

avec chute. Dans ce dernier cas il a quelques secousses, reste hébété pendant quelques minutes, et présente toujours les mêmes mouvements automatiques. En dehors de ces accidents il est sujet, depuis que les attaques ont diminué de nombre, à des maux de tête qui s'accompagnent de nausées et de vomissements et sont suivies d'obnubilation de la mémoire. Enfin de temps en temps il est pris subitement, sans cause, au milieu de son travail, ou pendant la nuit, sans douleur de tête, d'une sensation de nausée, qui est quelquefois suivie de l'expulsion de quelques glaires et qui cesse aussi brusquement qu'elle s'était produite. Ces troubles ont cédé au traitement bromuré, mais les attaques convulsives persistent.

Trousseau a insisté sur les rapports qui existent entre l'incontinence nocturne d'urine et l'épilepsie dont elle n'est souvent qu'un symptôme qui met sur la voie du diagnostic des attaques. L'incontinence d'urine existe souvent à l'état d'isolement et paraît constituer un symptôme précurseur d'affections névropathiques diverses, mais en particulier de l'épilepsie (1).

L'incontinence prémonitoire ou symptomatique de l'épilepsie ne se produit pas nécessairement dans la nuit et pendant le sommeil. Elle peut se manifester de jour (2) et à l'état de veille, le malade ayant une connaissance parfaite du phénomène morbide. Cette incontinence consciente peut se présenter aussi bien chez les adultes que chez les enfants,

Observation XXIV. — *Epilepsie, bégaiement, nystagmus consécutif aux attaques, miction involontaire et consciente.*

C., 30 ans, épileptique depuis l'âge de 22 ans, a été placé à Bicêtre à plusieurs reprises. Il a toujours eu la parole difficile, et présente encore une sorte de bégaiement qui s'accentue après les accès. Il a pissé au lit jusqu'à 10 ans. A l'âge de 15 ans, sans convulsions, sans autre paralysie il est devenu strabique de l'œil gauche subitement. Ce strabisme convergent persiste et s'accentue à la suite des accès et alors le malade voit double. Ce n'est qu'après l'apparition des accès d'épilepsie qu'est apparu le nystagmus latéral dont le malade a parfaitement conscience et qui s'accentue aussi après les accès. L'iris gauche est d'un brun un peu plus foncé que le droit. Il existe un léger degré de parésie faciale à gauche. A l'état normal, la pression dynamométrique est de 50 pour la main droite, de 45 pour la gauche ; mais après les

(1) Ch. Féré, *Des troubles urinaires dans les maladies du système nerveux, et en particulier dans l'ataxie locomotrice.* (*Arch. de Neurologie*, 1884, t. VII, p. 233.)

(2) Id. *Nerve troubles as foreshadowed in the Child.* (*Brain*, 1885, t. VIII, p. 234.)

attaques la différence s'accentue. On a trouvé 29 pour la main droite et 15 pour la gauche un quart d'heure après un accès, 28 et 18 après un autre. Cependant les différentes descriptions des accès n'indiquent pas de prédominance latérale évidente. Ces accès, qui se produisent en moyenne 5 fois par mois, sont quelquefois précédés immédiatement de secousses dans les deux bras.

Ils surviennent en général la nuit et sont annoncés par des cauchemars qui se produisent souvent plusieurs nuits auparavant : ces cauchemars se rapportent généralement à des scènes de famille qui semblent aussi figurer dans le délire post-épileptique. C. a en outre quelques vertiges, et de temps en temps des accès d'excitation légers. Quelquefois il se réveille la nuit, au milieu d'un cauchemar, avec une envie pressante d'uriner dont il a parfaitement conscience; mais il se sent épuisé comme à la suite de ses accès et il est incapable de se lever. Il peut quelquefois appeler l'infirmier et se faire apporter un vase, plus souvent il ne peut pas se rendre maître du spasme et il urine dans son lit.

Le tic douloureux de la face constitue une sorte de combinaison d'un succédané douloureux et d'un succédané convulsif ; dans les cas où il envahit en même temps que tout le domaine du facial les muscles masticateurs, ceux de la langue, le trapèze, le sterno-cléido-mastoïdien, et s'accompagne de mouvements spasmodiques des membres, il ressemble de bien près à un accès incomplet et mérite le nom de névralgie épileptiforme que lui a donné Trousseau. Sa manifestation par accès et sa parenté névropathique le rapprochent encore de la névrose comitiale qui coïncide quelquefois avec lui. On peut encore dire à l'appui de l'étroite relation des deux névroses, que le bromure de potassium est susceptible d'amener la guérison du tic douloureux (Peter) aussi bien que de l'épilepsie.

Après Tissot (1), Parry (2), Lieving (3) ont admis la transformation de la migraine en épilepsie ; le fait est que, comme le dit ce dernier, on peut observer toute une série d'intermédiaires qui peuvent établir la transition entre les deux névroses. Les meilleurs faits que l'on peut citer à l'appui de cette parenté sont ceux dans lesquels une migraine périodique est remplacée par des accès épileptiques qui se reproduisent à des intervalles à

(1) Tissot, *Traité des nerfs et de leurs maladies*. (Œuvres, Lausanne, 1790, t. XIII.)

(2) Parry, *Collection from the unpublished writings*, edited by his son, vol. 1, 1825.

(3) Lieving, *On megrin and sick headhache*, London, 1873.

peu près identiques (1). Ces cas ne sont pas très rares : j'en citerai un qui est particulièrement intéressant.

OBSERVATION XXV. — *Migraine; tic de l'orbiculaire; épilepsie.*

B., 38 ans, commis, appartient à une famille nerveuse. — Sa mère est migraineuse, une tante maternelle a été séquestrée pour un accès de mélancolie avec idées de suicide; un frère aîné a succombé aux convulsions. Il a eu lui-même des accidents convulsifs à propos de la dentition et dès l'âge de 7 ou 8 ans il était *sujet à des céphalées* durant quelquefois toute une journée. Vers 11 ans ces céphalées ont disparu, mais elles se sont reproduites vers 15 ans sous formes de migraines affectant particulièrement le côté droit du front, sans troubles sensoriels mais suivis de vomissements. Ces migraines se reproduisaient presque à jour fixe tous les quinze à dix-sept jours. Quelquefois lorsque les douleurs étaient très intenses elles déterminaient des spasmes à l'orbiculaire des paupières. Peu à peu ce spasme s'est établi à l'état permanent et depuis l'âge de 25 ans le malade est affecté d'un tic non douloureux de l'orbiculaire droit qui persiste dans l'intervalle des accès de migraine. Il avait 28 ans lorsqu'il a eu son premier accès d'épilepsie. Il était sous le coup d'une attaque de migraine, il sentait déjà comme d'ordinaire depuis quelques années un endolorissement de la région frontale avec recrudescence du tic orbiculaire, quand il eut une violente contrariété qui provoqua une attaque convulsive avec cris, chute brusque, perte de connaissance instantanée, morsure de la langue, miction; les convulsions paraissent avoir été générales d'emblée avec perte de connaissance, une période tonique et une période clonique. Depuis cette époque les migraines ne se sont jamais reproduites, mais il est sujet à des attaques convulsives qui se sont reproduites d'abord avec la même régularité; attaques paraissant précédées de quelques secousses plus rapides de l'orbiculaire mais toujours avec perte de connaissance subite, et généralisation immédiate. Le bromure a fini par modifier la fréquence des accès lorsque le malade est arrivé à en prendre huit ou neuf grammes. Aujourd'hui il n'a plus d'attaques que tous les trois ou quatre mois et les dernières ont été nocturnes.

Ce fait semble établir un rapport entre la migraine, le tic douloureux, le tic vulgaire et l'épilepsie, toutes manifestations d'un trouble fonctionnel analogue du cerveau. Comme dans le tic qui accompagne la névralgie tri-faciale, le spasme affecte les muscles les plus rapprochés du nerf sensitif affecté. Je rappellerai encore à ce propos d'ailleurs que les mouvements réflexes qui se pro-

(1) Gray, *the Correlation and interconvertibility of migraine and epilepsy.* (*Pathologist*, Brooklyn, 1881, t. IV.)

duisent en raison d'excitations sensorielles douloureuses ou non se produisent d'abord et d'une manière prédominante dans les muscles dont les nerfs sont en rapport fonctionnel ou en rapport anatomique avec le nerf excité. Par exemple, lorsqu'on produit une sensation douloureuse de l'ouïe, on provoque une contraction du masséter (branche motrice du trijumeau dont l'origine est voisine de celle du facial inférieur) qui précède de plusieurs centièmes de seconde la contraction de l'orbiculaire des paupières. C'est le contraire lorsqu'on produit une excitation brusque de la vision avec la lumière du magnésium par exemple. Il convient de remarquer que dans les cas d'excitation unilatérale, il se produit une contraction des deux muscles homologues, mais le muscle qui subit l'excitation est en avance sur l'autre et sa contraction est plus énergique. Ces faits physiologiques sont importants pour l'interprétation des épilepsies au début sensoriel ou de celles qui sont provoquées par des excitations périphériques.

Nous avons vu précédemment quels étroits rapports existent entre la migraine, dite ophthalmique et l'épilepsie partielle ; les migraines sensorielles peuvent aussi faire partie du complexus symptomatique de l'épilepsie dite générale d'emblée.

Il n'est pas sans intérêt de remarquer que l'astigmatisme qui est très fréquent chez les migraineux (Brailey) (1), l'est aussi chez les épileptiques.

Du reste, certaines de ces migraines se produisent et cessent avec la même brusquerie que les paroxysmes comitiaux, et quelquefois comme l'a déjà noté Moreau, les migraines des épileptiques sont suivies d'une stupeur profonde. En somme, la plupart des névroses paroxystiques (2) peuvent être rattachées à l'épilepsie (*nerve storms* de Lieving).

Un bon nombre d'épileptiques présentent en même temps que d'autres paroxysmes plus graves, des obnubilations ou des

(1) Brailey, *Astigmatism considered in its relations to headache and to certain morbid conditions of the eye.* (*Guy's hosp. rep.*, 3e série, 1878, t. XXIII, p. 1.)

(2) Hilton Fagge, *Remarks on some of the paroxysmal neuroses.* (*Guy's hosp. rep.*, 1876, t. XXI, p. 375.)

perversions sensorielles passagères. Parmi les obnubilations, il faut citer surtout celles de la vue, que les malades désignent sous le nom d'éblouissements. Ces éblouissements peuvent, comme nous l'avons vu, être déterminés par une convulsion des muscles de l'œil dont les mouvements rapides troublent la vision distincte. Mais ils peuvent se produire en dehors de tout mouvement anormal. Ils coïncident souvent avec une certaine pâleur de la face, et constituent une variété d'accès incomplets.

Nous avons vu que les paroxysmes sont souvent précédés d'illusions ou d'hallucinations sensorielles. Ces illusions et ces hallucinations peuvent se présenter chez les épileptiques en dehors des accès convulsifs ou vertigineux. Un malade voit de temps en temps les objets qui l'entourent grossir démesurément : cette sensation, qui ne dure que quelques secondes, n'est jamais suivie d'accès. Un autre a la sensation que tout ce qui l'entoure s'éloigne, illusion tantôt isolée, tantôt suivie d'un accès convulsif. D'autres entendent des bruits vagues dans les oreilles, etc., des sons articulés, une voix qui les appelle et les font se retourner brusquement. D'autres fois, c'est une odeur nauséabonde ou un goût désagréable. Lorsqu'on interroge avec soin les épileptiques, on trouve plus souvent qu'on ne pourrait croire, de ces illusions ou de ces hallucinations passagères dans l'intervalle des accès. Ces illusions et ces hallucinations déterminent presque constamment une émotion pénible et une dépression en apparence disproportionnée avec le phénomène sensoriel. Ce caractère triste, parfois terrible, des illusions ou des hallucinations, n'est pas spécial à l'épilepsie, car on peut dire que tout le domaine de la pathologie mentale est enveloppé d'une atmosphère de tristesse ; ce qui les distingue surtout, c'est la brusquerie de leur apparition et de leur effacement, et leur peu de durée.

Ces épilepsies sensorielles ont été étudiées dans ces dernières années par M. Hammond (1), Mac Lane Hamilton (2), Anderson (3). Elles ne portent pas seulement sur le sens de la vision

(1) *On thalamic epilepsy.* (*Arch. of Medicine ;* August., 1880.)
(2) *On cortical sensory discharging lesions, sensory epilepsy.* (*New-York med. journ.*, 1882, t. XXXV, p. 475.)
(3) *On sensory epilepsy.* (*Brain*, 1886, t. IX, p. 385.)

et de l'ouïe, mais encore sur les autres sens spéciaux ; plusieurs malades se plaignent de sentir tout à coup un mauvais goût dans la bouche, une odeur singulière, qu'ils rattachent quelquefois à une substance vénéneuse. Mais lorsqu'on les interroge avec soin, on arrive généralement à reconnaître que ces sensations sont en réalité incomparables, et que le plus souvent elles ne correspondent pas à une sensation déjà éprouvée.

Le glosso-pharyngien peut être le siège non seulement d'illusions ou d'hallucinations gustatives, mais il peut encore jouer un rôle dans la symptomatologie de l'épilepsie en tant que nerfs nauséeux : le malade de l'observation XXIII éprouvait de temps en temps des nausées subites, rejetait quelques gorgées de salive, tantôt dans les préludes de l'attaque, tantôt en dehors de tout phénomène convulsif : ces nausées ont disparu depuis qu'il est soumis à un traitement bromuré.

La sensibilité cutanée peut aussi être sujette aux troubles épileptiques ; quelques malades ont des crises de chatouillement, de démangeaison, de brûlure, de froid, de douleurs fulgurantes, tantôt limitées à une région circonscrite, quelquefois étendues à tout un membre ou à toute une moitié du corps.

OBSERVATION XXVI. — *Epilepsie, crises dermalgiques.*

M., trente-six ans, maçon. — Père mort phtisique à vingt-six ans, était paralysé des quatre membres (?). — Mère bien portante. — Un frère plus jeune que lui est mort de rougeole étant enfant. — M. est né à terme, a marché à 9 mois, a parlé à un an, a été propre de bonne heure. Jusqu'à l'âge de 20 ans, il s'est toujours bien porté. Il était mobile en 1871. Pendant la nuit du 7 au 8 janvier on lui avait refusé une permission, il partit quand même avec un camarade qui lui fit peur des gendarmes. Un quart d'heure après il tomba pour la première fois. Depuis lors, jusqu'en 1876, les attaques se renouvelaient à peu près une fois par mois. Il contracta alors une fièvre typhoïde à la suite de laquelle les accès doublèrent de fréquence. Pas de syphilis.

Jusqu'en 1887 ses accès n'étaient précédés d'aucune aura, il perdait connaissance et les convulsions toniques et cloniques de l'attaque avaient paru à peu près symétriques. Cependant il conserve un peu de parésie faciale du côté droit. Sous l'influence du bromure de potassium, ses accès ne se produisaient plus de nouveau qu'une fois par mois. En janvier 1888 apparut à la face une éruption tuberculeuse de la peau, qui s'est reproduite plus tard sur le dos des mains. L'attaque conservant la même fréquence, on lui applique des pointes de feu deux fois par semaine sur la région pariétale gauche, du côté opposé à l'hémiparésie faciale. Les attaques se sont suspendues pendant trois mois. Depuis que les attaques ne se reproduisent plus, il éprouve des accès douloureux qui se manifestent par une sensation de picotement dans la peau des bourses et de la verge. Ces picotements sont suivis d'une sensation de constriction qui est quelquefois assez douloureuse pour arracher des cris. Cette crise douloureuse dure deux ou trois heures. Elle se reproduit par accès tous les huit ou quinze jours. L'antipyrine la calme. Il n'existe aucune malformation des testicules, pas de varicocèle. Le malade a eu au mois d'avril 1889 un accès convulsif qui n'a pas été précédé de douleurs.

Le 6 juin 1889, le malade se plaint d'avoir été pris la veille de sa douleur des bourses. Mais cette douleur au lieu de s'apaiser comme d'ordinaire au bout de deux ou trois heures s'est étendue aux membres et au tronc jusqu'à la racine du cou. La sensation de picotement et de cuisson s'accompagne d'une dysesthasie à la pression et au contact plus qu'au pincement ou au froid. La pression artérielle qui est ordinairement de 800°, est de 1050°; après un bain sinapisé, elle tombe à 850°, mais la douleur n'est pas modifiée. Le 7 la douleur persiste aussi étendue, il n'y a que la peau de la tête qui soit indemne. Ces accès se sont reproduits trois fois. Dans l'un d'eux on a pu constater une élévation de la température superficielle à la partie supérieure des cuisses de 1°, correspondant à une élévation analogue de la température rectale.

Le 9 juillet, étant en permission, il a eu un accès convulsif non précédé de douleurs. Ces douleurs n'ont plus reparu depuis, pendant près de deux mois.

Toutes ces sensations subjectives, sous quelque forme qu'elles se présentent, jouent un rôle important dans les délires épileptiques, elles président à la genèse des délires de suspicion, de persécution, etc., et sont souvent le point de départ d'impulsions.

CHAPITRE XII

PAROXYSMES PSYCHIQUES

A côté des succédanés sensoriels et viscéraux, il convient d'étudier les succédanés psychiques de beaucoup plus importants par leur fréquence et par leur intérêt. Ils se présentent sous trois formes principales : les vertiges, les absences et les impulsions. Hippocrate connaissait ces derniers accidents dans lesquels les malades perdant toute connaissance, s'élancent de leur lit et font des fuites hors de la maison; mais c'est surtout à Morel que nous devons la description de ces formes d'*épilepsie larvée* qui ont été aussi étudiées avec soin par Howden, Samt, Griesinger, Krafft-Ebing, J. Falret, etc.

Le *vertige* épileptique est quelquefois accompagné d'une sensation de rotation due à une convulsion latérale des muscles du cou qui entraînent la tête d'un côté; mais ordinairement il s'agit plutôt d'une sensation d'éblouissement. Cette forme de paroxysme se montre chez certains malades longtemps avant les accès complets, elle ne constitue en somme qu'une variété de l'accès incomplet. Dans le vertige, le malade pâlit, perd connaissance, rejette souvent de l'écume par la bouche, sa face s'anime de mouvements convulsifs, en général très limités, urine quelquefois dans ses vêtements. Le vertige ne s'accompagne pas toujours de chute ; le malade a en général le temps de prendre un point d'appui. Au bout de quelques secondes, il revient à lui, ne conserve aucun souvenir de ce qui vient de se passer et s'étonne des soins dont il est l'objet.

Le vertige épileptique s'accompagne des mêmes troubles circulatoires et respiratoires que le grand accès ; mais ces troubles sont moins prononcés, moins durables, ils persistent beaucoup moins longtemps après le paroxysme. Il peut être précédé ou suivi des mêmes troubles psychiques que les paroxysmes convulsifs. Quelquefois il laisse après lui des paralysies ou des parésies motrices ou sensitivo-sensorielles. Le vertige est très fréquemment précédé de troubles prémonitoires ou d'aura, et c'est à cette circonstance qu'est due l'absence de chute. Le vertige qui précède souvent de longtemps l'apparition des grandes attaques peut rester toujours la seule manifestation de l'épilepsie. Il peut se présenter isolément ou par séries, ou sous forme d'état de mal vertigineux apparaissant à des intervalles plus ou moins éloignés. Certains malades présentent quotidiennement un grand nombre de vertiges, quelquefois plusieurs centaines, se produisant aussi bien de jour que de nuit, pendant la veille comme pendant le sommeil. Les malades atteints d'épilepsie vertigineuse paraissent plus sujets à la démence, vraisemblablement en raison de la répétition si fréquente des accès.

On peut contester toutefois que les vertiges diffèrent essentiellement des attaques convulsives : toutes les fois que j'ai eu occasion d'assister à un de ces troubles, j'ai pu apercevoir quelque mouvement et chez plusieurs malades qui étaient réputés n'avoir que de la pâleur j'ai pu mettre en évidence la convulsion par le procédé suivant : il s'agissait d'individus qui ont souvent des éblouissements par séries. Je les faisais asseoir dans un coin de mon cabinet en leur plaçant une règle de bois dans chaque main, très souvent quand la pâleur apparaissait une des règles ou les deux étaient projetées au loin par un mouvement convulsif des mains qui aurait passé inaperçu sans cet artifice.

On désigne sous le nom d'*absence*, un paroxysme dans lequel le malade pâlit, reste fixe, et suspend pour un instant ses opérations. L'absence s'accompagne souvent d'une obnubilation de la vue et des sens, sans perte de connaissance complète. L'obnubilation de l'intelligence offre des degrés très variables, quelquefois le malade ne se rend aucun compte de ce qui s'est passé, d'autres fois il a vu vaguement les personnes qui l'entouraient, mais a cessé d'entendre, ou inversement. En tout cas, il est momentanément incapable de répondre ultérieurement d'une manière correcte à ce qu'il a entendu pendant le paroxysme. L'absence se produit brusquement, le malade interrompt sa phrase ou lâche l'objet qu'il tenait à la main, suspend son travail et reste dans l'immobilité pendant quelques secondes ; sa respiration, très superficielle, paraît suspendue. La pâleur cesse, la respiration se fait largement et le malade revient à lui. S'il a été pris en marchant, il arrive quelquefois qu'il ne s'est pas arrêté ; souvent il semble qu'il ne se soit produit qu'une simple pause des opérations psychiques ; le malade reprend la phrase qu'il avait commencée, quelquefois au milieu du mot interrompu, ou continue son travail sans se douter de rien. Quelquefois le malade continue inconsciemment son travail, même lorqu'il s'agit de mouvements très délicats : M. Besson (1) a cité un perruquier qui pouvait continuer à raser ses clients. Il semble que ce trouble ne s'accompagne d'aucun mouvement convulsif, cependant on en peut douter : on voit, en effet, quelquefois que le malade, au lieu de laisser simplement tomber l'objet qu'il tenait à la main, le projette à une certaine distance. Un malade de mon service a fréquemment, dans certaines périodes, des séries d'absences ; dans une de ces séries, j'ai pu faire une exploration myographique qui m'a montré qu'en réalité il se produisait aussi bien dans les membres inférieurs que dans les supérieurs, de petites secousses à peu près synchrones au moment de l'absence. Je ne suis toutefois pas en mesure d'affirmer que le fait soit général.

Souvent l'intelligence paraît rétablie dans son intégrité sitôt que l'absence a pris fin, mais il arrive aussi qu'elle reste engourdie pendant quelques minutes, le malade reste comme étonné et a peine à se remettre au courant de la situation. Il peut arriver encore que pendant plusieurs heures, la mémoire et l'intelligence restent obnubilées, ou qu'il se produise des impulsions plus ou moins bizarres ou violentes ; quelques-uns répètent des paroles incohérentes, d'autres déboutonnent leurs vêtements, volent, frappent. Lasègue a montré que parmi les aliénés qui exhibent leurs organes génitaux, les uns sont des déments, d'autres des

(1) Besson, *Considérations physiologiques sur la pathogénie de l'épilepsie ;* th., 1869, p. 44.

paralytiques généraux, mais un bon nombre sont des épileptiques, et quelques-uns se livrent à ces actes, à la suite de vertiges ou d'absence.

Si en général l'absence est très courte, il n'en est pas toujours ainsi. Certains malades ont des impulsions qui les poussent à sortir de la maison ou à marcher droit devant eux pendant un temps très variable. Ces malades peuvent se livrer à des actes fort compliqués, qu'ils accomplissent d'une façon assez normale pour ne pas frapper l'attention de ceux qui se trouvent à leur contact, puis ils reviennent à eux, fort étonnés de se trouver dans l'endroit où ils se réveillent, n'ayant conservé aucun souvenir de la route qu'ils ont parcourue. Certains se perdent dans les rues, parce que surpris pendant une course, ils ont marché droit devant eux et ont perdu leur route; d'autres sortent de la ville et se retrouvent au milieu des champs; d'autres enfin entreprennent de véritables voyages au long cours et ne reprennent connaissance que loin de leur patrie. Lasègue et Legrand du Saulle ont observé un fait assez caractéristique d'un malade qui s'embarqua au Havre et ne reprit connaissance qu'en vue de Bombay (1). Dans un cas d'automatisme ambulatoire du même genre, cité par M. Charcot, l'absence durait une semaine. Mais si ces actes sont inconscients, il faut convenir qu'il s'agit d'une singulière inconscience. Lorsqu'un épileptique fait une fugue dite inconsciente, il est capable de se rendre dans une ville où il n'est jamais allé, en se conduisant de telle façon que personne ne le remarque; il donne des preuves d'initiative, et agit comme il pourrait le faire en état de santé, en tenant compte de ses connaissances antérieurement acquises, c'est-à-dire en donnant la preuve de la conservation de sa mémoire. Cet épileptique ne perd conscience de ses actes, dits automatiques et inconscients, qu'au moment où il revient à lui; exactement comme certains hypnotiques qui agissent sous l'influence d'une suggestion (2). Ces absences avec impulsions paraissent différentes au point de vue de leur nature, des pauses caractérisées par l'inactivité abso-

(1) Legrand du Saulle, *Étude médico-légale sur les épileptiques*, 1877, p. 110.

(2) Ch. Féré, *C. R. Soc. Biol.*, 1885, p. 460. — *Soc. méd. psych.*, 26 octobre 1885.

lue. L'amnésie qui leur succède, mérite d'être rapprochée de celle qui succède aux excitations violentes, aux traumatismes qui déterminent un épuisement nerveux avec effet rétroactif (1). Des modifications rapides se produisent dans tout l'organisme sous l'influence d'une forte excitation interne ou externe : au moment où elles commencent, il y a une exaltation considérables de toutes les activités fonctionnelles et une forte dépression au moment où elles cessent. Ces variations rapides créent un véritable hiatus dans la continuité de l'identité biologique auquel correspond un hiatus dans la continuité de la conscience. Cet hiatus est d'autant plus complet que l'excitation a été plus brusque et plus forte. Les expressions « s'en aller », et « revenir à soi » traduisent bien la situation. Les deux modalités de l'individu sont tellement différentes, qu'aucun élément commun ne peut les rattacher, ils sont et restent séparés par un abîme. Les transformations de la personnalité se retrouvent dans tous les états émotionnels et d'autant plus marqués que les états émotionnels sont plus violents. Dans le même ordre d'idées, Moreau de la Sarthe (2) avait déjà remarqué que les rêves les plus intenses, ceux qui s'accompagnent de mouvements musculaires et de loquacité bruyante, sont presque toujours oubliés au réveil.

Il faut remarquer d'ailleurs que l'amnésie des actes dits automatiques des épileptiques, soit à la suite d'accès, soit dans les paroxysmes d'épilepsie larvée, n'est pas constante (3).

Si l'attaque d'épilepsie peut être suivie d'une amnésie qui comprenne une certaine période antérieure au paroxysme, elle peut déterminer un phénomène tout à fait différent et d'un haut intérêt. Un épileptique qui venait d'avoir un accès, fouille précipitamment dans ses poches et n'y trouvant pas ce qu'il cherchait, accuse les deux camarades qui venaient de le secourir, de lui avoir volé son porte-monnaie. Or, on savait parfaitement qu'il n'avait ni argent ni porte-monnaie. Il finit par avouer qu'au

(1) Ch. Féré, *Note sur les effets généraux des excitations des organes des sens. Effets rétroactifs des excitations sensorielles.* (*C. R. Soc. Biol.*, 1887, p. 447.)

(2) Art. *Rêves*; *Dict. des Sc. médicales.*

(3) Tamburini, *L'amnesia non e carattere costante dell' epilessia larvata.* (*Revista sperimentale di freniatria*; Fasc. II, III, 1878.)

moment où il avait été pris de son accès, il était en train lui-même d'allonger la main pour prendre le porte-monnaie d'un autre camarade. Sous l'influence de l'excitation préparoxystique, la représentation de l'acte avait pris une intensité telle, qu'il avait pu croire à son accomplissement. M. Desfossez (1) rapporte le cas analogue d'un individu qui, accusé d'abus de confiance par son associé, se lève brusquement pour le frapper, quand il est arrêté par un accès d'épilepsie ; le lendemain, il avait la conviction d'avoir tué son accusateur « croyant voir une tache de sang sur sa main droite, il la frotte ; la place frottée rougit, l'illusion augmente, les frictions redoublent, finissent par excorier la peau et alors le sang véritable apparaît ».

Les troubles mentaux des épileptiques méritent une étude spéciale ; ils sont, en effet, très fréquents et très variés. La folie épileptique précède ou suit les attaques, quelquefois elle les remplace. Tous les auteurs admettent l'existence de troubles mentaux avant ou après les paroxysmes, mais l'équivalent, le succédané psychique, n'est pas aussi formellement reconnu. Pour Legrand du Saulle, « toutes les fois que l'intelligence se trouve soudainement compromise chez un convulsif, c'est qu'il y a eu auparavant une manifestation épileptique qui a échappé, dont on n'a pas tenu compte, et qu'on n'a pas reconnu. En prenant la peine d'examiner minutieusement le malade, en faisant une sévère enquête et en visitant au besoin le couchage, on ne tarde pas, d'ordinaire, à se convaincre qu'il s'est produit, à l'insu de tous, un vertige, un accès incomplet ou une attaque nocturne. La description qui a pu être faite des désordres psychiques dans l'intervalle des attaques, ne repose que sur une erreur de diagnostic ». Cependant Morel, Samt, Delasiauve, Spitzka, etc., admettent l'existence de troubles survenant pendant les intervalles des paroxysmes et les remplaçant quelquefois *(psychical equivalent)*; Maudsley accepte aussi cette opinion, et compare les impulsions soudaines des épileptiques à une convulsion mentale assimilable aux convulsions somatiques.

(1) *Essai sur les troubles des sens et de l'intelligence causés par l'épilepsie*; th., 1878, p. 35.

Cette assimilation, qui élargit singulièrement le cadre de l'épilepsie, peut se justifier par cette circonstance que les troubles mentaux par accès peuvent se rencontrer chez les malades atteints de toutes les variétés de l'épilepsie quelle qu'en soit l'origine et la forme, qu'il s'agisse de la forme vertigineuse ou de la forme convulsive, que son apparition ait été provoquée par un traumatisme, par l'alcool, la syphilis, l'intoxication saturnine, etc.

Les équivalents psychiques offrent d'ailleurs un certain nombre de caractères qui les rapprochent des paroxysmes convulsifs. A l'inverse de la plupart des délires qui sont précédés et suivis de périodes de transition plus ou moins troublées, les délires épileptiques débutent et finissent brusquement ; le malade est précipité inopinément par une impulsion qui cesse aussi tout à coup. C'est un véritable coup de théâtre, un double changement à vue : le trouble mental pouvant d'ailleurs avoir une durée très variable, de quelques secondes à plusieurs heures ou même à plusieurs jours. Un autre point de ressemblance avec les attaques convulsives, c'est que les équivalents psychiques, eux aussi, se présentent avec une certaine régularité chez le même sujet : ils apparaissent quelquefois à propos des mêmes excitations extérieures ; mais surtout se présentent souvent au moins sous la même forme ; chez certains malades, chaque nouvel accès est la reproduction du précédent jusque dans ses moindres détails. Toutefois, il ne faudrait pas faire de cette régularité un caractère pathognomonique, et comme l'a fait remarquer Witkowski, il est rare que l'identité des accès soit aussi parfaite qu'on l'admet depuis les travaux de Falret (1), Legrand du Saulle, Fischer, etc.

L'inconscience est un des caractères que l'on considère comme fondamentaux du délire épileptique ; mais comme je viens de le dire à propos de l'absence, l'inconscience n'est pas un phénomène nettement déterminé. On désigne généralement par phénomènes de conscience, des phénomènes qui, dans certaines conditions déterminées, accompagnent les réactions du système nerveux. Ainsi on dit que le réflexe produit par un coup sur le

(1) J. Falret, *De l'état mental des épileptiques*. (*Arch. gén. de méd.*, 1860.)

pied est conscient, le sujet sent, perçoit le coup, il connaît l'étendue du mouvement qui s'en est suivi. Il est impossible de savoir si dans tel cas donné, la conscience existe, fait défaut ou est incomplète ; car c'est un phénomène subjectif par excellence, que nous ne pouvons reconnaître chez d'autres par aucun signe visible, mais dont nous conjecturons la présence par induction. Aussi ne pouvons-nous jamais savoir au juste si un épileptique est conscient ou un pur automate dont les réactions sont trop rapides pour être enregistrées par le sensorium ou si ces réactions ont pour centres d'autres éléments que les cellules des centres psychiques. Lorsqu'on nous dit qu'un épileptique est inconscient de ses actes, on veut seulement dire qu'il n'en conserve aucun souvenir quand il les a accomplis. Or, l'absence de souvenir ne prouve pas du tout que l'acte oublié a été inconscient.

L'amnésie postparoxystique des épileptiques présente, comme nous l'avons déjà remarqué, la plus grande analogie avec l'amnésie rétroactive qui se produit quelquefois en conséquence de chocs traumatiques ou moraux. Or, quand un individu sort de chez lui, descend son escalier, traverse le trottoir et vient à perdre la mémoire en conséquence d'un choc qu'il a subi en mettant le pied sur la chaussée ; qui peut dire que cet homme était inconscient quand il a fermé sa porte, sous prétexte qu'il ne se souvient plus de cet acte? Il n'y a pas plus de raison pour affirmer l'inconscience des épileptiques qui, eux aussi, dans leurs impulsions, se conduisent souvent en tenant compte des nécessités de la situation, quelle que soit la violence de leurs actes. Si on ne peut pas affirmer qu'ils n'ont pas connaissance de leurs actes, on ne peut pas affirmer davantage qu'ils n'aient pas connaissance de la valeur sociale de ces actes. C'est-à-dire qu'en somme, ils sont dans la même condition psychique qu'un individu qui agit sous l'impulsion d'une passion quelconque.

Il y a dans l'existence de l'épileptique à crises psychiques deux phases, deux conditions de son intelligence : l'état naturel ou condition première, comme dit M. Azam, pendant lequel la mémoire s'étend à tous les événements de la vie normale ; puis l'état épileptique ou condition seconde, pendant lequel la mémoire s'étend à la fois aux événements de la vie normale et à ceux de la phase épileptique actuelle.

L'absence de souvenir à la suite des équivalents psychiques de l'épilepsie n'est pas d'ailleurs aussi constant qu'on nous l'enseigne et qu'on peut le croire au premier abord. Si on est souvent frappé de l'attitude sincère d'étonnement et d'incrédulité de l'épileptique que l'on met en présence des conséquences de l'acte qu'il a commis pendant un paroxysme psychique, il ne faut pas croire que son ignorance soit toujours aussi absolue, qu'il n'ait jamais aucune connaissance de ses faits et gestes pendant l'accès : le dédoublement n'est pas toujours aussi complet, il peut arriver que l'épileptique se prenne pour ainsi dire en flagrant délit : lorsque dans une fugue inconsciente il reprend connaissance loin de l'endroit où il se rendait, il comprend bien que c'est lui qui est venu ; il ignore comment cela s'est fait, mais il ne doute pas. Il peut arriver de même qu'il se réveille l'instrument du crime dans la main ou tellement entouré de pièces à conviction qu'il lui soit impossible de ne pas reconnaître que c'est lui qui est l'auteur de l'acte. Dans ces circonstances, il arrive souvent que l'épileptique humilié reconnaisse son acte sans chercher à l'expliquer ou à en atténuer les conséquences pour le déplorer ; il semble se soumettre à la fatalité. Mais il n'en est pas toujours de même. C'est ainsi que M. Legrand du Saulle cite, malheureusement sans détails, le fait d'un épileptique qui aurait cherché à expliquer par la vengeance un acte accompli sous l'influence d'une impulsion morbide (1). J'ai eu moi-même occasion d'observer un fait du même genre que je rappellerai ici.

Observation XXVII. — *Épilepsie, interprétation par le malade de ses actes impulsifs.*

Le jeune T., âgé de 9 ans, est par sa mère, d'une *race névropathique.* Un grand-oncle maternel s'est suicidé pour une cause futile ; la mère a eu des convulsions dès l'enfance et a été atteinte trois fois de chorée, deux fois à propos d'une attaque de rhumatisme et une fois à la suite d'un traumatisme ; une tante maternelle est épileptique. L'enfant lui-même a des *stigmates de dégénérescence héréditaire :* le côté gauche de la face est moins développé que le droit, les dents sont mal implantées

(1) Legrand du Saulle, *Etude médico-légale sur les épileptiques*, 1877, p. 43.

Pl. III.

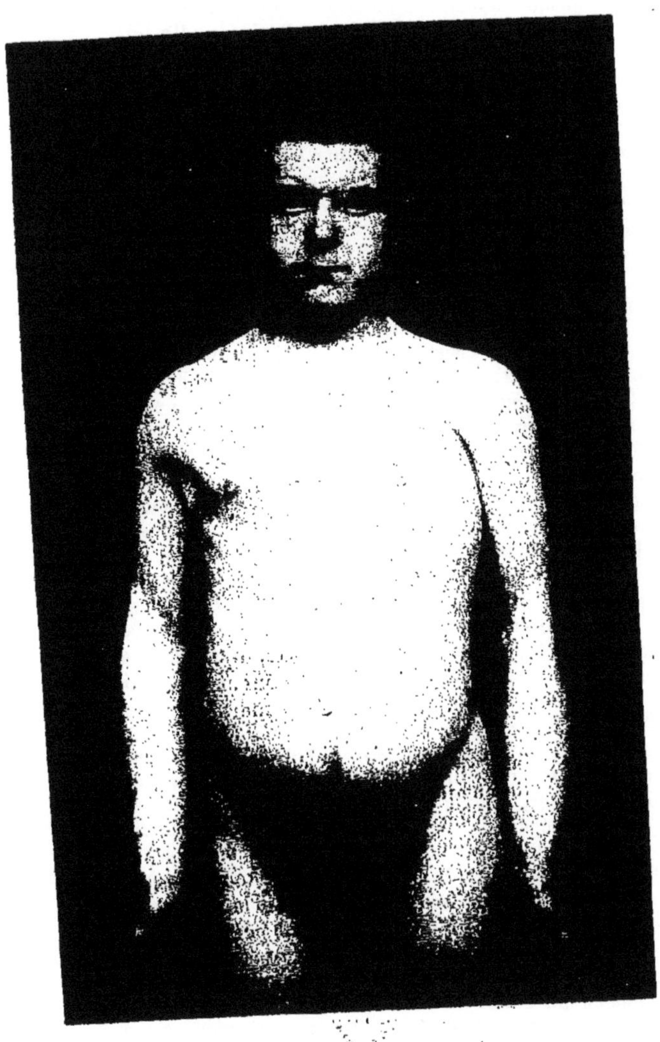

ABSENCE CONGÉNITALE DES MUSCLES PECTORAUX DU COTÉ GAUCHE

(V. p. 393)

Félix Alcan, éditeur

et les oreilles manquent de lobule. Sa maladie actuelle a été précédée de *préludes* significatifs : il a eu plusieurs fois des convulsions dans les premières années ; jusqu'à 5 ans, il a eu de l'incontinence d'urine nocturne et diurne ; il passe dans sa famille pour très intelligent, parce qu'il est très espiègle et qu'il invente des mensonges extraordinaires, mais il est impossible de fixer son attention, et on n'est pas parvenu à lui apprendre à lire.

Il avait 6 ans, lorsque, à la suite d'une peur que lui aurait faite un chien, il a eu sa première attaque convulsive : on n'y attacha pas d'importance. Après trois mois d'intervalle il survint une seconde attaque motivée, soi-disant, par une indigestion : on n'y prêta encore nulle attention. Six mois plus tard, il survint, dans une même journée, trois attaques auxquelles on ne put assigner aucune cause physique ou morale. En outre, ce qui n'avait pas eu lieu les deux premières fois, l'enfant s'était mordu la langue et avait uriné dans ses vêtements. C'est à cette occasion que nous fûmes appelé à voir le malade pour la première fois ; le père, qui avait assisté à deux accès, en donnait une description des plus correctes : il y avait eu cri initial, une période tétanique, une période de mouvements convulsifs, etc., le tout suivi d'un sommeil stertoreux durant une demi-heure environ. Nul doute qu'il s'agit d'épilepsie et d'épilepsie vraie, la perte de connaissance était absolue d'emblée, et les phénomènes convulsifs n'offraient aucune localisation, et il n'existe aucun trouble de la motilité ou de la sensibilité d'un côté du corps. L'enfant a été soumis à la médication bromurée à la dose quotidienne de 3 grammes. Depuis le mois de mars 1882 jusqu'au mois de mars 1884 il n'eut que cinq attaques, qui toutes ont été moins fortes que celle du début : il semble établi qu'il n'y avait plus ni cri, ni morsure de la langue, ni miction involontaire, et que tout se soit borné à une perte de connaissance avec chute et quelques mouvements convulsifs. Du mois de mars au mois d'août 1884, il n'y eut aucun accès.

Le 25 août, l'enfant se trouvait à la campagne chez un oncle qui avait un fils du même âge que lui. Il se portait parfaitement, jouait comme d'ordinaire, et rien chez lui ne faisait soupçonner qu'il pût survenir rien de particulier, bien que l'enfant n'ait pris aucune dose de bromure depuis son départ de Paris le 1er août. Vers deux heures de l'après-midi le petit malade était entré dans la chambre de son cousin : au bout d'une demi-heure, ne le voyant point revenir, on voulut voir ce qui se passait. On le trouva ronflant et étendu au milieu de la chambre, la bouche souillée de mousse sanguinolente et les vêtements inondés d'urine : il était couché au milieu de débris de jouets et de livres appartenant à son cousin. Lorsqu'il fut sorti de sa stupeur et qu'on lui demanda ce qui était arrivé, comment et pourquoi il avait tout brisé autour de lui, il regarda de tous côtés comme pour se convaincre que ce ne pouvait être que lui le coupable, puis il répondit : « Il a arraché la queue de mon cheval. » On ne comprit pas d'abord le sens de cette réponse que l'on attribua au délire ; puis on finit par se rappeler que deux ans auparavant le cousin du petit malade avait, en effet, arraché la queue d'un cheval de bois que ce dernier possédait. On conclut de cette circonstance que notre sujet s'était livré à des représailles volontaires, et la famille fut très effrayée de cet acte de rancune. On reprit immédiatement le traitement, et depuis cette époque il ne s'est plus produit aucun phénomène convulsif.

C'est seulement le 8 octobre que nous avons pu revoir et interroger le petit malade. Il paraît tout à fait sincère ; l'affaire est pardonnée, il n'en est plus question depuis longtemps. Il reconnaît que ce ne peut être que lui qui a brisé les objets, mais il ne peut dire ni comment, ni quand : il ne s'en souvient nullement, pas plus que de l'attaque ; l'acte impulsif a-t-il été accompli avant ou après les convulsions? Il est impossible de l'établir. Il se souvient qu'il était entré dans la chambre pour prendre un livre, il l'a pris ; puis il ne se souvient plus de ce qui est arrivé, jusqu'au moment où on est venu le relever. Quand on lui demande raison de sa réponse : « Il a arraché la queue de mon cheval », il réplique invariablement : « Il ne m'a pas fait autre chose, sans cela je n'aurais pas cassé ses affaires. » Rien ne révèle aucun sentiment de rancune, soit avant, soit après l'attaque.

Nous trouvons dans cette observation un malade qui non seulement se reconnaît l'auteur de l'acte nuisible, mais l'explique. Étant données les circonstances extérieures, l'aveu n'a rien de surprenant, puisque le malade s'est surpris lui-même en quelque sorte en flagrant délit.

Quant à l'explication de l'acte fournie par le sujet, il est plus difficile de s'en rendre compte, et elle peut donner lieu à des interprétations diverses. L'impulsion ne s'est-elle pas produite à propos de l'attaque, sous l'influence d'un sentiment de haine habituel ou momentané et précédant l'ictus? Ou bien le malade a-t-il la sensation vague d'une ellipse de sa conscience et cherche-t-il à la remplir en adaptant les circonstances les plus vraisemblables? La dernière hypothèse m'a paru tout d'abord la plus justifiable (1) : mon opinion se basait sur des faits d'un autre ordre.

Lorsque chez une hypnotique on provoque une impulsion irrésistible déterminant un acte automatique qui est nécessairement sans motif pour la personne qui est soumise à la *suggestion*, presque toujours le sujet trouve une explication qui légitime ce qu'il vient de faire. Cette explication peut être particulièrement

(1) *Note pour servir à l'histoire des actes impulsifs des épileptiques.* (*Revue de Médecine*, 1885.)

significative dans l'ordre d'idées qui nous occupe; prenons un exemple : En compagnie de M. X..., qui est entré ce jour-là pour la première fois à la Salpêtrière, nous faisons des expériences d'hypnotisme sur une nommée C..., hystéro-épileptique, du service de M. Charcot. La malade est en état de *somnambulisme provoqué* (1). Je lui donne l'ordre de poignarder à son réveil M. X... avec la lame de carton que nous lui mettons dans la main. Sitôt réveillée, elle se précipite sur sa victime, et la frappe dans la région précordiale; M. X... feint de tomber. Je demande alors au sujet pourquoi elle a tué cet homme; elle le regarde fixement un instant, puis avec une expression farouche : « C'est un vieux cochon, il a voulu me faire des saletés. »

Comment comprendre cette réponse? — Il est évident que dans cette circonstance l'acte criminel n'avait pas de motif matériel, et il n'en a été suggéré aucun; le sujet, son crime accompli, a un moment d'hésitation avant d'en donner le mobile, elle sent une lacune de sa conscience, elle interroge l'aspect extérieur de sa victime; elle n'a pas besoin d'un grand talent d'observation pour être frappée de l'expression égrillarde du visage de M. X... Voilà la lacune remplie : ce monsieur ne l'a ni frappée, ni volée, etc.; mais sa physionomie l'accuse, elle n'avait aucune autre raison de le frapper, donc elle avait celle-là, car elle ne pouvait pas le frapper sans raison.

Le motif d'explication que C. trouve dans l'examen de la physionomie de M. X..., le jeune T... l'a pu trouver dans le souvenir du malheur arrivé à son cheval. Dans les deux cas il y a une ellipse de la conscience que le sujet n'a pas pu admettre et qu'il a cherché à combler en s'aidant des circonstances extérieures.

Il est donc possible d'admettre qu'un épileptique peut donner l'explication d'un acte impulsif, sans que pour cela on doive nécessairement rejeter la réalité de l'inconscience, ou qu'on doive soupçonner les intentions antérieures du malade.

Toutefois, il est avéré qu'un certain nombre d'épileptiques ont des impulsions qui sont dirigées suivant leurs tendances anté-

(1) Binet et Féré, *le Magnétisme animal* (Bibl. scientifique internationale), 2e éd., 1888.

rieures, et quelquefois ils ont conscience de cette direction de leurs impulsions et ont la sincérité d'en rendre compte.

On est toujours trop porté à attribuer à l'épilepsie tous les troubles mentaux qui se présentent chez un épileptique. M. Magnan (1) a montré qu'un épileptique peut être en même temps alcoolique et délirant chronique et que, chez un tel sujet, l'épilepsie, l'alcoolisme et la vésanie peuvent se côtoyer tout en restant distinctes. Le travail de M. Respaut vient à l'appui de la même idée, tout en s'appuyant sur des faits d'un ordre un peu différent (2).

En dehors de leurs attaques, les épileptiques se trouvent dans des états psychiques qui présentent des variétés sans nombre. Ces états sont pathologiques s'il s'agit de sujets qui sont en même temps alcooliques, délirants chroniques, impulsifs, etc. ; mais même chez des sujets indemnes de toute affection mentale, l'état psychique dans les périodes intermédiaires aux attaques est très différent suivant le caractère, les habitudes, la profession, l'éducation, etc.

Qu'il soit normal ou pathologique, qu'il soit permanent ou transitoire et précédant de peu l'attaque, cet état psychique détermine la forme du délire auquel l'ictus épileptique imprime son cachet particulier : brusquerie de la décharge et oubli fréquent. On peut retrouver dans l'état psychique antérieur les éléments du délire épileptique, comme on y retrouve les éléments du rêve. Hughlings Jackson a cherché à expliquer les troubles intellectuels qui suivent ces accès épileptiques en disant que la décharge épileptique annule l'action directrice en paralysant momentanément les centres les plus élevés, les centres de la volition, les centres modéro-moteurs de Ferrier ; les centres inférieurs, restant seuls en activité, ne peuvent plus déterminer que des actes automatiques qui varient précisément suivant l'état cérébral antérieur.

Que l'état psychique antérieur soit normal ou pathologique,

(1) *De la coexistence de plusieurs délires chez le même aliéné.* (*Archives de Neurologie*, t. I, p. 49.)

(2) *Du délire épileptique ou plutôt de l'influence de l'ictus épileptique sur l'état général normal et pathologique ;* thèse de Paris, 1883.

l'influence de l'ictus épileptique est la même; mais elle peut se manifester sous deux formes. Dans l'une, le malade, après le choc, poursuit une idée préexistente ou continue un acte commencé, met à exécution un projet récemment combiné, etc. La disposition mentale existante au moment de l'ictus n'est pas interrompue, qu'elle consiste en idées raisonnables, se rapportant à la profession par exemple, ou en idées de suicide, en délire alcoolique, en hallucinations sensorielles, etc. Dans l'autre forme, l'ictus interrompt l'idée immédiatement préexistante, ou l'acte commencé, et détermine une action qui est ou bien la répétition d'une action ancienne identique ou bien l'exécution d'une idée antérieure. Le délire épileptique n'est, en somme, souvent que l'exécution automatique d'une idée préexistante ou normale ou pathologique; il en résulte qu'on est tenté d'attribuer la volonté réfléchie de l'acte, qui semble en effet prémédité, à un malade qu'il peut avoir agi sous le coup d'une impulsion trop rapide pour qu'aucun motif puisse l'influencer. La gravité du délire varie, on le comprend, suivant que le sujet est sain d'esprit et qu'il n'a par exemple, que des préoccupations professionnelles, ou que c'est un vésanique ordinairement sujet à des impulsions homicides ou suicides, ou un criminel d'habitude.

D'autres fois, les actes impulsifs paraissent sans aucun lien avec les conditions antérieures, et le malade agit sans apprécier ni la direction, ni la valeur de ses actes; mais il en conserve ensuite un souvenir plus ou moins précis. Il semble qu'il se produise une obnubilation momentanée de la conscience dont la continuité se rétablit plus tard. Un de mes malades a assez fréquemment, à la suite de ses accès, des périodes délirantes dans lesquelles il se livre pendant un quart d'heure ou une demi-heure à des violences de toutes sortes. Quand il revient à lui, il ne conserve aucun souvenir de ce qui s'est passé; mais quand il a repris ses occupations, il lui arrive, au bout d'une heure ou même plus, de revenir dans la pièce où il s'est livré à ses impulsions pour s'assurer des dégâts matériels qu'il a pu produire; il se souvient qu'il a soulevé ou bousculé tel ou tel meuble et qu'il a risqué de le briser ou d'en frapper les assistants.

D'autres fois le malade a parfaitement conscience de l'inconvenance ou de la nocivité de ses actes au moment même où il les commet, et il en conservera le souvenir. Il s'agit alors d'impulsion, de délires impulsifs avec psychalgie qui tiennent une grande place dans ce que M. J. Falret a désigné sous le nom de *petit mal intellectuel*.

Les impulsions épileptiques ont été confondues sous les noms de folie transitoire, de folie périodique, de folie instantanée, de délire par accès (Lasègue) qui pendant longtemps n'étaient pas rattachés à la maladie comitiale. Lasègue et M. J. Falret pensent que ces impulsions n'appartiennent pas toutes à l'épilepsie et qu'il est nécessaire de maintenir dans le cadre nosologique un délire impulsif non épileptique. On sait d'ailleurs que les idiots, les déments, les hystériques, les alcooliques, les paralytiques généraux sont sujets à des impulsions analogues. Toutefois, comme l'a fait remarquer M. Magnan, les délires instantanés non comitiaux deviennent de plus en plus rares à mesure que l'on connaît mieux l'épilepsie. Les impulsions des épileptiques se caractérisent surtout par leur soudaineté et par leur indépendance apparente des circonstances extérieures. Ces délires impulsifs, qui peuvent précéder ou suivre les attaques convulsives, peuvent aussi en être indépendantes. Elles prennent alors le caractère de décharges psychiques qui dans leur mode de production et dans leurs suites, ont la plus grande analogie avec les décharges spasmodiques.

Elles sont souvent précédées d'une période d'inquiétude pendant laquelle les malades sont irritables, soupçonneux, intolérants. Quelques-uns éprouvent une angoisse mentale, une douleur psychique, à laquelle ils savent quelquefois rapporter sa valeur de signe précurseur. D'autres ont de véritables auras sensitives ou sensorielles, quelquefois c'est une douleur précordiale, d'autres fois c'est une sensation visuelle colorée, de bruits dans les oreilles, une sensation gustative, un goût de sang ou une odeur désagréable. Ou encore c'est une sensation de congestion céphalique avec battement dans les tempes, douleur syncipitale, une oppression précordiale, etc., sensations qui permettent quelquefois au malade de prévenir qu'il va être pris. Lorsque la décharge s'est accomplie, il s'ensuit souvent un état de dépression, quelquefois avec sommeil stertoreux, un état d'exhaustion analogue à celui qui se produit à la suite des crises spasmodiques. Il arrive quelquefois que pendant le petit mal intellectuel ou un accès impulsif, le malade soit capable de répondre correctement à une interpellation, mais cette manifestation de raison, tout à fait transitoire, ne laisse pas de trace dans la mémoire ; lorsque l'accès est terminé, le malade a oublié à la fois les actes délirants et la lacune raisonnable intercalaire.

La direction des délires impulsifs des épileptiques est extrêmement variable ; les plus intéressants dans la pratique, sont les impulsions homicides, suicides, pyromaniaques, ce sont, en effet, celles qui donnent le plus souvent lieu à des poursuites judiciaires et à des expertises médico-légales. Mais nombre d'épileptiques présentent des impulsions à des actes bizarres ou indécents. Quelquefois ces actes singuliers ne paraîtraient pas maladifs, s'ils ne se présentaient avec certains caractères particuliers Un malade qui a des accès convulsifs avec assez de régularité tous les quinze jours, a de temps en temps, vers l'époque d'un accès qui manque, un délire assez particulier. Il rentre chez lui vers trois heures de l'après midi, c'est l'heure à laquelle ses accès convulsifs le prennent en général ; il se précipite dans la cuisine, fait main-basse sur tout ce qu'il trouve, absorbe une quantité énorme de liquides et de solides, quelquefois des aliments crus qu'il mange gloutonnement avec les mains. Au bout de dix minutes ou un quart d'heure de cet exercice gastronomique, il s'assoupit et tombe dans une sorte de stupeur. On le porte sur son lit où il dort pendant une heure environ, et il ne sort de son sommeil que pour vomir la quantité excessive d'aliments qu'il a ingérés. Il peut alors se relever, mais reste brisé pour le reste de la journée. Ces accès se reproduisent deux ou trois fois par an depuis cinq ans ; ils ne sont pas absolument inconscients ; quand le malade bouscule les personnes qui se trouvent sur son passage, il les appelle quelquefois par leur nom ; et il se souvient vaguement après l'accès qu'il est rentré, qu'il a mangé, mais il est toujours surpris de la quantité et de la nature des aliments qu'il vomit.

La répétition des manifestations sous la même forme constitue déjà un caractère important que l'on retrouve en particulier dans les impulsions pyromaniaques ; on voit en effet que dans une série d'incendies allumés par un épileptique, le feu est généralement mis de la même manière. Souvent aussi les mêmes impulsions se reproduisent chez le même malade aux mêmes heures ou dans des circonstances analogues. Enfin, lorsqu'il s'agit d'un acte de violence, il est déployé une force et une quantité de mouvement hors de proportion avec le résultat à obtenir. S'il s'agit d'un meurtre, la victime sera lardée de coups inutiles, et souvent l'épileptique s'acharne sur le cadavre ; il pulvérise souvent les objets qu'il brise, par des chocs répétés.

Observation XXVIII. — *Épilepsie, impulsions homicides.*

Le nommé R., âgé de 38 ans, ancien professeur d'anglais, né de parents entre lesquels existait une grande différence d'âge. Le père avait 18 ou 20 ans de plus. La mère, migraineuse, était extrêmement religieuse, tandis que le père avait des idées toutes différentes, d'où résultaient souvent des querelles. R., fils unique, s'était toujours bien porté, on ne relève dans ses antécédents d'enfance et d'adolescence que le fait suivant : il lui arrivait souvent de se représenter tout à coup dans une haute situation : amiral ou général commandant un combat, orateur enthousiasmant la foule, etc. ; ces idées de satisfaction très variables dans leur forme, persistaient pendant un certain temps, mais n'arrivaient à leur complet développement que lorsqu'il pouvait s'échauffer par une action violente comme une course rapide ; la course terminée, l'illusion s'évanouissait.

Il y a quatre ans environ il commença à avoir des vertiges et des impulsions bizarres. Il a plusieurs fois perdu connaissance en faisant sa classe et faisait des grimaces, on l'aurait vu se rendant en plein jour dans une maison de tolérance, et il aurait été pour ces diverses raisons, mis en congé. Rentré dans la maison paternelle, il a épousé les idées de sa mère qu'il a poussées jusqu'au mysticisme, il faisait sans cesse des tentatives pour convertir son père. Il avait de temps en temps des vertiges, et était sujet la nuit à des hallucinations généralement d'un caractère religieux. La mort de sa mère l'avait rendu mélancolique et avait exagéré ses tendances religieuses. Il se réveille une nuit entendant son père lui demander un verre d'eau, il se lève pour le lui donner, à peine s'est-il recouché que son père lui demande de ranger quelques objets, il se relève et fait ce que son père désirait. Après s'être recouché de nouveau, il raconte qu'alors il eut une hallucination dans laquelle il vit son père se tirer les dents les unes après les autres, il éprouva un sentiment d'horreur inexprimable, se précipita sur un lourd crucifix avec lequel il frappa son père à coups redoublés, tellement que la mort s'ensuivit. Après les premiers coups, il a perdu connaissance et ne se souvient de rien, affirme-t-il.

R., a le côté droit de la face moins développé, il est plus fort de la main gauche, le pli fessier droit est un peu abaissé, pas d'autres stigmates physiques. Depuis son entrée (4 fév. 1887), il n'a jamais eu d'attaques convulsives, il se plaint de trouble subit, mal de tête, serrement à la gorge, éructations durant quelques minutes, quelquefois il pâlit et paraît perdre connaissance, d'autres fois il continue à parler. Il est sujet à de grandes irrégularités de caractère, ordinairement calme et triste, concentré, il se répand quelquefois en menaces sans motifs et va jusqu'à frapper des malades inoffensifs sous un prétexte futile. Son intelligence s'est considérablement affaiblie. Ses troubles, au nombre de quatre à cinq par mois, ne paraissent pas modifiés par le bromure.

En général, les troubles psychiques des épileptiques présentent un caractère de tristesse ayant souvent pour conséquence des réactions d'un caractère violent et agressif. Cependant il n'en est pas toujours ainsi : exceptionnellement on peut rencontrer dans l'épilepsie un délire optimiste et gai.

Observation XXIX. — *Épilepsie ; idées de satisfaction.*

B., 32 ans, ne fait connaître que des antécédents héréditaires obscurs. Il a deux sœurs qui se portent bien et un frère qui à la suite de convulsions de l'enfance a conservé une paralysie du membre supérieur droit. Il n'aurait lui-même jamais eu de convulsions ni aucune autre maladie. A l'âge de 11 ans, étant chez sa tante, le mari de cette dernière rentra en frappant à coups de pied dans la porte : il fut pris d'une grande frayeur et resta quelques minutes sans pouvoir articuler une parole. Depuis ce temps il a des étourdissements avec obnubilation considérable ou perte de la conscience, tous les quinze jours ou toutes les trois semaines. Il a été trois ans soldat au 100° de ligne ; mais fut réformé à cause de ses étourdissements. Il y a deux ans, à la suite d'un chagrin causé par une maladie de sa mère, il fut pris de délire la nuit. Il s'imaginait qu'on l'avait empoisonné, vociférait, cassait les vitres ; il alla se plaindre au poste d'où il fut envoyé à Sainte-Anne, puis à Bicêtre. Il nie tout excès alcoolique. Pendant son séjour à Bicêtre il n'eut que des étourdissements sans perte de connaissance et sans chute. Pour la nuit du 6 au 7 décembre 1886, il était alors dans le service de M. Deny, il fut pris d'une excitation qui débuta, comme dit le malade, comme « par un coup de canon qui est parti dans sa tête ». « Immédiatement, dit-il, j'ai éprouvé un contentement inexprimable » ; il a sauté, il a dansé. Il ajoute que son contentement lui vient de la conviction qu'il a de ce que sa maladie ne le prendra plus : « Étant jeune le sang lui avait déjà parlé ; il avait comme une lubie dans le corps qui lui parlait. » Le 13 décembre il a eu le même coup dans la tête, il rit aux éclats. Le 3 avril 1887, il a un accès convulsif à la suite duquel une excitation de même nature s'est produite, il disait qu'il était guéri « que c'était rigolo », il ne veut plus travailler, paie des cigares à ses camarades, embrasse le surveillant, etc. Il sort le 22 février 1888.

Peu de temps après, s'étant fait une blessure à l'index de la main droite, il entra à l'hôpital Tenon où « de contentement de sentir sa maladie qui s'en allait » il chanta nuit et jour. Il sortit au bout de 8 jours toujours dans le même état de santé, et chantant constamment dans les rues. Son attitude lui valut d'être ramené à Sainte-Anne, puis à Bicêtre. Son hilarité dura plus d'un mois. Il nie toute influence alcoolique. Du reste, le 4 janvier 1889 il a été repris à l'asile d'un accès du même genre dans lequel l'alcool n'avait pu jouer aucun rôle.

M. J. Falret a décrit sous le nom de *grand mal intellectuel*, des accès de manie avec fureur qui se produisent chez les épileptiques, soit à la suite d'accès ou de vertiges répétés, soit après une longue suspension des accidents convulsifs qu'ils paraissent remplacer. Comme le petit mal, la manie épileptique a pour caractère d'apparaître soudainement et de disparaître de même. Cependant, comme le petit mal aussi, elle est quelquefois précédée de phénomènes précurseurs, tantôt vagues et mal déterminés, tantôt assez caractéristiques pour constituer soit pour le malade soit pour son entourage un avertissement précieux. Ces signes précurseurs constituent quelquefois de véritables auras ; un de mes malades éprouve une sensation de chaleur avec gonflement à l'épigastre quelque temps avant l'accès, puis un gonflement dans la même région, d'où part une boule qui monte à la gorge. Cette aura précède toujours les accès maniaques, mais jamais les paroxysmes convulsifs ou vertigineux. Plus souvent les accès de grand mal intellectuel sont précédés de céphalalgie, de troubles dyspeptiques, d'une sensation de vide, d'une difficulté à coordonner les idées, d'une douleur morale plus ou moins pénible, quelquefois d'une véritable angoisse qui va s'exaspérant jusqu'à ce que l'orage éclate.

Le malade devient tout à coup irritable ; sans occasion, au milieu du calme en apparence le plus parfait, il se prend d'un accès de colère furieuse contre les choses et contre les personnes, même contre celles qui lui sont chères ; il s'agite violemment, devient loquace, grossier, injurie toutes les personnes qui l'entourent sans paraître les reconnaître. Ses yeux brillent d'un éclat particulier et prennent une expression de férocité que l'on n'oublie guère quand on l'a observée une fois ; la face est congestionnée et couverte de sueur. Les membres sont agités de mouvements violents, mais non pas désordonnés et incohérents : le malade qui paraît étranger à tout ce qui l'entoure, est cependant capable de tout voir et de tout observer, et il sait choisir le moment convenable pour frapper à coup sûr, comme l'a bien prouvé la mort de Geoffroy, médecin de l'asile d'Avignon, qui est tombé sous le coup d'un épileptique furieux. Sa violence devient inouïe si l'on cherche à s'opposer à ses mouvements ; sa force et sa résistance à la douleur deviennent extraordinaires : j'ai vu un malade de Legrand du Saulle qui, enfermé dans une cellule, arracha jusqu'à la dernière pièce du parquet, sans autre instrument que ses mains. L'aspect de cet individu était véritablement tragique, ses sourcils projetés par une contraction énergique des muscles donnaient à son regard étincelant une expression sauvage ; il en vint, sans que personne pût s'y opposer, à se frapper la tête contre les murs. Chose étrange, au milieu de cette fureur aveugle en apparence, il répondait aux interpellations, et lançait à chacun une objurgation appropriée. C'est du reste un caractère particulier de la fureur épileptique d'être moins incohérente que la plupart des accès maniaques ; il est souvent possible de suivre la logique du délire qui repose sur des hallucinations extrêmement intenses, qui peuvent porter sur un seul ou sur plusieurs sens à la fois. On peut observer des impulsions suivies d'homicides, etc. Krafft-Ebing cite un héréditaire épileptique qui, à la suite de l'attaque, se précipitait sur sa mère et voulait la violer. En général, cet état ne dure que quelques heures ; mais même lorsque les accès sont courts, l'état général paraît grave, sous l'influence des vociférations permanentes et des mouvements violents, de l'excitation psychique ; la langue se dessèche, la voix devient rauque ou éteinte, la peau est couverte de sueur, la température s'élève légèrement. Quelquefois, cependant, la fureur épileptique dure une journée entière et même plusieurs jours ; alors, la température peut s'élever jusquà 39 ou 40°. Quant l'accès est court, le malade revient à son état normal presque aussi brusquement qu'il en est sorti : c'est encore un des caractères de ces paroxysmes. Souvent, pourtant, il se plaint de douleurs de tête plus ou moins violentes, d'un affaissement général plus ou moins marqué. A la suite des grands accès qui durent plusieurs jours, il peut arriver que le malade tombe dans une dépression profonde, un véritable état d'exhaustion analogue à celui que l'on observe à la suite de l'état de mal convulsif. Une malade de la Salpêtrière, à la suite d'une série de trois attaques convulsives avec intervalles lucides, était tombée en état de manie furieuse d'une durée de cinquante-deux heures ; il se produisit une prostration subite avec flaccidité générale, insenbilité complète, stertor, et elle succomba au bout de cinq heures avec une température de 41°. Dans tous les cas, le malade ne conserve qu'un souvenir vague de son état pendant l'accès, et le plus souvent même ce souvenir est complètement aboli.

M. J. Falret a relevé la ressemblance « absolue » chez le même malade, de ces accès de petit mal ou de grand mal intellectuel. On a pu contester la généralité de ce caractère qui, cependant, existe réellement dans un bon nombre de cas.

Les équivalents intellectuels de l'épilepsie peuvent se présenter chez des sujets qui n'éprouvent dans l'intervalle aucun trouble psychique et dont le caractère égal, contraste avec la violence de leurs paroxysmes. D'autres fois, il s'agit de malades qui ont constamment une irritabilité morbide et qui se font remarquer par le caractère explosif de leurs réactions. Les paroxysmes peuvent se produire avec une fréquence très variable : Leblois (1) cite une femme qui eut des accès de manie de deux jours l'un pendant près d'un an.

Lorsque les équivalents psychiques se présentent avec cette fréquence et persistent longtemps, ils peuvent entraîner la déchéance intellectuelle, tout comme la répétition des attaques ou des vertiges.

(1) *Considérations sur les rapports de l'épilepsie avec la manie périodique* ; th., 1862, p. 31.

CHAPITRE XIII

PHÉNOMÈNES D'ÉPUISEMENT CONSÉCUTIFS AUX PAROXYSMES. TROUBLES MOTEURS

A la suite des paroxysmes épileptiques, on observe un certain nombre de troubles moteurs qu'il sera intéressant d'étudier en détail : ce sont principalement des paralysies et des tremblements. Les uns comme les autres peuvent porter soit sur les muscles des membres, soit sur les muscles de la face, de la langue, des yeux. L'épuisement nerveux consécutif aux attaques ne se traduit pas exclusivement par des troubles moteurs, on observe aussi des troubles de la sensibilité, ce sont soit des anesthésies, soit des dysesthésies, sensitives ou sensorielles. Comme corollaires de ces troubles, il faut signaler l'affaiblissement intellectuel, la diminution de la mémoire qui, chez quelques malades, existe encore plusieurs jours après le paroxysme. Ces troubles sont les éléments persistants de la stupeur.

J'ai déjà relevé qu'à la suite des fortes décharges convulsives, le pouvoir réflexe de la moelle pouvait être en défaut momentanément et que l'on constate une abolition plus ou moins durable des réflexes rotuliens. Mais cette abolition des réflexes n'est pas la règle absolue. M. Beevor, après avoir étudié un grand nombre d'épileptiques après l'accès, arrive à conclure que le réflexe tendineux est plus souvent augmenté (38/70) que diminué (25/70) (1). Ces différences me paraissent en rapport avec l'intensité de la décharge et des autres phénomènes d'épuisement. J'ai constaté qu'à la suite des accès un choc d'intensité donnée détermine un mouvement réflexe dont le temps perdu est inversement pro-

(1) Beevor, *On the condition of the Kneejerk, Aukle clonus and plantor reflex after epileptic fits in seventy cases; and on port epileptic conjugate deviation of the eyes.* (*Brain*, april 1882, p. 56.)

portionnel à l'étendue du déplacement ; c'est-à-dire que le temps perdu est plus grand quand le réflexe est diminué, moindre au contraire quand il est augmenté.

Dans les cas où il a complètement disparu, lorsque le réflexe potellaire reparaît, il est tardif et s'épuise vite ; quand on l'a provoqué deux ou trois fois, on ne peut plus les reproduire. Il peut quelquefois s'écouler plusieurs heures avant que les réflexes tendineux soient revenus comparables à l'état normal sous l'influence d'un choc d'intensité connue.

Nous avons vu à propos de l'épilepsie partielle que souvent, à la suite d'un paroxysme spasmodique limité à un membre ou à un côté du corps, il se produit une paralysie limitée à ce membre ou à ce côté du corps. Des phénomènes du même genre ne sont pas complètement inconnus dans le mal comitial vulgaire. Todd (1) les avait signalés, et ils ont souvent été observés depuis (2).

La paralysie peut atteindre les membres dans lesquels la convulsion a prédominé, quelquefois elle est bilatérale. On peut citer un certain nombre de cas d'aphasie post-épileptique plus ou moins transitoire. Tandis que Russel Reynolds considère cette paralysie comme une simple coïncidence, Todd, Robertson, Hughlings Jackson admettent, au contraire, que ces paralysies transitoires sont attribuables à l'épuisement nerveux consécutif à l'excès d'activité pendant l'accès, à la décharge des éléments corticaux. Du reste, MM. François-Franck et Pitres ont observé l'épuisement de l'excitabilité de l'écorce cérébrale à la suite d'accès épileptiformes déterminés par la faradisation des zones motrices ; et M. Danillo a aussi constaté un affaiblissement considérable de l'excitabilité des centres pendant la phase de résolution qui succède aux grandes convulsions générales dans l'intoxication par l'essence d'absinthe.

Hughlings Jackson pense, par analogie, que la résolution générale qui succède aux attaques d'épilepsie vraie résulte de l'épuisement général des centres nerveux. A l'appui de cette opinion, on peut rappeler la disparition momentanée du réflexe patellaire

(1) Todd, *Clinical lectures on paralysis*, 2e éd., 1886, p. 284.
(2) Eon, *Étude sur les paralysies dans l'épilepsie* ; th., 1880.

après l'attaque, signalée par MM. Westphal, Gowers et Beevor, et que j'ai eu souvent occasion de constater.

L'étude de l'état des forces, avant et après le paroxysme, m'a paru de nature à renseigner sur cet épuisement général; aussi ai-je entrepris une série d'explorations dynamométriques, dans lesquelles j'ai été aidé par MM. Arnould et Enriquez, internes, et M. Langlet, surveillant de service (1).

I. — Sur 13 épileptiques observés pendant l'aura, nous avons constaté une diminution de la force dynamométrique au moins d'un côté. Trois fois, la diminution était proportionnellement égale des deux côtés ; trois fois, elle était plus considérable à droite ; sept fois, elle était plus forte à gauche ; elle se trouve en moyenne de 19 p.100 à droite et de 22 p. 100 à gauche. Chez sept de ces sujets, l'affaiblissement observé pendant l'aura était plus considérable que celui que l'on trouvait après l'attaque ; c'était le contraire chez les autres. Cette diminution de la pression dynamométrique pendant l'aura est sujette à une interprétation complexe ; je me contente d'enregistrer le fait.

II. — L'exploration dynamométrique a été faite à la suite des grands accès sur 75 malades, sans aucun trouble hémiplégique appréciable, atteints d'épilepsie dite essentielle. Chez tous, j'ai trouvé un affaiblissement au moins d'un côté après l'attaque. En faisant l'exploration, sitôt que le malade est capable de serrer le dynamomètre, on trouve un affaiblissement qui peut aller jusqu'à 70 p. 100 chez certains. En général, le même malade présente toujours après ses accès le même degré d'affaiblissement. Cette diminution de la force musculaire n'est pas la même des deux côtés : trente et une fois, sur soixante-quinze, elle est plus grande à droite, quarante-quatre fois elle prédomine à gauche. Cette particularité ne doit pas étonner, elle est en rapport avec la prédominance latérale des convulsions. Chez certains sujets dont le réveil est brusque, l'affaiblissement est très peu marqué, il se réduit à 2 ou 3 p. 100 et quelquefois est nul d'un côté (4 fois sur 75). Sur ces 75 sujets, l'affaiblissement est en moyenne de 21 p. 100 à droite et de 23 p. 100 à gauche.

(1) Ch. Féré, *Note sur l'état des forces chez les épileptiques*. (*Bull. soc. Biologie*, 1888, p. 24.)

III. — 16 malades ont été observés à la suite de vertiges avec chute ou simplement avec obnubilation des sens sans convulsions apparentes. Chez un, il n'y avait aucune modification de la pression dynamométrique : ce malade ne perd pas connaissance dans son vertige. Chez un autre, qui a des hallucinations à la suite de son vertige, il y avait une augmentation de 15 p. 100 à droite et de 24 p. 100 à gauche. Chez les 14 autres, il y avait une diminution de la force musculaire : cette diminution était équivalente des deux côtés, chez un seul sujet ; chez 8, elle était plus considérable à droite ; chez 5, elle était plus marquée à gauche. La moyenne de la perte chez ces 14 sujets, immédiatement après le vertige, était de 30 p. 100 à droite et de 27 p. 100 à gauche ; la plus grande perte était de 59 p. 100. L'exploration dynamométrique, pratiquée un quart d'heure après le vertige chez ces 14 mêmes individus, donnait encore une diminution de 10 p. 100 à droite et de 14 p. 100 à gauche.

Le malade sur lequel nous avons vu une augmentation après le vertige, suivi d'hallucinations de 15 p. 100 à droite et de 24 p. 100 à gauche, offre, au contraire, une diminution de 30 p. 100 à droite et de 50 p. 100 à gauche, à la suite de l'accès non suivi de troubles psychiques apparents. Il est remarquable que l'augmentation et la diminution les plus fortes se manifestent du même côté.

Parmi ces 14 malades, il en est 11 qui ont été observés aussi à la suite des accès. Chez un seul, l'affaiblissement s'est trouvé le même à la suite de l'accès et à la suite du vertige ; chez 3, il était plus considérable à la suite des accès ; chez 7, il était plus marqué après le vertige.

IV. — Chez 13 malades, qui présentent des accès incomplets avec vertige et spasmes en apparence limités, 2 seulement ont une augmentation de la force dynamométrique, de 2 et 6, 4 et 11 p. 100 à la suite; mais chez eux, la secousse n'est pas accompagnée de perte de connaissance. Les 11 autres ont une diminution, qui chez l'un va jusqu'à 57 p. 100, et qui se trouve en moyenne de 34 p. 100 à droite et de 32 p. 100 à gauche. La diminution est plus forte, cinq fois à droite et six fois à gauche. Un quart d'heure après l'accès incomplet, la perte est encore de 21 p. 100 à droite et de 19 p. 100 à gauche, en moyenne.

V. — Les observations que je viens de passer en revue montrent que la faiblesse de l'effort qui succède aux diverses manifestations épileptiques a une certaine durée. Il m'a paru intéressant de rechercher, au moins approximativement, dans quelle mesure cet affaiblissement peut se prolonger. Chez quelques sujets, il en reste des traces pendant toute la journée qui suit l'accès. En général, il semble du moins par les quelques explorations sérielles que nous avons pu faire et dont quelques spécimens sont résumés dans le tableau suivant, les forces ne reviennent guère à leur état normal moins d'un demi-heure après l'accès; mais l'épuisement est encore très appréciable chez la plupart après trois quarts d'heure.

DIMINUTION DE LA FORCE MUSCULAIRE A LA SUITE DE L'ACCÈS D'ÉPILEPSIE

(*Rapport à la force normale* = 100.)

NOMS	IMMÉDIATEMENT après l'accès		UN QUART D'HEURE après l'accès		UNE DEMI-HEURE après l'accès		TROIS QUARTS D'HEURE après l'accès	
	main droite	main gauche	main droite	main gauche	main droite	main gauche	main droite	main gauche
Pi.......	36	60	10	23	3	20	0	10
Pa.........	66	43	46	20	43	3	40	0
O.........	45	40	30	31	30	27	35	9
Der.......	45	42	30	31	14	15	0	0
Lam.......	61	70	46	60	46	55	42	52
Co.........	62	51	36	33	30	33	26	31
Lal.......	43	40	36	40	16	20	10	0
Bc.........	65	67	68	64	45	50	25	25
Lon.......	44	25	42	21	15	12	19	6
R.........	51	54	45	50	42	48	31	27
Do.........	58	56	54	48	36	46	19	36
V.........	47	36	26	12	10	6	0	0
S.........	45	48	32	39	21	23	5	6
G.........	28	39	30	33	8	21	0	0
Lep.......	52	36	32	30	25	19	20	16
Mal.......	60	57	42	33	24	33	22	31
Ca.........	25	10	25	10	25	10	22	10
Del.......	28	49	26	27	17	27	11	16
Mat.......	43	54	36	37	31	37	31	37
Ba.........	14	30	20	2	12	2	10	0
Moyennes..	45,9	45,3	34,6	32,6	24,6	25,3	18,4	15,6

VI. — Il est enfin un autre point qui a frappé mon attention, c'est que les explorations dynamométriques faites à la suite des accès de nuit et celles qui ont suivi les accès de jour présentent des résultats notablement différents. Des explorations comparatives ont été faites sur 31 malades : chez 2 seulement, l'affaiblissement était le même à la suite des accès diurnes et des accès nocturnes ; chez 2 autres, il y avait un affaiblissement plus grand à la suite des accès diurnes ; chez les 27 restants, l'affaiblissement est notablement plus considérable à la suite des accès nocturnes. Cette différence, qui peut aller jusqu'à 50 p. 100, est en moyenne pour la main droite de 18 p. 100 et pour la main gauche de 21 p. 100. Ce résultat vient à l'appui de l'opinion des auteurs qui pensent que les accès de nuit sont en général plus intenses.

VII. — Le dynamographe ne fait que confirmer les résultats obtenus par l'exploration dynamométrique. En général, l'ascension se fait lentement, quelquefois par saccades, même à l'état normal, chez les épileptiques à attaques fréquentes ; mais après les paroxysmes, cette ascension lente et saccadée est de règle.

Les deux premières figures représentent les courbes dynamographiques d'un malade à une époque éloignée des accès ; le malade est gaucher. La courbe (fig. 27), se lisant de droite à

Fig. 27. — Courbe dynamographique de la main droite à l'état normal. (Le tracé se lit de droite à gauche.)

gauche, qui représente la pression de la main gauche, indique une ascension à la fois plus brusque et plus élevée = 52 kil., tandis que la courbe de la main droite (fig. 28) est moins élevée et un peu hésitante = 4 kil. La figure 29 montre la stabilité des mains du sujet, l'avant-bras en demi-flexion, aussi à l'état normal; la ligne supérieure fournie par la main droite, la plus faible,

Fig. 28. — Courbe dynamographique de la main gauche à l'état normal. (Le tracé se lit de droite à gauche.)

Fig. 29. — *a*. Tremblement de la main droite à l'état normal *b*. tremblement de la main gauche.

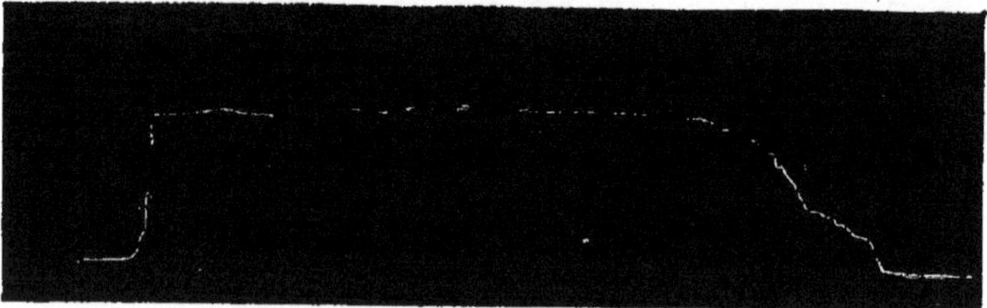

Fig. 30. — Courbe dynamographique de la main droite une demi-heure après un accès. (Le tracé se lit de droite à gauche.)

est plus tremblée que l'inférieure qui correspond à la main gauche, la plus forte.

Les figures 30 et 31 reproduisent les tracés dynamographiques du même malade une demi-heure après un accès. On voit que l'affaiblissement est plus marqué par la courbe moins élevée

Fig. 31. — Courbe dynamographique de la main gauche une demi-heure après un accès. (Le tracé se lit de droite à gauche.)

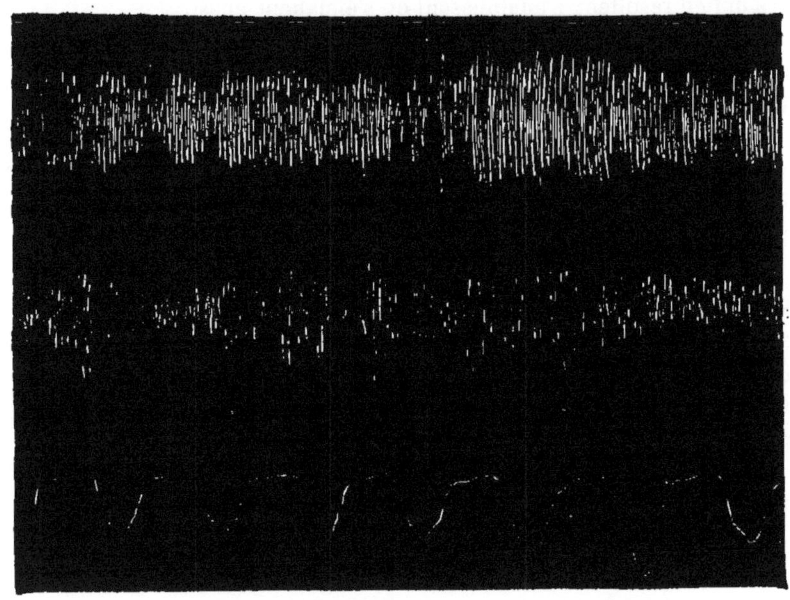

Fig. 32. — *a*, tremblement de la main droite; *b*, tremblement de la main gauche; *c*, courbe pneumographique une demi-heure après un accès.

de la main droite, courbe à la fois moins brusquement ascendante et tremblée = 16 kil. La courbe de la main gauche = 28 kil., est plus brusque et plus élevée.

La figure 32 reproduit le tremblement des deux mains une demi-heure après un autre accès ; en voit que les oscillations sont beaucoup plus étendues que sur la figure 29 qui représente le tremblement à l'état normal. Les oscillations de la main droite, la plus faible, sont les plus étendues. On voit sur la même figure 32 la courbe thoracique qui est aussi saccadée, principalement pendant l'expiration, comme nous l'avons vu précédemment.

Il n'était pas sans intérêt d'objectiver les rapports qui existent entre l'intensité des tremblements et l'affaiblissement des mouvements volontaires. Cette connexité vient en effet à l'appui de la théorie qui fait de ces deux phénomènes les indices de l'épuisement des centres moteurs. Lorsque les décharges des cellules motrices s'éloignent et s'affaiblissent, les contractions musculaires qui en résultent s'affaiblissent et s'éloignent aussi, de sorte que, en même temps qu'elle devient moins énergique, la tension des muscles, au lieu d'être continue, devient rémittente ; plus les intervalles des décharges se prolongent et s'affaiblissent, plus les mouvements volontaires sont faibles.

L'état parétique et l'incertitude des mouvements de la main se traduisent par des altérations de l'écriture, qui devient irrégulière, hésitante et souvent méconnaissable au premier abord. Il existe quelquefois un véritable bégaiement de l'écriture, consistant en une répétition des syllabes ou des lettres (1) dont on trouve un exemple dans l'observation en une abréviation ou une addition de lettres étrangères au mot (2). Mais plus souvent que ces troubles qui sont à proprement parler d'ordre psychique, on observe souvent, à la suite des accès, des modifications de l'écriture portant surtout sur les dimensions des caractères qui sont généralement moins grandes dans ces périodes d'épuisement; mais la forme générale de chaque lettre n'est pas modifiée malgré le tremblement. C'est du reste une remarque que l'on peut appliquer à la plupart des aliénés et des hypnotiques pendant leurs changements de personnalité ; les dimensions et l'allure générale de l'écriture peuvent être profondément al-

(1) Bucknill et Tuke, *Psychological medicine*, 4e éd., 1879, p. 309.
(2) Spitzka, *Insanity*, 1883, p. 206.

térées, mais si on considère chaque lettre en particulier, on peut aisément reconnaître sa forme dans les différents spécimens d'écriture du même sujets dans ses différents états ; les fioritures, les traits terminaux, etc., sont plus ou moins exagérés ou atténués dans tel état de dépression ou d'excitation, mais ils persistent pour affirmer que malgré les apparences, l'identité du sujet persiste dans une certaine mesure. C'est là un fait assez important au point de vue médico-légal.

L'affaiblissement musculaire et le tremblement ne sont pas d'ailleurs limités aux membres supérieurs ; on les retrouve aussi aux membres inférieurs où ils se manifestent par des troubles de la station qui varient depuis le plus faible degré de lassitude jusqu'à l'impuissance complète. La trémulation des jambes se traduit souvent par une incertitude de la marche plus ou moins persistante et qui rappelle la démarche ébrieuse.

A la suite des attaques d'épilepsie dans lesquelles on n'a remarqué aucune localisation du spasme, on voit quelquefois des paralysies localisées, en général très fugaces, qui se présentent soit sous la forme hémiplégique (Todd), soit sous la forme paraplégique (Moreau), soit sous la forme monoplégique. Dans quelques cas, la paralysie est extrêmement limitée, elle peut n'atteindre que les muscles d'un côté de la face ou de la langue, il en résulte quelquefois une lenteur particulière de la parole ou une difficulté d'articulation. Ces paralysies localisées peuvent porter sur les muscles moteurs de l'œil et déterminer de la déviation conjuguée des yeux (1) ou du strabisme qui dure quelquefois plusieurs heures. D'autres fois on observe une mydriase unilatérale coïncidant ou non avec une parésie faciale transitoire (Thomsen) (2).

Des faits dans lesquels les mouvements convulsifs sont peu marqués ou même manquent en apparence complètement, et qui peuvent néanmoins être suivis de paralysie, ont été cités contre l'hypothèse de l'épuisement proposée pour expliquer toutes les impotences postépileptiques. L'absence de mouvements extérieurs apparents, n'exclut pas nécessairement l'épui-

(1) Ch. Beevor, *British med. journ.*, janv. 1882, p. 85.
(2) *Arch. für Psych.*, XVII, 2.

sement cérébral : tout le monde sait que, à la suite des rêves où l'effort ou la frayeur a joué le rôle principal, il persiste souvent au réveil ; il a un affaiblissement véritable des membres, affaiblissement qui s'objective quelquefois par un tremblement. Cet affaiblissement consécutif aux rêves peut même aller jusqu'à la paralysie durable, comme j'en ai rapporté un exemple (1). D'autre part, les chocs cérébraux qui seront dus à un processus interne, comme le choc épileptique, ou par un choc externe, s'accompagnent de phénomènes somatiques qui trahissent un épuisement général et permettent par conséquent de les rapprocher au point de vue de leur genèse des paralysies consécutives à des décharges motrices (2).

Quelquefois au lieu d'une paralysie postépileptique ou à la suite d'une de ces paralysies, qu'elle soit partielle ou hémiplégique, il se produit une contracture passagère (3) qui a été observée à la suite de l'épilepsie expérimentale par MM. Couty et François-Franck, et sur l'homme. A la suite surtout d'accès en série, qu'il y ait ou non une paralysie appréciable, on constate souvent une exagération des réflexes et dans quelques cas une contracture latente que la moindre excitation met en évidence (4) ; la contracture permanente n'est qu'un degré supérieur de ces phénomènes, et elle est comme la paralysie liée à l'épuisement des centres cérébraux. Il n'est pas sans intérêt de noter que, comme la paralysie, cette contracture précède quelquefois le paroxysme convulsif.

J'ai exploré à une époque tous les malades de mon service au point de vue du tremblement, à l'aide d'un tambour à réaction, soit à l'état normal, soit à la suite des paroxysmes.

Ces recherches montrent que la stabilité absolue est assez rare, même à l'état normal, chez les épileptiques, mais le tremblement augmente d'une manière plus ou moins considérable après l'attaque, et cette exagération de l'instabilité dure plusieurs

(1) Ch. Féré, *Note sur un cas de paralysie hystérique consécutive à un rêve*. (*Bull. Soc. Biol.*, 1886, p. 511.) — *A contribution to the pathology of dreams and of hysterical paralysis*. (*Brain*, t. IX, 1887, p. 488.)

(2) Ch. Féré, *On paralysis by exhaustion*. (*Brain*, 1888, p. 208.)

(3) Masson, *Des troubles moteurs postépileptiques* ; th., Lille, 1888.

(4) Lemoine, *Bull. Soc. Biol.*, 1888, février.

heures. Les tracés montrent, comme nous l'avons vu plus haut, que la trémulation est en général plus marquée du côté où les convulsions ont prédominé pendant l'accès.

Ce tremblement postparoxystique n'est pas exclusivement limité aux membres, il se remarque encore dans la cage thoracique dont les mouvements saccadés à l'état normal, chez un très grand nombre d'épileptiques, le sont souvent davantage encore à la suite des accès. Ces phénomènes thoraciques sont assez importants pour nous arrêter.

J'ai présenté à la Société de biologie (1) trois tableaux dans lesquels j'avais réuni les tracés respiratoires de cent trente épileptiques sans lésions pulmonaires. Ces tracés ont été pris en dehors des manifestations paroxystiques de la névrose, au moins vingt-quatre heures, et souvent plusieurs jours, ou même plusieurs semaines après une attaque, c'est-à-dire qu'on peut les considérer comme la représentation de l'état normal chez ces individus.

J'ai cru qu'il n'était pas sans intérêt de reproduire la forme la plus typique de ces courbes respiratoires.

A première vue, on est frappé de la forme et de la longueur excessive de l'expiration : la courbe expiratoire semble manifestement prolongée chez la plupart des sujets, et elle est oblique dès le début.

Cependant, en mesurant tous les tracés, je me suis assuré qu'en moyenne, sur ces cent trente sujets, la durée de l'inspiration n'est pas moindre que 27 pour 100 de la durée totale de la courbe respiratoire.

Si cette moyenne est un peu au-dessous de la moyenne ordinaire, que l'on estime à un tiers, elle n'est pas cependant très caractérisque. J'ai, en effet, vérifié sur un certain nombre de tracés de respiration, pris sur des individus normaux, que le rapport de la durée de l'inspiration à la durée totale de la respiration peut varier chez le même individu de 25 à 40 pour 100. Ce n'est que chez 67 épileptiques pour 100 que la durée de l'inspiration n'atteint pas la moyenne physiologique. Il serait, par

(1) *Bull. Soc. Biologie*, 1888, p. 134. — *Nouvelle iconographie de la Salpêtrière*, 1888, p. 70.

conséquent, exagéré de dire d'une manière générale que l'expiration est prolongée chez les épileptiques.

Toutefois, si nous divisons ces cent trente sujets par catégories, nous obtenons le tableau suivant, qui me paraît assez instructif :

Rapport de la durée de l'inspiration à la durée totale de la respiration sur cent trente épileptiques.

Nombre des sujets.	Rapport réduit au centième.
1	de 50 à 55
3	de 45 à 50
6	de 40 à 45
10	de 35 à 40
26	de 30 à 35
17	de 25 à 30
36	de 20 à 24
23	de 15 à 20
8	de 11 à 15

Nous trouvons ainsi que sur quatre-vingt-quatre épileptiques, c'est-à-dire sur 64 pour 100, la durée de l'inspiration est au-dessous de 30 pour 100 de la durée totale de la respiration ; et cette durée relative peut s'abaisser à un chiffre remarquablement faible.

Cette irrégularité dans la durée relative des deux temps de la respiration tient en partie à la brièveté de l'inspiration qui, sur quelques courbes, est représentée par une ligne à peu près verticale ; mais elle tient surtout à la modification de l'expiration, qui, sur cent trois tracés, c'est-à-dire sur 79 pour 100, offre des saccades très prononcées indiquant des temps d'arrêt dans la rétraction du thorax. Sur dix-neuf tracés, c'est-à-dire sur 30 pour 100, on remarque que ces temps d'arrêt offrent un rythme à peu près régulier ; l'expiration présente des saccades sensiblement isochrones, au nombre de deux, trois, quatre ou cinq au plus. Le tracé prend une forme en escalier, d'un aspect très caractéristique (fig. 33, 34, 35, 36).

Ces tracés ont été pris avec le pneumographe de Marey; l'expiration y est représentée par la ligne ascendante de gauche à droite.

Ces saccades sont différentes de celles que l'on voit se produire sous l'influence du froid ou sous l'influence d'une excitation sensorielle intense (1), et qui se rapprochent du tremblement.

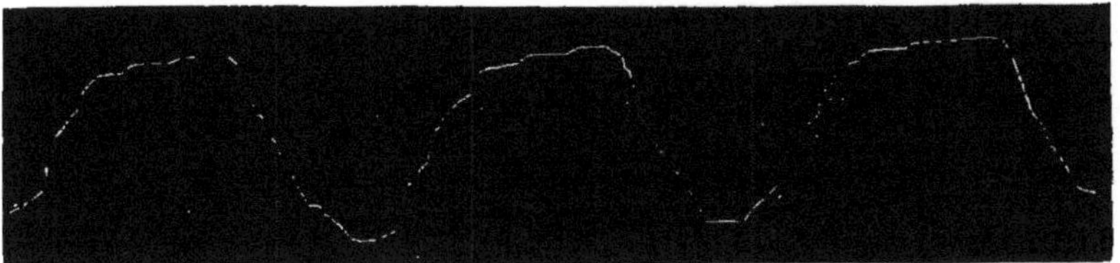

Fig. 33. — Tracé respiratoire en dehors des accès chez D.

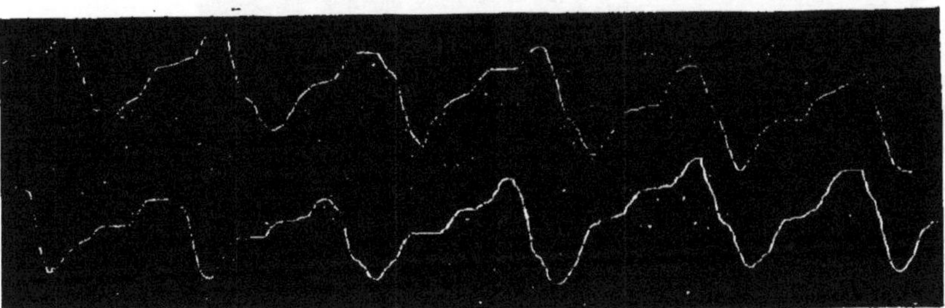

Fig. 34. — Respiration normale chez C.

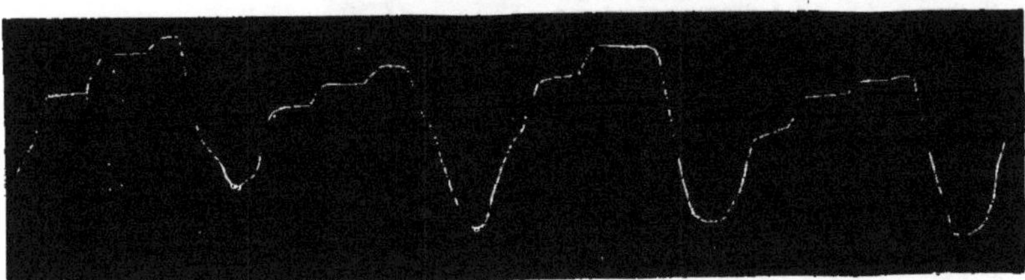

Fig. 35. — Respiration normale de V.

Mais, en dehors de ces saccades, ces expirations relativement prolongées offrent un autre caractère : c'est qu'au lieu d'être représentées, comme à l'état normal, par une ascension brusque du tracé suivie d'une courbe plus ou moins arrondie ou ondulée,

(1) Ch. Féré, *Note sur les conditions physiologiques des émotions*. (*Revue philosoph.*, 1887, décembre, p. 567, 569.) — *Dégénérescence et criminalité*, in-18, 1888, p. 12-17.

l'ascension est graduelle d'emblée ; c'est-à-dire que la rétraction du thorax, au lieu d'être d'abord brusque, puis ralentie, est lente pendant toute sa durée.

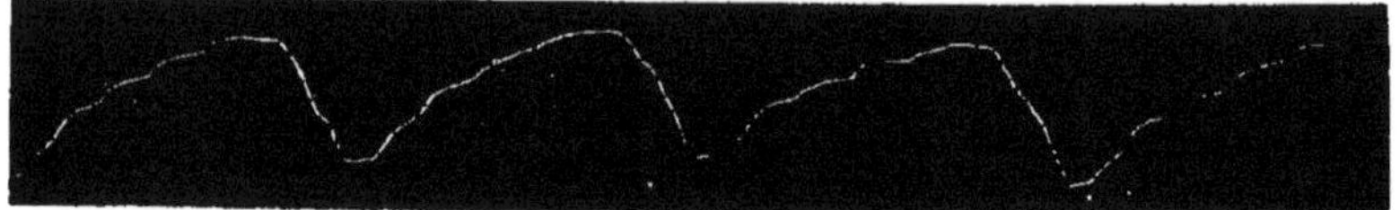

Fig. 36. — Respiration normale de M.

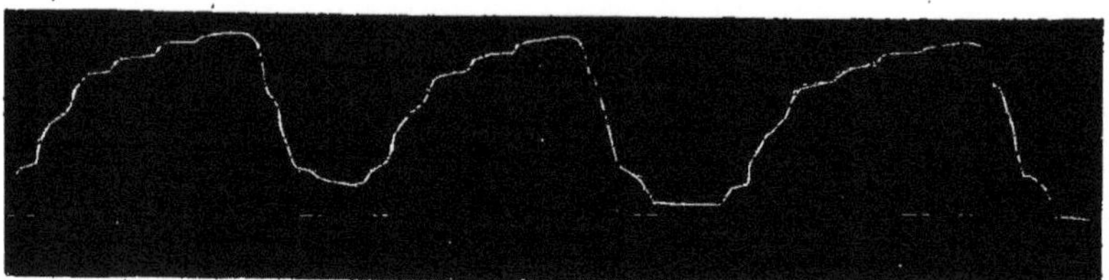

Fig. 37. — Respiration une demi-heure après l'attaque de D., dont la respiration normale est représentée fig. 33.

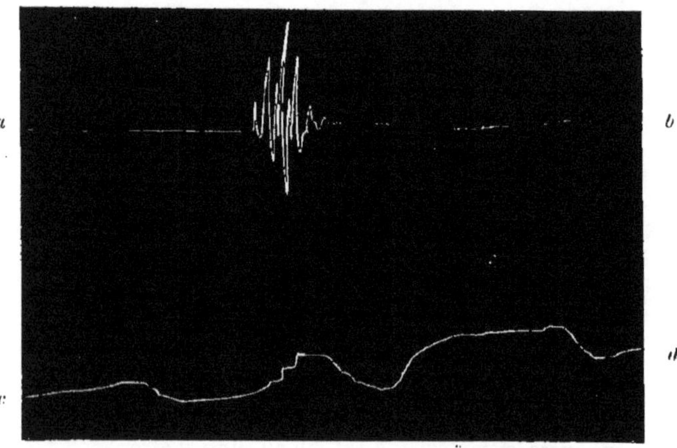

Fig. 38. — *a b*, tracé du long supinateur droit de F. pendant une secousse. — *c d*, tracé respiratoire pendant la même secousse. — La respiration, très superficielle avant la secousse, présente une expiration saccadée pendant la secousse et une expiration prolongée après.

Quand ces saccades, ces arrêts expiratoires, sont assez marquées, on peut saisir, au moment où elles se produisent, soit au niveau du poumon, soit au niveau du larynx, une suspension du bruit expiratoire qui est généralement très faible.

La lenteur générale de l'expiration ne permet guère de supposer que les saccades soient dues à des contractures spasmodiques des muscles expirateurs ; il est plus légitime de les attribuer à la suspension de la rétraction passive de la cavité thoracique produite par des spasmes de la glotte mettant obstacle à l'expulsion de l'air. Notons d'ailleurs que chez un bon nombre des individus qui présentent cette expiration saccadée et prolongée, la respiration est lente : plusieurs n'ont que quatorze ou même douze respirations par minute.

Ces caractères spasmodiques de la respiration, et en particulier de l'expiration, m'ont paru intéressants à signaler, parce qu'ils semblent indiquer que les épileptiques présentent plus souvent qu'on ne pense des phénomènes convulsifs permanents. La respiration saccadée peut être rapprochée du tremblement des membres et de la langue que quelques-uns présentent d'une façon constante.

Du reste, la nature spasmodique de ces saccades respiratoires peut être mise en évidence par cette circonstance qu'elles s'exagèrent à la suite des accès, comme on le voit dans la figure 33 qui reproduit le tracé respiratoire pris une demi-heure après un accès chez le sujet dont le tracé normal est représenté par la figure 37. On voit sur cette figure 33 que, à la suite de l'accès, l'inspiration présente aussi des saccades.

Enfin, chez un épileptique qui présente de temps en temps des séries de secousses de tout le corps, j'ai réussi à inscrire en même temps le tracé respiratoire et le spasme du long supinateur gauche. On voit sur la figure 38, qui représente cette expérience, qu'aux secousses musculaires correspond une expiration en escalier très caractéristique.

A la suite des attaques d'épilepsie, on observe souvent des troubles du langage (1) d'autant plus prononcés que le paroxysme a été plus intense ou plus répété. On observe une lenteur de la

(1) T. S. Clouston, *Disorders of speach in insanity*. (*Edinb. med. journ.*, 1876, avril, p. 875.)

parole, une hésitation dans la prononciation des mots autant dus à l'amnésie verbale que par l'incoordination linguale. Cette incoordination s'accompagne d'ailleurs d'un tremblement en masse de la langue et d'une trémulation des lèvres. Ce tremblement et cette hésitation de la parole, qui peuvent durer plusieurs heures après l'accès, peuvent rappeler les troubles de la parole des paralytiques généraux qui se distinguent pourtant par leurs contractions fibrillaires. Quelquefois il reste un embarras très prolongé, les phrases sont interrompues par une sorte de hoquet que M. Clouston attribue à une hyperkinésie du spinal par congestion permanente du bulbe.

Dans quelques cas, il existe une véritable aphasie qui dure plusieurs heures, le plus souvent c'est l'aphasie pure et simple que l'on constate; mais si on prend la peine d'examiner les choses de près, on constate que des malades qui déjà sont capables de se retourner à un bruit ou de suivre du regard les faits et gestes des personnes qui les entourent ne comprennent pas ce qu'on leur dit, et qu'il est impossible de communiquer avec eux par l'écriture, bien qu'il soit possible de fixer leur attention sur la phrase écrite: L'audition et la vision des mots sont nettement altérés. Quand ils sont sortis de cet état, ils déclarent tous qu'ils étaient incapables de reconnaître les objets qu'ils regardaient. Ces troubles de l'usage des signes seront mieux compris après l'étude des troubles postépileptiques de la sensibilité.

L'aphasie postépileptique peut se présenter sans qu'il existe une parésie prédominante notable du côté droit du corps, mais ce n'est pas dire qu'il n'y ait pas de troubles moteurs.

Certains épileptiques présentent des troubles voisins de l'aphasie, tels sont les cas de paraphasie observés par Forbes Winslow (1) soit d'une manière continue, soit seulement avant les attaques, et le cas singulier rapporté par Moreau de Tours (2) d'un malade qui ne pouvait pas exprimer une idée sur laquelle son attention avait été fixée préalablement pendant un certain temps. Un de mes malades, quand il sort de sa stupeur, répète

(1) Forbes Winslow, *Obscure diseases of the brain and mind.*, p. 510.
(2) Moreau de Tours, *Gaz. des hôp.*, 1864.

un certain nombre de fois : *palin plan, palin plan, palin plan* ; il a de temps en temps des accès vertigineux dans lesquel tout le trouble moteur paraît consister dans cette sorte de convulsion vocale. Tissot (1) rapporte un cas d'épilepsie chez un individu qui éprouvait, de temps en temps, des aphasies transitoires sans agraphie.

Chez les malades qui présentent en dehors des accès du bégaiement ou du zézaiement ou quelque autre trouble permanent du langage, ces troubles s'exagèrent à la suite de l'accès, des vertiges ou de toute autre manifestation épileptique. Ces phénomènes peuvent être comparés à l'exagération postparoxystique du tremblement des membres.

Les troubles postépileptiques du langage articulé paraissent constamment avoir pour condition physiologique des troubles de la motilité de la langue qui avaient passé jusqu'à présent inaperçus, parce qu'on n'avait pas de procédé exact d'exploration de l'énergie des mouvements de cet organe. Je crois avoir en partie comblé cette lacune (2).

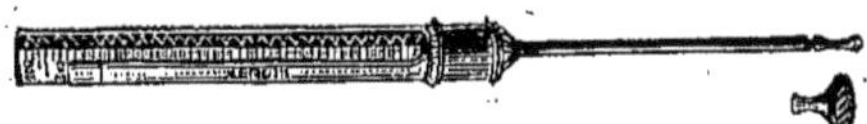

Fig. 39.— Appareil à ressort intérieur pour mesurer la résistance de la langue à la pression.

J'ai pensé que l'étude de la résistance à la pression dans les cinq directions principales pourrait fournir quelques renseignements. L'invention d'un *glosso-dynamomètre* (fig. 39) propre à étudier cette pression m'a coûté peu de peine ; il m'a suffi de faire remplacer le talon étroit du sphygmomètre de M. Bloch par un plateau d'un centimètre de diamètre, guilloché à la surface inférieure. Cette modification de l'appareil de M. Bloch ne me paraît pas, d'ailleurs, capable de l'empêcher de remplir son but primitif.

On se sert de l'instrument en appliquant la surface inégale du plateau soit sur la face supérieure de la langue, soit sur sa face

(1) Tissot, *Œuvres complètes*, éd. 1784, t. XII, p. 128.

(2) *Note sur l'exploration des mouvements de la langue.* (*C. R. Soc. Biol.*, 1889, p. 278.)

inférieure, soit sur ses bords, ou d'avant en arrière sur la pointe, et en priant le malade de résister autant que possible à la pression. La graduation de l'instrument indique approximativement, en grammes, la limite de cette résistance, mesurée par l'élasticité d'un ressort.

A l'état normal, la résistance à la pression de haut en bas, c'est-à-dire l'énergie du mouvement d'élévation de la pointe, varie de 700 à 850 grammes ; la résistance à la pression de bas en haut, c'est-à-dire l'énergie du mouvement d'abaissement de la pointe, varie de 600 à 800 ; la résistance à la pression latérale, de 600 à 850 ; enfin, le mouvement de propulsion peut donner une pression de 700 à 900 grammes. On peut cependant observer des variations assez considérables.

A la suite des accès d'épilepsie, les individus qui présentent des troubles de la parole ont un affaiblissement considérable de la résistance à la pression, souvent inégale des deux côtés, alors même que les accès ne paraissent pas latéralisés. Quelquefois cette résistance est complètement nulle. Du reste, il peut arriver que les mouvements de la langue restent tout à fait abolis pendant longtemps, malgré le retour à la connaissance. Cette paralysie de la langue se traduit quelquefois par une difficulté considérable de la déglutition.

M. Beevor a signalé à la suite des accès d'épilepsie une *déviation conjuguée des yeux et de la face* que j'ai retrouvée souvent. Quand les convulsions ont été prédominantes d'un côté, la déviation se fait vers le côté opposé. Elle paraît donc indiquer un épuisement des centres moteurs, des muscles convulsés.

Comme corollaire de cette parésie il faut signaler le nystagmus. Le *nystagmus*, qui existe beaucoup plus souvent qu'on ne le pense en général chez les épileptiques (1), est surtout fréquent et intense à la suite des accès. Dans la période postparoxystique, on le voit s'exagérer chez les sujets qui le présentent habituellement ou apparaître chez d'autres qui n'en ont point dans l'intervalle.

(1) Lee, *Cases of nystagmus infantilis*. (*Clinical Society*, 1883, t. XVI, p. 202.)

Je rapporterai ici les résultats des recherches que j'ai faites sur ce point avec mon interne, M. Arnould, sur 170 épileptiques observés dans l'espace de quatre mois dans mon service (1). Nous l'avons observé seulement sur 24 malades sur 170.

Le nystagmus peut se présenter chez les épileptiques sous différentes formes ; tantôt il est vertical (3 fois sur 24), tantôt il est rotatoire (5 fois sur 24), tantôt enfin, et plus souvent, il est latéral (20 fois sur 24). Le nystagmus latéral coïncide quelquefois avec le rotatoire (4 fois). Deux fois le nystagmus vertical était isolé, une fois il coïncidait avec le rotatoire, une fois il n'existait que sur un seul œil.

Le nystagmus varie non seulement par sa direction, mais encore par son intensité ; on observe des variétés considérables relatives à la rapidité et à l'amplitude des mouvements oscillatoires. Quelquefois, c'est un mouvement tellement rapide, que les oscillations peuvent à peine être comptées. Tantôt, au contraire, le mouvement spasmodique ne diffère que par la régularité de sa forme et de son rythme, de l'instabilité du regard qui est si fréquent chez les épileptiques. Dans certains cas, le mouvement oscillatoire est extrêmement étendu, comprend presque tout l'arc excursif normal de l'œil ; d'autres fois, il est presque imperceptible. Lorsque le mouvement est à la fois très rapide et peu étendu, il est assez difficile de constater dans quel sens se fait la déviation. Lorsque, au contraire, les mouvements sont espacés et d'une certaine étendue, et que l'on fait regarder un point fixe, on voit que tantôt l'œil a dévié lentement pour être ramené brusquement dans sa position primitive qu'il dépasse, et tantôt la déviation primaire est brusque ; et, en tous cas, on reconnaît la direction de l'écart primitif. Chez quelques malades, le mouvement ne se produit que lorsqu'il s'agit de regarder un point fixe, ou du moins il augmente considérablement dans ces conditions. Chez les épileptiques hémiplégiques, l'oscillation se fait en général vers le côté opposé à l'hémiplégie.

Chez plusieurs sujets non hémiplégiques, mais qui ont une

(1) *C. R. Soc. de Biologie*, 1887, p. 490.

aura latérale et une prédominance des mouvements convulsifs du même côté, l'oscillation se fait du côté opposé. Chez quelques malades, qui n'offrent de nystagmus qu'après l'attaque, l'oscillation se fait du côté opposé à la déviation des yeux pendant l'attaque. C'est en raison de ces circonstances que nous sommes porté à croire que, chez les épileptiques, le nystagmus qui se produit en dehors de l'attaque est dû à la paralysie d'un muscle qui ne peut résister qu'imparfaitement à l'action de son antagoniste. Dans le nystagmus qui succède momentanément à l'attaque, il s'agit d'une paralysie par épuisement, analogue à celles qui ont déjà été signalées dans les membres à la suite des attaques d'épilepsie partielle. Il était intéressant de distinguer ce *nystagmus paralytique* du *nystagmus spasmodique* qui se produit pendant l'attaque chez un bon nombre d'épileptiques.

On trouve dans le travail de M. Prévost (1) deux observations de M. Lépine, une observation de Vulpian, et six observations de M. Charcot où le nystagmus coïncide avec la déviation conjuguée de la face et des yeux; dans une seule (l'observation XLIX, de M. Charcot) la direction du nystagmus est indiquée : il se faisait dans le sens inverse de la déviation de la face vers le côté opposé à la lésion. M. Gadaud (2), qui rappelle la même coïncidence, en s'appuyant surtout sur les faits cités par Prévost, n'attache non plus aucune importance à la direction du nystagmus. M. Ravaud ne s'en préoccupe pas davantage (3).

D'après ce que nous venons d'exposer, nous pensons que la direction de la déviation de la secousse initiale de l'oscillation du nystagmus a la même valeur que la déviation conjuguée des yeux et de la face, et qu'en général, dans l'épilepsie hémiplégique, cette déviation se fait vers l'hémisphère malade. Il y a lieu de croire que cette direction indique aussi le siège de la lésion dynamique ou anatomique chez les épileptiques qui ne présentent aucun trouble localisé permanent. Il a la même signi-

(1) Prévost, *De la déviation conjuguée des yeux et de la rotation de la tête dans certains cas d'hémiplégie*, 1868.
(2) Gadaud, *Etude sur le nystagmus* ; th., Paris, 1869.
(3) Ravaud, *Essai clinique sur le nystagmus* ; th., Paris, 1877.

fication que le strabisme passager, qui se produit quelquefois dans les mêmes circonstances.

Les malades atteints de nystagmus étendu ont parfaitement conscience du mouvement qui détermine chez eux des sensations vertigineuses plus ou moins pénibles. Le nystagmus s'accompagne quelquefois d'un certain degré de blépharospasme : d'autres fois, au contraire, le clignement est extrêmement rare ; il semble que le mouvement du globe compense le mouvement des paupières au point de vue de la circulation des larmes et au point de vue du repos de l'organe visuel.

Nous ajouterons que, chez les épileptiques, le nystagmus coïncide souvent avec le strabisme, l'asymétrie chromatique de l'iris, l'asymétrie pupillaire, l'excentricité de la pupille (1). Dans les trois cas où nous l'avons vu coïncider avec le strabisme, la secousse initiale de l'oscillation se faisait dans le même sens que la déviation permanente de l'œil ; nous ne pensons pas, d'ailleurs, que cette concordance doive être considérée comme constante.

Quand le nystagmus existe à l'état permanent, il s'exaspère quelquefois en dehors des paroxysmes convulsifs au point de déterminer des sensations vertigineuses.

La sensation de vertige dans le nystagmus n'est point de connaissance absolument d'observation nouvelle. Grainger Stewart (2) a déjà signalé la coïncidence d'accès de vertige avec le nystagmus chez un mineur. Toutefois, cette coïncidence m'a paru présenter un intérêt particulier dans le cas que j'ai observé.

Observation XXX. — *Épilepsie; nystagmus par accès; vertige oculaire.*

V., âgé de 55 ans, sans antécédents névropathiques personnels ou héréditaires connus, sans excès alcooliques avoués, a été atteint à l'âge de 43 ans de son premier accès d'épilepsie ; il était à la Nouvelle-Calédonie, et il attribue l'origine de son mal à une exposition prolongée au soleil. Il présente actuellement des attaques épileptiques avec cri initial, perte de connaissance, morsure de la langue et des vertiges avec perte de connaissance.

A la suite des attaques, on peut constater chez lui l'existence d'un nystagmus latéral qui disparaît en général dans l'intervalle des accès.

(1) Ch. Féré, *Bull. Soc. Biologie*, 1887, p. 502.
(2) *Clinical lectures on Giddiness;* Edinb., 1884.

Toutefois, de temps en temps, il lui arrive, soit lorsqu'il travaille à son métier de tailleur, soit même lorsque son attention n'est fixée sur aucun point particulier, lorsqu'il se promène, de sentir ses yeux s'animer d'oscillations rythmiques. Le malade reconnait, paraît-il, que la déviation convulsive initiale se fait du côté droit, c'est-à-dire dans le même sens que celle que nous avons pu constater après l'attaque. A mesure que l'oscillation se répète et s'accélère, la vue s'obscurcit, le malade éprouve une sensation d'oscillation totale du corps, mais non de rotation. Néanmoins, il tomberait s'il ne se retenait pas aux objets extérieurs et ne fermait les yeux. Cette sensation de balancement avec éblouissement ne s'accompagne jamais de perte de connaissance, et le malade qui est sujet à des vertiges épileptiques, les distingue parfaitement de ces vertiges nystagmiques.

Cette forme de pseudo-vertige ne peut pas être considérée cependant comme absolument étrangère à l'épilepsie; les accès de nystagmus doivent en effet être assimilés, il me semble, aux secousses musculaires par accès que l'on observe souvent chez quelques épileptiques.

La parésie postconvulsive se traduit quelquefois, comme on sait, par un relâchement des sphincters et par une évacuation d'urines ou de matières fécales qui se produisent à la fin de l'accès. D'autres fois la paralysie des fibres intestinales se traduit par des borborygmes qui chez un de mes malades persistent pendant plus d'une heure après les accès.

Les troubles moteurs postépileptiques chez l'homme méritent d'être rapprochés de l'épuisement cortical postépileptique (François-Franck et Pitres) des animaux en expérience : lorsqu'on a provoqué une décharge épileptique par l'électrisation d'une région de l'écorce, cette région reste complètement inexcitable pour un temps, un quart d'heure, une demi-heure, puis on peut de nouveau provoquer des mouvements simples et ce n'est que plus tard qu'il devient possible de provoquer de nouveau une attaque épileptiforme.

A côté des phénomènes d'épuisement des appareils moteurs, nous devons encore signaler les modifications post-paroxystiques de la contraction idio-musculaire.

Le phénomène de la *contraction idio-musculaire* a été signalé en première date par les cliniciens (Beau, Gubler). Considéré alors comme pathologique et désigné sous le nom de myoïdème, il a été mis au rang des signes de la fièvre typhoïde et des états adynamiques en général (1). Plus récemment, Lawson Tait (2) en fait un signe de la phtisie confirmée et latente; Williams et Tholozan l'avaient déjà constatée dans la phtisie et la pleurésie. En 1872, Holm (3) l'avait rencontré dans un grand nombre de maladies, érysipèle, typhus, pneumonie, etc. M. Brown-Séquard (4) l'a étudié dans ses rapports avec la rigidité cadavérique, et Faivre l'a encore considéré plus tard au même point de vue. Tous ces auteurs se sont bornés à rechercher son existence dans les maladies, sans se préoccuper de son interprétation, ni de son existence à l'état normal.

Les physiologistes surtout et quelques cliniciens en Allemagne sont allés plus loin. Schiff (5) le premier institua des expériences pour étudier le phénomène sur les muscles mis à nu. Voici en quelques mots les conclusions auxquelles il est arrivé. — Si l'on excite le muscle frais (non fatigué), il se produit : 1° une contraction rapide de tout le faisceau excité; 2° une élévation locale variant de forme et de dimensions avec l'instrument excitateur. Les excitations mécaniques et chimiques réussissent à produire le phénomène, les excitations électriques sont sans effet. Lorsque le muscle est épuisé, la contraction rapide, générale du faisceau percuté cesse, tandis que le bourrelet local persiste. Mais, à la place de la contraction fasciculaire, on voit des ondulations en forme de vague se propager tout le long du faisceau, partant de la saillie pour gagner ses deux extrémités. Puis ces ondulations elles-mêmes cessent, et la saillie locale seule peut être produite par de nouvelles excitations. Schiff voit dans la saillie locale l'expression de l'irritabilité propre du muscle : Il l'appelle *contraction idio-musculaire*, et il l'oppose à la *contraction neuro-musculaire* s'étendant au loin sous forme de contraction rapide sur le muscle non fatigué, sous forme d'ondulations sur le muscle épuisé.

Funke et Weber ont pu produire le phénomène sur le cadavre

(1) West, *Myoidema*. (*S. Bartholomew's hosp. rep.*, 1879, t. XV, p. 151.)
(2) *The Dublin Qualerly med. Journal* (novembre 1871).
(3) *Schmidt's Jahr.*, 1872.
(4) *C. R. Soc. de Biol.*, 1849.
(5) *Lehrbuch d. Physiologie;* Band I, 1858.

de l'homme encore vingt-quatre heures après la mort, Onimus (1) pas au delà de huit heures.

Kühne (2) d'après les résultats de ses expériences, arrive à contredire Schiff sur deux points. 1° Le muscle ne réagit pas de deux façons sous l'influence des excitations directes. Il n'y a pas lieu de distinguer une contraction idio-musculaire et une contraction neuro-musculaire. Tout doit être rapporté à l'excitabilité propre du muscle suivant cet auteur : la contraction fasciculaire, le bourrelet local, aussi bien que les ondulations ; 2° en outre, les excitants électriques peuvent aussi produire le phénomène.

Citons encore Auerbach et Baierlacher, et Von Ziemsen (3) qui a récemment étudié le phénomène chez les phtisiques et le considère comme lié à l'amaigrissement.

Les travaux de ces divers auteurs ont été résumés dans un article récent de Rudolphson (4), publié dans les *Archives de Psychiâtrie* et soumis de la part de l'auteur à une judicieuse critique. En France, on s'est peu préoccupé de cette question, et nous ne trouvons à mentionner que la thèse de D. Labbé (5), qui étudie le myoïdème au point de vue clinique.

Avant toute description, il est nécessaire de s'entendre sur les termes. Dans la terminologie de Schiff, l'expression de contraction idio-musculaire s'applique seulement à la saillie locale, que l'on a appelée aussi myoïdème. Actuellement, avec Kühne, le sens de cette expression s'est élargi, et pour éviter toute équivoque, on distingue la contraction *locale*, phénomène du *bourrelet*, *Wultsbildung* des Allemands, de la contraction *fasciculaire*, contraction *totale, Allgemeinzuckung*.

Au point de vue qui nous occupera surtout, c'est-à-dire au point de vue clinique, il y a avantage à se servir d'excitations mécaniques relativement faibles : le choc avec le doigt, ou avec le marteau à percussion par exemple, ou bien encore la simple

(1) *Gazette hebd. de médecine*, 1875.
(2) *Arch. für Anat. und Physiol.*, 1859.
(3) Leipzig, 1888. Verlag von F. C. W. Vogel.
(4) Rudolphson, *Zur Kenntniss und klinischen Bedeutung der idiomuscularen Wultsbildung.* (*Archiv. für Psychiâtrie*, 1889, Band XX, 2 Heft.)
(5) D. Labbé, *Du myoïdème*, th., Paris, 1881.

pression soit avec le doigt, soit avec le manche du marteau, lorsque le muscle repose sur un plan résistant. C'est qu'en effet, comme le fait observer Kühne, en employant des excitations d'une grande violence, on arrive à produire le phénomène sur n'importe quel muscle et chez tous les individus. Or, l'intérêt de la question consiste à rechercher sa présence, son absence ou ses modifications dans tel cas donné.

Il faudrait donc, pour être rigoureux, employer une excitation constante. Malheureusement, dans la pratique, ce résultat est impossible à atteindre. Chez les sujets maigres, la percussion atteint directement le muscle, et la constatation du phénomène est facile. Chez les sujets gras, la couche adipeuse amortit la chose, et il faut le toucher pour constater l'existence de la contraction locale, car la vue n'apprend rien. On tiendra simplement compte de ces différences ; mais il faudra se contenter d'approximations.

La description du phénomène observé dans ces conditions est très simple. Le faisceau percuté se contracte rapidement, et l'on voit sa saillie se dessiner fortement sous la peau, à partir du point frappé jusqu'aux deux insertions du muscle. C'est le grand pectoral que l'on choisit habituellement : le phénomène est facile à observer dans cette région, et le plan résistant formé par les côtes sous-jacentes permet d'atteindre plus efficacement les faisceaux musculaires. Cette contraction rapide est un phénomène constant : elle s'observe chez tous les individus vivants Lorsque le bras est pendant au repos, elle s'accompagne d'une légère élévation avec rotation en dedans du membre supérieur. Mais en outre, au point percuté se développe, dans certaines conditions et principalement chez les individus maigres, un petit nœud, une petite saillie elliptique perpendiculaire à la direction des fibres. Elle se développe environ une demi-seconde après l'excitation : elle persiste un temps plus ou moins long, depuis deux secondes jusqu'à cinq, huit, dix et davantage selon les cas. Beaucoup plus rarement, on constate pendant la présence du bourrelet, les ondulations en vague dont nous avons parlé : elles partent du bourrelet et se propagent lentement jusqu'aux deux extrémités du faisceau où elles s'éteignent. Si la contraction fasciculaire est un fait constant, le phénomène du bourrelet local ne s'observe pas toujours, et il y a lieu de passer en revue les conditions dans lesquelles on le rencontre. Le sexe paraît avoir une certaine importance : c'est chez l'homme que l'on rencontre la plus grande disposition. L'*âge* n'est pas sans influence : c'est dans l'âge moyen de la vie, l'âge de la vigueur musculaire, que le phénomène s'observe au plus haut point. Chez les tout petits enfants au-dessous de deux ans, il est impossible de le produire. C'est à peine si l'on observe même chez eux la contraction fasciculaire (Rudolphson). Par contre, au delà de cet âge, il se montre facilement chez les enfants et les jeunes gens n'ayant pas achevé leur développement. L'*amaigrissement* crée une prédisposition évidente ; et à ce point de vue, les vieux marastiques offrent les meilleures conditions. La contraction locale apparaît aussi plus facilement sur un muscle qui a travaillé, et à cet égard les professions pénibles créent une prédisposition. Enfin notons que le phénomène semble plus développé à droite, fait en rapport avec la prédominance fonctionnelle habituelle du côté droit.

On sait aujourd'hui que le myoïdème s'observe dans un grand nombre de maladies. Mais, comme le fait observer M. D. Labbé, il ne faut attacher à ce point de vue d'importance qu'à l'exagération du phénomène ; car, dit l'auteur, la contraction idio-musculaire est un phénomène physiologique, facilement appréciable chez les sujets un peu amaigris. On lui assigne à l'état normal une durée de deux secondes. Nous dirons plus loin si cette conclusion doit être prise à la lettre. Mais au point de vue où nous nous plaçons pour le moment, elle est pleinement justifiée.

C'est dans la fièvre typhoïde que la prédisposition semble exister au plus haut point. La phtisie se place presque au même rang. Le phénomène semble en rapport avec le siège et la gravité des lésions. En outre, Lawson Tait a montré qu'il pouvait même être utilisé pour le diagnostic de la tuberculose encore latente. Puis viennent l'intoxication saturnine, l'érysipèle, les affections s'accompagnant d'une débilitation marquée de l'état général, cancer, maladies du cœur, etc. Weir Mitchell a vu la contraction idio-musculaire se produire avec une intensité extraordinaire et durer une demi-heure chez une hystérique chez laquelle se formaient spontanément de véritables tumeurs musculaires (1).

J'ai avec un de mes internes (2), M. Lamy, recherché si ce phénomène si fréquent dans les conditions d'épuisement ne présenterait pas quelque particularité intéressante chez les épileptiques, et nous avons constaté que la contraction idio-musculaire était très exagérée aussi chez ces malades.

Dans une première série de recherches, nous avons examiné 133 épileptiques à l'état normal, c'est-à-dire en dehors des accès ; 108 de ces malades ont présenté le phénomène ; 25 fois seulement il a manqué. Pour les 108 premiers, la durée moyenne a été de trois secondes, c'est-à-dire une seconde de plus qu'à l'état normal, avec légère prédominance du côté droit. Mais plusieurs malades en particulier ont présenté une exagération remarquable ; le maximum a été de douze secondes, et précisément chez un sujet gras. 7 fois le phénomène a pu être produit avec une durée et une intensité remarquable. Il a duré cinq secondes et au-dessus chez dix d'entre eux. Nous n'avons constaté les ondulations qu'une seule fois, chez un sujet qui avait un grand nombre d'accès (250 par an) et qui présentait le phénomène avec une durée de sept secondes. Auerbach, dans ses recherches, n'a pu lui aussi observer les ondulations que deux fois, et chez des individus qui s'étaient livrés, dit-il, à un travail musculaire au-dessus de leurs forces. Parmi les 25 malades qui n'ont pas présenté le phénomène, presque tous étaient gras ; trois d'entre eux, cependant, étaient maigres.

Dans une seconde série de recherches comparatives, nous avons examiné 52 des mêmes malades après l'accès, soit immédiatement, soit de une à huit heures après. La durée et l'intensité du phénomène local nous ont semblé augmentées d'une façon bien nette. 3 fois seulement le phénomène a manqué chez des individus gras. La durée moyenne a été de quatre secondes ; 20 fois le

(1) Weir Mitchell, *Lectures on diseases of the nervous system especially in women*, 2e éd., 1885, p. 107.

(2) Ch. Féré et H. Lamy, *Note sur la contraction idio-musculaire chez les épileptiques*. (*Arch. de Physiologie* de M. Brown-Séquard, 1889.)

phénomène a duré cinq secondes et au-dessus. Chez plusieurs malades, le bourrelet local a pu être produit avec la plus grande facilité, en touchant le grand pectoral avec le bout du doigt, presque sans exercer de pression. Il se montrait d'ailleurs également sur presque tous les muscles du corps, notamment sur le bord supérieur du trapèze, sur le grand dorsal, sur le droit antérieur de la cuisse, et même sur l'éminence thénar (fait déjà observé par M. Labbé chez un malade d'une autre catégorie).

Un fait à noter, c'est que la différence qui semble exister normalement entre les deux côtés à l'avantage du côté droit, s'accentue après les accès ; et si l'on fait la moyenne pour le côté gauche, on trouve trois secondes, deux au lieu de quatre. Nous avons rencontré jusqu'à des différences de trois secondes entre les deux côtés. Une fois ce phénomène durait huit secondes à droite et n'existait pas à gauche.

Ce fait est-il en rapport avec le côté où les accès prédominent? Nous ne saurions l'affirmer. Cependant un de nos malades chez lequel la prédominance à droite est bien établie, nous a montré à cet égard un exemple remarquable. Tandis que le phénomène manquait à gauche, il existait très marqué à droite sur le pectoral, sur le trapèze, sur le biceps et durait de trois à quatre secondes.

Il est intéressant de rapprocher du phénomène qui nous occupe, l'état de la force dynamométrique avant et après accès. On note généralement avant accès un avantage marqué du côté droit ; après accès, cette prédominance diminue beaucoup : parfois le côté gauche égale le droit et même l'emporte sur lui, bien qu'il y ait affaiblissement des deux côtés. Il semble donc qu'il y ait un épuisement plus considérable du côté droit.

Chez les épileptiques hémiplégiques, nous n'avons pas trouvé, comme on pouvait s'y attendre, de prédominance du côté hémiplégié ; plusieurs fois même le phénomène manquait de ce côté, alors qu'on pouvait le produire du côté sain.

L'interprétation du phénomène qui nous occupe n'est point résolue de la même façon par tous les auteurs. S'il est bien reconnu aujourd'hui que le phénomène n'a rien de pathologique du moins lorsqu'il n'est pas exagéré, peut-on dire qu'il s'agit là d'un phénomène absolument physiologique? Nous avons eu l'occasion d'observer un certain nombre d'individus maigres, qui, à l'état normal et dans les conditions indiquées, ne présentaient pas le phénomène. Rudolphson (1) dit aussi qu'il ne l'a pas observé sur toute une série d'individus sains. Il y a donc lieu d'examiner de plus près les conditions dans lesquelles il se produit.

Ziemssen voit là un phénomène d'*amaigrissement*, et croit qu'il se produit sur les muscles atteints de dégénérescence graisseuse. Reinhard (2) a proposé une explication singulière, d'après laquelle le système nerveux central exercerait à l'état normal une sorte d'action inhibitante sur la production de cette contraction locale : la suppression de cette action dans les cas pathologiques laisserait ce phénomène apparaître en toute liberté. M. Labbé considère que le phénomène est la conséquence de la *fatigue musculaire*, et il montre cet épuisement en rapport constant avec l'apparition du phénomène dans les diverses affections qu'il passe en revue. L'on sait que l'onde d'Aeby sur le muscle sain se propage avec une vitesse de un mètre par seconde; sur le muscle fatigué, elle se propage plus lentement; sur le muscle épuisé, elle ne se propage plus.

Étant admis que la contraction idio-musculaire est un phénomène d'excitabilité propre au muscle, on peut conclure que le système nerveux y reste absolument étranger, et partant rechercher la cause de son existence dans le muscle lui-même.

Rudolphson fait observer que dans la maladie qui présente au plus haut point le phénomène, la fièvre typhoïde, c'est l'altération parenchymateuse de la fibre musculaire que l'on observe, depuis le simple obscurcissement de la striation, jusqu'à la transformation complète de la substance musculaire en une masse finement granuleuse. La dégénérescence graisseuse n'est que secondaire : elle est le fait de la haute température. Ce sont les mêmes altérations que l'on observe dans les muscles des phtisiques. L'auteur est ainsi amené à considérer la tuméfaction trouble comme le substratum anatomique du phénomène. Que se

(1) *Archiv. für Psychiâtrie*, 1889.
(2) *Archiv. für Psychiâtrie*, Band IV, 1884.

passe-t-il dans le muscle en expérience? La substance musculaire, si délicate, est altérée par le choc, le sarcolemme est tiraillé : la contraction se produit alors comme dans un muscle épuisé.

Si le muscle est fatigué par un travail antérieur, un simple choc produira l'altération en question avec une plus grande facilité et le phénomène apparaîtra. Au contraire, chez un individu bien reposé, bien nourri, la substance musculaire, de meilleure qualité pour ainsi dire, résistera mieux, et il faudra un choc violent pour arriver au même résultat.

Si dans un muscle atrophié, il y a simplement diminution de volume et de nombre ou même disparition des faisceaux primitifs, le phénomène n'apparaîtra pas, d'autant plus que les muscles sont habituellement au repos. Ainsi s'expliquent peut-être les résultats négatifs obtenus chez nos hémiplégiques. Cependant M. Klippel (1), qui a signalé ce phénomène dans les atrophies musculaires cachectiques et des maladies générales et le désigne sous le nom de *réaction de débilité musculaire*, l'a vue coïncider avec l'atrophie des muscles.

Dans cette hypothèse, on peut appliquer la même remarque aux muscles des nouveau-nés dont les faisceaux sont plus petits (Budge) et dont les muscles ne travaillent pas. Pendant la période de développement, les faisceaux primitifs se multiplient : les fibres musculaires nouvellement formées présentent à un moment donné une striation mal dessinée qui les rapproche de l'aspect des fibres dégénérées. Peut-être est-ce la raison de la prédisposition marquée au phénomène en question, qui s'observe dans cette période de la vie?

En dehors de toute construction théorique, l'exagération de la contraction idio-musculaire paraît être un phénomène propre aux états adynamiques, elle méritait d'être relevée parmi les phénomènes d'épuisement consécutifs aux paroxysmes épileptiques. On peut rapprocher de ces faits l'existence observée par MM. Mosso et Maggiora d'une diminution de la force du muscle aussi bien à la suite du travail musculaire qu'à la suite de la fatigue cérébrale.

(1) *Des amyotrophies dans les maladies générales chroniques, et de leurs rapports avec les lésions des nerfs périphériques* ; th., 1889, p. 87.

CHAPITRE XIV

PHÉNOMÈNES D'ÉPUISEMENT CONSÉCUTIFS AUX PAROXYSMES. TROUBLES DE LA SENSIBILITÉ.

A la suite de l'attaque d'épilepsie, on observe, outre les troubles moteurs que nous venons de signaler, d'autres troubles qui ne sont pas moins intéressants. L'épuisement post-épileptique se traduit encore par des altérations de la sensibilité qui sont extrêmement nombreuses et variées et qui n'ont du reste pas de rapport nécessaire ni avec l'intensité apparente des phénomènes sensoriels qui ont accompagné le paroxysme (1), ni avec l'intensité de l'impuissance motrice ou du tremblement qui suivent la décharge.

Les troubles de la sensibilité générale sont très fréquents, mais très difficiles à étudier en raison de l'absence d'une bonne mesure. Toutefois, dans un bon nombre de cas, ils restent évidents plusieurs heures encore après la décharge. L'anesthésie complète de la stupeur s'efface insensiblement, mais elle s'attarde souvent dans certaines régions. Ces troubles de la sensibilité portent à la fois sur la sensibilité au contact, à la température, à la douleur. La diminution prédomine souvent sur les membres qui sont le siège d'une parésie ou au moins d'un affaiblissement transitoire; elle tient tout un membre ou tout un côté du corps (2); dans un certain nombre de cas, cette hémianesthésie post-paroxystique n'est que l'exagération d'un état permanent. Quelquefois l'anesthémie se manifeste sous forme de plaques disséminées. D'autres fois elle est remplacée par de la dyses-

(1) A. Hughes Bennett, *On excessive sensory cortical discharges and their effects.* (*Lancet*, 1888, t. I, p. 619-672.)

(2) Burgé, *Étude sur les paralysies et les anesthésies consécutives aux attaques épileptiques;* th., 1887.

thésie, il existe une sensibilité douloureuse à la pression ou à la température, particulièrement au froid. Le soi-disant sens musculaire est aussi affecté. Les malades sont incapables d'apprécier le poids de pièces de monnaie, et on peut chez quelques-uns suivre par la décroissance de l'erreur le retour de cette forme de sensibilité.

Les sens spéciaux sont souvent atteints. Les troubles de la vision qui ont été le plus étudiés paraissent les plus variés. L'acuité visuelle est diminuée de 2, 3, 4 cinquièmes, suivant les sujets et suivant le temps qui s'est écoulé depuis l'attaque. Comme l'ont noté Fano et Compeyrat (1), lorsque les crises sont rapprochées, l'amaurose peut être complète dans l'intervalle qui les sépare. J'ai observé cette amaurose au début d'un état de mal, dans l'intervalle des premières attaques, alors que le malade était capable de répondre aux interpellations, il rendait compte qu'il ne voyait pas même la lumière du jour et la pupille moyennement dilatée restait absolument immobile.

MM. Thomsen et Oppenheim (2), qui ont étudié le champ visuel à la suite de paroxysmes, n'ont noté qu'une fois le rétrécissement concentrique à la suite d'une attaque convulsive, ils pensent que cette forme d'anesthésie transitoire est plus en relation avec les troubles psychiques, l'excitation maniaque et les crises avortées. Finkelstein (3) l'a observé après des crises convulsives, et d'Abundo semble le considérer comme une suite nécessaire de tout accès d'épilepsie. M. Hitier (4) pense avec MM. Thomsen et Oppenheim, que l'amblyopie se montre principalement après les crises psychiques, mais il ne paraît guère l'avoir cherchée après les paroxysmes convulsifs. Je suis porté à croire que toutes les manifestations épileptiques, avec perte de connaissance, sont suivies d'amblyopie qu'on pourrait toujours constater si

(1) Pichon, *De l'épilepsie dans ses rapports avec les fonctions visuelles*, 1885, p. 17.

(2) Thomsen et Oppenheim, *Ueber Vorkommen Bedeutung der sensorischen anæsthesie bei Erkrankungen des Centralnervensystem*. (*Archiv. f. Psych.*, 1884, Bd. XV.)

(3) Finkelstein, *Ueber Veränderungen des Gesichtfeldes und Farberperception*. (*Neurologische Entralbl.*, 1886, p. 14.)

(4) Hitier, *De l'amblyopie liée à l'hémianesthésie*, etc., 1886.

on arrivait à temps. J'ai répété souvent cet examen, et sur dix-huit sujets j'ai observé un rétrécissement très net à la suite d'attaques purement convulsives. Je l'ai toujours trouvé quand j'ai examiné les malades moins d'une demi-heure après le réveil.

La sensibilité à la lumière et la vision des couleurs sont aussi affectées, et la diminution qu'elles présentent semblent la contre-partie de la sensibilité excessive à la lumière et aux couleurs, particulièrement pour le rouge (Hammond) que l'on observe quelquefois pendant la période prodromique de l'accès. Dans l'étude de la sensibitité pour la lumière et pour les couleurs, je me suis servi de l'échelle optométrique de M. Parinaud (1).

L'échelle chromatique contient cinq degrés de saturation des couleurs principales, rouge, jaune, vert, bleu, violet, sur fond noir. Chaque couleur est sur une feuille distincte. On montre les cinq degrés de saturation en les découvrant successivement, et en commençant par le plus faible. Sur 22 sujets, j'ai observé à la suite des attaques ou des vertiges, des défauts de la vision des couleurs. Quelquefois c'est de l'achromatopsie, le malade voit blanc les couleurs les moins saturées; d'autres fois c'est de la dyschromatopsie, il voit jaune par exemple les nuances les moins saturées, du rouge ou du vert, il voit bleu ou rose le violet. Chez un malade qui, à l'état normal, voit correctement toutes les couleurs, toutes paraissaient brunes, une demi-heure après un accès. La dyschromatopsie et l'achromatopsie postparoxytiques peuvent porter sur toutes les couleurs, sur plusieurs ou sur une seule; c'est le rouge et le violet qui sont le plus souvent atteints. Les sujets habituellement achromatopsiques ou dyschromatopsiques ne sont pas ceux qui ont les troubles de la vision des couleurs les plus marqués à la suite des accès; mais lorsque le trouble est plus marqué d'un côté à l'état normal, cette prédominance s'accentue encore après l'accès. On peut d'ailleurs faire la même remarque pour les autres formes des troubles visuels.

Un malade m'a fait remarquer spontanément que dans la période postparoxystique pendant laquelle je l'ai examiné plu-

(1) H. Parinaud, *Échelle optométrique;* Roulot, édit. 1888.

sieurs fois, les phénomènes de contraste simultané et de contraste successif se montraient avec une intensité inusitée; les couleurs complémentaires apparaissent avec une intensité plus grande et persistent plus longtemps. Ce fait n'a rien qui doive surprendre, car on sait que ces phénomènes subjectifs sont favorisés par la fatigue, quelle qu'en soit la cause; mais il est intéressant à rapprocher des autres phénomènes d'épuisement de la fonction visuelle.

L'exploration de la sensibilité à la lumière a été faite aussi avec l'échelle de M. Parinaud qui est constituée par dix tons gris sur fond noir, allant du noir au blanc. On procède comme pour les couleurs, en découvrant successivement les lignes grises en commençant par les plus sombres, jusqu'à ce que le malade voie quelque chose sur le fond noir. On trouve qu'en général les défauts de la perception lumineuse sont parallèles à ceux de la perception des couleurs. Ceux dont le défaut chromatique porte sur moins de dix nuances sur vingt-cinq ne manquent guère que de deux tons gris; quels que soient les défauts de la vision des couleurs, il est rare qu'il manque plus de trois tons gris. Le malade qui, à la suite de ses accès, voit brun tous les tons ou toutes les couleurs, voit aussi brun sept tons gris.

En somme, à la suite d'accès d'épilepsie on peut, chez un certain nombre de sujets, constater un affaiblissement de la vision sous toutes ses formes.

J'ai observé trois cas dans lesquels il existait une anesthésie très nette des paupières, de la conjonctive et de la peau du pourtour de l'œil, en même temps que des troubles complexes et très marqués de la vision et du nystagmus. Ces faits méritent d'être rapprochés de ceux que l'on a observés dans l'hystérie ou même dans quelques cas de lésions organiques du cerveau, et où on trouve la même corrélation entre l'anesthésie sensitive et sensorielle du même organe (1).

Ce n'est pas seulement l'œil qui est sujet à ces troubles de la sensibilité générale et spéciale, les autres sens peuvent être

(1) Ch. Féré, *Contribution à l'étude des troubles fonctionnels de la vision par lésions cérébrales ;* th., 1882.

affectés de même. M. Charpentier a signalé en ces termes l'anesthésie de l'organe de l'ouïe (1) :

« Dernièrement, un épileptique de notre service, épileptique sans mélange d'hystérie, nous raconte qu'il est sourd de l'oreille droite, qu'il distingue à peine les sons, qu'il s'en est aperçu le matin en se levant, et que, la veille, il entendait bien. Pendant notre examen, le surveillant nous informe que le malade a eu une attaque la nuit, qu'il n'est pas tombé parce qu'on l'a maintenu, qu'il s'est rendormi et ne se doute pas de ce qui s'est passé ; tout le tégument du pavillon de l'oreille droite, de la région mastoïdienne et des parties voisines, est insensible au toucher et à la piqûre ; de ce côté, le tic-tac d'une montre n'est pas perçu ; pas d'autres symptômes ; tout rentre dans l'ordre au cinquième jour sans traitement spécial. Si un tel malade, ignorant de ses attaques, se fût présenté en consultation ordinaire, nous imaginons combien le médecin aurait eu de peine à retrouver la notion étiologique de l'épilepsie. Nous avions déjà été témoin de trois faits pareils et, dans les trois cas, nous avons constaté les mêmes troubles de la sensibilité cutanée en même temps que la perte de l'ouïe. Chez l'un d'eux, l'insensibilité avait envahi la moitié de la tête et du cou, sans participation des organes des sens autres que celui de l'ouïe. »

Gowers a relevé deux fois la surdité post-épileptique, qui a été aussi observée par J. Russel (2), par H. Bennett.

L'exploration de l'ouïe ne peut pas être faite avec la même méthode, ni avec la même sécurité que celle de la vision ; mais, même avec un procédé très grossier, on peut se rendre compte des troubles de l'audition qui se montrent à la suite des accès. J'ai fait peindre sur un mur, à peu près à la hauteur de l'oreille d'un homme assis, une ligne blanche divisée en centimètres. En asseyant le sujet au milieu de la ligne et en se servant toujours de la même montre, on peut se rendre compte de la distance à laquelle le sujet, toujours dans la même position, peut entendre,

(2) *De quelques troubles morbides pouvant indiquer l'épilepsie.* (*Union médicale*, 1885.)

(2) J. Russel, *Cases of suspended cerebral function occurring among the phenomena following epileptic fits.* (*Med. Times and Gaz.*, 1882, janv. 7-21.)

Pl. IV.

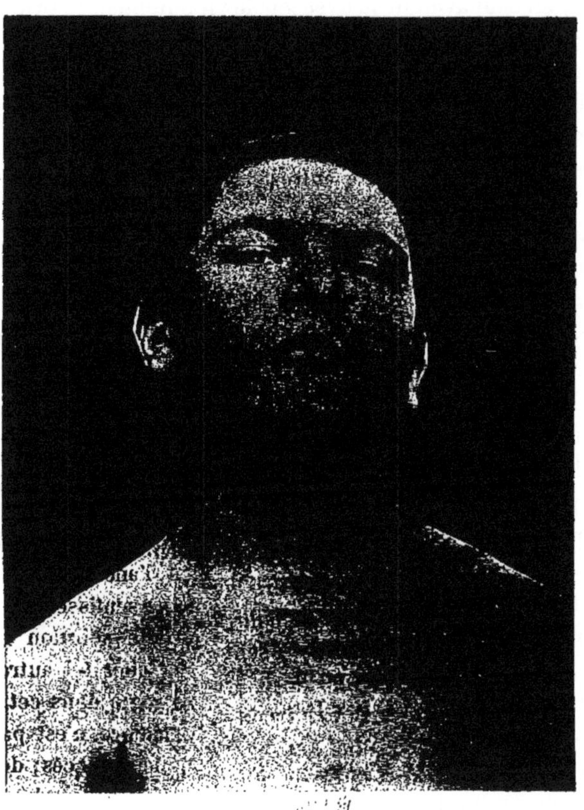

LENTIGO UNI-LATÉRAL DE LA RÉGION CERVICALE

(V. p. 419)

Ch. Féré — p. 193.

Félix Alcan, éditeur

suivant qu'il se trouve dans un intervalle de santé ou dans une période postparoxystique. Sur dix-huit sujets que j'ai explorés de cette manière dans l'heure qui suivait un accès, je n'en ai trouvé que cinq qui entendaient sensiblement à la même distance qu'à l'état normal; un seul avait de la dysacousie : il entendait le bruit à la même distance que d'ordinaire, mais, lorsque la montre était approchée tout contre son oreille, le bruit suffisait pour provoquer une sensation douloureuse et un mouvement d'écart en sens inverse. Chez les treize autres, la diminution de l'acuité auditive variait de un sixième à un tiers.

L'anosmie est aussi rencontrée par quelques observateurs (Russel, Bennett).

Les quelques explorations que j'ai pu faire de l'odorat me portent à croire que l'obnubilation de ce sens est fréquente à la suite des accès; mais il est difficile de préciser le degré de l'anosmie : les malades font souvent des erreurs tellement singulières qu'on peut se demander si ce n'est pas leur bonne volonté qui est en défaut plutôt que leur sensibilité. Les réponses les plus satisfaisantes sont celles par lesquelles le malade exprime purement et simplement qu'il sent ou ne sent pas telle solution odorante. Chez plusieurs malades, l'anosmie postparoxystique était assez prononcée pour qu'ils ne sentissent pas le musc en nature : tel malade ne sent plus une solution de menthe ou d'essence de girofle ou de benjoin; chez tel autre, c'est l'inverse. Je ne saurais pas formuler de règle dans cette variété de défauts osmatiques, mais leur existence n'est pas douteuse. Quelques malades ont, à la suite de leurs accès, des perversions de l'odorat; quelques-uns se plaignent que leurs aliments ont une odeur de pourriture; d'autres paraissent plus péniblement affectés par certaines odeurs désagréables.

Le goût paraît affecté de la même manière. Plusieurs malades se plaignent que, pendant plusieurs heures après l'accès, tous les aliments qu'ils peuvent prendre ont un goût terreux. J'ai exploré sur vingt malades la sensibilité gustative à l'aide de solutions de sucre à 1,2 %, de sel marin à 0,25 %, de sulfate de quinine à 0,003 % : sauf chez quatre malades, j'ai trouvé qu'après les paroxysmes il faut augmenter la quantité de la solution mise au contact de la base de la langue pour provoquer une sensation. Bien que j'aie commencé les excitations par les solutions sucrées et salées, j'ai vu que constamment les quantités devaient être plus augmentées que pour la solution amère; il semble donc que la gustation des substances salées et surtout sucrées soit plus altérée. Deux malades étaient incapables, pendant plus d'une heure après l'accès, de sentir une solution saturée de sucre. Les différences de sensibilité gustative à l'état sain et dans la période postparoxystique varient considérablement chez les divers malades, tellement qu'il est à peu près impossible d'établir une règle.

L'état d'épuisement des fonctions sensitives et motrices à la suite du paroxysme épileptique rend suffisamment compte de l'affaiblissement de l'intelligence en général, qui n'est qu'un complexus de fonctions motrices et sensorielles. Du reste, l'étude du temps de réaction nous permettra de donner plus d'évidence aux faits (1).

Lorsque la stupeur ne se produit pas et qu'il persiste à la suite des convulsions un certain degré d'excitation, qui constitue comme le supplément de la décharge, l'anesthésie peut n'être pas constatée immédiatement après le retour à la connaissance, mais on la retrouve plus tard quand la dépression se produit. L'anesthésie postparoxystique présente des différences très considérables dans sa durée, suivant les sujets et suivant la forme des accès. Quelquefois, on n'en trouve plus de traces au bout d'une heure ou même moins; d'autres fois, principalement à la suite d'attaques répétées, elle peut persister pendant plusieurs jours. La persistance de ces troubles permet de mesurer la durée de la dissolution des éléments de la stupeur, et cette mesure paraît avoir de l'importance au point de vue du pronostic de la démence qui résulte de la reproduction répétée de ces mêmes troubles et de leur installation définitive.

(1) Ch. Féré, *Note sur le temps de réaction chez les hystériques et chez les épileptiques.* (*C. R. Soc. Biologie*, 1889, p. 67.)

La déchéance intellectuelle est moins en rapport avec la fréquence des accès et leur violence apparente qu'avec l'intensité des phénomènes de dépression qui suivent les décharges.

Les troubles de la sensibilité des épileptiques et leur recrudescence postparoxystique coïncident avec des modifications de la durée du temps de réaction.

La durée du temps de réaction chez les épileptiques a été étudiée par M. Tanzi (1) et par M. Rémond (2). Ces recherches indiquent une augmentation de la durée du temps de réaction chez les épileptiques en dehors de l'accès. Les conclusions de M. Rémond sur l'influence de la fréquence des accès et du bromure ne découlent pas de ses observations qui n'ont pas été faites comparativement en dehors des accès ou après, ni sous l'influence et en dehors de l'influence du bromure chez les mêmes sujets. Mes observations ont porté principalement sur l'étude comparée du temps de réaction à la suite des accès et à une période éloignée des paroxysmes. Le retard de la réaction de l'état normal n'est pas nécessairement en rapport avec le nombre des accès : des épileptiques qui ont tous les jours plusieurs paroxysmes vertigineux et convulsifs ont une réaction moins retardée que d'autres malades qui n'ont que des accès beaucoup plus rares.

Chez un bon nombre d'épileptiques, il existe des différences latérales du temps de réaction; le retard unilatéral coïncide avec d'autres troubles de la sensibilité aussi unilatéraux.

La durée du temps de réaction est influencée par les paroxysmes. Je n'ai observé qu'une seule fois une légère diminution de la durée du temps de réaction chez un individu atteint de délire épileptique avec prédominance d'idées ambitieuses. Je n'ai pas trouvé d'autres malades chez lesquels l'exploration fût possible dans ces conditions.

A la suite des paroxysmes convulsifs ou vertigineux, la durée

(1) Tanzi, *l'Equazione personale degli epilittici.* (*Archivio di psichiatria*, t. VII, p. 168, 1866.)

(2) Rémond, *Contribution à l'étude des courants nerveux et de la durée des actes psychiques les plus simples à l'état normal et à l'état pathologique*; th., Nancy, 1888.

du temps de réaction est constamment plus longue, même lorsque le malade est complètement sorti de la stupeur depuis longtemps. Cette augmentation de la durée du temps de réaction persiste un temps variable après le paroxysme. Elle concorde avec la diminution de la sensibilité et l'affaiblissement musculaire qui se produisent dans les mêmes circonstances.

La plupart de mes observations ont été faites avec le chronomètre d'Arsonval, qui permet de répéter les expériences avec beaucoup plus de commodité que la méthode chronographique. Les excitations cutanées consistaient en un contact avec une petite boule métallique, appliquée sur le front ou sur le dos de la main, tantôt d'un côté, tantôt de l'autre, la réaction se faisant avec l'une des mains. Chaque chiffre représente des moyennes d'au moins dix expériences successives. Toutes les explorations ont été faites le sujet ayant les yeux fermés ; cette circonstance donne plus de sécurité à l'ensemble des résultats, mais elle donne un allongement de temps dont il faut tenir compte. J'ai vérifié, en portant les excitations sur la région dorsale, que, suivant les sujets, l'occlusion des yeux peut donner un allongement du temps de réaction de 0″,02 à 0″,07.

Les quelques observations qui suivent suffiront pour donner une idée de l'importance du retard postparoxystique des réactions.

Observation XXXI. — Do. — *a. État normal.*

Excitations cutanées :

	point touché			
	fr. dr.	fr. g.	m. dr.	m. g.
Réaction de la main droite :	0″,29	0,″33	0″,38	0″,38
Réaction de la main gauche :	0 ,29	0 ,32	0 ,35	0, 36

Excitations auditives :

Réaction de la main droite :	0″,27
Réaction de la main gauche :	0 ,29

Do. — *b. Une heure après un accès.*

Excitations cutanées :

	point touché			
	front dr.	fr. g.	main dr.	m. g.
Réaction de la main droite :	0″,55	0″,53	0″,57	0″,54
Réaction de la main gauche :	0 ,38	0 ,38	0 ,57	0 ,49

Excitations auditives :

Réaction de la main droite : 0″,37
Réaction de la main gauche : 0 ,36

Observation XXXII. — B. — *a. État normal.*

Excitations cutanées :

	point touché			
	fr. dr.	fr. g.	m. dr.	m. g.
Réaction de la main droite :	0″,19	0″,23	0″,22	0,″23
Réaction de la main gauche :	0 ,18	0 ,19	0 ,19	0 ,23

Excitations auditives :

Réaction de la main droite : 0″,16
Réaction de la main gauche : 0 ,16

B. — *b. Trois heures après un accès.*

Excitations cutanées :

	point touché			
	fr. dr.	fr. g.	m. dr.	m. g.
Réaction de la main droite :	0″,34	0″,40	0″,46	0″,49
Réaction de la main gauche :	0 ,22	0 ,22	0 ,35	0 ,34

Excitations auditives :

Réaction de la main droite : 0″,40
Réaction de la main gauche : 0 ,20

Observation XXXIII — De. — *a. État normal.*

Excitations cutanées :

	point touché			
	fr. dr.	fr. g.	m. dr.	m. g.
Réaction de la main droite :	0″,57	0″,59	0″,50	0″,43
Réaction de la main gauche :	0 ,60	0 ,55	0 ,59	0 ,65

Excitations auditives :

Réaction de la main droite : 0″,48
Réaction de la main gauche : 0, 50

De. — *b. Une heure et demie après un accès.*

Excitations cutanées :

	point touché			
	fr. dr.	fr. g.	m. dr.	m. g.
Réaction de la main droite :	0″,95	1″,15	0″,72	0″,76
Réaction de la main gauche :	0 ,69	0 ,84	0 ,88	0 ,71

Excitations auditives :

Réaction de la main droite : 0″,63
Réaction de la main gauche : 0″,55

Observation XXXIV. — S. — *a. État normal.*

Excitations cutanées :

	point touché			
	fr. dr.	fr. g.	m. dr.	m. g.
	—	—	—	—
Réaction de la main droite :	0″,25	0″,31	0″,29	0″,32
Réaction de la main gauche :	0 ,33	0 ,32	0 ,29	0 ,17

Excitations auditives :

Réaction de la main droite : 0″,34
Réaction de la main gauche : 0 ,33

S. — *b. Deux heures après un vertige.*

Excitations cutanées :

	point touché			
	fr. dr.	fr. g.	m. dr.	m. g.
	—	—	—	—
Réaction de la main droite :	0″,34	0″,38	0″,42	0″,44
Réaction de la main gauche :	0 ,40	0 ,35	0 ,47	0 ,39

Excitations auditives :

Réaction de la main droite : 0″,39
Réaction de la main gauche : 0 ,36

S. — *c. Soixante-douze heures après le dernier de quinze accès sériels.*

Excitations cutanées :

	point touché			
	fr. dr.	fr. g.	m. dr.	m. g.
	—	—	—	—
Réaction de la main droite :	1″,05	1″,15	0″,80	0″,95
Réaction de la main gauche :	1 ,24	1 ,16	1 ,11	1 ,45

Excitations auditives :

Réaction de la main droite : 1″,08
Réaction de la main gauche : 1, 43

A la suite des paroxysmes épileptiques, le sens génital subit aussi des perturbations : le plus souvent il existe pendant plusieurs jours une frigidité absolue ; il est rare que l'excitation psychique supplémentaire se manifeste sous la forme d'impulsions génitales.

Les troubles moteurs et sensoriels que nous venons de passer en revue et qui constituent les éléments de la stupeur post-paroxystique s'effacent graduellement. La disparition progressive de ces phénomènes d'épuisement permet de suivre la dissolution de la stupeur qui ne disparaît définitivement que plusieurs heures après l'accès chez un grand nombre de malades qui ont pu paraître revenus à l'état normal presque immédiatement.

Notons que le rétrécissement du champ visuel se rencontre quelquefois dans les crises neurasthéniques (1) et que dans deux cas Westphal et Thomsen (2) l'ont vu liée à des crises d'anxiété chez des agoraphobes. Dans certains cas ou l'hystérie peut rester douteuse, le même symptôme a été observé à la suite de chocs traumatiques. Il est probable que toute décharge nerveuse peut, chez un individu quelconque, produire une diminution de la sensibilité sur toutes les formes. Si ces phénomènes consécutifs d'épuisement ne sont pas exclusifs aux paroxysmes épileptiques, ils n'en constituent pas moins des faits importants au point de vue physiologique et intéressants à connaître. On peut leur accorder une grande valeur pour la localisation rétrospective de la décharge; toutefois les faits qui vont suivre montreront que les décharges épileptiques déterminent des troubles généraux de la nutrition qui peuvent entraîner l'impotence fonctionnelle d'une partie congénitalement mal développée et qui n'aurait pas été le siège prédominant du paroxysme épileptique.

(1) Oppenheim, *Zur Lehre des sensorischen Anästhesien.* (*Centralbl. f. die med. Wissenchaf.*, 1884.)

(2) Thompsen, *Uber das verhalten der allgemeinen und speciellen Sensibilität bei Krampf und Geisteskranken.* (*Neurol. Centralbl.*, 1884, p. 31.)

CHAPITRE XV

PHÉNOMÈNES D'ÉPUISEMENT CONSÉCUTIFS AUX PAROXYSMES. TROUBLES DE LA NUTRITION

Après le paroxysme épileptique, ce n'est pas seulement un organe, ce n'est pas seulement une fonction qui éprouve de la fatigue, c'est toute la machine qui est épuisée. Les fonctions de nutrition aussi s'en ressentent : les troubles de nutrition peuvent se manifester par un amaigrissement rapide.

M. Kowalewsky (1) a signalé une diminution de poids considérable du corps à la suite des accès d'épilepsie. Que ces accès soient convulsifs ou psychiques, cette diminution de poids n'est pas constamment facile à mettre en évidence, elle est souvent très faible et même n'a pu être retrouvée par plusieurs observateurs : Von Olderogge (2), Beevor (3), Jolly (4), etc. M. Hallager (5) qui a repris méthodiquement cette question, en pesant avec soin les aliments et les déjections liquides et solides, a trouvé que la diminution de poids que l'on observe chez quelques épileptiques à la suite des accès, tient à une évacuation plus considérable d'urine, à une polyurie postépileptique (6).

Chez les seize malades que j'ai examinés à ce point de vue et soumis le lendemain de l'accès et les jours suivants au même régime que les jours précédents, je n'ai trouvé qu'une

(1) *Das Weigen von Epileplischen als objective Anzeichen.* (*Arch. f. Psych.*, Bd. XI, H. 2, p. 351.)

(2) *Etwas über die Schwankungen des Gewichtes des Epileplischen.* (*Arch. f. Psych.* Bd. XII, H 3.)

(3) *Brit. med. journ.*, juillet 1882.

(4) *Ueber Veranderungen des Korperwichts nach epileptischen Anfäller.* (*Berliner klin. Wochenschr.*, 1881, 27 juin.)

(5) Hallager, *Om Vägtlabet efter del epileptiske anfald.* (*Nordiskt med. arkiv.*, Bd. XVIII, Na 2.)

(6) Krantz, *Ist der Verlust an Körpergewicht ein Erkennungszeichen eines vorausgegangenen epileptischen Anfalles?* (*All. zeitschr. f. Psych.* Bd. XXXII, H. 1.) — Schuchardt, *Ueber Gewischts veränderungen nach epileptischen Anfällen* *Allg. Zeitschr. f. Psych.* (Bd. XXXIX, H. 2, 3.)

perte de poids de 700 grammes au plus lorsqu'il s'agissait d'accès isolés. Bien qu'il y eût une augmentation de la quantité d'urine; cette augmentation ne suffisait pas à expliquer toutes les pertes de poids (la sueur, l'exhalation pulmonaire échappent à l'analyse). D'ailleurs une perte de poids si faible n'est pas très caractéristique; les intéressantes recherches de M. Stackler (1) montrent qu'un travail intellectuel même peu intense s'accompagne de perte de poids, qui peut être plus considérable dans beaucoup d'états émotionnels.

Mais si, au lieu d'étudier, comparativement avec les *ingesta* et les *excreta*, la perte de poids qui se produit à la suite d'un accès isolé, recherche toujours délicate et sujette à erreur puisqu'elle nécessite l'intervention prolongée de plusieurs personnes qui peuvent se tromper en pesant les aliments et les déjections, on observe les malades à la suite d'accès sériels ou d'états de mal, on peut, en se contentant de peser le malade, constater un fait grossier qui paraît établir la réalité d'un trouble de la nutrition. Lorsqu'un malade, dont plusieurs pesées antérieures établissent le poids moyen, est pesé à la suite d'une série de 3 à 4 accès ou plus s'étant succédé dans l'espace de quelques heures, on trouve tout d'abord une perte insignifiante, puis au bout de 24 heures, la perte s'accentue bien que l'alimentation ordinaire ait été reprise. Quelquefois la diminution de poids dure deux ou trois jours et la réparation se fait lentement. Les quelques exemples suivants feront mieux comprendre ce qui se passe :

OBSERVATION XXXV. — S., 48 ans, épileptique depuis l'âge de 32 ans, a un ou deux accès par semaine. Poids, 59 kil. — Le 11 août il a trois accès dans la soirée.

Le 12 au matin, poids	......	57k
Le 13.	—	55 500
Le 14.	—	57
Le 15.	—	57 800
Le 16.	—	57 500
Le 19.	—	57 500
Le 21.	—	58 400
Le 22.	—	58 600

(1) Stackler, *Indications thérapeutiques tirées des pesées faites au cours de la fièvre typhoïde normale.* (*Bull. gén. de thérap.*, 1888, 30 juin, p. 531.)

Observation XXXVI.— G., 28 ans, épileptique dès l'enfance, a environ 10 accès par mois, des vertiges et des secousses. Poids 68 kil. 500.

Le 10 avril, 13 accès de nuit. . . .	67k900
Le 11 —	66
Le 12 —	66
Le 13 —	66 500
Le 14 —	67
Le 15 — accès de nuit. . . .	66 500
Le 16 —	67
Le 17 —	67 500
Le 18 —	68

Observation XXXVII.— D., 69 ans, épileptique depuis l'âge de 63 ans, a de 5 à 9 accès par mois. Poids, 50 kil. 500.

Le 8 août, après 5 accès de nuit.	50k200
Le 9 —	49 600
Le 10 —	48 200
Le 11 —	48 500
Le 12 —	49
Le 13 —	49 500
Le 14 —	49 600
Le 15 — après 2 accès de nuit.	47 500
Le 17 —	49 500
Le 20 —	49 900

Observation XXXVIII.— M., 37 ans, épileptique depuis 10 ans, nombre des accès variant de 1 à 7 par mois. Poids 58 k. 200.

Le 25 juillet, après 4 accès.	56k500
Le 26 — après 3 accès.	55 600
Le 27 —	57 500
Le 28 —	57 900

Observation XXXIX. — P., 58 ans, épileptique depuis l'âge de 40 ans a environ 4 accès par mois (49 en 1888). Poids, 60 k.

Le 18 juillet, après 5 accès.	59k500
Le 19 —	58 500
Le 20 —	57 500
Le 21 —	57 500
Le 22 —	58 500
Le 23 —	59 400
Le 24 —	59 300
Le 25 —	59 400

Dans l'état de mal et dans les paroxysmes psychiques, le défaut d'alimentation joue le principal rôle dans la perte de poids, mais l'influence des décharges nerveuses se montre bien dans les séries qui permettent l'alimentation; le malade de l'observation VIII (p. 47) avait perdu 13 kilogrammes.

Ces sortes d'observations ne renseignent pas sur les causes immédiates des déchets, mais elles montrent la résultante des troubles de nutrition qui suivent l'accès. Ces déchets paraissent résulter à la fois de troubles de la digestion, de l'absorption, des excrétions et des processus intimes de la nutrition.

Todd cite une observation de Fleming concernant un malade qui à la suite de chaque accès pseudo-apoplectique présentait en même temps qu'une hémiplégie gauche, de l'ictère; et il considère ce phénomène comme un symptôme paralytique (1).

Un grand nombre d'épileptiques éprouvent après l'accès de la constipation, de la lenteur de la digestion dues à la suspension des sécrétions, quelquefois de l'anorexie complète durant un jour ou deux et jouant un rôle important dans l'amaigrissement. Plusieurs éprouvent un véritable embarras gastrique avec sensations nauséeuses et vomissements. M. Charpentier a relevé avec raison que cet embarras gastrique peut servir quelquefois de signe révélateur de l'accès d'épilepsie.

Quelques malades ont constamment des diarrhées à la suite de l'accès, diarrhées qui paraissent dues à des paralysies vasomotrices.

Observation XL. — *Epilepsie; diarrhée post-paroxystique.*

L., 47 ans. Père alcoolique, pas d'autres antécédents positifs connus. — Aurait eu des convulsions de 8 mois à 2 ans, a toujours été peu intelligent. N'aurait commencé que vers 20 ans à avoir des secousses dans les membres supérieurs et dans le cou ne l'empêchant pas de continuer son travail de cordonnier. Il semble qu'il ne perdait pas connaissance. A partir de 22 ans, il a commencé à faire des excès de boisson; ses secousses augmentent. A 26 ans, il a commencé à avoir des grandes attaques avec perte de connaissance et convulsions, quelquefois morsure de la langue, rarement miction involontaire. Ces accès convulsifs paraissant prédominer du côté gauche, suivis seulement des quelques minutes de stupeur. Il a aussi des vertiges, mais il est difficile d'établir qu'ils sont commencés avant ou après les accès; il se livre de temps en temps à des actes

(1) Todd, *Clinical lectures on nervous diseases*, 2e éd., p. 311.

automatiques dont il ne conserve aucun souvenir. Un jour par exemple il se lève de table au réfectoire et se met à épousseter pendant dix minutes, puis va se rasseoir sans se souvenir de rien. — Sous l'influence du bromure de potassium, les accès ont diminué de fréquence, mais il en a encore 40 environ par an et autant de vertiges. La plupart de ses accès et la plupart de ses vertiges sont suivis d'une diarrhée subite, il va deux ou trois fois coup sur coup à la garde-robe, et rend des matières presque liquides et tout est terminé. Il n'est pas sujet à des diarrhées de ce genre en dehors des accès.

En outre de la polyurie qui vient d'être signalée incidemment, on peut observer encore pendant la période postparoxystique un certain nombre de faits intéressants relatifs à la sécrétion urinaire.

L'albuminurie postépileptique est fort discutée. Tandis que pour Huppert, tout accès épileptique complet ou avorté est suivi d'une albuminurie transitoire que l'on peut toujours mettre en évidence par l'examen de la première urine (1), pour Seyfert, l'albumine existe en très grande quantité dans l'urine des épileptiques immédiatement après l'attaque, mais non constamment après chaque attaque, ni chez tous les malades ; pour Bazin (2) elle apparaît surtout après les séries d'accès ; les récentes recherches de Karrer (3), de Otto (4), de Kleudgen (5), de Fiori (6), de Saundby (7), montrent que ce symptôme n'a aucune valeur parce qu'il est inconstant, non seulement chez les divers malades, mais encore chez les mêmes malades à la suite d'accès successifs ; et surtout parce que, le plus souvent, on ne trouve l'albuminurie qu'à l'état de traces.

Goolden (8), paraît être le premier auteur qui ait observé la glycosurie à la suite des accès d'épilepsie, mais il observait dans

(1) De Witt, *Albuminuria as a symptom of the epileptic paroxysm.* (*The amer. journ. of méd. sc.*, april 1875.)
(2) Bazin, *De l'albuminurie dans l'épilepsie ;* th., 1808.
(3) Karrer, *Zur Albuminurie bei Epilepsie.* (*Berl. Klin. Woch.*, 1875.)
(4) Otto, *Zur Albuminurie als Symptom des epileptischen Anfalls.* (*Berl. Klin. Woch.*, 1876, p 609.)
(5) Kleudgen, *Albuminurie ein Symptom des epileptischen Anfalls.* (*Arch. f. Psych. und Nervenheilk*, 1881. Bd. XI, H. 2, p. 478.)
(6) *Italia medica*, 1881. Voir le resumé des recherches faites par M. Bourneville (service de M. Charcot) dans la thèse de M. Bovell : *De quelques accidents de l'épilepsie et de l'hystéro-épilepsie ;* thèse de Paris, 1877.
(7) Saundby, *On the albuminuria of epilepsy.* (*Med. Times and Gaz.*, 1882.)
(8) *On diabetes in its relations to brain affections.* (*Lancet*, June 1854.) — Sieveking, *On epilepsy*, 1857, p. 100.

des conditions épidémiques spéciales. L'opinion de Reynoso (1), contredite d'ailleurs par Michéa (2), ne paraissait s'appuyer sur aucun fait. Ringer et Barlow (3) l'ont aussi constatée; mais elle reste en somme une manifestation exceptionnelle.

Les recherches de M. Mairet (4) ont montré que dans l'épilepsie, en dehors des attaques et de l'état de mal épileptique, l'élimination de l'azote et de l'acide phosphorique par les urines n'est pas modifiée. Les attaques et l'état de mal épileptique augmentent l'élimination de l'azote et de l'acide phosphorique. D'autre part, dans leurs recherches, MM. Lépine et Jacquin (5) ont vu que l'acide phosphorique uni aux terres augmente dans les urines sous l'influence des vertiges ou sous l'influence de l'imminence des attaques, alors que les phosphates alcalins et l'azote ne sont nullement augmentés. Cette augmentation isolée semble indiquer que l'augmentation de l'élimination de l'acide phosphorique total n'est pas seulement due à l'exagération des échanges nutritifs, mais aussi à une action nerveuse spéciale.

De ces troubles de la sécrétion urinaire je rapprocherai quelques faits expérimentaux.

J'ai voulu étudier comparativement l'élimination de certains médicaments dont la présence dans l'urine est facile à constater, espérant trouver un nouveau fait à mettre en relation avec les autres. J'ai administré à un certain nombre d'épileptiques, comparativement après leurs attaques et à une époque plus ou moins éloignée, quelquefois du salicylate de soude, mais plus souvent de l'iodure de potassium, et je les ai fait uriner le plus souvent possible pour arriver à saisir le moment de l'apparition du médicament dans l'urine (6).

Chez les malades que j'ai examinés plus de trois heures après l'accès, l'influence du paroxysme a paru nulle; l'élimination s'est faite sensiblement à la même échéance que lorsque l'expérience

(1) *C. R. Ac. des sciences*, oct. et déc., 1851.

(2) *Ibid.*, décembre 1851.

(3) Bowell, *loc. cit.*, p. 40.

(4) Mairet, *De la nutrition du système nerveux à l'état physiologique et à l'état pathologique*. (*Arch. de neurologie*, 1888, t. IX, p. 383.)

(5) Lépine et Jacquin, *Sur l'excrétion de l'acide phosphorique dans ses rapports avec celle de l'azote*. (*Revue mensuelle de méd. et de chir.*, 1879.)

(6) *Bull. Soc. biologie*, 1888, p. 773.

a été faite à une époque plus éloignée de l'accès. Il en a été encore de même chez un autre sujet qui a été examiné deux heures après l'accès. Sur douze autres, chez lesquels l'expérience a été faite moins de deux heures et demie après l'accès, j'ai trouvé que l'élimination se fait plus rapidement après le paroxysme qu'à une époque éloignée; et la différence est assez considérable, car, en réunissant toutes les expériences ci-jointes, on trouve que la première réaction apparaît quatorze minutes trente-huit secondes en moyenne après l'ingestion, quand celle-ci a eu lieu dans la période postparoxystique, tandis qu'elle n'apparaît que vingt-deux minutes treize secondes après, lorsque l'ingestion a eu lieu à une époque éloignée de l'accès.

Il faut noter que dans toutes ces expériences, la solution ingérée était la même, et que les réactions ont été faites par les mêmes procédés (1° amidon et hypochlorite de soude; 2° amidon et acide nitrique) successivement, et par le même expérimentateur, aux mêmes heures, c'est-à-dire dans les mêmes conditions physiologiques.

Observation XLI. — G., 27 ans.

8 août. — Accès à 8h30 ; 9h14, ingestion de 1 gramme d'iodure de potassium; 9h26, pas de réaction ; 9h28, réaction avec l'hypochlorite; 9h30, réaction avec l'acide nitrique (14 minutes).

25 août. — Accès à 7h20 ; 8h55, ingestion de 1 gramme d'iodure de potassium; 9h3, pas de réaction; 9h7, réaction avec l'acide nitrique (12 minutes).

20 août. — N'a pas eu d'accès depuis dix jours; 9h5, ingestion de 1 gramme d'iodure de potassium ; 9h14, pas de réaction ; 9h17, *id.*; 9h20, *id.*; 9h22, *id.*; 9h25, réaction avec l'hypochlorite ; 9h27, réaction avec l'acide nitrique (20 minutes).

Observation XLII. — Eu., 29 ans.

30 octobre. — Accès à 8h10; 9h56, ingestion de 1 gramme d'iodure de potassium; 10h4, pas de réaction; 10h6, *id.*; 10h9, réaction avec l'hypochlorite ; 10h13, réaction avec l'acide nitrique (13 minutes).

3 novembre. — N'a pas eu d'accès depuis deux jours; 9h26, ingestion de 1 gramme d'iodure; 9h38, pas de réaction; 9h42, *id.*; 9 h. 45, réaction avec l'hypochlorite; 9h48, réaction avec l'acide nitrique (19 minutes).

Observation XLIII. — Ca., 42 ans.

24 juillet. — Accès à 7 heures; 9h16, ingestion de 1 gramme d'iodure de potassium; 9h21, pas de réaction; 9h25, *id.*; 9h28, *id.*; 9h30, réaction avec l'acide nitrique (16 minutes).

21 août. — N'a pas d'accès depuis huit jours; 9h43, ingestion de 1 gramme d'iodure de potassium; 9h52, pas de réaction; 9h56, *id.*; 9h59, *id.*; 10h1, *id.*; 10h5, *id.*; 10h9, *id.*; 10h10, réaction à l'acide nitrique (27 minutes).

Observation XLIV. — L., 27 ans.

6 novembre. — Accès à 7 heures du matin; ingestion de 1 gramme d'iodure de potassium; à 9h27; 9h38, pas de réaction; 9h40, réaction légère avec l'hypochlorite de soude; 9h43, réaction franche; 9h45, réaction avec l'acide nitrique (13 minutes).

12 novembre. — N'a pas eu d'accès depuis le 6; 10h26, ingestion de 1 gramme d'iodure de potassium; 10h37, pas de réaction; 10h47, réaction avec l'hypochlorite; 10h49, réaction avec l'acide nitrique (21 minutes).

Observation XLV. — G., 27 ans.

30 octobre. — Attaque à 8h15; 10h24, ingestion de 1 gramme d'iodure de potassium; 10h31, pas de réaction; 10h35, *id.*; 10h38, réaction avec l'hypochlorite; 10h41, *id.*; 10h43, réaction avec l'acide nitrique (14 minutes).

7 novembre. — Pas d'accès depuis le 4 novembre; 9h43, ingestion de 1 gramme d'iodure de potassium; 9h53 pas de réaction; 9h57, *id.*; 9h59, *id.*; 10h2, *id.*; 0h6, *id.*; 10h9, réaction avec l'hypochlorite; 9h11, réaction avec l'acide nitrique (26 minutes).

Observation XLVI. — Rém., 23 ans.

31 octobre. — Accès à 7h10; 9h30, ingestion de 1 gramme d'iodure de potassium; 9h45, pas de réaction; 9h50, *id*; 9h55, réaction avec l'acide nitrique (14 minutes).

5 novembre. — N'a pas eu d'accès depuis le 31 octobre; 10h9, ingestion de 1 gramme d'iodure de potassium; 10h19, pas de réaction; 10h22, *id.*; 10h25, *id.*; 10h27, réaction avec l'hypochlorite; 10h29, réaction avec l'acide nitrique (18 minutes).

Observation XLVII. — B., 24 ans.

31 octobre. — Accès à 7h30; 9h14, ingestion de 1 gramme d'iodure de potassium; 9h21, pas de réaction; 9h25, *id.*; 9h29, *id.*; 9h32, *id.*; 9h34, réaction avec l'acide nitrique (24 minutes).

5 novembre. — N'a pas eu d'accès depuis le 31 octobre; 10h30, ingestion de 1 gramme d'iodure de potassium; 9h42, pas de réaction; 9h49, *id.*; 9h51, *id.*; 9h53, *id.*; 9h55, *id.*; 9h56, réaction avec l'hypochlorite; 9h58, réaction avec l'acide nitrique (26 minutes).

Observation XLVIII. — D., 23 ans.

6 août. — Accès à 9 heures du matin; 10h5, ingestion de 1 gramme d'iodure de potassium; 10h12, pas de réaction; 10h15, *id.*; 10h17, réaction avec l'acide nitrique (12 minutes).

10 août. — N'a pas eu d'accès depuis le 6; 9h2, ingestion de 1 gramme d'iodure de potassium; 9h9, pas de réaction; 9h11, *id.*; 9h13, *id.*; 9h15, *id.*; 9h18, *id.*; 9h19, *id.*; 9h22, réaction à l'acide nitrique (20 minutes).

Observation XLIX. — P., 26 ans.

25 août. — Accès à 8h20; 9h18, ingestion de 1 gramme d'iodure de potassium; 9h26, pas de réaction; 9h28, *id.*; 9h30, *id.*; 9h32, réaction à l'acide nitrique (14 minutes).

14 novembre. — N'a pas eu d'accès depuis dix jours; 9h38, ingestion de 1 gramme d'iodure de potassium; 9h54, pas de réaction; 9h57, *id.*; 10 heures, réaction avec l'hypochlorite et avec l'acide nitrique (22 minutes).

Observation L. — B., 32 ans.

7 novembre. — Accès à 7h30 du matin; en avait eu un autre la veille à 8 heures du soir; 9h20, ingestion de 1 gramme d'iodure de potassium; 9h33, pas de réaction; 9h35, *id.*; 9h37, réaction à l'hypochlorite; 9h39, réaction à l'acide nitrique (18 minutes).

13 novembre. — A eu la veille trois accès de 8 à 10 heures du soir; polyurie consécutive; s'est levé six fois la nuit; 9h28, ingestion de 1 gramme d'iodure de potassium; 9h40, pas de réaction; 9h43, *id.*; 9h45, réaction avec l'acide nitrique et l'hypochlorite (17 minutes).

17 novembre. — N'a pas eu d'accès depuis le 12; ingestion de 1 gramme d'iodure de potassium à 9h53; 10h5, pas de réaction; 10h9, *id.*; 10h12, *id.*; 10h15, *id.*; 10h18, réaction à l'hypochlorite; 10h20, réaction à l'acide nitrique (25 minutes).

Observation LI. — An., 32 ans.

21 juillet. — Accès à 8h15; 9h2, ingestion de 1 gramme d'iodure de potassium; 9h8, pas de réaction; 9h10, *id.*; 9h12, réaction avec l'acide nitrique (10 minutes).

25 juillet. — Pas d'accès depuis le 21; 9h25, ingestion de 1 gramme d'iodure de potassium; 9h37, pas de réaction; 9h40, *id.*; 9h42, réaction à l'acide nitrique (17 minutes).

19 novembre. — Pas d'accès depuis huit jours; 9h42, ingestion de 1 gramme d'iodure de potassium; 9h53, pas de réaction; 9h55, *id.*; 9h58, *id.*; 10h1, réaction avec l'hypochlorite; 10h3, réaction avec l'acide nitrique (19 minutes).

OBSERVATION LII. — D., 25 ans.

17 novembre. — Accès à 8 heures du matin ; 9h32, ingestion de 1 gramme d'iodure de potassium ; pas de réaction ; 9h44, *id.* ; 9h47, *id.* ; 9h50, réaction avec l'acide nitrique (18 minutes).

22 novembre. — N'a pas eu d'accès depuis le 17 ; 9h36, ingestion de 1 gramme d'iodure de potassium ; 9h51, pas de réaction ; 9h54, *id.* ; 9h56, *id.* ; 9h58, *id.* ; 10 heures, *id.* ; 10h3, *id.* ; 10h5, réaction avec l'hypochlorite ; 10h8, réaction avec l'acide nitrique (29 minutes).

Ce résultat semble indiquer qu'il existe à la suite de l'accès une paralysie vaso-motrice par épuisement, analogue par ses effets à celle que Vulpian a vue à la suite de la section des splanchniques. Il faut rapprocher ce fait de la polyurie qui existe quelquefois pendant plusieurs heures à la suite des accès et par laquelle M. Hallager a expliqué la perte considérable de poids que l'on a observée dans quelques cas à la suite des décharges épileptiques, explication dont j'ai pu contrôler l'exactitude chez plusieurs sujets. Cette paralysie vaso-motrice doit être opposée à la constriction des vaisseaux qui s'observe pendant l'accès et que M. François-Franck (1) a constatée directement dans le rein en enregistrant la réduction du volume de cet organe.

En raison de l'intervention du malade, les faits fournis par l'étude de l'état des forces et de la sensibilité présentent un caractère de subjectivité qui peut toujours laisser des doutes à l'observateur ; aussi ai-je cherché à objectiver autant que possible l'épuisement nerveux par diverses expériences. J'appellerais encore l'attention sur les faits suivants (2).

Ostroumoff, Kendall et Luchsinger ont montré que l'excitation des nerfs d'un membre produit la sécrétion sudorale, même après la ligature du tronc artériel, c'est-à-dire que la sécrétion sudorale est sous la dépendance de l'action nerveuse. Luchsinger a établi en outre que la pilocarpine a une action directe sur le nerf. M. Straus (3) a utilisé ces résultats expérimentaux, et a

(1) François-Franck, *Leçons sur les fonctions motrices du cerveau*, 1887, p. 198.
(2) Ch. Féré, *Contrib. à l'ét. des phénomènes d'épuisement consécutifs à l'accès d'épilepsie.* (*Bull. Soc. méd. des hôp.*, 1888, p. 388.)
(3) Straus, *Des modifications de la sudation de la face provoquée à l'aide de la pilocarpine comme un nouveau signe pouvant servir au diagnostic différentiel des diverses formes des paralysies faciales.* (*Bull. Soc. biologie*, 25 octobre 1879.)

remarqué que la pilocarpine peut servir de réactif dans la recherche de la dégénération des nerfs. Il résulte de ses observations que dans la paralysie faciale d'origine périphérique, l'action physiologique de la pilocarpine est atténuée ou supprimée ; il y a, en somme, une réaction de dégénérescence parallèle à la réaction de dégénérescence fournie par l'exploration électrique, tandis que dans la paralysie d'origine centrale, l'action physiologique du même médicament persiste.

Tous les hémiplégiques cependant ne présentent pas cette symétrie de la réaction sudorale ; dans plusieurs cas d'hémiplégie de l'enfance, avec contracture, j'ai vu la sudation provoquée par la pilocarpine, moins marquée du côté paralysé ; la même particularité peut se présenter du côté le moins développé dans certains cas d'asymétrie crânio-faciale. Ces observations cependant ne sont pas en contradiction avec celles de M. Straus : l'altération de la fonction sudorale coïncide dans ces cas avec d'autres troubles trophiques (1). M. Lépine a montré que dans l'hémiplégie récente il existe une paralysie vaso-motrice, avec élévation de température ; il existe au contraire un abaissement de température dans l'hémiplégie ancienne. Lorain a, de son côté, constaté que tandis que dans l'hémiplégie récente le pouls radial est plus fort du côté paralysé, il est au contraire plus faible de ce même côté dans l'hémiplégie ancienne, et j'ai vu que la résistance de la radiale présente les mêmes différences en rapport avec l'atrophie. Ces troubles sont particulièrement marqués dans l'hémiplégie spasmodique infantile.

J'ai pensé que l'épuisement nerveux postparoxystique des épileptiques pourrait aussi influencer l'action de la pilocarpine. Après quelques tâtonnements, je me suis arrêté à expérimenter avec de faibles doses : j'injecte sur la ligne médiane, dans la région sternale, les trois quarts d'une seringue contenant 1 centigramme de nitrate de pilocarpine, c'est-à-dire 7 milligrammes et demi. L'injection est faite chez les mêmes sujets alternativement à la suite d'un accès et à une époque éloignée du paroxysme, ou inver-

(1) Ch. Féré, *Note sur les rapports qui existent chez les hémiplégiques entre l'atrophie musculaire, la température locale des membres et la pression sphygmométrique.* (*Bull. Soc. biol.*, 1888, p. 638.)

sement. Les quelques observations qui suivent mettent bien en lumière la différence de réaction dans les deux circonstances.

Observation LIII. — B., 22 ans, épileptique.

31 juillet. — Accès à 8 h.; 9h33, sphygmomètre, 750; 9h34, injection de 7mgr.5 de nitrate de pilocarpine; 9h36, sphygmomètre, 900; 9h37, sphygmomètre, 950; 9h40, salivation; 9h41, quelques gouttelettes de sueur au pourtour des narines; 9h44, gouttelettes de sueur autour de la piqûre et sur le nez; 9h45, sphygmomètre, 900, salivation et sueurs abondantes sur la face; 9h46, sueurs générales et égales des deux côtés; 25 centimètres cubes de salive.

2 août. — Pas d'accès; 10h19, sphygmomètre, 800; 10h20, injection; 10h21, sphygmomètre, 850; 10h22, moiteur sur le front; 10h23, sphygmomètre, 900, salivation; 10h25, sueur autour de la piqûre; 10h26, sphygmomètre, 1000, salivation, écoulement nasal, sueur sur le front et le nez; 10h30, sphygmomètre, 950, sueurs générales très abondantes; 70 centimètres cubes de salive.

Observation LIV. — N., 27 ans, épileptique, avec forte asymétrie crânio-faciale, atrophie à gauche.

28 juillet. — Accès à 9h40; à 9h45, sphygmomètre, 450; 9h47, injection de 7mgr,5 de nitrate de pilocarpine; 9h50, sphygmomètre, 550; 9h52, sphygmomètre, 600; 9h52, sphygmomètre, 650, quelques mouvements de déglutition, pas de sueurs ni autour de la piqûre, ni ailleurs; 9h57, sphygmomètre, 700; 10h9, légère sueur sur le front du côté droit, rien à gauche.

31 juillet. — 22 h. après un vertige: 3h30, sphygmomètre, 650; 9h32, injection de 7mgr,5 de nitrate de pilocarpine; 9h35, sphygmomètre, 750; 9h37, sphygmomètre, 750, mouvements de déglutition, gouttelettes de sueur au niveau de la piqûre; 9h39, sphygmomètre, 800, salivation, sueur sur le côté droit du front; 9h43, sphygmomètre, 800, sueurs abondantes sur la face, mais plus marquées à droite, humidité de la peau sur le tronc, écoulement nasal; 9h45, larmoiement, miction, sueurs sur le corps, mais prédominant toujours à droite, surtout à la face.

Observation LV. — L., 23 ans, épileptique.

2 août. — Accès à 9h15; 9h55, sphygmomètre, 700; 9h57, injection de 7mgr,5 de nitrate de pilocarpine; 10 h., sphygmomètre, 900; 10h3, sphygmomètre, 1000; 10h4, moiteur autour de la piqûre; 10h7, sueur locale; 10h8, sueurs sur tout le thorax, sphygmomètre, 950; 10h16, légère salivation, sueur

3 août. — Pas d'accès depuis la veille; 10h6, sphygmomètre, 800; 10h7, injection de 7mgr,5 de nitrate de pilocarpine; 10h9, sphygmomètre, 900; 10h12, sphygmomètre, 950, sueur en gouttelettes autour de la piqûre; 10h14, gouttelettes de sueur sur la lèvre supérieure, larmoiement; 10h15, sueur sur le

sur le visage; 10 centimètres cubes de salive.

front, sur le thorax, écoulement nasal, salivation; 10h16, sueurs générales; 10h18, sueurs profuses, ruissellement général; 10h20, sphygmomètre, 850; 60 centimètres cubes de salive.

Observation LVI. — C., 47 ans, épileptique.

27 juillet. — 3h30 après un accès: 9h42, sphygmomètre, 700; 9h43, injection de 7mgr,5 de nitrate de pilocarpine; 9h46, sphygmomètre, 800; 9h50, sphygmomètre, 850; 9h52, moiteur autour de la piqûre; 9h54, sphygmomètre, 950, moiteur sur le visage; 9h56, sphygmomètre, 1000, salivation; 9h58, salivation abondante, sueur en gouttelettes généralisée, sphygmomètre, 900; 20 centimètres cubes de salive.

30 juillet. — 12 h. après un accès: 9 h., sphygmomètre, 800; 9h3, injection de 7mgr,5 de nitrate de pilocarpine; 9h3, sphygmomètre, 900; 9h5, sphygmomètre, 950; 9h7, sphygmomètre, 1000; 9h8, sueur locale, salivation abondante, sphygmomètre, 1050; 9h9, moiteur sur le visage, sphygmomètre, 1000; 9h11, sphygmomètre, 900, sueurs profuses; 60 centimètres cubes de salive.

Observation LVII. — B., 32 ans, épileptique.

27 juillet. — Immédiatement après un accès: sphygmomètre, 700; 9h49, injection de 7mgr,5 de nitrate de pilocarpine; 9h55, sphygmomètre, 850, moiteur sur le visage, pas d'effet local; 10 h., quelques gouttelettes de sueur sur le nez, sphygmomètre, 850.

30 juillet. — 28 h. après un accès: 9h14, sphygmomètre, 750; 9h15, injection de 7mgr,5 de nitrate de pilocarpine; 9h18, sphygmomètre, 800; 9h19, mouvements répétés de déglutition; 9h20, sphygmomètre, 900; 9h21, sphygmomètre, 950, salivation abondante, sueur sur le front et le nez; pas d'effet local; 9h23, sueurs généralisées et profuses, miction; 70 centimètres cubes de salive.

Observation LVIII. — Bl., 28 ans, épileptique.

4 août. — 45 minutes après un accès: 9h25, sphygmomètre, 700; 9h26, injection de 7mgr,5 de nitrate de pilocarpine; 9h28, sphygmomètre, 1000; 9h29, gouttelettes sur le nez et dans la moustache; 9h31 salivation; 9h32, sueur abondante sur la face et le tronc; 9h33, larmoiement, écoulement nasal, sueurs profuses, même sur les membres, tremblement sans sensation de froid, tremblement fibrillaire des

6 août. — Pas d'accès depuis deux jours; 9h16, sphygmomètre, 850; 9h17, injection; 9h19, sphygmomètre, 950, face congestionnée; la sueur apparaît sur les narines et sur le front, gouttelettes autour de la piqûre; 9h21, sphygmomètre, 1000, sueur sur toute la face, salivation; 9h23, sphygmomètre, 950, sueurs générales et profuses, salivation très abondante, larmoiement, écoulement nasal, tremblement

muscles ; 125 centimètres de salive.

fibrillaire ; $9^{h}26$, sueurs excessivement abondantes ruisselant sur la face, le tronc et les membres ; 175 centimètres cubes de salive.

OBSERVATION LIX. — M., 20 ans, épileptique.

1er août. — Immédiatement après l'attaque ; $9^{h}30$, sphygmomètre, 650 ; $9^{h}31$, injection de $7^{mgr},5$ de nitrate de pilocarpine ; $9^{h}33$, sphygmomètre, 700 ; $9^{h}36$, moiteur autour de la piqûre ; $9^{h}37$, sphygmomètre, 800 ; $9^{h}41$, sphygmomètre, 900 ; $9^{h}43$, gouttelettes de sueur dans la moustache ; $9^{h}44$, sphygmomètre, 800 ; $9^{h}46$, salivation, miction ; $9^{h}48$, sueurs abondantes sur la partie antérieure de la face, sur la moitié médiane des joues (en dehors d'une ligne verticale passant par l'angle externe de l'œil, il n'y a rien) ; $9^{h}50$, sueur sur le tronc, même localisation à la face ; 40 centimètres cubes de salive.

3 août. — Pas d'attaques depuis le 1er ; $9^{h}43$, sphygmomètre, 800 ; $9^{h}44$, injection ; $9^{h}47$, gouttelettes autour de la piqûre, sphygmomètre, 950 ; $9^{h}48$, larmoiement, écoulement nasal ; $9^{h}51$, salivation, gouttelettes de sueur sur le nez et dans la moustache ; $9^{h}53$, sueurs abondantes sur la partie médiane de la face et sur le tronc, miction ; $9^{h}54$, sphygmomètre, 900 ; $10^{h}4$, sueur générale étendue à toute la face, joues, tempes ; 150 centimètres cubes de salive.

OBSERVATION LX. — G., 27 ans, épileptique.

28 juillet. — Accès à $8^{h}30$; $9^{h}17$, sphygmomètre, 650 ; $9^{h}18$, injection de $7^{mgr},5$ de nitrate de pilocarpine ; $9^{h}20$, sphygmomètre, 800 ; $9^{h}23$, sphygmomètre, 900 ; $9^{h}24$, sphygmomètre, 950, mouvement de déglutition ; $9^{h}25$, salivation ; $9^{h}26$, moiteur sur le tronc ; $9^{h}27$, sphygmomètre, 850 ; $9^{h}29$, sphygmomètre, 800, sueur générale peu abondante, surtout à gauche ; $9^{h}30$, sphygmomètre, 750 ; 20 centimètres cubes de salive.

31 juillet. — 24 h. après un vertige : $9^{h}11$, sphygmomètre, 800 ; $9^{h}14$, injection ; $9^{h}16$, sphygmomètre, 850 ; $9^{h}18$, sphygmomètre, 900, gouttelettes de sueur sur le nez surtout du côté droit, moiteur autour de la piqûre, salivation ; $9^{h}20$, sphygmomètre, 950, larmoiement, écoulement nasal ; $9^{h}22$, miction ; $9^{h}23$, sueurs abondantes sur la face et le tronc, surtout à droite ; $9^{h}24$, sphygmomètre, 900 ; 70 centimètres cubes de salive.

OBSERVATION LXI. — B., 28 ans, épileptique.

26 juillet. — Accès à $10^{h}10$; $10^{h}30$, sphygmomètre, 700 ; $10^{h}31$, injection de $7^{mgr},5$ de nitrate de pilocarpine ; les soubresauts des tendons empêchent d'explorer le pouls ; $9^{h}45$, légère salivation ; $9^{h}46$, quelques gouttelettes de

31 juillet. — N'a pas eu d'accès depuis le 26 ; 9 h., sphygmomètre, 800 ; $9^{h}1$, injection ; $9^{h}3$, sphygmomètre, 850 ; $9^{h}4$, sphygmomètre, 900 ; $9^{h}5$, salivation, sueur autour de la piqûre, gouttelettes sur le nez et les lèvres ; $9^{h}6$, larmoiement ;

sueur sur la face. Aucun autre effet.

9h10, sueurs générales abondantes; 45 centimètres cubes de salive.

Observation LXII. — S., 21 ans, épileptique.

3 août. — Attaque à 8h45; 9h17, sphygmomètre, 800; 9h20, injection de 7mgr,5 de nitrate de pilocarpine; 9h26, sphygmomètre, 950, moiteur autour de la piqûre; 9h29, sphygmomètre, 1000, salivation, larmoiement; 9h34, salivation abondante; 9h36, sphygmomètre, 900; 9h37, sueur autour de la piqûre; 9h39, sueur générale sur la face, peu abondante; 9h43, très peu de sueur sur la poitrine; 100 centimètres cubes de salive.

4 août. — Pas d'accès depuis la veille; 9h54, sphygmomètre, 900, 9h55, injection; 9h58, sphygmomètre, 1050, gouttelettes de sueur autour de la piqûre; 10 h., sphygmomètre, 1100, larmoiement; 10h2, salivation; 10h3, sphygmomètre, 1200, salivation abondante, écoulement nasal; 10h7, sueur sur le front, abondantes sur la poitrine; 10h12, sueurs générales profuses; 10h20, tremblement, sphygmom., 950; 130 centim. cubes de salive.

Observation LXIII. — D., 45 ans, épileptique.

4 août. — 1 h. après un accès: 9h41, sphygmomètre, 950; 9h44, injection de 7mgr,5 de nitrate de pilocarpine; 9h46, sphygmomètre, 1000; 9h47, sphygmomètre, 1100; 9h49, sueur autour de la piqûre; 9h51, sphygmomètre, 1150, salivation, gouttelettes de sueur sur les tempes; 9h53, sueurs générales; 20 centimètres cubes de salive.

6 août. — Pas d'accès depuis le 4; 9h29, sphygmomètre, 1000; 9h35, injection; 9h36, sphygmomètre, 1050; 9h38, sueur autour de la piqûre; 9h39, sphygmomètre, 1150; 9h41, salivation, sueur sur le tronc, gouttelettes sur les tempes; 9h43, sueur générale, sphygmomètre, 1200; 50 centimètres cubes de salive.

Observation LXIV. — O., 24 ans, épileptique, hémiplégie gauche (de l'enfance) avec contracture du membre supérieur.

28 juillet. — Accès à 9h55; 10 h., sphygmomètre, 600; 10h2, injection de 7mgr,5 de nitrate de pilocarpine; 10h4, sphygmomètre, 700; 10h5, sphygmomètre, 700; 10h8, sphygmomètre, 800; 10h9, mouvements de déglutition; 10h10, gouttelettes autour de la piqûre; 10h11, gouttelettes sur la face, surtout du côté droit; 10h15, salivation, sueurs générales sur la face et le tronc, moins abondantes à gauche; sueur sur les membres du côté droit et sur la jambe gauche; rien sur l'avant-bras et la main gauche contracturées; 20 centimètres cubes de salive.

30 juillet. — 22 h. après un accès: 9h53, sphygmomètre, 800; 9h54, injection; 10h56, sphygmomètre, 850; 9h57, sphygmomètre, 875, gouttelettes autour de la piqûre; 9h59, sphygmomètre, 900; sueurs sur le côté droit de la face; 10h2, sphygmomètre, 950, salivation abondante; sueurs générales, excepté sur le membre supérieur gauche, qui reste sec et froid jusqu'à la fin; 50 centimètres cubes de salive.

On voit, d'après ces quelques faits, dont j'aurais pu multiplier le nombre, que, en général, à la suite des attaques d'épilepsie, l'action physiologique de la pilocarpine est plus lente à se produire et moins intense. Cette différence, qui est facilement appréciable et indépendante de l'intervention du malade, me paraît propre à servir de contrôle à la sincérité des autres phénomènes d'épuisement.

L'épreuve de la pilocarpine peut servir au diagnostic rétrospectif de l'attaque d'épilepsie avec plus de sécurité que les autres phénomènes d'épuisement. Il faut noter, toutefois, que la réaction normale à la pilocarpine ne suffirait pas pour permettre de nier la réalité d'un accès : un grand nombre de paroxysmes incomplets, qui n'en sont pas moins sincères, ne sont suivis que de signes d'épuisement très atténués.

La réaction sudorale ne peut pas non plus servir à établir le diagnostic rétrospectif d'un accès d'hystérie et d'un accès d'épilepsie. J'ai constaté en effet aussi le retard et l'atténuation de l'action physiologique de la pilocarpine à la suite d'une série de crises de grande hystérie. Les hystériques hémianesthésiques et hémiamyosthéniques présentent d'ailleurs, soit dit en passant, une particularité intéressante de la fonction sudorale : les hystériques mâles et femelles de cette catégorie, sur lesquels j'ai expérimenté, ont présenté une réaction sudorale plus intense et plus prompte du côté non anesthésique : une seule exception s'est présentée chez un homme de mon service ; je ne suis pas en mesure de l'expliquer, mais la différence latérale était telle au profit du côté anesthésique que je ne puis omettre cette anomalie. En général, chez les hystériques, les sueurs spontanées, normales ou exagérées, prédominent du côté sain, le côté anesthésique offrant quelquefois une sécheresse absolue, sécheresse qui peut coïncider avec l'exagération de certains phénomènes électriques (1). Cependant Martin (2), a déjà remarqué que l'hyperhydrose peut siéger du même côté que l'anesthésie.

Les expériences relatives à l'action de la pilocarpine compara-

(1) Ch. Féré, *Note sur des modifications de la tension électrique dans le corps humain.* (*Bull. Soc. biol.*, 1888, p. 28.)

(2) E. Martin, *Des troubles de l'appareil vaso-moteur dans l'hystérie;* th., 1876, p. 47.

tivement à la suite des accès ou à une époque éloignée, indiquent non seulement un épuisement de la fonction sudorale qui est quelquefois nettement exagérée pendant l'accès (1) et même dans certains cas surtout du côté où les convulsions prédominent (Russel, Ramskill, Anstie, Adamkiewicz, etc.); mais elles montrent encore un épuisement analogue des sécrétions salivaires et nasale qui, elles aussi, sont augmentées pendant l'accès d'épilepsie, comme elles peuvent l'être d'ailleurs sous l'influence d'une excitation cérébrale non spasmodique (Albertoni, François-Franck). A la suite des accès même isolés, beaucoup de malades se plaignent d'avoir la langue sèche, pâteuse. Les expériences de M. François-Franck (2) montrent que lorsque les accès sont provoqués coup sur coup, l'hypersécrétion salivaire est retardée, dans l'état de mal elle manque généralement au bout d'un certain nombre d'accès.

A la suite des accès d'épilepsie, quelques malades présentent une sécheresse particulière de la peau et des poils; mais je n'en ai observé qu'un seul chez lequel se produisait la division des cheveux et des poils, liée à la sécheresse de la peau et que l'on observe plus souvent chez les hystériques (3). Cette schizotrichie se voit d'ailleurs chez quelques individus, principalement à la barbe à la suite de fatigues. Reinhart a cité un enfant épileptique qui présentait de temps en temps des changements de couleur des cheveux (4); plus souvent ce sont de simples changements de tons qui tiennent à la sécheresse. Ce n'est qu'à la suite d'accès séries ou d'états de mal guéris que l'on observe les sillons transversaux des ongles qui trahissent un trouble assez durable, profond de la nutrition.

Si, immédiatement après l'accès, on peut trouver une diminution de la résistance électrique (Boccolari et Borsari), cette résistance est au contraire notablement augmentée peu de temps après, et cette augmentation de la résistance électrique, condi-

(1) Emminghaus, *Vierteljahr. f. d. prakt. Heilk.*, Bd 128, S. 49) a signalé des paroxysmes sudoraux avec vertige.

(2) François-Franck, *Leçons sur les fonctions motrices du cerveau*, 1887, p. 242.

(3) Ch. Féré, *Note sur un trouble trophique des cheveux survenant à la suite des attaques chez les hystériques.* (*Soc. Biol.*, 1885, p. 394.)

(4) Lebrun, *Du vitiligo d'origine nerveuse;* th., Lille, 1886, p. 62.

tionnée par le dessèchement des tissus, paraît tenir sous sa dépendance la diminution de l'excitabilité faradique et galvanique des muscles et des nerfs. La diminution de l'excitabilité a disparu avec l'augmentation de la résistance électrique le lendemain de l'accès.

Ces troubles des sécrétions coïncident avec des troubles de la circulation et des modifications de la constitution du sang.

J'aurai à revenir sur la forme ondulante (Lorain) que prend le pouls à la suite des accès. J'insisterai particulièrement ici sur les modifications de la pression artérielle.

J'ai exploré chez les épileptiques, à l'aide du sphygmomètre de Bloch, la pression artérielle à l'état normal et avant et après les phénomènes paroxystique (1). Les quelques chiffres groupés dans le tableau suivant rendront bien compte des modifications observées. Dans les quelques cas où j'ai pu prendre la pression avant l'accès, pendant l'aura, j'ai observé une augmentation variant de 50 à 150 et même 200 grammes. Pendant les paroxysmes, attaque ou vertige, excitation psychique, la pression reste élevée. Après l'accès, sauf quelques cas rares, sur lesquels j'aurai à revenir, et où il existe de l'excitation post-convulsive, il se produit un abaissement très notable de la pression ; et cette diminution de la pression, qui peut atteindre 200 grammes, peut encore exister à un certain degré sept ou huit heures après l'accès.

Je n'ai pu prendre la pression que deux fois immédiatement après le vertige ; il n'existait qu'une faible diminution de 50 grammes ; et lorsque j'ai fait l'exploration, plus d'une heure après le vertige, je n'ai plus trouvé aucune différence avec l'état normal. Dans plusieurs cas d'excitation maniaque indépendante d'accès convulsifs, j'ai trouvé une augmentation de la pression artérielle analogue à celle qu'on observe dans les accès convulsifs et suivie aussi d'une dépression. A la suite d'états de mal terminés par la guérison, j'ai observé plusieurs fois une dépression qui dépassait 350 grammes (2).

(1) *Bull. Soc. Biol.*, 1888, p. 506. Ces explorations ont toujours été faites dans les mêmes conditions physiologiques générales et aux mêmes heures ; c'est là, comme l'a bien montré M. Bloch, un point très important pour l'exactitude des résultats.

(2) *C. R. Soc. Biol.*, 26 mars 1889.

Le tableau suivant donne quelques exemples des modifications de pression qui précèdent ou suivent l'accès d'épilepsie.

SPHYGMOMÉTRIE CHEZ LES ÉPILEPTIQUES A L'ÉTAT NORMAL, AVANT ET APRÈS LES PAROXYSMES

NOMS	ÉTAT NORMAL	AVANT L'ACCÈS	APRÈS L'ACCÈS									
			0 h.	1 h.	2 h.	3 h.	4 h.	5 h.	6 h.	7 h.	8 h.	9 h.
M.	750	....	...	...	...	...	650	700				
C.	850	....	...	...	...	750	...	...	...	...	850	
M.	700	....	...	...	...	...	...	...	...	...	...	700
P.	725	....	...	...	...	...	...	...	...	...	550	
T.	950	....	...	...	...	...	...	750	800			
L.	850	....	...	...	...	...	...	700				
E.	900	....	...	...	...	...	700	...	...	800		
B.	950	1100	850									
R.	800	850	650	...	...	...	...	...	800			
B.	850	....	...	...	650	...	...	700	...	700		
C.	900	....	...	...	...	...	...	...	...	850		
F.	850	....	...	...	...	...	...	...	...	850		
S.	800	....	...	...	...	...	700					
F.	800	....	...	...	...	...	...	...	700			
V.	650	....	...	...	...	600	...	...	...	...	650	
G.	800	....	...	...	...	...	850					
L.	800	....	700	700	650							
V.	850	....	...	...	...	...	...	...	...	...	800	
D.	1000	....	...	...	...	...	...	...	...	750		
H.	800	....	...	...	...	700	...	750				
R.	850	....	...	...	...	675	...	...	850			
L.	750	....	...	...	...	...	650					
R.	700	....	...	650								
F.	850	....	...	...	...	...	...	...	...	...	800	
S.	750	....	...	...	...	700	750					
L.	850	....	...	...	...	...	...	...	...	650		
R.	750	800	700	750	...							
D.	800	....	...	...	...	...	...	...	650			
L.	750	....	700									
L.	800	....	...	700								
D.	750	....	...	...	600							
D.	800	....	700									
M.	900	....	...	...	650	700						
C.	900	....	...	...	...	650	700					
T.	800	....	...	...	...	...	...	700				
F.	825	....	...	...	...	...	...	750				
P.	800	850	700									
S.	800	....	...	...	...	...	...	650				
K.	950	....	...	...	...	...	...	...	...	...	800	
K.	900	....	...	...	...	...	...	...	...	800		
V.	950	....	850									
D.	800	....	...	...	...	...	650					
S.	900	....	...	850								

L'abaissement de la pression artérielle postépileptique, qui peut être dû en partie à un affaiblissement de l'action du cœur, tient aussi à la dilatation paralytique des vaisseaux périphériques. Bon nombre d'observateurs ont noté les congestions veineuses du fond de l'œil à la suite des attaques. Chez certains sujets on peut voir se produire à la suite du paroxysme une véritable *roséole* plus ou moins généralisée, analogue à ce que Vulpian a décrit sous le nom de roséole émotionnelle, qui ne dure souvent que quelques minutes. Cette rougeur en macules plus ou moins confluentes peut s'étendre jusqu'aux extrémités des membres ; l'intensité de sa coloration varie beaucoup. Les manifestations cutanées du paroxysme épileptique se sont montrées à nous d'une manière tout à fait caractéristique pendant que nous recherchions la fréquence de la dermato-neurose stéréographique (1) chez les épileptiques, en examinant à nu, comme je le fais souvent, tous les malades de mon service. Je venais de tracer avec un couteau à papier des raies en diagonale sur le tronc d'un malade : nous avions vu se produire le sillon blanc immédiat, puis le sillon rouge qui commençait à s'effacer, lorsque tout à coup la face du malade pâlit, en même temps que les sillons rouges disparaissaient complètement. Il s'agissait d'un simple vertige. Bientôt la face reprit sa coloration normale, les raies cutanées reprirent leur rougeur du début et au bout d'un instant tout le corps se couvrit de plaques roses confluentes s'étendant aux membres et qui s'effacèrent en deux ou trois minutes.

Chez les malades qui présentent, à la suite d'irritations artificielles de la peau, des éruptions rappelant l'urticaire, l'éruption paraît se faire avec moins d'intensité à la suite des accès.

M. Hénocque a déjà signalé une diminution de l'activité de réduction de l'oxyhémoglobine chez les épileptiques (2). Cette diminution de l'activité de réduction coïncide avec l'existence d'une faible quantité d'oxyhémoglobine dans le sang : sur plus de trente épileptiques que j'ai examinés dans mon service, je n'en ai encore trouvé que deux qui aient plus de 9 p. 100 d'oxyhémoglobine, lorsque, d'après M. Hénocque, la quantité normale dans la classe d'individus qui fréquentent les hôpitaux se

(1) Chambard. (*Archiv. de neurologie*, 1889, t. XVII, p. 8.) — Ch. Féré et H. Lamy, *la Dermographie*. (*Nouv. Iconographie de la Salpêtrière*, 1889.)

(2) Art. *Hématoscopie*. (*Dict. encycl. des sciences médicales*, 4e série, t. XIII, p. 38, 1888.) — Ch. Féré, *Notes hématospectroscopiques sur les hystériques et les épileptiques*. (*C. R. Soc. Biol.*, 1889, p. 104, 131, 164.)

trouve être de 13 p. 100. Cette diminution de la quantité d'oxyhémoglobine tient-elle à ce que les épileptiques sont des épuisés congénitaux, tient-elle au régime, tient-elle au traitement, tient-elle aux troubles paroxystiques eux-mêmes? Pour vider cette question, j'ai examiné déjà un bon nombre de malades comparativement à l'état normal et la suite des accès ou des périodes d'agitation. Cet examen comparatif fournit un renseignement intéressant : dans les vingt-quatre heures qui suivent une attaque unique, la quantité d'oxyhémoglobine s'abaisse souvent de 1 à 2 p. 100, pour reprendre un taux normal les jours suivants.

Ce n'est pas tout de suite après l'attaque que cette diminution est le plus manifeste, mais seulement après un nombre d'heures que je ne suis pas arrivé à déterminer et qui varie peut-être suivant les individus. A la suite d'attaques sérielles et de périodes d'excitation, j'ai observé, bien que les malades aient été alimentés, une diminution de l'oxyhémoglobine dépassant 3 p. 100.

Cette diminution de la quantité d'hémoglobine à la suite des accès peut être, à bon droit, rapprochée des autres phénomènes d'épuisement. Vierordt et Lender ont constaté qu'elle diminue aussi dans la fatigue (1). Quant à sa diminution graduelle et prolongée, elle est comparable à celle qui se produit à la suite des hémorragies traumatiques (2).

Il n'était pas sans intérêt de constater qu'une décharge nerveuse est capable de déterminer dans la constitution du sang des modifications analogues à celle d'une perte de sang.

Les accès d'excitation psychique sans convulsions, produisent les mêmes effets. Cette constatation est en accord avec celle qui a été faite chez la plupart des aliénés qui tous paraissent avoir une diminution de la proportion d'hémoglobine (3). On sait que Golgi a proposé et pratiqué la transfusion pour remédier à cet état du sang.

(1) Lender, *Spectroskopische Blutuntersuchungen.* (*Centralblatt f. d. med. Wiss.*; 1877, p. 259.)

(2) F. Lyon (*Blutkorperzohlungen bei traumatischer Anämie; Arch. f. Path. Anat. und Phys.*, t. LXXXIV, p. 207, 1881) a vu qu'à la suite des hémorragies on observe généralement le chiffre minimum des globules le troisième jour; le rétablissement de leur nombre normal peut demander 13 et même 20 jours.

(3) Raggi, *Studi citometrici sopra gli alienati.* (*Rev. sper. di fren*, 1881, t. III, IV.)

Il faut remarquer que, comme le nombre des globules, la quantité d'hémoglobine varie suivant un grand nombre de conditions physiologiques, et même suivant les différents points du corps (1) ; il est donc indispensable de faire ces prises de sang dans les mêmes conditions et dans la même région.

Les quelques chiffres qui vont suivre permettront de se rendre compte des variations de la quantité d'hémoglobine à la suite des accès d'épilepsie.

VARIATIONS DE LA QUANTITÉ D'OXYHÉMOGLOBINE DANS LE SANG A LA SUITE DES PAROXYSMES ÉPILEPTIQUES

NUMÉROS	NOMS	DATE	ÉTAT DU MALADE	QUANTITÉ pour 100 D'OXYHÉMOGLOBINE
1	B.	29 janvier 1889, 9 heures et demie.	N'a pas eu d'accès depuis le 7 janvier.	10
»	»	18 février, 9 heures et demie du matin.	A eu quatre accès dans la nuit, le dernier à 7 h. 10.	8,5
»	»	19 février, 11 heures.	Pas d'accès.	7,7
»	»	20 février, 10 heures.	Accès à 7 h. du matin.	7,3
»	»	25 février, 10 heures 1/2.	Pas d'accès depuis le 20.	8,5
»	»	11 mars, 9 heures.	id.	9,5
2	D.	31 janvier, 9 heures 10.	Pas d'accès depuis le 17.	9
»	»	1er février, 10 heures 15.	Accès à 6 h. 1/2 du matin.	7,7
»	»	2 février, 9 heures.	Pas d'accès.	7,5
»	»	4 février, 11 heures.	id.	7,5
»	»	5 février, 10 heures 15.	id.	8
»	»	8 février, 8 heures 45.	id.	9
3	C.	29 janvier, 9 heures.	Pas d'accès depuis 8 jours.	9
»	»	30 janvier, 9 heures 1/2.	5 accès dans la nuit, le dernier à 2 h. du matin.	7,5
»	»	31 janvier, 10 heures 15.	7 accès dans la nuit.	6,7
»	»	2 février.	Pas de nouvel accès.	5,7
»	»	7 février.	id.	6
»	»	9 février.	id.	7
»	»	11 février.	id.	8
»	»	12 février.	Un accès la veille au soir.	7
»	»	13 février.	Pas d'accès.	6
»	»	14 février.	id.	7,5
»	»	20 février.	id.	8
»	»	7 mars.	id.	8,5
»	»	11 mars.	A eu 4 accès dans la nuit, le dernier à 3 h. du matin.	6
»	»	12 mars.	Pas d'accès.	7,3
4	D.	10 février.	Pas d'accès depuis 10 jours.	8
»	»	21 février, 10 heures.	Agitation maniaque depuis 2 h. du matin.	7,5
»	»	23 février, 9 heures 20.	L'agitation a cessé le 22 vers midi.	6
»	»	25 février.		6,5
»	»	20 février.		7
»	»	1er mars.		8

(1) Kostjurin, *Ueber die Vertheilung des rothen Blutkorperchen in den Capillargefassen der Haut.* (*St-Petersb. Méd. Woch.*, 1880, n° 38.)

NUMÉROS	NOMS	DATE	ÉTAT DU MALADE	QUANTITÉ pour 100 D'OXYHÉMOGLOBINE
5	D.	1er février, 10 heures 15.	Accès à 9 h. et demie.	9
»	»	2 février, 9 heures.	Pas d'accès.	7,5
»	»	4 février.	id.	7,7
»	»	26 février.	id.	8,5
6	E.	28 janvier.	Dernier accès le 15.	8,5
»	»	23 février, 9 heures 30.	Accès à 6 h. 40.	7
»	»	25 février.	Pas d'accès.	7
»	»	26 février.	id.	8
»	»	5 mars.	id.	9
7	F.	13 février.	Est dans une période de secousses depuis deux jours.	7,3
»	»	14 février.	N'a plus de secousses depuis hier soir.	8,5
»	»	18 février.	id.	9
8	G.	23 février, 10 heures.	Accès à 7 h. du matin.	7,5
»	»	25 février.	Pas d'accès depuis le 23.	7,8
»	»	26 février.	id.	8,5
»	»	2 mars.	id.	8,5
9	L.	12 février, 11 heures.	Accès à 8 heures.	8,5
»	»	13 février, 10 heures.	Accès à 7 h. 1/2.	7,5
»	»	14 février.	Pas d'accès.	8
»	»	15 février.	id.	9
10	L.	21 février, 9 heures 20.	Deux accès consécutifs à 6 h. 40.	7,5
»	»	22 février.	Pas d'accès.	5,5
»	»	23 février.	id.	7
»	»	2 mars.	id.	8
11	L.	12 février, 11 heures.	Accès à 7 h. du matin.	7,5
»	»	13 février.	Pas d'accès.	7,3
»	»	14 février.	id.	7,5
»	»	16 février.	id.	8
»	»	6 mars.	Pas d'accès depuis le 21 février.	8,5
»	»	23 mars 10 heures 20.	Deux accès l'un à minuit, l'autre à 2 heures du matin. Pas	7
»	»	24 mars.	d'accès.	7,3
»	»	26 mars.	id.	7,5
»	»	28 mars.	id.	9
12	M.	11 février, 9 heures.	Accès à 8 heures 30.	8,5
»	»	12 février.	Pas d'accès.	6
»	»	13 février.	id.	7
»	»	15 février.	id.	9
»	»	12 mars, 9 h. 30.	Accès à 8 h. 15.	8
»	»	13 mars.	Pas d'accès.	6,5
»	»	16 mars.	id.	9,3
13	R.	29 janvier.	Immédiatement après 5 accès.	9
»	»	30 janvier.	Pas d'accès.	7
»	»	1er février.	id.	7,3
»	»	8 février.	id.	8,5
»	»	11 février, 10 heures 15.	Accès à 9 heures.	8
»	»	12 février.	Pas d'accès.	7
»	»	13 février.	id.	7
»	»	2 mars, 9 heures.	Accès à 2 heures du matin.	6,5
»	»	3 mars.	Pas d'accès.	7
»	»	6 mars.	id.	8,5
14	V.	7 février, 10 heures.	A eu 4 accès dans la nuit, le dernier à 7 heures.	8,5
»	»	8 février.	Pas d'accès.	8
»	»	9 février.	A eu 7 accès la veille.	7
»	»	13 février.	Pas d'accès.	8
»	»	15 février.	id.	8,5
»	»	27 février.	A eu un seul accès le 20.	9,5

Lorsqu'on étudie comparativement, par la numération des globules et par les méthodes colorimétriques ou spectroscopiques, le sang des épileptiques à différentes époques à la suite des attaques, on est bientôt frappé par des faits en apparence contradictoires.

Peu de temps après l'accès, souvent moins d'une heure, on constate une diminution de la quantité d'oxyhémoglobine qui va s'accentuant pendant quelques heures, quelquefois pendant plusieurs jours, à la suite de paroxysmes très intenses ou sériels. La restauration de la coloration normale, et toujours faible chez ces sujets, demande un ou plusieurs jours, d'autant plus que la décharge a été plus intense. Cette diminution de l'oxyhémoglobine n'est pas en rapport avec la diminution de tension, comme on l'a observé dans certaines conditions expérimentales (Lesser); car la diminution de la tension est au maximum immédiatement après l'attaque, tandis que la diminution de l'oxyhémoglobine n'est surtout manifeste que plus tard, quand la pression est redevenue normale ou peu s'en faut (1).

La diminution du nombre des globules rouges n'est pas, en général, parallèle à la diminution de la quantité d'oxyhémoglobine. Peu de temps après l'accès, on trouve souvent une augmentation du nombre des globules ; sous l'influence de la déperdition de liquides, il s'est fait une concentration des éléments figurés du sang, dont une certaine quantité d'hémoglobine est détruite (2). Ce défaut de parallélisme entre la perte des globules et de l'hémoglobine a déjà été noté dans plusieurs circonstances. Otto (3) a vu que la saignée diminue immédiatement le nombre des globules et la quantité d'hémoglobine; mais il remarque que la diminution de l'hémoglobine est plus forte que celle du nombre des globules. Seppili, d'autre part, a vu que, chez les fous pellagreux, l'hémoglobine descend souvent plus que le

(1) Ch. Féré, *Note sur l'altérabilité des globules rouges et sur la présence temporaire d'un grand nombre de globulins dans le sang des épileptiques après les accès.* (*C. R. Soc. Biologie*, 1889, p. 213.)

(2) E. L. Jones, *On the variations of the specific gravity of the blood in health* (*the Journ. of physiology*, t. VIII, p. 1), a vu que l'exercice modéré abaisse le poids spécifique du sang.

(3) Otto, *Untersuchungen über die Blutkorperchen zahl und des Hämoglobingehalt des Blutes.* (*Arch. f. die ges. Physiologie*, Bd XXXVI, p. 57.)

nombre des globules rouges (1). Il paraît d'ailleurs en être de même dans l'anémie (2). Ces faits ne peuvent guère étonner, car les observations de Duncan, de M. Malassez, de M. Hayem, montrent que la charge en hémoglobine des globules rouges peut être très variable; M. Hayem a même vu que la quantité des globules et celle de l'hémoglobine peuvent suivre une marche inverse.

Cette même opposition peut s'observer à la suite des accès d'épilepsie. Dans les premières heures qui suivent le paroxysme, on peut trouver avec une diminution notable de l'hémoglobine une augmentation du nombre des globules. On peut admettre à priori que les globules perdent une partie de leur hémoglobine sous l'influence de la décharge nerveuse, et qu'ils deviennent plus nombreux dans un même volume de sang, sous l'influence de la transsudation des liquides. M. Malassez a constaté cette concentration des éléments figurés du sang à la suite de la sudation. L'altération des globules sous l'influence de la décharge nerveuse me paraît prouvée par cette circonstance qu'un certain temps après le paroxysme on rencontre dans le sang un grand nombre de globules rouges sphériques paraissant plus petits que les globules discoïdes ordinaires. Ces globules ne sont pas sphériques à la sortie de la pulpe du doigt, mais ils prennent cette forme très rapidement après le mélange avec le sérum artificiel. Dans deux cas, où j'ai examiné le sang tout de suite après l'accès, cette altérabilité des globules n'existait pas; j'avais tout le temps de faire la numération dans quatre quadrilatères (procédé de Malassez) et tous les globules avaient conservé leur forme. Une heure après, les mêmes malades, dont les globules ne s'altéraient pas en plus d'une demi-heure dans la première expérience, donnaient du sang dont les globules devenaient immédiatement sphériques. Sur dix-huit malades dont j'ai examiné le sang de deux à quatre heures après l'accès, j'ai retrouvé, à un degré plus ou moins marqué, cette altérabilité des globules rouges, qui reprennent leurs propriétés et conservent leur forme le jour suivant ou le surlendemain.

(1) Seppili, *Ricerche sul sangue negli alienati*. (*Revista sperimentale di freniatria*, 1882, 1, 2.)
(2) Norris, *Physiology and pathology of the blood*, London, 1882.

Un autre fait intéressant que l'on peut constater dans le même temps que l'altérabilité des globules rouges, ou peu après, est l'apparition d'un grand nombre de globulins (Donné) ou hématoblastes (Hayem). D'après M. Hayem on trouverait ces corps à l'état normal dans la proportion de 4 ou 5 pour 100 globules rouges (1). Je n'en trouve guère que 1 ou 2 pour 100 chez mes épileptiques en dehors des accès.

Dans les quarante-huit heures qui suivent les accès, mais non pas pendant tout ce temps, ni aux mêmes heures par rapport à l'accès chez ces différents malades, on peut en trouver de 6 à 8 et même 9 pour 100. Il faut remarquer que tous les malades ont été examinés dans les mêmes conditions physiologiques : mêmes heures, de neuf à onze ; avant le repas, dans le même local, c'est-à-dire sensiblement à la même température. Tous les examens ont été faits par le même observateur, avec le même sérum, etc.

Il est bon de relever que M. Hayem a vu ces hématoblastes en grand nombre à la suite de pertes de sang, pendant la menstruation, à la fin de plusieurs maladies aiguës. Il n'était pas sans intérêt de constater qu'une décharge nerveuse peut jouer le même rôle qu'une perte de sang ou une maladie aiguë au point de vue des modifications des éléments figurés du sang.

Ces troubles des fonctions de nutrition rendent compte de quelques lésions qui se produisent quelquefois très rapidement à la suite des accès, principalement des accès sériels ou de l'état de mal, telles que les escarres qui se développent dans certains cas en une seule nuit (2). On peut voir la cicatrisation des plaies suspendue chez les épileptiques par une décharge nerveuse.

(1) Cadet, *Étude physiologique sur les éléments figurés du sang, et en particulier sur les hématoblastes;* thèse, 1881.

(2) Campbell, *Notes on the reparative power in Insanity.* (*Journ. of mental sc.*, 1876, t. XXII, p. 222.)

CHAPITRE XVI

DÉMENCE ÉPILEPTIQUE. — IDIOTIE

Nous avons vu que les accès convulsifs, et surtout les accès sériels, déterminent, en même temps qu'une dépression des fonctions de nutrition, un épuisement général des forces avec parésies localisées. A cette diminution de la force musculaire correspond une atténuation plus ou moins marquée de la sensibilité générale et spéciale. Cette dépression des fonctions sensorielles et motrices, coïncide avec une dépression générale de l'intelligence et du sentiment qui constituent un terrain éminemment favorable à l'éclosion des idées hypocondriaques et mélancoliques, qui elles-mêmes peuvent servir de base au développement d'interprétations délirantes variées et à des réactions violentes. Ces phénomènes sont d'autant plus durables que l'exhaustion consécutive aux attaques a été plus considérable ; et elles ont d'autant plus de tendances à persister, que le malade est sous l'influence d'une hérédité complexe.

Dans quelques cas, l'exhaustion psychique est telle que le malade tombe dans un état de démence aiguë avec stupeur : incapable d'aucune manifestation spontanée, il répond à peine aux excitations périphériques. Ces phénomènes de dépression, au lieu de cesser brusquement comme le grand ou le petit mal intellectuel, ne disparaissent que peu à peu, comme la dépression des forces ; quelquefois même ils s'installent définitivement.

Cette exhaustion psychique, qui peut tout aussi bien succéder à des états d'exaltation intellectuelle qu'à des paroxysmes spasmodiques, permet de comprendre comment Morel (1) a pu considérer, avec une grande vraisemblance, certains cas de manie

(1) *Traité des maladies mentales*, 1860, p. 480.

rémittente ou de folie à double forme comme des manifestations de l'épilepsie larvée. M. Doutrebente a rapporté à l'appui de cette opinion, l'observation remarquable d'un malade qui eut du délire aigu en 1866, de la manie rémittente de 1866 à 1880, et de la folie à double forme de 1880 à 1882; cet individu, qui n'avait jamais eu jusque-là aucun trouble que l'on pût rattacher à l'épilepsie, eut de 1882 à 1886 cinquante-cinq attaques comitiales, à la suite desquelles le délire, qui durait depuis vingt ans sous différentes formes, disparut en découvrant tardivement sa nature. Dans ce cas remarquable, le bromure de potassium, en éloignant les attaques, faisait reparaître la folie alterne (1). A propos de ce groupe de faits, M. Doutrebente se demande si les folies périodiques, rémittentes, intermittentes, alternes, ne sont pas toutes sous la dépendance de l'épilepsie; ils indiquent au moins que tous ces troubles fonctionnels reconnaissent pour cause des modifications dynamiques analogues du système nerveux.

L'exhaustion postparoxystique joue un rôle capital dans la production de la démence épileptique, et elle lui imprime souvent une marche rémittente spéciale. La dépression psychique consécutive aux attaques s'accentue à mesure que les attaques se rapprochent davantage et devient plus durable à mesure qu'elles se multiplient, de sorte que le malade finit par tomber dans une sorte de stupeur continue à renforcements; mais dans bon nombre de cas, dès le début au moins, la démence épileptique se fait remarquer par des rémissions, sinon par des intervalles lucides plus longs et plus marqués que dans les démences qui succèdent aux délires chroniques. C'est peut-être grâce à ces rémittences qu'on a pu croire à une conservation relative de la mémoire dans la démence épileptique; contrairement à ce qu'admettent plusieurs observateurs, la mémoire m'a paru tout aussi affaiblie que chez les autres déments : on sait d'ailleurs que la mémoire est la condition indispensable de toute activité intellectuelle, la démence ne peut donc guère se comprendre sans son altération. La démence épileptique porte sur la généralité des fonctions nerveuses; la description de M. De-

(1) Doutrebente. (*Annales méd. psych.*, 1886.)

lasiauve (1) lui convient complètement : « suivant la gravité de cet état, l'attention est faible, inefficace, nulle ; la mémoire est confuse, infidèle, entièrement perdue ; le jugement incertain, défectueux, aboli ; les conceptions obscures, avortées ou fausses ; l'enchaînement des idées pénible, incorrect, impossible ; l'imagination sans essor ; les déterminations inertes, fuguées, non motivées ; les désirs sans portées, comme sans bases. De cette mutilation intellectuelle, découle, comme conséquence nécessaire, l'anéantissement des manifestations morales, sentiments, affections, instincts. La vie physique subit elle-même des changements parallèles : la sensibilité générale diminue, et l'exercice des sens, d'abord imparfait, finit par être complètement suspendu. »

Si la démence est le plus souvent le résultat des paroxysmes mineurs (vertiges, absences, secousses, etc.), c'est à cause de leur répétition plus fréquente ; on ne peut pas douter, en effet, que la stupeur provoquée par les paroxysmes majeurs ne soit plus grande ; il est donc certain, comme l'admettent du reste Legrand du Saulle, Voisin, Sommer, etc., que si les grandes attaques se répétaient aussi souvent, elles entraîneraient beaucoup plus rapidement la démence que les paroxysmes incomplets. Il n'est pas douteux, d'ailleurs, que lorsque sous l'influence du traitement les grandes attaques sont devenues plus rares et sont remplacées par des vertiges beaucoup plus nombreux, l'état mental devient plus satisfaisant. Il n'y a donc pas lieu, au point de vue de l'intelligence, de redouter cette transformation.

A égalité de nombre des paroxysmes, la démence paraît être d'autant plus rapide que le sujet est plus âgé. M. Calmeil avait déjà remarqué ce fait : il a cité une femme de 73 ans, chez laquelle la démence se manifestait dès le premier mois après le premier accès. Quelquefois aussi, sur les sujets âgés, l'intelligence, après avoir été longtemps laissée intacte par l'épilepsie, s'altère à la suite d'un seul accès : l'observation suivante en est un exemple :

(1) *Journal de médecine mentale*, 1861, p. 110.

OBSERVATION LXV. — *Épilepsie, démence rapide.*

S., 59 ans, facteur au télégraphe. Pas d'antécédents héréditaires connus. Grande différence d'âge entre les parents. La mère avait quinze ans de plus que le père; elle avait 45 ans quand il est né. Ses parents étaient indemnes d'affections nerveuses; le père est mort à 78 ans, la mère à 83. Il a eu trois sœurs plus âgées que lui; l'aînée, morte à 42 ans d'une affection aiguë, a eu six enfants qu'il ne connaît pas; les deux autres sœurs sont bien portantes et ont des enfants qui se portent bien.

Il s'est marié à 30 ans. Il a un fils de 27 ans, qui se porte bien et a un enfant bien portant; il en a perdu un autre de convulsions. S. a eu son premier accès à 32 ans, mais après avoir été effrayé par la foudre. Il ne buvait pas, avait une conduite régulière, mais il était ordinairement mélancolique. Il ne présente guère de signes de dégénérescence; l'iris gauche est plus coloré (bleu); de nombreuses traces de traumatisme masquent l'asymétrie faciale, si elle existait. Le pli fessier est abaissé et allongé du côté gauche, bien qu'il n'y ait jamais eu d'affections nerveuses ou articulaires de ce côté. Il a en moyenne trois ou quatre accès par mois.

Dans ces accès, il perd souvent brusquement connaissance et tombe en avant, se blessant généralement la face; il a eu le nez cassé dans plusieurs accès et porte de nombreuses cicatrices sur le nez et sur le front. La chute s'accompagne rarement de cri; les convulsions, qui sont peu intenses, font place à un stertor généralement court. En général, il n'urine pas involontairement et ne se mord pas la langue. Quelques accès sont précédés d'une sensation d'étouffement; il sent quelque chose qui lui monte de l'épigastre à la gorge et l'oppresse.

A la suite de l'accès, il a souvent du bégaiement pendant plusieurs heures. Une heure après l'accès (8 juillet 1887), on a constaté un affaiblissement considérable de la force musculaire (18 au dynamomètre pour la main droite et 16 pour la main gauche, au lieu de 46 et 43 à l'état normal). Cependant, au bout de deux ou trois heures il pouvait reprendre son travail. Sans avoir l'esprit très ouvert, il exécutait avec intelligence ce qu'on lui commandait, s'intéressait à sa famille, aimait le travail, se montrait, parmi les travailleurs du service, un des meilleurs sujets.

Sous l'influence du bromure de potassium à doses modérées (4 gr.), ses accès avaient un peu diminué de nombre en 1887. Les doses furent progressivement augmentées jusqu'au 28 novembre 1888 (7 gr.), mais sans résultat favorable. La diminution graduelle des médicaments depuis cette époque jusqu'à la suppression totale (6 février 1889) ne provoqua aucune recrudescence appréciable, comme on peut en juger par le tableau de ces accès.

Le 27 février 1889, il a un accès qui ne présente rien de particulier, ni comme intensité, ni comme durée, mais qui le laisse dans une stupeur prolongée. Il ne se réveille que sous de fortes excitations. Il ne fait aucun mouvement spontané; on est obligé de le nourrir à la sonde; il laisse aller ses matières fécales et ses urines. Cet état dure jusqu'au 5 mars, sans que la température rectale atteigne 38°, même le soir. La respiration devient difficile; il se fait un peu de congestion aux deux bases; aucun signe d'hépatisation; du reste, pendant les huit jours que persistent ces troubles respiratoires, la température n'a dépassé que deux fois 38°,5. Le malade reconnaît à peine ses parents qui viennent le visiter, ne leur donne aucune marque d'intérêt, ne répond que par des monosyllabes aux interpellations. Quand on essaie de le mettre debout, il fléchit sur ses jambes, mais ne se plaint de rien. Le malade est abondamment alimenté à la sonde et ne dépérit pas.

Cependant, le 17 mars, apparaissent des escarres superficielles au niveau du sacrum. On prend le parti de le faire asseoir une partie de la journée. Il continue à somnoler constamment, n'essaie pas de se mettre debout, commence à peine à avaler des aliments liquides. La température rectale n'atteint jamais 38.

Ce n'est qu'à partir du 7 avril qu'il commence à se tenir debout et à manger seul, mais son intelligence ne s'est pas réveillée; il ne s'occupe de rien, répond à tort et à travers. Il urine dans tous les vases qu'il trouve, tient des propos incohérents; ne parle de rien du passé et ne paraît se souvenir de rien. Il est très faible sur ses jambes; sa parole est hésitante.

Cet état a persisté depuis sans aucune modification importante; plusieurs fois, à la suite d'un seul accès, il est resté couché pendant plusieurs jours, incapable de se tenir sur ses jambes. Les fonctions de nutrition ne paraissent pas altérées; il ne se fait que des oscillations de poids peu importantes.

MOIS	1886		1887		1888		1889	
	Accès	Vertiges	Accès	Vertiges	Accès	Vertiges	Accès	Vertiges
Janvier	»	»	3	1	4	»	4	»
Février	»	»	2	»	3	»	6	»
Mars	»	»	1	»	5	»	»	»
Avril	»	»	2	»	4	1	3	»
Mai	»	»	1	»	3	»	5	»
Juin	»	»	2	»	2	»	1	»
Juillet	»	»	1	»	5	»	2	»
Août	»	»	2	»	2	»	5	»
Septembre	»	»	3	»	2	»	2	
Octobre	»	»	5	»	5	»		»
Novembre	»	»	1	»	34	»		
Décembre	»	»	2	»	2	»		
Totaux	40	»	25	1	40	1	»	»

Si les épileptiques alcooliques paraissent plus sujets à une démence rapide, c'est moins à cause d'une forme spéciale des paroxysmes qu'en raison d'une double influence dégénérative.

Si, d'ailleurs, en général, la démence épileptique se présente sous une forme rémittente et n'ayant une marche fatalement progressive qu'autant que les décharges spasmodiques ou autres sont définitivement incoercibles; si l'on peut voir des épileptiques qui, après avoir paru incapables de tout rapport avec le monde extérieur pendant des années, recouvrent au moins une grande partie de leur intelligence lorsque les attaques viennent à s'éloigner, soit spontanément, soit sous l'influence d'une thérapeutique heureuse; il n'en est pas toujours ainsi, dans certains cas elle a une marche progressive continue, que les paroxysmes diminuent ou non. On peut comprendre les premiers cas, grâce à cette circonstance que la démence épileptique ne présente pas de lésion anatomique propre (1) lorsqu'elle est le résultat de l'épuisement fonctionnel des centres cérébraux. Mais les altérations anatomiques, ordinairement sous forme de sclérose, que l'on rencontre souvent chez les épileptiques, qu'elles soient primitives ou secondaires, sont capables d'entraîner par elles-mêmes une déchéance intellectuelle, nécessairement progressive et indélébile, comme la lésion elle-même. Cette démence n'est pas une *démence consécutive* à l'exhaustion postparoxystique, elle mériterait plutôt le nom de *démence concomitante ou dégénérative*, et se caractérise par l'absence de rémissions franches, qui sont souvent caractéristiques de la *démence par épuisement*.

En dehors des déchéances intellectuelles plus ou moins tardives qui se produisent consécutivement ou concurremment à l'épilepsie, on peut observer d'autres troubles analogues à première vue, mais qui sont la conséquence non plus d'une dégradation, mais d'un arrêt de développement des centres nerveux.

Les auteurs s'entendent à reconnaître qu'un tiers environ des idiots sont épileptiques; la proportion serait plus grande encore si l'on mettait sur le compte de l'épilepsie les convulsions de l'enfance qui se présentent si souvent dans les antécédents des idiots. Si dans un bon nombre de cas l'idiotie et l'épilepsie

(1) Bourneville et d'Olier, *Contrib. à l'étude de la démence épileptique*. (*Arch. de neurologie*, 1881, t. I, p. 213.)

peuvent être la conséquence des mêmes lésions encéphaliques, on doit reconnaître que dans quelques autres l'idiotie est entretenue par l'épilepsie; il n'est pas douteux, en effet, qu'on ne réussisse quelquefois à modifier favorablement l'évolution de l'intelligence chez des idiots épileptiques, lorsqu'on arrive à supprimer ou à éloigner leurs attaques. Les décharges nerveuses ont d'autant plus d'action sur l'intelligence que celle-ci a subi un retard plus prononcé dans son développement, ou que le cerveau est plus détérioré par des lésions organiques. D'autre part, l'intelligence des idiots qui sont sujets à des attaques d'épilepsie, subit des modifications spontanées assez caractéristiques, chez quelques-uns d'entre eux du moins : On les trouve un jour la physionomie ouverte, capables de comprendre ce qui se passe autour d'eux et même de parler : c'est qu'ils n'ont pas eu d'attaques depuis un certain laps de temps. Survienne une crise, et surtout une série de crises, le tableau change; ils tombent dans la prostration et la stupidité pour une période plus ou moins longue. L'éducation des jeunes idiots épileptiques ou des imbéciles épileptiques est difficile, parce que chaque attaque fait table rase de ce qu'on a pu leur enseigner pendant la période préparoxystique; non seulement l'attaque suspend l'éducation, mais elle détermine une véritable amnésie rétroactive, de sorte que toute l'éducation ou une grande partie de l'éducation semble à refaire à la suite du nouvel accès. L'instituteur use sa patience et ses forces en cherchant à remplir un tonneau des Danaïdes d'un genre particulier. Cependant les idiots épileptiques sont ceux dont l'éducation présente le plus de chances de succès (1); l'amélioration qu'ils présentent lorsque les accès viennent à diminuer de fréquence montre bien l'influence des paroxysmes sur l'état mental dont ils déterminent l'arrêt de développement et la déchéance. Si les accès cessent, l'évolution de l'intelligence reprend son cours, mais les traces de la suspension persistent.

(1) Ireland, *On Idiocy and Imbecility*, 1877, p. 127.

CHAPITRE XVII

TROUBLES NÉVROPATHIQUES OU PSYCHOPATHIQUES ASSOCIÉS A L'ÉPILEPSIE

L'épilepsie sous ses diverses formes se manifeste souvent dans le cours de maladies du système nerveux ; on la trouve associée à des troubles dynamiques divers, somatiques ou psychiques, et à des maladies à lésion caractérisées.

Elle se produit au cours de la maladie de Basedow (1) avec laquelle elle paraît avoir des liens d'hérédité (2).

On la rencontre encore à la suite de la thyroïdectomie, au début des accidents du myxœdème opératoire (3). D'ailleurs, les troubles de la nutrition cérébrale en rapport avec l'altération ou la suppression des fonctions de la thyroïde favorisent peut-être son développement.

On peut la voir associée à la chorée (4).

Dans la paralysie agitante, il peut se produire des attaques épileptiques qui ont probablement pour cause les mêmes lésions qui produisent le tremblement et qui peuvent déterminer la mort (5).

Les attaques épileptiques se montrent quelquefois au début et dans le cours de l'ataxie locomotrice (6).

Ziehen (7) a observé chez un épileptique de l'enfance un myoclonus limité aux bras.

(1) G. Ballet, *De quelques troubles dépendant du système nerveux chez des malades atteints de goître exophtalmique.* (*Rev. de médecine*, 1883.)

(2) Oliver, *A case of epilepsy with exophthalmic goitre.* (*Brain*, janv. 1888, p. 499.)

(3) Mackew, *Contribution à l'étude du myxœdème;* th., 1888.

(4) Althaus. (*Clinical society*, 1878, t. XI, p. 62.) — Hawkins, *Chorea and epilepsy.* (*The Lancet*, 1886, t. I, p. 16.)

(5) Martha, *Étude clinique sur la paralysie agitante;* th., 1888.

(6) Bernhardt, *Ueber apoplectiform und epileptiform, Anfælle in frühen Stadien oder im Verlauf der Tabes.* (*Arch. f. Psych.*, 1883, Bd. XIV, H. I.)

(7) *Ueber Myoclonus und myoclonie.* (*Arch. f. Psych.*, Bd. XIX, H 2, p. 468.)

Chez deux malades, j'ai observé un phénomène qui fait partie du syndrome décrit par Kahlbaum, sous le nom de Catatonie (1). Ils ont une tendance à conserver les attitudes prises pendant un temps fort long. Le malade se présente et se découvre, mais il tient sa casquette très près de sa tête, dans une attitude fatigante; si on ne lui adresse pas la parole, il reste là figé pendant une demi-heure, trois quarts d'heure. Si on lui lève une jambe, il reste de même dans cette attitude incommode, tant que son attention n'est pas fortement attirée. Il semble que quand ces sujets ont pris une position, leur attention reste exclusivement fixée sur leur attitude. J'ai essayé, sur ces sujets, d'inscrire la respiration et les phénomènes musculaires dans le but de rechercher si cet état présente quelque analogie avec la catalepsie; mais alors les malades portent leur attention sur l'appareil même, s'ils ont les yeux fermés, et il est impossible de leur faire conserver l'attitude prise spontanément ou communiquée, pour peu qu'elle soit fatigante.

Les syndromes épileptiques, somatiques ou psychiques et les syndromes hystériques se rencontrent assez souvent sur les mêmes individus; ces deux ordres de manifestations sont en effet favorisées par les mêmes conditions héréditaires.

On la trouve quelquefois associée aux tics vulgaires ou à la « maladie des tics ». Je rapporterai à ce propos l'observation assez intéressante d'un individu atteint d'un tic exclamatoire, et dont j'avais communiqué l'histoire, alors qu'il n'était pas encore épileptique, à M. Guinon, qui l'a insérée dans son mémoire (2).

Observation LXVI. — *Exclamation spasmodique; épilepsie.*

M. M., négociant, a aujourd'hui 35 ans. Il appartient à une famille nerveuse, sur laquelle on n'a que des renseignements incomplets, mais il est certain qu'une tante maternelle a été enfermée dans une maison de santé pour un accès de mélancolie. Un cousin a été atteint d'un délire particulier dont j'ai rapporté ailleurs l'histoire (3). Lui-même a

(1) Chaslin et Séglas, *la Catatonie.* (*Arch. de Neurologie,* 1888.)

(2) Guinon, *Sur la maladie des tics convulsifs.* (*Revue de médecine,* 1886, p. 476.)

(3) Ch. Féré, *Note sur les rapports de l'imagination et du délire.* (*Revue de médecine,* 1887, p. 882.)

toujours été émotif, mais n'a jamais, jusqu'en 1887, présenté de trouble caractérisé : soit d'ordre somatique, soit d'ordre psychique, en dehors de celui sur lequel nous allons appeler l'attention. Il n'offre pas de vice de conformation, sauf qu'il a la barbe rare et est un peu obèse.

En 1862, il commençait ses études au lycée de ... ; ses camarades furent frappés de ce que, de temps en temps, soit le jour, soit la nuit, même en dormant, il prononçait d'une manière explosive le mot « Maria » ! Il résistait à ce besoin d'exclamation et, en général, il parvenait à étouffer sa voix et le mot n'était prononcé qu'à voix basse, quoique avec beaucoup d'énergie ; lorsqu'il était seul, il ne résistait pas, le mot était dit tout haut, et il en était de même la nuit pendant le sommeil. Ce tic exclamatoire était un sujet de moquerie et le tourmentait beaucoup.

Lorsque j'eus occasion récemment (1886) à propos d'une malade affectée du même genre, d'interroger M. M., que je n'avais plus vu depuis quinze ans, il écouta avidement mes questions et me dit : « Mais c'est donc une maladie que j'ai là ? Il faut que tu le dises à ma femme tout de suite. » C'est qu'en effet le tic persiste, M. jette de temps en temps son « Maria » tantôt à haute voix, tantôt à voix basse, et ces exclamations sont surtout fréquentes lorsqu'il est fatigué, excité par des préoccupations commerciales qui lui donnent de l'insomnie ; et souvent ces exclamations nocturnes ont donné lieu à des querelles de ménage que ses explications ne suffisaient pas à calmer.

Telle serait l'origine de cette exclamation spasmodique : Vers l'âge de 6 ou 7 ans, M. aurait été pris d'une passion singulière pour une cousine plus âgée que lui de sept ou huit ans et qui portait le nom de Maria. Sous l'influence de sa constante préoccupation, le nom avait fini par s'imposer et il le prononçait de temps en temps involontairement. Il avait 10 ans quand il entra au collège ; la cousine était mariée ; il n'y pensait plus, mais le mot était resté. Vers l'âge de 19 ans, il a eu une autre passion aussi étrange ; mais le tic persista. Il s'est marié à 26 ans avec une femme qu'il aimait ; l'ancienne formule reste toujours, et il déclare que beaucoup plus souvent qu'on ne le pense, il dit ce mot sans pouvoir résister ; il le dit à voix basse, il le dit mentalement. Et il est très affirmatif sur ce point, il ne lui vient que l'idée du mot, jamais réuni à la représentation de la personne. M. M. ne présente aucune autre forme de tic exclamatoire (écholalie, coprolalie, etc.), ni phénomène convulsif associé, c'est un homme qui paraît correct à tous égards et mène ses affaires avec succès. On ne peut relever chez lui, en dehors de ses exclamations spasmodiques, aucune autre manifestation névropathique que ses amours bizarres. Il nie formellement une tentative de suicide qu'on lui attribue à propos de sa deuxième passion.

Telle était l'histoire névropathique de ce malade jusqu'en 1886.

Au mois de décembre 1887, après une partie de chasse fatigante et suivie peut être d'un excès de table, il eut une attaque qu'un médecin présent qualifia d'apoplectiforme, pendant laquelle il urina dans ses vêtements, et dont il se réveilla sans aucun souvenir au bout de quelques minutes avec une grande douleur de tête. Il alla se coucher et dormit jusqu'au lendemain matin sans se réveiller. Je ne sais s'il s'est produit des convulsions, il n'y a sûrement pas eu de morsure de la langue. Le lendemain, M. M. était courbaturé, mais put cependant reprendre la chasse. Ce ne fut qu'au bout de quelques jours qu'il remarqua que de temps en temps sa tête était tournée irrésistiblement à gauche et en haut. Ce mouvement s'accompagnait d'ailleurs de l'exclamation « Maria ». Depuis cette époque, la même association spasmodique se reproduit quelquefois tous les deux ou trois jours, quelquefois plusieurs fois par jour ou plusieurs fois consécutivement dans la même heure, lorsqu'il est à la fois fatigué et excité. En outre, il a eu une autre attaque épileptique dans laquelle il a eu des mouvements toniques et cloniques avec perte de connaissance, miction, stupeur consécutive.

Ce fait est particulièrement intéressant, en ce qu'il montre l'association de l'épilepsie avec la maladie des tics et les idées fixes. Il semble rationnel d'en déduire une pathogénie commune. Peu de faits sont aussi propres à légitimer le rapprochement fait par Buccola entre les idées fixes et les spasmes musculaires (1).

La limite est assez difficile à tracer entre les idées fixes impulsives et les perversions instinctives ; aussi n'est-on pas surpris de voir la folie morale assimilée à l'épilepsie psychique ou larvée (Lombroso). La criminalité sous toutes ses formes peut être considérée comme une manifestation morbide et comme la folie morale reliée aux équivalents psychiques de l'épilepsie (2). On peut admettre l'analogie des formes extérieures de ces manifestations anormales, mais on n'est pas encore en mesure d'affirmer leur identité complète, comme l'a surtout fait M. Lombroso dans plusieurs travaux (3). Parmi les perversions instinctives qui peuvent particulièrement être rapprochées des manifestations comitiales, il faut citer les perversions du sens génital (Kowalewsky, etc.) et en particulier l'inversion. Dans un certain nombre de cas, on pourrait dire qu'il y a simple coïncidence, parce que la perversion morale paraît constante, tandis que dans d'autres cas plus intéressants, les impulsions se manifestent à intervalles

(1) Buccola, *Le idee fisse e le loro condizioni fisio-pathologiche*. (*Rev. sperim. di fren. e med. legale*, 1880, t. VI, p. 155.)

(2) Frigerio, *l'Epilessia e la pazzia morale nelle carceri e nel manicomio*; Alessandria, in-4, 1886.

(3) Lombroso, *Identität der Epilepsie mit dem Gemuthswahnsinn und der angeborenem Delinquenz*. (*Neurologische Centralbl.*, 1885, p. 197.) *L'homme criminel*. — Morselli et Lombroso, *Epilessia larvata pazzia morale*. (*Arch. di psich. e sc. pen.* 1885, p. 29.)

plus ou moins éloignés et avec la brusquerie des paroxysmes épileptiques (1).

L'épilepsie coïncide souvent avec d'autres manifestations psychopathiques. Elle marche souvent de pair avec les vésanies qui affectent le plus souvent le caractère mélancolique. M. Clouston (2) a désigné sous le nom de mélancolie convulsive ou mélancolie avec attaques épileptiformes, des cas qui ne me paraissent avoir d'autres caractéristiques que cette coïncidence. Souvent les épileptiques sont mélancoliques dans l'intervalle des accès. La plupart des psychoses peuvent offrir à une époque quelconque de leur évolution des phénomènes spasmodiques, aussi bien les psychoses avec excitation que les psychoses dépressives ; on en observe dans la mélancolie avec stupeur et dans le délire aigu.

Véjas a vu deux épileptiques dont les attaques ont cessé après l'apparition d'un délire systématisé, qui, dans d'autres cas, coïncidait avec la névrose convulsive (3). L'épilepsie peut coïncider encore avec le délire des persécutions (Magnan, Pichon) (4), avec la dipsomanie (Clouston) qui n'est peut-être qu'une forme de l'épilepsie psychique.

M. Clouston cite une femme atteinte depuis près de quarante ans de folie circulaire, chez laquelle une période d'excitation parut être remplacée par une grande attaque de convulsions générales (5). Certains mélancoliques avec stupeur sont sujets, non pas seulement à des décharges motrices conscientes, mais à de véritables attaques dites épileptiformes. Les manifestations impulsives des psychoses, et surtout les impulsions irrésistibles des dégénérés, ne présentent d'ailleurs aucun caractère qui les différencie des raptus psychiques attribués à l'épilepsie et coïncidant chez le même individu avec les attaques convulsives. La plus grande analogie existe entre ces divers troubles, on

(1) Tarnowsky. (*Neurologische Centralbl.*, 1885, p. 197.) — Legrain, *Note sur un cas d'inversion du sens génital avec epilepsie.* (*Arch. de Neurologie*, 1886, t. XI, p. 42.)

(2) Clouston, *Clinical lectures on mental Diseases*, 2e éd., 1887, p. 100.

(3) *Arch. f. Psych.*, XVII, 1.

(4) Pichon, *les Maladies de l'esprit*, 1888, p. 118.

(5) Clouston, *Clinical lectures on mental diseases*, 2e éd., p. 222.

peut y retrouver la même instantanéité, la même irrésistibilité, la même amnésie. Les décharges convulsives et les décharges mentales semblent bien, comme l'a remarqué M. Hughlings Jackson, dues à des processus analogues. S'il arrive souvent que les décharges psychiques ne sont pas absolument instantanées comme les décharges convulsives classiques, il existe aussi un grand nombre de cas dans lesquels le spasme est précédé par des avertissements de convulsions, des sensations musculaires, des tiraillements dans les muscles qui, en dehors des auras sensorielles, constituent en quelque sorte la période de préméditation de l'accès.

Il existe d'ailleurs une affection encéphalique qui semble fournir la démonstration de la parenté pathogénique des troubles moteurs sensoriels et psychiques de l'épilepsie. C'est la paralysie générale, dans laquelle les mêmes lésions de l'écorce entraînent des troubles moteurs, sensoriels et psychiques, qui se présentent souvent avec les caractères d'instantanéité et d'irrésistibilité des décharges épileptiques. On sait d'ailleurs que les accès d'épilepsie convulsive constituent en quelque sorte un symptôme de la paralysie générale.

CHAPITRE XVIII

ÉTIOLOGIE DE L'ÉPILEPSIE, CAUSES PRÉDISPOSANTES ; HÉRÉDITÉ

On peut, comme nous le verrons, reconnaître aux épilepsies des causes déterminantes très diverses ; mais ces causes ne peuvent agir que lorsqu'il existe une condition prédisposante congénitale ou acquise. Cette condition prédisposante est constituée par un état de faiblesse irritable, mal définie mais dont la genèse complexe doit donner lieu à des considérations du plus grand intérêt, non seulement au point de vue de l'étiologie, mais encore au point de vue de l'hygiène et du traitement de l'épilepsie.

Cet état de faiblesse irritable, d'impressionnabilité nerveuse, de spasmophilie, dont le substratum organique reste indéterminé, se développe dans des conditions très diverses. La condition la plus importante est, sans contredit, l'hérédité morbide qu'il faut comprendre dans son sens le plus large. Tous les dégénérés peuvent donner naissance à des individus doués de cette faiblesse irritable, et susceptibles de devenir épileptiques ; et par dégénérés, j'entends tous ceux qui se caractérisent par la diminution ou la perte de la faculté d'adaptation au milieu et par la tendance à l'élimination spontanée avec une descendance de plus en plus défectueuse, et en fin de compte sans descendance. Les dégénérés comprennent non seulement tous les malformés, mais encore tous ceux dont la nutrition est ralentie ou altérée, que ces troubles de la nutrition soient congénitaux ou acquis par une alimentation défectueuse ou insuffisante, par des excès de travail ou par une intoxication. Nous trouvons l'épilepsie dans la descendance des individus atteints de malformations tératologiques, des névropathes et des psychopathes, des goutteux, des diabétiques, des rhumatisants, des phtisiques, des syphilitiques, des alcooliques, des saturnins ; nous la trouvons chez les enfants qui ont été conçus dans de mauvaises conditions hygiéniques pendant les sièges, les épidémies, etc. Ces dernières circonstances nous révèlent que la condition héréditaire de la dégénérescence et de la faiblesse irritable peut être accidentelle ou momentanée ; c'est un point sur lequel nous aurons à revenir à propos des conditions physiques ou morales des générateurs et des nourrices, soit au moment de la conception, soit pendant la gestation, soit pendant l'allaitement.

La dégénérescence héréditaire a une tendance à se localiser sur les tissus, sur les systèmes ou sur les organes, sans toutefois laisser indemne l'ensemble de l'organisme.

Le système nerveux est souvent le siège de cette apparence de localisation. Cette spécialisation de la dégénérescence sur le système nerveux, a été le sujet des études remarquables de P. Lucas (1), de Morel (2), de J. Moreau de Tours (3) ; et j'ai essayé de grouper ses manifestations sous le nom de *famille névropathique* (4) tout en montrant leurs liens de parenté avec les autres groupes morbides (5). Chaque membre de la famille névropathique, chaque maladie nerveuse a plus de rapports héréditaires avec les autres membres qu'avec aucune autre dégénérescence. Pour toutes les maladies du système nerveux, on peut dire que l'hérédité de transformation est plus fréquente que l'hérédité similaire ; mais en ce qui concerne l'épilepsie, l'hérédité similaire, formellement niée par Louis (6), est beaucoup plus fréquente qu'on ne l'a cru (7).

L'hérédité de transformation a été reconnue par Bouchet et

(1) P. Lucas, *Traité philosophique et physiologique de l'hérédité morbide, etc.*, 1850.

(2) Morel, *Traité des dégénérescences*, 1857.

(3) J. Moreau, *la Psychologie morbide*, 1859.

(4) Ch. Féré, *la Famille névropathique*. (*Arch. de Neurologie*, 1884.)

(5) Boinet, *les Parentés morbides;* th. agrég., 1886.

(6) Louis, *Dissertation sur la question : Comment se fait la transmission des maladies héréditaires*, 1759.

(7) Desilles, *Notice sur l'épilepsie considérée sous le rapport de l'hérédité;* th., Montpellier, 1855. — Foville, *Recherches cliniques et statistiques sur la transmission héréditaire de l'épilepsie*. (*Ann. méd. psych.*, 1868, t. XI, p. 203.) — Dusart, *Hérédité de l'épilepsie ;* th., 1865. — Durand, *De la transmission héréditaire de l'épilepsie*. (*Ann. méd. psych.*, 1878, XII, p. 279.) — Leech et Dacre Fox, *A report on seventy cases of epilepsy*. (*Manchester med. and surg. rep.*, 1870, t. I, p. 192.) — Delasiauve, *le Mariage des épileptiques*. (*Journ. d'hygiène*, 1879, IV, p. 339.)

Pl. V.

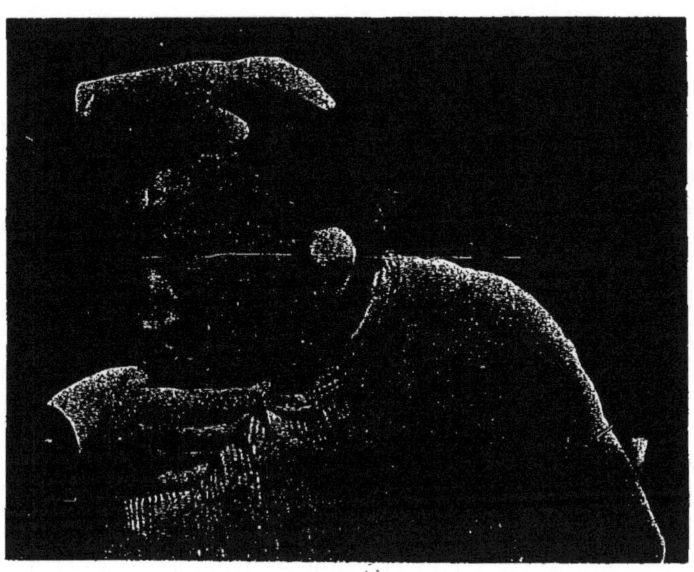

OTHÉMATOME RÉCENT

(V. p. 429)

Félix Alcan, éditeur

Cazauvielh (1), qui ont surtout relevé l'existence de l'aliénation mentale et de l'hystérie dans les antécédents des épileptiques, par Herpin (2), qui rencontre, en outre, le suicide, la chorée, le somnambulisme, la méningite, la paralysie générale. Moreau de Tours (3), a fait remarquer, en outre, l'existence de l'ivrognerie, de l'excentricité, de la nervosité. Sandras et Bourguignon (4), Sieveking (5), Hammond (6), Nothnagel (7), Bourneville (8), etc., ont aussi reconnu la fréquence de cette hérédité. Depuis que je me préoccupe de cette question, j'ai eu occasion dans les différents services et à la consultation de la Salpêtrière, puis dans mon service à Bicêtre, d'étudier un grand nombre de malades à ce point de vue : les renseignements obtenus sont nécessairement incomplets, et on doit considérer les chiffres donnés par ces statistiques comme inférieurs à la réalité; ils n'en sont pas moins intéressants :

PARENTÉ DE 308 HOMMES ÉPILEPTIQUES
(62 mariés, 11 mariages stériles).

MALADIES NERVEUSES OBSERVÉES CHEZ LES	ASCENDANTS		COLLATÉRAUX		DESCENDANTS	
	Ligne paternelle.	Ligne maternelle	Ligne paternelle	Ligne maternelle	Mâles	Femelles
Epilepsie.	22	18	42	54	10	7
Convulsions de l'enfance . . .	12	8	62	74	20	28
Eclampsie puerpérale.	6	14	2	12	»	2
Migraine.	88	115	160	132	22	18
Hystérie.	12	22	20	34	1	4
Vésanies.	32	41	60	82	4	6
Démence sénile.	16	22	»	2	»	»
Chorée.	20	25	32	15	6	2
Paralysies.	18	24	30	10	3	4
Paralysie générale.	3	2	8	2	»	»
Strabisme.	5	7	9	8	3	5
Suicide.	7	2	5	1	2	»
	233	300	330	305	71	76
Alcoolisme.	62	56	»	»	»	»
Mort-nés.	»	»	»	»	8	14
Enfants sains.	»	»	»	»	17	15

(1) Bouchet et Cazauvielh, *De l'épilepsie considérée dans ses rapports avec l'aliénation mentale*. (*Arch. gén.*, déc. 1825 et janv. 1826)
(2) Herpin, *Du pronostic et du traitement curatif de l'épilepsie*, 1852.
(3) J. Moreau, *De l'étiologie de l'épilepsie*. (*Mém. Ac. de méd.*, t. XVIII, 1854.)
(4) Sandras et Bourguignon, *Traité pratique des maladies nerveuses*, 1860, t. I, p. 255.
(5) Sieveking, *On epilepsy*, 1858, p. 74.
(6) Hammond, *Traité des maladies du système nerveux*; trad. franç. 1879, p. 791.
(7) Nothnagel, art. *Epilepsie*. (*Handbuch* de Ziemssen.)
(8) Déjerine, *l'Hérédité dans les maladies du système nerveux*; th. ag., 1886, p. 115.

PARENTÉ DE 286 FEMMES ÉPILEPTIQUES
(58 mariées, 8 mariages stériles).

MALADIES NERVEUSES OBSERVÉES CHEZ LES	ASCENDANTS		COLLATÉRAUX		DESCENDANTS	
	Ligne paternelle	Ligne maternelle	Ligne paternelle	Ligne maternelle	Mâles	Femelles
Epilepsie	12	18	40	53	6	7
Convulsions de l'enfance	19	23	68	77	14	25
Eclampsie puerpérale	»	13	6	14	»	1
Migraine	56	74	90	76	8	6
Hystérie	20	18	30	21	11	4
Vésanies	25	68	62	29	3	1
Démence sénile	19	16	31	20	»	»
Chorée	6	10	20	8	1	3
Paralysies	16	20	28	8	5	2
Paralysie générale	12	4	22	7	»	»
Strabisme	6	3	10	2	3	1
Suicide	3	2	6	2	1	»
	192	299	413	317	52	50
Alcoolisme	72	58	»	»	»	»
Mort-nés	»	»	»	»	12	7
Enfants sains	»	»	»	»	14	16

Ces tableaux montrent quelles affections nerveuses organiques ou dynamiques figurent le plus souvent dans les familles des épileptiques. La parenté de ces maladies avec l'épilepsie peut d'ailleurs être établie par leur coïncidence assez fréquente chez le même sujet (1).

Ces observations confirment l'importance de l'ivrognerie dans l'hérédité de l'épilepsie. Dans mes recherches, je n'ai pas distingué les alcooliques, c'est-à-dire ceux qui ont éprouvé des accidents toxiques officiels des buveurs, faute de renseignements suffisamment précis. Du reste, comme le faisait déjà Esquirol, nous pouvons considérer l'ivrognerie en dehors de tous les accidents qu'elle produit comme le résultat d'une impulsion morbide, d'un besoin pathologique d'excitation qui mérite de figurer à ce seul titre dans la famille névropathique.

Une autre étude peut encore mettre en lumière les rapports héréditaires de l'épilepsie avec les autres maladies du système nerveux. C'est celle de la descendance des épileptiques, qui pro-

(1) J'avais fait remarquer que quelquefois l'originalité des ascendants des névropathes est mise en évidence par les noms bizarres qui leur ont été imposés à leur naissance (*La famille névropathique*, *Arch. de Neurol.*, 1884, t. VII, p. 42) ; M. Gucci (*I nomi degli alienati*, in *lo sperimentale*, 1887, fasc. XII, p. 605), a relevé le même fait, que l'on rencontre quelquefois chez les épileptiques.

créent bien souvent des vésaniques, des idiots, etc., à moins qu'ils ne soient stériles; mais nous aurons à revenir sur ce point à propos du pronostic.

Quant à l'hérédité similaire, elle est considérée comme exceptionnelle par un grand nombre d'auteurs, en particulier par Maisonneuve (1), par Beau (2), par Doussin-Dubreuil (3), par Morel, par Delasiauve, par Lasègue (4). Cependant la plupart des anciens observateurs depuis Zacutus Lusitanus, Boerhaave, Van Swieten, Stahl, Quarin, Hoffmann, etc., admettaient l'existence fréquente de l'épilepsie chez les ascendants des épileptiques. Esquirol, Moreau, A. Voisin, Foville, etc., en ont rencontré de nombreux exemples (5). Leech et Fox, sur 675 parents de 66 épileptiques, ont trouvé 39 épileptiques sans compter les convulsions infantiles ou de cause accidentelle. Mais la statistique la plus intéressante est fournie par Echeverria (6).

Une série de 136 épileptiques mariés (62 hommes et 74 femmes) ont eu 533 enfants, dont :

	Sexe masculin.	Sexe féminin.	TOTAL.
Morts dans l'enfance de convulsions. . .	89	106	195
— d'autres affections.	16	11	27
Morts-nés.	9	13	22
Epileptiques	42	36	78
Aliénés	5	6	11
Paralytiques	22	17	39
Hystériques.	»	45	45
Choréiques.	2	4	6
Strabiques	5	2	7
Bien portants.	63	42	105
Total.	264	289	553

Si on réunit aux épileptiques les enfants morts de convulsions, on voit que plus de la moitié des enfants issus d'épileptiques sont des convulsifs. La statistique du même genre que j'ai rap-

(1) Maisonneuve, *Observations et recherches sur l'épilepsie;* th., 1803, p. 86.
(2) Beau, *Arch. gén. de méd.*, 2e série, t. XI, p. 328.
(3) Doussin-Dubreuil, *De l'épilepsie.*
(4) Lasègue, *De l'épilepsie par malformation du crâne.* (*Ann. Méd. psych.*, 1877, t. XVIII, p. 12.)
(5) Tardieu, *De la transmission héréditaire de l'épilepsie;* th., 1868.
(6) Echeverria, *Marriage and hereditariness of epileptics.* (*Journ. of mental science*, oct. 1880.)

portée plaide exactement dans le même sens ; elle montre en outre que, si quelques mariages d'épileptiques sont d'une fécondité moyenne, il n'y a guère qu'un cinquième de leurs enfants qui soient sains (1).

L'hérédité similaire de l'épilepsie n'est donc pas rare ; si la plupart des auteurs s'entendent à la considérer comme moins fréquente que l'hérédité de transformation, on ne peut nier que dans un certain nombre de familles, l'hérédité épileptique directe est la plus fréquente de toutes les formes d'hérédité névropathique (2).

En ce qui concerne l'épilepsie, l'hérédité similaire comme l'hérédité de transformation suit les lois générales de l'hérédité. Elle peut être directe ou croisée, c'est-à-dire être divulguée par les ascendants ou les collatéraux. Contrairement à l'opinion de Baillarger et de Foville, la statistique d'Echeverria indique que l'hérédité similaire est plus souvent indirecte ; les chiffres de M. Bourneville et les miens plaident dans le même sens. L'hérédité en retour s'observe souvent dans l'épilepsie passant du grand-père au petit-fils sans atteindre le père. L'hérédité du côté maternel paraît plus fréquente (3) ; mais les incertitudes de la paternité troublent l'étude de cette question.

L'hérédité de l'épilepsie se manifeste quelquefois au même âge dans deux générations successives, c'est ce que l'on appelle l'hérédité homochrone ; mais en général il y a chez le descendant tendance à l'anticipation, c'est-à-dire que le descendant est atteint à un âge moins avancé que l'ascendant. Cette tendance est telle qu'il arrive quelquefois que le fils soit pris avant le père, la dégénérescence trahit ainsi sa marche progressivement accélérée. Enfin il n'est pas très rare que l'épilepsie se transmette sous la même forme et qu'elle se manifeste sous l'influence des mêmes causes déterminantes chez deux membres de la même famille.

(1) Bouchet et Cazauvielh avaient déjà signalé la fréquence des convulsions chez les enfants des épileptiques ; Dusart (*Hérédité de l'épilepsie*, 1865), évalue à 65 °/₀ le nombre de ceux qui succombent à cette maladie.

(2) Bombart, *les Familles d'épileptiques;* thèse de Bordeaux, 1887.

(3) Tereszkiewicz, *Die haüfigsten Ursachen der Epilepsie*. Inaug. diss., Berlin, 1882.

M. Brown-Séquard (1) a montré que des cochons d'Inde rendus épileptiques par l'action du sciatique ou de la moelle peuvent donner naissance à des petits qui deviennent épileptiques. D'autre part, Luciani a vu la transmission héréditaire de l'épilepsie provoquée chez les animaux par des lésions irritatives du cerveau (2). Le même fait peut se reproduire chez l'homme : j'ai déjà cité le fait d'un homme qui devint épileptique à la suite d'un traumatisme sans qu'on relève chez lui d'antécédents héréditaires ou personnels et qui guérit; pendant qu'il était sujet aux accidents comitiaux, il donna naissance à une fille qui devint épileptique à l'âge de cinq ans. Je remarquerai toutefois, à propos de ce cas, qu'il n'est pas suffisamment prouvé que le traumatisme n'a pas été seulement chez le père une cause occasionnelle qui aurait mis en évidence une prédisposition ignorée ou inavouée.

Dans certaines espèces animales, lorsqu'une femelle a été fécondée une première fois par un mâle, il arrive qu'elle transmette plus tard aux produits d'un autre mâle certains caractères du premier. On s'est demandé si cette hérédité par imprégnation était applicable aux dégénérescences humaines et en particulier à l'épilepsie ; mais les faits n'ont pas encore répondu à la question.

Nous avons déjà fait remarquer que quelquefois les descendants pouvaient être atteints avant l'ascendant ; c'est dire que même lorsque le sujet devient épileptique à un âge avancé, on peut souvent découvrir des circonstances qui indiquent la prédisposition ; il en était ainsi, par exemple, chez un malade atteint à soixante-deux ans, qui suivait ma consultation de la Salpêtrière et dont l'observation a été publiée par M. Séglas (3).

Boudin et Trousseau ont fait jouer à la consanguinité un rôle important comme cause héréditaire de l'épilepsie. Mais la *consanguinité*, qui a été accusée de pouvoir déterminer à elle seule

(1) Brown-Séquard, *Faits nouveaux établissant l'extrême fréquence de la transmission par hérédité d'états organiques morbides produits accidentellement chez les ascendants.* (*C. R.*, mars 1882.)

(2) *Archivio italiano per le malattie nervose*, 1881, p. 208.

(3) Séglas, *Note sur un cas d'épilepsie tardive.* (*Revue de médecine*, 1885, p. 484.)

la production de névropathies, n'agit en réalité que par l'accumulation de l'hérédité ; des états névrosiques peu accentués chez ces deux producteurs se trouvent multipliés et caractérisés chez le produit. La nervosité est alors passée au carré, comme dit P. Bert (1). Si la consanguinité morbide est d'une efficacité incontestable pour la production de l'épilepsie comme des autres formes de dégénérescence, la consanguinité saine ne peut guère être mise en cause, ainsi que le montrent d'ailleurs les faits recueillis par Morel, A. Mittchel, Falret, Voisin. Dans les faits rapportés par Langdon Down (2), on voit aussi que les mariages consanguins qui ont donné naissance à des idiots, s'étaient arrangés dans des familles tarées, et les faits recueillis plus récemment n'ont fait que confirmer cette conclusion (3).

On a voulu expliquer en partie par la consanguinité la répartition prédominante de l'épilepsie dans certaines régions. M. Burlureaux (4), à l'aide des documents fournis par le ministère de la guerre et comprenant le nombre des jeunes gens inscrits sur les listes de tirage au sort et le nombre des exemptés ou réformés pour cause d'épilepsie, a reconnu que les épileptiques sont plus nombreux dans certaines régions de la France. « Tulle et ses environs tiennent le premier rang : on y trouve dans les dix dernières années, 88 épileptiques pour 17,826 inscrits, soit 49 pour 10,000. Puis viennent Privas (30 pour 10,000), Perpignan, Pau (29 pour 10,000) ; Châlons-sur-Marne, Saint-Étienne (25 pour 10,000). Paris tient un juste milieu (15 pour 10,000). Les pays qui sont le plus favorisés sont : Fontainebleau (4 pour 10,000) ; Toul (8 pour 10,000) ; Chartres (6 pour 10,000) ; Alençon (9 pour 10,000) ; Argentan (7 pour 10,000) ». M. Burlureaux pense (5) que ces faits sont conformes à l'opinion suivante, formulée par M. Lapointe : « Comme je crois l'avoir suffisamment démontré,

(1) Revue scientifique de la *République française*, 1er avril 1884.

(2) *London Hosp. Rep.*, 1886.

(3) Gottschalk, *Valeur de l'influence de la consanguinité sur la production de l'épilepsie et de l'idiotie;* th., 1889. — Bourneville et Courbarieu, *Note statistique sur le rôle de la consanguinité dans l'étiologie de l'épilepsie, de l'idiotie et de l'imbécillité.* (*Progrès médical*, 1889, n° 23.)

(4) Burlureaux, art. *Épilepsie.* (*Dic. encycl. des Sc. médicales*, 1re série, t. XXXV, p. 169.)

(5) Notons que M. Louail (*Essai sur l'épilepsie*, th., 1854) avait indiqué une distribution différente.

l'épilepsie est fréquente dans certains départements du centre ; je suis porté à penser que le faible degré de division du sol dans ces départements n'y est pas étranger. La grande propriété qui y règne encore entraîne la dissémination de la population et celle-ci donne lieu à l'isolement de l'individu. Chaque propriété est habitée par celui ou ceux qui la font valoir, et chacun habite sur son lot, forcément privé de la vie de relations. Il en résulte des habitudes vicieuses et l'exagération des cas de consanguinité. De là des déchéances nerveuses qui conduisent à des affections convulsives, et peut être surtout à l'épilepsie. » Je n'accepte ni ne repousse cette opinion, que je ne suis pas en mesure de discuter.

Une condition qui favorise éminemment la multiplication des dégénérescences névropathiques, consiste en ce que les névropathes de tout ordre ont une tendance remarquable à se rechercher, et cette sélection pathologique contribue à l'augmentation du nombre des épileptiques. Cette tendance ne se manifeste pas seulement chez les excités, les excentriques, les hystériques, les vésaniques, mais aussi dans une autre catégorie d'anormaux, les criminels chez lesquels le vice devient la base d'une sélection spéciale ; or, on sait que les connexions sont nombreuses entre la criminalité et l'épilepsie.

Parmi les causes prédisposantes tenant aux générateurs, il faut encore signaler la disproportion d'âge entre les époux, et en particulier l'âge plus avancé de la mère. Dans le même ordre d'influences, citons encore l'âge avancé du père et de la mère. Enfin il est une circonstance que l'on relève quelquefois dans les antécédents héréditaires des épileptiques, comme névropathes en général, en dehors de toute tare névropathique, de toute condition anormale d'âge au moment de la conception. C'est l'existence de cas de longévité exceptionnelle parmi les ancêtres ; il semblerait que ces derniers ont épuisé en quelque sorte la vitalité de la race.

Nous avons déjà relevé que toutes les conditions hygiéniques défectueuses, toutes les conditions morbides des ascendants au moment de la conception ou pendant la gestation, sont capables de provoquer la dégénérescence et par conséquent la prédisposition à l'épilepsie, la diathèse épileptique (Willis). Mais certaines de ces conditions sont particulièrement favorables.

En premier lieu, il faut citer l'alcoolisme des parents.

L'influence de l'ivresse au moment de la conception sur la production de l'aliénation, de l'idiotie, de l'épilepsie a été signalée par Esquirol, Séguin, Morel, Lucas, et plus récemment par Demeaux, Dehaut et Vousgier. L'ivresse constitue en effet une véritable névropathie transitoire, se manifestant plus facilement et avec une moindre dose chez certains individus que Lasègue a désignés sous le nom d'alcoolisables (1). L'ivresse peut agir de la même manière quelque soit l'agent d'intoxication.

L'ivrognerie, en déterminant des excitations plus ou moins périodiques, suivies de dépressions proportionnelles qui nécessitent des doses croissantes et sans cesse renouvelées d'excitant, finit par déterminer en dehors des dégradations organiques, un véritable épuisement du système nerveux qui favorise les réactions convulsives, et éminemment apte à se transmettre par hérédité. Si l'ivrognerie est déjà la manifestation d'une tare héréditaire, l'alcoolisme ne peut faire qu'exagérer cette tare. Aussi trouve-t-on fréquemment l'abus des liqueurs spiritueuses chez les ascendants des dégénérés, et en particulier des épileptiques (2).

Les intoxications chroniques par le plomb, l'opium, par la morphine, peuvent agir de même, sans que le rôle de ces derniers agents soit jusqu'à présent nettement établi. Là aussi, d'ailleurs, le rôle du poison est encore, comme dans le cas de l'alcool, difficile à déterminer, parce que presque tous ceux qui se livrent à son abus sont fréquemment des névropathes : le fils d'une morphiomane dont j'ai relaté l'observation (3) est actuellement épileptique, mais la mère était hystérique. Toutefois, il faut remarquer que la morphiomanie pendant la grossesse est bien propre à déterminer des aptitudes convulsives, l'absti-

(1) Ch. Féré, *Note sur les alcoolisables.* (*Soc. médicale des hôpitaux*, 1885.)

(2) H. Martin, *De l'alcoolisme des parents considéré comme cause d'épilepsie chez leurs descendants.* (*Ann. méd. psych.*, 1879, t. I, p. 48.)

(3) Ch. Féré, *Morphinisme et grossesse.* (*C. R. Soc. Biologie*, 1883, 20 octobre.)

nence du poison déterminant presque constamment des mouvements désordonnés du fœtus.

Parmi les causes dépressives qui peuvent altérer la nutrition du fœtus, et en particulier la nutrition de son système nerveux et le prédisposer à une irritabilité morbide, il faut citer non seulement les maladies générales, la mauvaise alimentation, une hygiène générale défectueuse, les infections de la mère et du père au moment de la conception, ou de la mère pendant la gestation, mais encore les traumatismes, tous les ébranlements physiques et moraux.

L'influence dégénératrice des chocs moraux, au moment de la conception, ne peut être établie que par des faits très rares; cependant j'ai eu occasion d'en rapporter un assez intéressant (1).

Observation LXVII. — *Émotions au moment de la conception; épilepsie vertigineuse.*

Mlle X., âgée de 12 ans, est assez bien conformée, et son crâne semble régulier; elle a toutefois été opérée d'un bec de lièvre latéral gauche. Cette jeune fille présente un tic des paupières. Elle parle avec beaucoup de difficulté, et ce n'est d'ailleurs que vers l'âge de 6 ans qu'elle a commencé à se faire comprendre. Elle a encore de temps en temps de l'incontinence nocturne d'urine. Elle lit très mal, et écrit à peine, bien qu'on se soit occupé avec grand soin de son éducation. Elle est toujours somnolente, taciturne, et paraît avoir de temps en temps des accès vertigineux pendant lesquels elle laisse tomber ce qu'elle tient. (Ces accès ne se sont pas modifiés depuis, on a seulement pu s'assurer qu'ils s'accompagnent de pâleur, de perte de connaissance et quelquefois de miction involontaire.)

Son père est bien portant et sobre, sans antécédents nerveux; un oncle et une tante de ce côté sont aussi indemnes; le grand-père était goutteux. Sa mère est un peu romanesque, mais n'a jamais éprouvé d'accidents nerveux caractérisés; une tante maternelle a été atteinte de chorée à plusieurs reprises, sans rhumatisme. Aucun autre antécédent nerveux.

Trois enfants, nés avant cette jeune fille, n'ont jamais éprouvé de troubles nerveux et n'offrent aucune difformité. D'ailleurs, le père qui est avocat, un peu au courant de la question de l'hérédité, s'est livré à une enquête sérieuse, et n'a rien trouvé de plus. Mais voici ce qu'il raconte : Tout porte à croire que la conception de cette enfant eut lieu le 2 mai 1871, vers sept heures du matin; et une demi-heure après, une troupe de gardes nationaux fit irruption dans l'appartement pour

(1) Ch. Féré, *les Enfants du siège*. (*Progrès médical*, 1884, 29 mars, p. 246.)

faire une perquisition; sa femme, extrêmement effrayée, fut prise immédiatement de vomissements et fut plusieurs jours à se remettre de son émotion. Le ménage put alors quitter Paris, et la grossesse s'est accomplie sans aucun évènement particulier.

Dans ce fait, ni l'inanition ni l'alcoolisme ne peuvent être mis en cause, et l'état émotionnel semble seul pouvoir être accusé; pourtant les quelques particularités névropathiques que l'on rencontre dans la famille peuvent rendre compte d'une certaine émotivité exagérée de la mère, émotivité qui a eu une influence fâcheuse sur le développement du produit. Il s'agit donc là d'une question très complexe et qui s'est posée depuis longtemps. L'influence de l'état psychique des parents au moment de la conception sur celui de leurs enfants avait frappé les esprits avant que les médecins ne s'en fussent occupés ; Hésiode prescrivait de s'abstenir du coït au retour des cérémonies funèbres, de crainte d'engendrer des enfants mélancoliques; Érasme dit de lui-même : « Je ne suis point le fruit d'un ennuyeux devoir conjugal » ; Tristram Shandy attribue les fâcheuses particularités de son caractère à une question faite par sa mère dans un moment très inopportun. Un des enfants adultérins de Louis XIV, conçu pendant une crise de larmes et de remords de Mme de Montespan, que les cérémonies du jubilé avaient émue, conserva toute sa vie un caractère qui le fit nommer « l'enfant du Jubilé » (1).

Quant aux émotions de la mère pendant la grossesse comme cause d'epilepsie, elle est admise en dehors de toute hérédité par un certain nombre d'auteurs, en particulier par Bouchet et Casauvielh, par Voisin. Je ne doute pas de cette influence, mais il est difficile d'établir quelle est l'importance de son rôle en dehors d'un état névropathique de la mère ; il faut remarquer, en effet, que la plupart des terreurs maternelles, accusées d'être la cause de l'épilepsie des enfants, sont déterminées par des causes légères et tout à fait hors de proportion avec l'intensité de l'émotion.

Les intéressantes recherches de M. Dareste (2) montrent sous

(1) P. Lucas, *loc. cit.*, t. II, p. 504.

(2) C. Dareste, *Recherches sur la production artificielle des monstruosités*, etc. Paris, 1877.

quelles influences légères le développement des organes peut être troublé, surtout pendant les premières périodes de la vie embryonnaire ; on peut donc comprendre que certains accidents de la gestation soient capables de déterminer des états anormaux non héréditaires, mais congénitaux. Les troubles nerveux et mentaux, si fréquents chez les sujets dont la naissance a été irrégulière, n'ont peut-être pas d'autre origine.

Langdon Down fait jouer un grand rôle aux émotions de la mère dans la production de la dégénérescence (1) ; il a compté que 24 pour 100 des idiots sont nés d'un premier accouchement, et il explique cette circonstance par les émotions des jeunes mariés. C'est peut-être cette faiblesse du système nerveux, acquise pendant la gestation, qui rend les enfants moins propres à résister aux risques de la grossesse et de l'accouchement ; les femmes qui donnent naissance à des enfants épileptiques ou idiots, mettent souvent au jour d'autres enfants mort-nés.

Quoiqu'il en soit, l'action sur le fœtus des émotions de la mère se comprend aisément ; un certain nombre d'observations sur des hystériques enceintes et le récit de nombreuses mères, m'ont démontré que sous l'influence des excitations périphériques ou viscérales ou de représentations mentales, le fœtus réagit avec une intensité extraordinaire, montrant qu'il prend part à tous les mouvements émotionnels maternels, et qu'il doit nécessairement participer aux manifestations convulsives auxquelles la mère peut être sujette (2). Or, sous l'influence des émotions vives et en particulier de la frayeur, il se produit une dépression profonde et souvent des phénomènes convulsifs (3), qui sont capables de déterminer chez le fœtus une habitude convulsive. Il conservera d'autant plus facilement cette habitude, que la prédisposition héréditaire est plus marquée. Les émotions s'accompagnent d'ailleurs de modifications de la circulation trahies par des changements de volume des membres, des changements de la résistance électrique, de l'aspect spec-

(1) Langdon Down, *On some of the mental affections of Childhood and Youth*, 1887.

(2) Ch. Féré, *Sensation et mouvement*. (*Bibl. de philos. contemp.*, 1887, p. 90 ; *Revue philosophique*, 1886.)

(3) Ch. Féré, *Dégénérescence et Criminalité*. (*Bibl. de philos. contemp.*, 1888.)

troscopique du sang, et qui peuvent influer sur la nutrition du fœtus (1).

Les faits que nous avons passés en revue jusqu'à présent, nous indiquent que ce sont les conditions dépressives qui favorisent la dégénérescence et la diathèse épileptique en particulier. Il n'est pas douteux que parmi les émotions, ce soient les émotions tristes ou dépressives qui jouent le principal rôle dans la genèse de la prédisposition spasmophile pendant la gestation ; c'est presque toujours la peur ou les chagrins prolongés de la mère qui ont été incriminés par les observateurs. Quelquefois on a attribué la maladie de l'enfant à une frayeur causée à la mère par une attaque d'épilepsie, mais cette frayeur n'a rien en somme de spécial.

Certaines circonstances de l'accouchement ont été accusées de produire l'épilepsie chez l'enfant. C'est ainsi qu'on a quelquefois noté (Bourneville), l'état de mort apparente, l'asphyxie causée par la constriction du cou par le cordon, un long séjour dans le défilé pelvien, l'application du forceps. La démonstration de la réalité du rôle de ces causes est difficile à établir; mais elles méritaient d'être signalées.

Certains défauts d'hygiène, dans les premières semaines qui suivent la naissance, ont aussi pu être incriminés. On sait, par exemple, que l'habitude de placer l'enfant uniformément sur le même côté, peut provoquer une déformation oblique ovalaire du crâne, une plagiocéphalie par propulsion latérale (Guéniot), or, l'épilepsie coïncide souvent avec cette déformation du crâne (Lasègue). Il faut noter toutefois que tous les enfants ne sont pas aptes à subir cette déformation ; ceux qui y sont le plus sujets, sont les athrepsiques (Parrot). Enfin, l'épilepsie peut coïncider avec les déformations artificielles produites par le serre-tête, dans les rares contrées où il est encore employé ; on sait, en effet, que Saviard provoquait sur un enfant des convulsions à volonté en comprimant la tête. Toutefois, cette étiologie encore ne peut être admise qu'à titre d'exception.

(1) *C. R. Soc. Biol.*, 1888, p. 217; 1889, pp. 104, 131.

Pendant la période de l'allaitement, la prédisposition à l'épilepsie pourrait encore se développer dans des conditions hygiéniques particulières de la nourrice. Les émotions morales, la mauvaise hygiène de la nourrice ont été incriminées sans trop de preuves. L'influence de l'alcoolisme est peut-être moins problématique. C'est surtout à propos des convulsions de l'enfance qu'on s'est demandé si la lactation pouvait jouer un rôle dans la genèse des troubles nerveux, lorsque la nourrice naturelle ou mercenaire était atteinte de manifestations morbides transitoires ou permanentes. Guersant a cité le fait d'un nourrisson qui était pris de crises convulsives chaque fois que sa mère, qui était très impressionnable, lui donnait le sein après s'être livrée au coït. D'autre part, M. Vernay (1) a rapporté un fait dans lequel des convulsions paraissent s'être développées en conséquence de l'alcoolisme d'une nourrice mercenaire, et disparurent après la cessation de l'allaitement. Des faits analogues ont été cités par Baumès (2). Portal croyait que la nourrice pouvait transmettre sa prédisposition héréditaire ; il attribue l'épilepsie d'un nourrisson à cette circonstance, qu'une sœur de la nourrice était épileptique.

Il conviendrait de spécifier dans les observations ultérieures, à quelle époque du développement ont agi ces causes de troubles ; il est à présumer en effet, que chaque malformation et chaque trouble de nutrition des organes et des tissus ne peut être produite qu'à une époque déterminée de l'évolution de l'embryon ou de l'enfant. La localisation de la lésion organique pourrait alors fournir la preuve de l'influence de la cause présumée.

Si, dans l'adolescence et l'âge adulte, les mêmes influences peuvent encore avoir une certaine action ; si des troubles de nutrition persistants peuvent encore créer une susceptibilité spéciale du système nerveux, avec ou sans substratum anatomique observable, cette action n'est pas tellement manifeste qu'on ne puisse la mettre en doute.

(1) Vernay, *Convulsions par alcoolisme chez un nouveau-né*. (*Lyon médical*, 1872, t. XI, p. 440.)
(2) Baumès, *Traité des convulsions dans l'enfance*, 2e éd., 1805, pp. 78, 81.

CHAPITRE XIX

CAUSES PRÉDISPOSANTES INDIVIDUELLES ; SEXE, AGE. ÉCLAMPSIE ET ÉPILEPSIE

Parmi les causes prédisposantes individuelles, il faut citer le sexe et l'âge ; mais le rôle de ces conditions physiologiques est tout à fait subordonné à la prédisposition congénitale ou acquise.

En ce qui concerne le sexe, il est difficile de baser une opinion sur les faits. C'est l'opinion de presque tous les médecins qui reconnaissent que l'épilepsie est plus fréquente chez les femmes ; mais les statistiques faites, mêmes dans les hospices comme Bicêtre et la Salpêtrière, ne sont pas comparables. La discussion reste ouverte. Les naturalistes admettent que dans les espèces animales, la dégénération commence par les femelles, et quelques moralistes pensent que cette observation peut s'appliquer au moral (Chamfort). Cette conception peut s'appuyer sur quelques faits embryologiques et physiologiques qui font de la femme, d'une manière en quelque sorte permanente, une « blessée » comme dit Michelet. On ne peut accepter que sous bénéfice d'inventaire l'opinion de Rousseau, qui soutenait que la femme n'est jamais qu'un grand enfant ; elle ne s'appuie sur aucune notion scientifique rigoureuse.

Toutes les formes d'épilepsie peuvent se développer à tous les âges. En dehors de la première enfance, de l'âge des convulsions, l'épilepsie dite idiopathique, sans cause connue, survient le plus souvent entre treize et dix-huit ans ; mais il est évidemment erroné de dire qu'à partir de vingt ans on n'ait plus à craindre l'épilepsie héréditaire (Nothnagel, Echeverria), il est au contraire fréquent de rencontrer des tares héréditaires dans l'épilepsie tardive. Chez un certain nombre d'individus, l'occasion de l'épilepsie ne s'est pas présentée dans l'adolescence ou dans l'âge adulte, ou bien la prédisposition s'est accentuée sous l'influence de la mauvaise hygiène, des intoxications, des émotions dépressives répétées, etc. Chez bon nombre d'individus devenus épileptiques sur le tard sous l'influence de l'alcoolisme, on découvre des antécédents héréditaires évidents.

Forestier (1) avait déjà noté que parmi les maladies héréditaires il y en a qui ne surviennent qu'à un âge avancé. Poilroux (2) a relevé l'hérédité chez une femme qui était devenue épileptique à l'âge de soixante-dix ans ; et les observations de M. Delanef montrent que l'hérédité directe ou de transformation, l'hérédité dégénérative en général jouent le principal rôle dans l'étiologie de l'épilepsie sénile ; la plupart des faits que j'ai eu occasion d'observer se conforment à la même loi (3).

L'épilepsie se montre d'ailleurs plus souvent dans un âge avancé qu'on ne paraît l'admettre en général. L'épilepsie tardive est peut être plus fréquente chez la femme ; et la ménopause paraît jouer un rôle important dans son apparition (4). Elliotson a vu une vieille femme qui avait été épileptique depuis les premières semaines de sa vie et qui, après avoir paru guérie pendant les trente ans que dura sa menstruation, fut reprise à la ménopause (5).

L'influence de l'âge a d'ailleurs elle-même été fort discutée. Lasègue pensait qu'en dehors des cas où elle est la conséquence immédiate ou lointaine d'un traumatisme, il n'y a d'épilepsie vraie que celle qui survient entre quatorze et dix-huit ans. Cette opinion, qui exclut l'épilepsie dans l'enfance, ne peut se soutenir que si on distingue d'une manière absolue l'éclampsie de l'épilepsie. Or, cette distinction me paraît tout à fait arbitraire, et c'est un point sur lequel je vais m'arrêter

(1) Forestier, *De morbis aut noxis puerorum a vitiatis depravatisve parentum humoribus*, diss., inaug., 1802.

(2) *Nouvelles recherches sur les maladies chroniques, et principalement sur les affections organiques et les maladies héréditaires* ; in-8, 1823, p. 276.

(3) Delanef, *Essai sur l'étiologie de l'épilepsie tardive ;* th. 1883.

(4) Tilt, *the Change of life in health and disease*, 4e éd., 1882, p. 175.

(5) Maclachlan, *A practical treatise on the diseases and infirmities of advanced life*, 1863, p. 110.

en reproduisant quelques faits qui ont figuré dans un travail antérieur (1).

Les anciens auteurs admettaient que l'éclampsie, soit infantile soit puerpérale, était une névrose analogue à l'épilepsie ou à l'hystérie. Borsieri définissait l'éclampsie, une épilepsie récente, transitoire et peu susceptible de récidive; mais depuis qu'on a reconnu la fréquence de l'albuminurie chez les scarlatineux, chez les femmes en couches (Lever) offrant des convulsions éclamptiques, le cours des idées a changé. En présence d'un cas d'éclampsie, on ne se demande pas si le sujet est un névropathe prédisposé aux réactions cérébro-spinales, on explique tout par une soi-disant action spécifique du sang altéré (urémie, ammoniémie, urinémie, microbe, etc.) sur le système nerveux central. Pourtant, les formes cliniques si diverses de l'urémie dans les affections rénales, devraient faire soupçonner que si tous les sujets ne réagissent pas de la même manière sous l'influence de la même altération du sang, ce ne peut être qu'en raison de prédispositions organiques spéciales. Le but que nous nous proposons est de mettre en évidence la prédisposition névropathique des sujets qui sont atteints d'attaques éclamptiques et de montrer les liens peu connus qui unissent l'éclampsie et l'épilepsie.

Pour ce qui est de l'éclampsie infantile, des convulsions des jeunes enfants, on n'hésite guère à en rattacher l'origine à un état nerveux natif : les convulsions sont fréquentes chez les enfants issus de névropathes, de mères ayant eu des attaques d'éclampsie (2) ; on les voit souvent chez les enfants d'une même famille ; il n'est pas que les sujets qui en ont été atteints offrent d'autres troubles nerveux ou qu'ils produisent dans leur descendance des affections cérébro-spinales.

L'hérédité directe des convulsions de l'enfance a été observée par nombre d'auteurs, notamment par Tissot, Brachet, Bouchut, de Montgolfier (3), etc. ; et fort souvent, elles sont le prélude de

(1) Ch. Féré, *Eclampsie et Epilepsie*. (*Arch. de Neurologie*, nº 22, 1884.)

(2) Duclos, *Études cliniques sur les convulsions de l'enfance;* thèse, 1847. — Trousseau, *Clin. méd. de l'Hôtel-Dieu*, 4e édit., 1873, t. II, p. 171.

(3) De Montgolfier, *Contribution à l'étude des convulsions de l'enfance considérées spécialement au point de vue de l'hérédité ;* thèse de Lyon, 1883.

l'épilepsie confirmée. C'est là un point que personne ne peut contester, et qui est mis en évidence, en particulier, par les observations si détaillées publiées par M. Bourneville et ses élèves (1).

La plupart des maladies nerveuses caractérisées, sont précédées dans l'enfance de troubles qui constituent en quelque sorte un avertissement (2). Parmi les phénomènes précurseurs de l'épilepsie en particulier, on rencontre fréquemment les convulsions de l'enfance qui représentent la maladie sous des formes plus ou moins atténuées ou dissimulées, comme les pâleurs subites, l'asthme de Kopp, etc.

Sur deux cent quarante épileptiques, Moreau de Tours en avait trouvé quarante-trois qui avaient eu des convulsions, et pour mon compte j'en ai trouvé trente-quatre pour cent.

« Il n'y a, dit Baumès, entre l'éclampsie des enfants et l'épilepsie, qu'une différence de marche que le temps seul peut établir (3). » Il n'y a donc aucune bonne raison de distinguer les convulsions infantiles de l'épilepsie, et de soutenir que l'épilepsie est rare ou n'existe pas chez les enfants. C'est au contraire chez eux qu'elle est le plus fréquente.

Quand il s'agit de l'éclampsie des adolescents ou des adultes, de l'éclampsie scarlatineuse, ou de l'éclampsie puerpérale en particulier, la situation est moins nette. Dans le courant de notre étude, nous avons été frappé de voir que les auteurs qui se sont occupés des causes de l'éclampsie ont omis de se poser les trois questions suivantes : 1° Quels sont les antécédents héréditaires et personnels? 2° Quel est le sort des éclamptiques? 3° Quel est le sort de leur descendance? Nous pensons que les réponses à ces questions seront de nature à jeter un peu de lumière sur la pathogénie de l'éclampsie; aussi nous sommes-nous efforcé de les trouver soit dans les auteurs qui ont traité des maladies nerveuses, soit dans nos observations personnelles.

(1) *Recherches cliniques et thérapeutiques sur l'épilepsie, l'hystérie et l'idiotie.* (Compte-rendus de Bicêtre et de la Salpêtrière, 1876, 1880, 1881, 1882, 1883.)

(2) Ch. Féré, *Nerve troubles as foreshadowed in the child.* (*Brain*, 1885, t. VIII, p. 230.)

(3) Barthez et Rilliet, *Traité clinique et pratique des maladies des enfants;* 3e éd., t. I, p. 378.

Nous nous occuperons d'abord de l'éclampsie scarlatineuse.

Observation LXVIII. — *Scarlatine; albuminurie; éclampsie; épilepsie.*

Pict., 19 ans, vient à la consultation de la Salpêtrière, le 22 octobre 1881; pas d'antécédents nerveux héréditaires avoués. N'a jamais été malade, et n'a jamais eu d'accidents convulsifs avant l'âge de 9 ans.

A 9 ans, il a la scarlatine. Il eut à la suite de l'albuminurie et de l'anasarque qui ont duré trois mois; et, pendant ces trois mois, se sont produites des attaques dites éclamptiques. Depuis, l'albuminurie a disparu, mais les attaques ont continué. Les attaques ont été scrupuleusement inscrites, elles sont assez régulières dans leur apparition; elles viennent à peu près toutes les trois semaines, et se reproduisent pendant trois ou quatre jours. Il a deux sortes d'accidents épileptiques:

1° *Vertiges* sans perte de connaissance et que le malade compare à une *sensation d'isolement*. Il voit encore la lumière, mais ne distingue rien pendant les quelques secondes que durent ces vertiges. Il n'urine pas, ne se mord pas la langue.

2° *Grandes attaques convulsives* qui viennent plus souvent le jour, mais aussi quelquefois la nuit. Ces attaques sont provoquées par les émotions, les chagrins, les fatigues corporelles, les voyages en chemin de fer. Ces attaques offrent les grands caractères de l'épilepsie; cri, pâleur de la face, morsure de la langue, convulsions toniques et cloniques, sommeil prolongé.

Les vertiges sont précédés d'une sensation vague, qui prévient le malade. Les grands accès sont précédés de grands maux de tête, surtout autour de l'œil gauche, qui serait injecté pendant l'attaque.

Pas d'asymétrie faciale, pas d'atrophie des membres, ni aucune déformation, ni asymétrie apparente. Point hyperesthésique sur le pariétal gauche; réflexes rotuliens égaux des deux côtés. Rien dans les urines. (Elixir d'Yvon trois, quatre, cinq, six cuillères par jour, en augmentant d'une cuillerée par quinzaine.)

19 novembre. — A eu une crise le 23 octobre. (Ses crises se sont du reste reproduites sans modification appréciable, jusqu'au dernier jour où il s'est présenté.)

Dans ce fait, nous ne trouvons point d'hérédité nerveuse. Il montre toutefois nettement l'origine de l'épilepsie qui succède à des attaques dites éclamptiques, développées dans le cours d'une albuminurie consécutive à la scarlatine. Cette succession de phénomènes, si analogues par leur forme, permet de soupçonner l'identité de leur nature.

Plusieurs auteurs ont d'ailleurs signalé la possibilité du développement de l'épilepsie à la suite de la scarlatine (Sieveking (1),

(1) Sieveking, *On Epilepsy and epileptiform seizures*; 2e édit., London, 1861, p. 120.

Echeverria (1), etc.). Gowers (2) fait remarquer que la scarlatine est la maladie aiguë à la suite de laquelle on voit le plus souvent se développer l'épilepsie; mais il ne voit aucune relation nécessaire entre l'apparition de la névrose et de l'hydropisie; aussi cherche-t-il à attribuer au poison de la scarlatine, une action spéciale sur le système nerveux. Pour moi, l'albuminurie et la scarlatine n'ont d'action efficace que lorsqu'elles se manifestent sur un sujet prédisposé à la névropathie ; et je n'hésite pas à appliquer cette opinion à la folie dite brightique (3).

Du reste, comme le montre encore Gowers, l'épilepsie peut se développer à la suite de toutes les fièvres éruptives et indépendamment de l'albuminurie ; et on peut dire que là comme ailleurs, l'agent infectieux ne fait qu'exciter la prédisposition. Il en est de même pour l'éclampsie ; nous pourrons citer à ce propos le résumé d'une observation qui nous est communiquée par notre ami, le Dr Alb. Mayor, de Genève.

Observation LXIX. — *Hérédité névropathique, antécédents convulsifs, rougeole, éclampsie.*

Marie R., 11 ans. — Grand'mère paternelle excitée. Mère nerveuse, fugues érotiques ayant motivé le divorce. Père faible d'esprit, est devenu au bout d'un an l'amant de sa ci-devant femme.

M. R. a eu des engorgements scrofuleux du cou (trois frères et sœurs plus jeunes sont aussi scrofuleux, sans accidents nerveux officiels); à l'âge de 8 ans, elle a eu pendant six mois des crises hystériformes très violentes. — Rougeole; somnolences, crises éclamptiques répétées pendant deux heures et demie, rien dans l'urine; mort.

L'influence de la prédisposition sur l'efficacité pathogénique de la scarlatine et peut-être de l'albuminurie qui s'y rattache, est mise en évidence par le fait suivant, où on voit apparaître consécutivement l'action de la grossesse.

Observation LXX. — *Hérédité névropathique. — Scarlatine, attaque convulsive. — Vertiges. — Grossesse; attaques épileptiformes.*

Mme M. de L., 24 ans. (Consultation de M. Charcot.)

Antécédents héréditaires : Mère atteinte d'eczéma. Un oncle maternel

(1) Echeverria, *On Epilepsy;* New-York, 1870, p. 152.

(2) Gowers, *Epilepsy and other convulsive chronic diseases;* London, 1881, p. 19.

(3) *C. R., de la Société médicale des hôpitaux*, 1885, p. 265.

ayant vu, à l'âge de dix-sept ans, un individu pendu dans un bois, eut une grande frayeur, à la suite de laquelle il eut des attaques nerveuses, et il mourut quelque temps après d'une affection cérébrale. — Un cousin germain de la ligne maternelle est né chétif, presque idiot et est sujet aux attaques d'épilepsie. — Un grand oncle paternel, ayant cru étouffer dans un accident de voiture, eut pendant trois ans des crises nerveuses, dont il guérit, et aucun de ses enfants n'éprouve de troubles nerveux.

La malade a eu la scarlatine vers l'âge de 9 ans. Pendant sa convalescence, elle eut une crise convulsive (on ne sait pas si elle a été enflée, ni si elle eut alors de l'albumine dans l'urine). Jusqu'à 18 ans, époque à laquelle la menstruation s'établit, elle n'offrit aucun accident nerveux. A partir de ce moment jusqu'à 21 ans, elle fut sujette à de violents maux de tête, s'accompagnant de saignement de nez. — Vers 21 ans, elle eut une *faiblesse* à l'école de natation; l'année suivante, elle en eut une autre avec quelques légers mouvements nerveux (?). Vers l'époque de son mariage, à 24 ans, elle éprouvait presque tous les mois des troubles nerveux légers, caractérisés par du clignotement, des mouvements inconscients de la tête, des bras et des pouces. — Constipation, pertes blanches, irrégularité des menstrues.

Elle se maria le 21 mai 1881 et devint immédiatement enceinte. Une quinzaine de jours après, elle eut une première attaque épileptique, et elle en eut deux autres le mois suivant. Elle accoucha prématurément, à huit mois, d'un enfant bien portant. Deux mois après, crise épileptique ; autre crise deux mois plus tard.

18 octobre 1882. — Fausse couche de deux mois ; le cinquième jour, trois attaques d'épilepsie dans l'espace de quinze heures.

17 novembre 1882. — Depuis la dernière crise, elle a assez souvent des vertiges soit le matin en se levant, soit à propos de changements de température. La mémoire semble s'affaiblir.

D'après la description du mari, les crises sont très caractéristiques : cri initial, pâleur de la face, rotation de la tête à droite, convulsions toniques et cloniques, miction involontaire inconsciente ; sommeil profond, suivi de violents maux de tête. Ce qu'il appelle vertige répond plutôt à des accès incomplets. Ils seraient précédés d'idées noires, d'une sorte de sensations d'étouffement ; puis la malade perd connaissance, laisse tomber ce qu'elle tient à la main, et enfin s'assoupit pour quelques minutes.

Dans ce fait, la première attaque convulsive a bien apparu dans la convalescence de la scarlatine, et a semblé se développer en conséquence de la fièvre éruptive ; mais le sujet était prédisposé à la névrose par une hérédité névropathique des plus nettes. A la suite de l'établissement de la menstruation se manifestèrent des accidents vertigineux ; à propos d'une grossesse, les attaques prennent un caractère nettement épileptique. Toute action physiologique ou pathologique devient cause excitante des manifestations épileptiformes.

Considérons maintenant l'influence isolée de la grossesse et de l'accouchement sur le développement de l'éclampsie et de l'épilepsie. Rappelons d'abord qu'un certain nombre d'auteurs, et en particulier Vogel et Jacquemier, etc., ont considéré l'éclampsie comme une épilepsie aiguë; mais il faut remarquer qu'ils se plaçaient seulement au point de vue des manifestations symptomatiques et non au point de vue de la nature de l'affection. Jacquemier dit : « Il est douteux que les femmes qui sont tourmentées par des accidents sympathiques soient plus exposées... ; il en est de même des accidents qui paraissent avoir plus de rapport avec l'éclampsie, comme les convulsions sans forme déterminées et l'hystérie (1). »

D'autre part, si un certain nombre d'auteurs, et en particulier Gowers, ont signalé l'influence de la grossesse et de l'accouchement sur le développement de l'épilepsie (2), des recherches récentes montrent que leur action n'est pas constante (3). En tout cas, ces circonstances ne paraissent avoir d'action que chez des sujets dont les antécédents héréditaires ou personnels révélaient l'existence d'accidents convulsifs antérieurs (cas de Terrillon, de Ferrand, de Béraud).

Chez les épileptiques avérées, la grossesse et l'accouchement n'ont pas non plus d'influence bien marquée sur le nombre des attaques. La grossesse semble quelquefois avoir une influence favorable (4).

La recherche des antécédents névropathiques a été très négligée ; cependant leur importance n'avait pas complètement échappé. C'est ainsi que Miquel (5) admet l'existence d'une *susceptibilité* du cerveau.

(1) Jacquemier, *Manuel des accouchements*, 1846, t. II, p. 200.

(2) Delasiauve, *Traité de l'épilepsie*, 1864, p. 235. — J. S. Parry. (*Amer. journ. of obstetrics*, août 1875.)

(3) Béraud, *De l'épilepsie dans ses rapports avec la grossesse et l'accouchement* ; thèse, 1884.

(4) H. Nerlinger, *Uber die Epilepsie und das Fortpfanzungsgeschäft des Weibes in ihren gegenseitigen Beziehungen*, 1889.

(5) Miquel, *Traité des convulsions chez les femmes enceintes*, etc., 1824, p. 16.

Nous trouvons dans Trousseau le passage suivant :

« ... Il est certain que la *susceptibilité nerveuse* qui, chez certaines femmes, a pu se traduire dans l'enfance par des accidents convulsifs, plus tard par des phénomènes hystériques ou par des troubles plus ou moins bizarres de l'innervation, il est certain, dis-je, que cette sensibilité nerveuse est une cause prédisposante dont la connaissance pourra préoccuper l'esprit du médecin (1). » Toutefois, il range cette cause entre la primiparité et l'albuminurie, c'est-à-dire qu'il ne lui accorde point le rôle de cause primordiale.

Handfield Jones (2) dit qu'une prédisposition indéterminée est nécessaire pour que les attaques épileptiques et éclamptiques se produisent chez les enfants ou chez les femmes.

Barnes (3) s'exprime dans le même sens, mais avec plus de clarté. Il considère que l'éclampsie puerpérale est le produit de trois facteurs : 1° exaltation de la tension physiologique du système nerveux central, conséquence immédiate de la grossesse ; 2° empoisonnement du sang exagérant cette irritabilité ; 3° excitation périphérique ou émotionnelle, cause provocatrice immédiate de l'attaque. Si cependant il existe une prédisposition névropathique héréditaire ou acquise, c'est une condition particulièrement favorable au développement de l'éclampsie : « On peut dire que la grossesse est la pierre de touche de la solidité du système nerveux. »

Il faut bien convenir que les témoignages que nous venons de recueillir ne reposent guère sur des faits rigoureusement observés ; et ils indiquent plutôt un pressentiment qu'une opinion bien arrêtée.

On peut cependant trouver çà et là quelques observations intéressantes à ce point de vue ; mais ce n'est guère dans les travaux qui ont trait à l'éclampsie. La plupart des auteurs qui s'en sont occupés le plus récemment ont complètement négligé

(1) Trousseau, *Clinique méd.* 4e édit., 1873, t. II, p. 197.

(2) C. Handfield Jones, *Studies on functional nervous disorders.* London, 1870, p. 329 et 330.

(3) R. Barnes, *An address on pregnancy regarded as an experiment illustrating general pathology.* (*Brit. med. Journal,* 1876, t. II, p. 737.)

la recherche des antécédents névropathiques (1) ou n'y attachent qu'une importance secondaire (2).

Michéa (3) cite d'après Pougens et Manget, les deux cas suivants : 1° Mère mélancolique ; antécédents personnels de même nature ; éclampsie puerpérale, mort. — 2° Mélancolique pendant sa grossesse ; répète qu'elle mourra *comme sa mère ;* éclampsie puerpérale, mort. L'auteur, il est vrai, n'en tire aucune conclusion au point de vue de la pathogénie de l'éclampsie.

Handfield Jones cite une primipare éclamptique dont une sœur était épileptique. Churton (4) rapporte un cas de convulsions puerpérales chez une femme qui avait eu des convulsions (?) trois ans auparavant. Murchison (5) a observé l'éclampsie puerpérale associée à des symptômes discutables d'ailleurs de dipsomanie. Nous pouvons résumer à ce propos une observation qui nous est communiquée par notre ami le Dr Jagot, d'Angers.

Observation LXXI. — *Hérédité névropathique, antécédents convulsifs ; éclampsie puerpérale.*

Mme X., femme de chambre primipare. — Père alcoolique. — Six frères et sœurs sont morts jeunes (?). Deux avaient des convulsions. — A l'âge de 6 ans, Mme X. étant tombée sur un vase en porcelaine, se blessa au menton. A la suite de cette blessure, elle fut prise de convulsions qui se renouvelèrent d'abord tous les jours, puis s'éloignèrent peu à peu pour disparaître au bout de six mois. Aucun trouble nerveux jusqu'à sa grossesse. — Au huitième mois, albuminurie œdème ; au bout d'un mois, céphalalgie, violente dans la matinée ; à trois heures, attaque d'éclampsie, qui se renouvelle deux fois. Les phénomènes convulsifs cessent après l'accouchement (deux garçons). Morte de péritonite.

D'autre part, on a noté la coïncidence relativement fréquente de l'éclampsie et de la folie puerpérales, la folie succédant ordinairement à l'éclampsie (6). Il n'est pas sans intérêt de rappeler

(1) Joseph, *De l'albuminurie gravidique et de l'éclampsie puerpérale ;* th., 1886.

(2) Laugier, *Quelques consid. sur l'éclampsie durant la grossesse et la puerpéralité ;* th., Lyon, 1885, p. 56.

(3) Michéa, *Traité de l'hypocondrie*, 1845, p. 106 et 299.

(4) Churton, *Brit. med. Journ.*, 1874, t. I, p. 680.

(5) Murchison, *Brit. med. Journ.*, 1876, t. II, p. 6.

(6) Hervieux, *Traité clinique et pratique des maladies puerpérales ; suites de couches*, 1870, p. 1036. — Bimar, *Eclampsie puerpérale post partum sans albuminurie, manie consécutive.* (*Gaz. hebd. de Montpellier*, n° 34, 1884.) — Léonard, *Éclampsie sans albuminurie, sans œdème, et compliquée de manie puerpérale.* (*Société clinique*, 1886, p. 157.)

que la folie puerpérale est une des manifestations les plus évidentes de l'hérédité vésanique.

Cependant la plupart des auteurs les plus autorisés acceptent que la cause pour ainsi dire indispensable et nécessaire de l'éclampsie puerpérale est l'albuminurie. L'albuminurie manque pourtant assez souvent, puisque M. Charpentier (1) a pu réunir cent quarante et un cas où elle était absente; et Nothnagel (2) en vient à admettre que quelquefois l'éclampsie est causée par l'irritation réflexe des nerfs de l'utérus ou du plexus sacré. Browne a vu survenir de l'éclampsie sans albuminurie dans un cas de tumeur fibreuse de l'utérus (3).

On peut dire que l'on a jusqu'à présent peu songé à rattacher d'une façon précise l'éclampsie aux états névropathiques, et à l'épilepsie en particulier. Spring (4) a vu entre ces deux états morbides un rapport de séquence. « Quelquefois, dit-il, à force de se renouveler, les attaques éclamptiques dégénèrent en épilepsie. » Nous allons par quelques faits essayer d'établir cette relation.

C'est ici le lieu de faire remarquer qu'au point de vue symptomatique, de même que les convulsions de l'enfance, l'attaque éclamptique ne saurait être distinguée de l'attaque épileptique; et la marche de la température (5) rapproche l'accès d'éclampsie de l'état de mal épileptique. L'urémie s'accompagne toujours d'abaissement de température malgré les convulsions.

Observation LXXII. — *Hérédité; nervosisme et longévité. — Éclampsie puerpérale, épilepsie, recrudescence à la ménopause.*

Mme P., 60 ans. — Sa mère, qui a aujourd'hui 87 ans, est très alerte, a eu autrefois des attaques de nerfs « effrayantes », probablement hystériques, qui ont disparu à la ménopause; elle a souffert de rhuma-

(1) Charpentier, *Traité pratique des accouchements*, 1883, t. 1, p. 699. — J. Robin, *Etude sur quelques formes rares d'éclampsie chez les femmes enceintes;* th., 1883.

(2) Nothnagel, art. *Eclampsie*. (Ziemssen, t. XIV, 1878, p. 306.)

(3) Browne, *A case of fibroid tumor of the uterus causing eclampsia*. (*Amer. journ. of obstetrics*, 1877, p. 38.)

(4) Spring, *Symptomatologie ou traité des accidents morbides*, 1875, t. I, p. 810.

(5) Bourneville, *Etudes cliniques et thermométriques sur les maladies du système nerveux*, 1873, 2e fasc. 174-239. — Hypolitte, *De l'éclampsie puerpérale spécialement étudiée au point de vue de sa pathogénie et des modifications de température qui l'accompagnent;* thèse de Nancy, 1879.

tisme subaigu. On n'avoue pas d'autres antécédents nerveux dans la famille.

La malade, qui a eu quelques douleurs dites de croissance, n'a jamais eu de troubles nerveux ni d'autre maladie, jusqu'à l'âge de 26 ans. A cette époque elle accoucha de son cinquième enfant. Le travail s'accompagne d'attaques éclamptiques très intenses. Elle n'avait rien eu d'analogue à ses autres accouchements. — A partir de ce moment, elle eut de temps en temps des vertiges ; elle perdait connaissance un instant, restant en suspens, mais sans mouvements convulsifs d'aucune sorte, elle reste les yeux fixes et est très pâle : cela dure quelques secondes.

L'année suivante, elle accoucha de nouveau et fut de nouveau atteinte d'éclampsie. Depuis cette époque elle a continué à avoir des vertiges, auxquels se sont ajoutées de grandes attaques convulsives qui étaient souvent séparées par un espace de plusieurs mois. Ces attaques étaient caractérisées par un cri initial, la perte de connaissance, la pâleur de la face, des convulsions toniques et cloniques ; pas de morsures de la langue ni d'émission involontaire d'urine.

En 1881, la malade avait 56 ans et souffrait de divers troubles liés à la ménopause, quand elle fut prise, à la fin de janvier, de plusieurs crises convulsives qui survinrent coup sur coup avec une très grande intensité.

Ces attaques cessèrent et, sous l'influence du bromure prescrit par M. Charcot, ne se sont point reproduites depuis, mais elle a toujours des vertiges (3 octobre 1883).

Cette observation offre à relever plusieurs circonstances intéressantes. L'hérédité névropathique y est très évidente. Nous pourrions encore relever l'âge avancé de la mère. Nous voyons la névrose éveillée par l'accouchement à l'état d'éclampsie, persister sous forme de manifestations vertigineuses, se réveiller de nouveau après l'accouchement suivant, et persister avec des caractères comitiaux des plus nets. Enfin la ménopause qui, dans un certain nombre de cas, peut déterminer à elle seule l'apparition des attaques épileptiques (1), s'est accompagnée d'une recrudescence des manifestations convulsives.

Observation LXXIII. — *Éclampsie puerpérale ; épilepsie.* (D'après des notes de M. Charcot.)

Mme M. de L. — Juin 1868. — A l'âge de 22 ans, éclampsie puerpérale avec albuminurie intense à sept mois de grossesse; rétablissement prompt après accouchement d'un enfant mort depuis plusieurs jours. Quatre mois après (octobre) apparition des premiers symptômes

(1) Barié, *Étude sur la ménopause;* thèse, 1877, p. 127.

du mal actuel. Ce furent d'abord des *faiblesses nerveuses* qui s'accentuèrent peu à peu, revinrent plus fréquemment tous les mois. On fit prendre du bromure de potassium à la dose de trois ou quatre grammes par jour, en suspendant pendant huit jours, quand une crise venait de se produire. Il y eut des alternatives dans la fréquence des crises qui souvent furent éloignées, mais augmentèrent d'intensité. Pendant dix ans, on ne cessa pas la médication de la maladie.

Août 1878. — Sous l'influence du polybromure d'Yvon à la dose de deux et trois cuillerées à bouche par jour, les crises furent supendues pendant cinq mois.

Mars 1873. — Prescription du même médicament à la dose de deux cuillerées et demie à trois et demie par jour par quinzaine, auquel on joignait le traitement hydrothérapique. Suspension des crises pendant seize mois. Les doses furent diminuées à partir du mois de février 1880, et le médicament supprimé au mois de juin. A la fin de juillet, les accidents reparurent ; on reprit l'élixir aux doses de deux à trois cuillerées à bouche par quinzaine ; pas de crise, jusqu'en janvier 1881. Le traitement fut continué. Une nouvelle crise se produisit cependant vers la mi-août (1881).

30 août. — Œdème de la face, des membres inférieurs de l'abdomen ; urines rares très chargées d'albumine. Grand mal de tête, suspension du bromure ; régime lacté.

19 octobre. — Il y a encore de l'albumine dans l'urine ; l'œdème a disparu. Depuis les suspensions du bromure, les crises reviennent tous les quinze jours ; on reprend l'élixir à partir de sept cuillerées à café jusqu'à douze (par quinzaine).

Observation LXXIV. — *Éclampsie puerpérale ; vertiges, épilepsie.*

Mme S., de Toulouse, 43 ans. Il n'y a dans sa famille, au dire de son mari, aucun parent ascendant ou collatéral qui soit atteint d'une affection nerveuse quelconque. Avant son mariage, elle n'avait pas éprouvé de maladie, jusqu'à l'époque où ont commencé les accidents actuels, elle n'avait souffert d'aucun trouble nerveux, pas de migraine ; elle était d'un caractère calme et facile, n'était point sujette aux emportements. Elle a eu quatre grossesses. Pendant la première grossesse, elle fut atteinte de fièvre typhoïde, et avorta à la sixième semaine. Les deux grossesses suivantes furent bonnes, et elle donna naissance à deux garçons. La quatrième grossesse survint à trente-deux ans (1873) : elle se trouvait alors dans un état moral fâcheux, elle était extrêmement jalouse. Au septième mois, elle fut prise d'une épitaxis extrêmement violente qui dura quatorze heures, nécessita le tamponnement et laissa après elle une anémie profonde. Au huitième mois, à la suite d'une promenade dans une voiture remplie de lilas, dont l'odeur l'avait très incommodée, elle fut prise d'attaques d'éclampsie qui se répétèrent toute la nuit. A partir de huit heures du matin elle fut maintenue par le chloroforme et à deux heures on provoquait un accouchement prématuré qui donna naissance à un enfant mort, mais bien constitué.

On ne constata pas alors d'enflure ; et l'albumine ne fut point recherchée dans les urines. Une fois l'accouchement terminé, les attaques d'éclampsie ne se reproduisirent pas.

Un mois après, elle a commencé à avoir ce qu'elle appelle des spasmes : elle mâchonne, fronce le front, dit quelquefois : « Ah ! mon Dieu ! », et c'est tout. Elle peut continuer à agir. Si elle marche, elle ne s'arrête pas, elle peut même monter sur un trottoir ; mais elle ne peut pas parler. Elle prétend qu'elle ne perd pas connaissance, mais qu'elle se sent dans un monde étrange, dont elle ne peut rendre compte. Ces sortes de vertiges, se produisant de une à trois fois par jour, furent les seuls troubles observés pendant deux ans et demi.

Au bout de ce temps, elle fut prise, une nuit, d'une attaque qui, dit le mari, ressemble aux crises éclamptiques commençant par un grand cri. Ces crises se sont répétées souvent depuis, quelquefois elle se mord la langue, mais n'urine jamais au lit, c'est le plus souvent la nuit qu'elle en est atteinte.

10 avril 1882. — A l'époque actuelle, Mme S. a encore des vertiges tous les jours, quelquefois trois ou quatre, quelquefois jusqu'à douze. Autrefois, quand il se passait trois ou quatre jours sans vertiges, on pouvait être sûr qu'il y aurait un grand accès. Depuis qu'elle prend du bromure, les accès ont diminué, elle a été sept mois sans en avoir, mais les vertiges persistent.

Observation LXXV. — *Hérédité névropathique; antécédents convulsifs ; éclampsie puerpérale ; épilepsie; convulsions chez l'enfant.*

Mme P., 22 ans. — *Antécédents héréditaires :* Son père a succombé à la suite d'un accident de voiture, à 32 ans ; se portait bien ; pas de renseignements sur ses ascendants. Un oncle paternel est sujet aux bronchites, se porte bien pour le reste, a trois enfants qui n'ont jamais eu d'accidents nerveux. — Sa mère a actuellement 46 ans. A été sujette depuis l'âge de 16 ans jusqu'à 19 à des vapeurs, à des crises de larmes, pas d'éclampsie. Une tante maternelle religieuse, paraît bien se porter. Un oncle maternel a un tic facial, il a deux jeunes enfants qui ont eu des convulsions. Un autre oncle maternel a 52 ans, est célibataire, excentrique, a eu des phénomènes de somnambulisme spontané (montait à cheval la nuit).

Mme P. a un frère aîné qui n'a jamais eu de maladies qu'une rougeole ; il est marié depuis deux ans, n'a pas d'enfant. — Une sœur, plus jeune d'un an, a des crises d'étouffements; il y a quelques mois, à la suite d'un amour contrarié, elle a fait une tentative de suicide par la vapeur de charbon, et à laquelle elle a failli succomber.

Mme P. a eu des convulsions au moment de la première dentition. Depuis lors, jusqu'à sa grossesse, elle n'a pas été un jour malade ; elle est d'une intelligence moyenne, fort calme, n'avait jamais eu le moindre accident nerveux. Elle a été réglée à 16 ans, correctement, d'emblée et sans douleur. Elle s'est laissé marier à 18 ans à un homme pour lequel elle n'a jamais eu ni répugnance ni affection.

Quatre mois après, devint enceinte. Pendant les premiers mois de la grossesse, elle fut sujette à des vomissements très fréquents, puis tout alla bien jusqu'à la fin du huitième mois : elle commença alors à se plaindre d'enflure des jambes. M. le Dr Bellemère constata alors l'existence de l'albuminurie qui persista jusqu'à l'accouchement. Tout cependant alla assez bien jusqu'aux premières douleurs : Mme P. commença alors à s'exciter, et elle aurait eu, dit-on, un véritable accès de délire avec hallucinations de l'ouïe (elle entendait parler des personnes absentes et leur répondait), à la suite duquel survinrent des convulsions éclamptiques qui persistèrent pendant trois heures à peu près sans interruption, jusqu'à l'accouchement qui ne se termina que par le forceps. Les accidents convulsifs paraissent avoir cessé après la délivrance; et les suites des couches ont été des plus simples. Il était né un enfant mâle qui fut mis en nourrice : la mère put se lever en dix-huit jours, et elle fut rapidement en état de se remettre aux soins de son ménage.

Tout allait bien, les règles étaient réapparues au bout de six semaines, quand, deux mois après l'accouchement (18 janvier 1881), le mari est réveillé au milieu de la nuit, à trois heures du matin, par une secousse suivie de trépidations rapides; le temps de faire de la lumière, et les mouvements avaient cessé. Mme P. ronflait, il s'écoulait de la bouche de la salive mousseuse et sanguinolente. Mme P. n'avait pas uriné, mais elle s'était fortement mordu la langue et elle en souffrit pendant plusieurs jours ; elle n'avait eu aucune connaissance de l'accident; aussi ne s'en préoccupa-t-elle pas. Mais trois semaines plus tard (le 6 février), en se préparant à son premier déjeuner, à huit heures, Mme P. pousse tout à coup un grand cri, tombe en arrière de toute sa hauteur et offre tous les phénomènes de la grande attaque d'épilepsie; convulsions toniques et cloniques, morsure de la langue, miction involontaire, perte totale de la connaissance, sommeil de deux heures. La malade ignore complètement ce qui lui est arrivé ; il en est de même pour les attaques successives qui, pendant toute l'année 1881, se sont renouvelées à des intervalles variables de trois semaines à deux mois. Sous l'influence d'un traitement bromuré institué à la fin de décembre, les attaques ne se reproduisirent pas pendant trois mois. Depuis lors, sous prétexte de troubles gastriques, le bromure, qui n'avait jamais été élevé au-dessus de trois grammes par jour, fut pris irrégulièrement : les attaques revinrent ; elle en eut pendant le mois d'avril et, en moyenne, deux par mois jusqu'au mois de mars 1883, toujours avec les mêmes caractères. C'est alors que nous eûmes l'occasion de voir cette malade ; nous l'engageâmes à porter la dose du bromure de potassium à quatre grammes par jour, et à ne jamais interrompre le médicament, sous aucun prétexte. Depuis lors les attaques ont diminué, mais n'ont pas disparu ; du 12 mars au 28 novembre, elle en a encore eu trois, mais beaucoup moins fortes que les précédentes.

Au moment de l'éruption de ses premières dents, l'enfant de Mme P. a eu des convulsions. On le dit bien conformé, mais nous ne l'avons pas examiné directement.

Il peut arriver que l'on nie tout antécédent héréditaire dans la famille sans que pour cela on soit en droit de rejeter la prédisposition ; c'est ce que montre l'observation suivante communiquée par M. le docteur Girou, d'Aurillac.

OBSERVATION LXXVI. — *Scarlatine fruste, albuminerie, éclampsie, frère épileptique plus tard.*

Maria M., âgée de 15 ans, réglée depuis un an, a eu une angine légère vers le 15 septembre, pendant qu'une épidémie de scarlatine régnait dans le quartier. Le 1er octobre, œdème et albuminurie sans qu'on ait aperçu aucune trace d'éruption. Le 3 octobre à 11 heures du soir, série de crises éclamptiques, suivies de coma. Le lendemain, perte absolue de la vision, qui ne revient que le 6. L'œdème et l'albuminurie ont disparu plus tard.

La famille niait tout antécédent nerveux et tout accident de même nature chez la jeune fille, quand je fus appelé le 12 courant (19 décembre 1885) auprès du frère de la malade, garçon âgé de 25 ans, sobre, qui venait d'être pris sans cause d'une crise d'épilepsie franche.

Les observations qui précèdent nous permettent de répondre aux trois questions que nous nous étions posées, et montrent que l'éclampsie et l'épilepsie ne doivent pas seulement être rapprochées par des analogies cliniques (Vogel, Jacquemier, Rosenthal (1), etc.) ; mais qu'elles doivent l'être encore par leur pathogénie.

1° Les antécédents héréditaires et personnels peuvent en effet, dans un certain nombre de cas, mettre en lumière la prédisposition névropathique, et montrer que la dentition, les affections intestinales de l'enfance, la scarlatine, la grossesse et l'accouchement ne jouent qu'un rôle de cause déterminante. C'est surtout pour l'éclampsie puerpérale, qui se présente à un âge plus avancé, que la démonstration peut être faite : on la voit, en effet, souvent se développer chez des sujets qui ont des antécédents hystériques (2), et surtout des antécédents convulsifs à forme éclamptique qui se sont présentés à différentes époques de la vie, soit à propos de la dentition, d'affections gastro-intestinales, de fièvres éruptives, etc.

(1) Rosenthal, *Traité clinique des maladies du système nerveux;* édit. franç., 1878, p. 551.

(2) Le Rolland, *De l'influence de la grossesse sur la marche de l'hystérie et de l'épilepsie ;* thèse, 1879, p. 34.

On peut, dans cette circonstance, rapprocher de l'éclampsie la chorée, qui, quelquefois aussi, se manifeste chez les femmes en couches (1) qu'elle a déjà atteintes antérieurement dans d'autres circonstances.

2° D'autre part, dans certains cas, des manifestations névropathiques ultérieures viennent montrer que les éclampsies ne constituent point des troubles purement accidentels, et qu'ils dépendent, au contraire, d'un état morbide persistant. A la suite d'une scarlatine, d'une grossesse, etc., on voit se développer des attaques éclamptiques, puis cette épilepsie aiguë passe pour ainsi dire à l'état chronique et ne se manifeste plus que par des attaques isolées d'épilepsie vulgaire. La succession des phénomènes jette un jour nouveau sur l'identité de nature des manifestations convulsives.

3° L'état névropathique qui peut se transmettre aux descendants sous des formes variables, montre encore les liens de famille de l'éclampsie.

4° Si les poisons convulsivants contenus dans l'urine, en particulier dans certaines maladies (Bouchard) (2), peuvent jouer un rôle important dans la détermination de la maladie, on ne peut pas rigoureusement déduire que l'éclampsie est une maladie infectieuse due à un empoisonnement du sang (3); l'éclampsie est tout au plus dans le cas particulier un symptôme d'une maladie infectieuse.

On peut citer telle épileptique qui n'a jamais eu de convulsions ni à propos de la dentition, ni à propos de la scarlatine ou de la grossesse. Les faits de ce genre ne constituent pas des arguments péremptoires contre la thèse que nous soutenons ; mais ils nous conduisent à admettre chez certains sujets l'existence de *zones épileptogènes* (gastrique, utérine, périphérique, etc.), dont l'irritation est particulièrement efficace pour l'éveil de la névrose. Si la prédisposition est moins accentuée, l'irritation a plus besoin d'être multipliée et accumulée pour

(1) Hervé, *De la chorée pendant la grossesse* ; thèse, 1884.
(2) Rivière, *Pathologie et traitement de l'auto-intoxication éclamptique* ; th., 1888.
(3) Duguet, *De l'éclampsie puerpérale* ; th., Bordeaux, 1889.

provoquer la décharge ; c'est ainsi que l'éclampsie peut ne survenir qu'à la quatrième, à la cinquième grossesse.

Il existe donc des épilepsies aiguës, *épilepsies éclamptiques* qui sont déterminées par certaines conditions physiologiques ou pathologiques; mais qui, comme l'épilepsie vulgaire, ne se développent qu'en conséquence d'une prédisposition névropathique trahie par des accidents antérieurs héréditaires ou personnels. Ces épilepsies aiguës de l'enfance, de la puerpéralité, etc., peuvent se terminer par la guérison, en laissant l'organisme en état d'opportunité convulsive, ou passer à l'état chronique, et se transformer en épilepsie vulgaire. Quelle que soit leur marche, il est important, au point de vue du *pronostic d'hérédité*, de rechercher les liens qui les unissent aux différents membres de la *famille névropathique* (1).

Le rôle secondaire que j'attribue aux maladies infectieuses dans le développement de l'épilepsie a été compris tout autrement dans ces dernières années. M. Cotard avait déjà signalé dans sa thèse de 1868 l'influence des maladies infectieuses sur ce développement des scléroses cérébrales. Mais tout récemment (2), dans une généralisation qui aurait gagné à s'appuyer sur quelques observations, M. Marie a attribué un rôle primordial aux maladies infectieuses dans l'étiologie de l'épilepsie. M. Lemoine est bientôt venu à la rescousse et affirme, lui aussi, que l'hérédité de l'épilepsie est une rareté (3); il se garde bien d'ailleurs aussi de donner une observation prouvant l'influence exclusive de l'infection. M. Bélous (4) revendique timidement pour M. Pierret l'honneur de la généralisation, mais ne cite pas davantage d'observation en ce qui concerne l'épilepsie. Mais voici des documents sérieux de l'appui de la théorie infectieuse, M. Veysset (5), dans sa thèse, rapporte six observations qui représentent actuellement le bilan officiel de cette

(1) Ch. Féré, *la Famille névropathique*. (*Archives de Neurologie*, 1884, janvier et mars.)

(2) Marie, *Note sur l'étiologie de l'épilepsie*. (*Progrès médical*, 1887, n° 44, p. 33.)

(3) Lemoine, *Note sur la pathogénie de l'épilepsie*. (*Ibid.*, 1888, n° 16, p. 298.)

(4) Bélous, *Étude sur les phénomènes morbides, liés à l'action exercée par les maladies infectieuses sur les centres nerveux*; th., Lyon, 1888.

(5) *De l'influence des maladies infectieuses sur le développement de l'épilepsie*; th., 1889.

théorie. J'y découpe quelques faits relatifs aux antécédents qui montreront bien que cette théorie aurait mérité d'être présentée plus modestement.

Obs. II (p. 36). — *Antécédents héréditaires.* — Père ivrogne, mère morte hémiplégique à 64 ans, deux frères et une sœur bien portante, rien du côté des aïeux, une cousine hystérique.

Antécédents personnels. — Convulsions dans l'enfance, variole à 12 ans, pas d'autres maladies graves.

Obs. III (p. 39). — *Antécédents héréditaires.* — Mère hystérique, père bien portant, cousin épileptique, oncle maternel aliéné, deux frères bien portants, une sœur est morte en bas âge, après avoir eu des convulsions.

Antécédents personnels. — Pas de convulsions dans l'enfance, rougeole à 6 ans, excès alcooliques.

Obs. IV (p. 42). — *Antécédents héréditaires.* — Père mort en état de démence à 64 ans, mère nerveuse, rien du côté des aïeux, ni des collatéraux, un frère aliéné, deux autres sœurs bien portantes.

Antécédents personnels. — Convulsions dans l'enfance, petite vérole à 14 ans, pas d'habitudes alcooliques.

Commémoratifs. — Rien de particulier à signaler dans l'enfance et l'adolescence, si ce n'est que B. se montre de bonne heure d'un caractère sombre et taciturne. Il pleure abondamment quand est venu le moment de partir au régiment; il va consulter tous les sorciers pour savoir quelle sera sa destinée.

Obs. V (p. 44). — *Antécédents héréditaires.* — Père rhumatisant mort à 58 ans « d'hydropisie ». Mère bien portante; une sœur également rhumatisante, *peu de renseignements précis sur les aïeux et les collatéraux.*

Obs. VI (p. 46). — *Antécédents héréditaires.* — Père mort phtisique, mère faible d'esprit, dans un état voisin de la démence, une tante maternelle hystérique, un frère bien portant, un frère et une sœur morts de méningite en bas âge.

Antécédents personnels. — Pas de convulsions dans l'enfance. A 10 ans, incontinence d'urine qui disparait après 6 mois d'un traitement approprié, à 15 ans il tombe d'un arbre et se fait à la région fronto-pariétale droite une vaste plaie dont la cicatrice est aujourd'hui très apparente et mesure 6 centimètres de longueur, cette plaie guérit très rapidement, sans présenter aucune complication, le médecin traitant a constaté qu'il s'agissait d'une plaie contuse du cuir chevelu sans esquille osseuse, sans enfoncement apparent des os du crâne.

On peut juger par ces quelques extraits que le rôle de l'hérédité et de la prédisposition névropathique n'est pas détruit dans ce travail, il est vrai que l'auteur conclut :

« Dans un grand nombre de cas, les maladies infectieuses

jouent le rôle de cause efficiente dans la pathogénie des épilepsies ; l'hérédité n'intervient que comme cause prédisposante. »

C'est ce que tout le monde savait avant l'introduction de la théorie infectieuse.

M. Arnal (1), utilisant la notion établie par MM. Doléris (2) et Blanc (3), de l'existence de microorganismes dans l'urine des éclamptiques, défend le rôle de l'infection : il est regrettable que dans aucune de ses observations il ne soit question ni d'antécédents héréditaires, ni d'antécédents personnels.

Si je me suis attardé dans cette discussion, c'est que je suis convaincu qu'il n'est pas sans utilité pratique de restituer aux conditions prédisposantes leur véritable rôle.

(1) *Des rapports de l'albuminurie gravidique avec l'éclampsie* ; th., Montpellier, 1889.
(2) *Société de Biologie*, 1885.
(3) *Arch. de Tocologie*, 1889.

CHAPITRE XX

RAPPORTS ÉTIOLOGIQUES DE L'ÉPILEPSIE ET DE QUELQUES MALADIES GÉNÉRALES

On a pensé que les maladies dites diathésiques et par ralentissement de la nutrition favorisent le développement de l'épilepsie. Portal (1) avait déjà noté la fréquente coïncidence dans une même généalogie de la manie, de l'épilepsie et de la phtisie pulmonaire. Moreau de Tours fit la même remarque. M. Baillarger a signalé la coïncidence du rhumatisme avec les névroses en général; mais la goutte offre surtout des connexions nombreuses avec l'épilepsie. Parmi les troubles prémonitoires de la goutte, on rencontre fréquemment le vertige, qui se présente avec une intensité très variable; quelquefois, il est assez marqué pour offrir le grand appareil du vertige labyrinthique, comme M. Bouchard en a observé des exemples. Lasègue voyait une telle connexion entre le vertige et l'arthritisme, qu'il rapportait au rhumatisme et à la goutte tous les cas de vertige dit stomacal (2). M. Da Costa (3) fait jouer aussi au vertige un rôle prépondérant parmi les symptômes nerveux dus à la lithémie. D'autres phénomènes nerveux encore sont communs à l'épilepsie et à la goutte. Graves a signalé chez le goutteux une espèce de tic qui consiste en un grincement presque continuel des dents, souvent usées par le frottement; ce tic, qui n'est pas rare pendant le sommeil chez les enfants à convulsions, se retrouve quelquefois dans l'épilepsie.

Nous avons pu voir à la Salpêtrière, une vieille femme qui

(1) Portal, *Considérations sur la nature et le traitement des maladies de famille et des maladies héréditaires*, etc.; 3e éd., 1814, p. 36.

(2) Belliard, *Des manifestations cérébrales de la goutte*; th., 1882, p. 8.

(3) Da Costa, *the Nervous symptoms of lithœmia*. (*Amer. journ. of. med. sc.*; octobre 1881.)

était épileptique seulement depuis dix ans et qui, depuis deux ans, avait ce même grincement de dents qui se manifestait d'abord par accès, puis était devenu continuel, à tel point que la malade était obligée de se mettre un chiffon entre les arcades dentaires pour n'être point empêchée de dormir par le bruit qu'elle faisait. M. Delasiauve cite deux faits de grincement de dents parmi les signes précurseurs de l'attaque d'épilepsie.

L'épilepsie proprement dite coïncide d'ailleurs quelquefois avec la goutte.

Des cas de ce genre ont été rapportés par Van Swieten, Lynch (1), Legrand du Saulle (2). Spencer Wells (3), toutefois, professe que les affections convulsives ne sont pas fréquentes dans la goutte, et que si quelquefois elles simulent l'épilepsie, il n'y a pas d'aura; les attaques seraient seulement précédées pendant plus ou moins longtemps de tintements d'oreilles, de mouches volantes, etc. Dans quelques cas, la relation avec la goutte de l'affection convulsive est des mieux démontrée par sa disparition, au moment où se manifestent les douleurs articulaires (Lanzoni (4), Lynch, Legrand du Saulle, Teissier (5), etc.), ou inversement (Sauvages, Van Swieten).

A côté de la coexistence de l'épilepsie et de la goutte chez le même sujet, il faut citer la combinaison des deux maladies dans les familles; j'en ai rapporté ailleurs plusieurs exemples intéressants (6).

Les diabétiques sont aussi sujets à des accidents vertigineux (7) et convulsifs (8).

Chez un malade cité par M. Truc, l'épilepsie se reproduisait à chaque suppression d'un flux hémorroïdal.

Tous ces troubles nerveux, qui se combinent avec les manifes-

(1) Lynch, *Some remarks on metastasis to the brain in gout and other diseases.* (*Dublin quart. journ. of med. sc.*, 1856, p. 276.)
(2) Legrand du Saulle, *Gaz. des hôp.*, 1868, 31 octobre 1885.
(3) Spencer Wells, *Practical obs. on gout and its complications.* London, 1854, p. 126.
(4) Cité par Guilbert, *De la goutte et des maladies goutteuses*, 1820, p. 26.
(5) Teissier, *Des crises d'épilepsie liée à l'arthritisme.* (*Lyon médical*, 1885.)
(6) *La famille névropathique.* (*Arch. de Neurologie*, mars 1884.)
(7) Lecorché et Talamon, *Etudes médicales*, 1881, p. 27.
(8) Bernard et Féré, *Des troubles nerveux chez les diabétiques.* (*Arch. de Neurologie*, 1882.)

tations de la goutte ou du diabète, soit chez le même sujet soit dans une même famille, s'ils ne prouvent pas absolument, comme le veut M. Duckworth, que la goutte est une affection du système nerveux et aussi le diabète, montrent au moins qu'il y a des rapports assez étroits entre la famille arthritique et la famille névropathique. On peut dire que la plupart des maladies sont susceptibles de s'accompagner de quelque trouble nerveux chez les névropathes. L'arthritisme n'a-t-il qu'une puissance excitatrice particulièrement active? Ou bien l'arthritisme et la diathèse névropathiques sont-ils deux états congénères résultant d'un trouble de la nutrition différemment spécialisé? C'est cette dernière interprétation que j'accepte : c'est à titre d'*états de dégénérescence* que la névropathie, la scrofule, la tuberculose, l'arthritisme, etc., se trouvent diversement combinés dans les familles; et, dans certaines conditions, leurs manifestations se transforment ou s'excitent réciproquement.

Ces connexions des maladies de dégénérescence avaient été signalées par Portal (1), on les retrouve dans la plupart des auteurs récents (2).

C'est surtout la scrofule, comme l'avait déjà noté Lugol, et la tuberculose, dont on retrouve souvent des traces chez les épileptiques : « Si je voulais, dit Jos. Frank, avec les autres admettre un tempérament épileptique, ce serait assurément le tempérament scrofuleux et rachitique. » Gee (3), sur soixante-cinq enfants atteints de convulsions, en aurait trouvé cinquante-six rachitiques. Parmi les coïncidences possibles de l'épilepsie, à côté du rachitisme, il faut citer l'ostéomalacie : J'ai fait à la Salpêtrière l'autopsie d'une épileptique qui succomba à une obstruction intestinale déterminée par un rétrécissement ostéomalacique extrême du bassin (4).

L'anémie spontanée ou consécutive aux déperditions diverses

(1) A. Portal, *Considérations sur la nature et le traitement des maladies de famille et des maladies héréditaires*, 3e éd., 1814, pp. 34, 36.

(2) J. M. Winn, *Hereditary diseases*. (*The journ. of psychological med. and mental path.*, 1875, t. I, p. 155.)

(3) Gee, *On convulsions in Children* (*St-Bartholomew's hosp. Rep.*, 1867, t. XVIII, p. 101.)

(4) *Bull. Soc. anatomique*, 1881, p. 437.

a aussi été accusée de favoriser l'épilepsie. Malgré l'observation de Maisonneuve qui a rapporté l'histoire de dix-huit marins de la corvette *la Légère* qui, échappés à la mort à la suite du naufrage de leur navire et réfugiés sur un rocher, auraient été tous successivement atteints d'épilepsie, en conséquence d'une abstinence prolongée : la preuve n'est pas faite. Tout ce qu'on peut dire, c'est qu'il arrive quelquefois qu'à la suite d'une déperdition de liquides, un épileptique présente des accès plus fréquents; c'est ainsi qu'un épileptique de mon service, qui n'a guère qu'un ou deux accès par mois, en eut trente-sept dans les quelques jours qui suivirent une diarrhée profuse. Les épilepsies par anémie ou épilepsies asthéniques (Gubler), peuvent encore s'observer à la suite de grandes hémorragies, et même à la suite d'une simple saignée (Trousseau). Du reste, c'est un fait mis en lumière par Nothnagel et bien connu des physiologistes que, chez les animaux en expérience, les pertes de sang favorisent la production des mouvements réflexes et des convulsions (1).

Certaines autres altérations du sang paraissent favoriser l'épilepsie; M. Charcot a signalé un cas d'épilepsie paraissant en relation avec la mélanémie.

L'hémophilie pourrait avoir des rapports étiologiques avec certains cas d'épilepsie, en présidant à la production d'hémorragies qui deviendraient des causes d'irritation (2).

L'épilepsie coïncide dans un certain nombre de cas avec des affections organiques du cœur, quelle que soit leur localisation; on peut donc admettre avec M. Lemoine (3) qu'elles agissent, les unes en provoquant l'anémie cérébrale, les autres en provoquant la congestion.

Toutes ces conditions pathologiques, qui coïncident avec l'épilepsie, ont pu être considérées soit comme des causes efficientes, soit comme des causes déterminantes. Leur rôle se confond avec celui des causes que nous allons maintenant passer en revue.

(1) Graves, *Epilepsy brought on by a sudden depletion of the vascular system.* (*Dublin quart. med. Journ.*, 1847, t. III, p. 330.)

(2) Sorel, *Aphasie, épilepsie Jacksonnienne, débutant par la face et précédée de déviation conjuguée des yeux avec rotation de la tête.* (*Revue de médecine*, 1881, p. 1010.)

(3) G. Lemoine, *De l'épilepsie d'origine cardiaque et de son traitement.* (*Rev. de méd.*, 1887, p. 365.)

CHAPITRE XXI

CAUSES DÉTERMINANTES GÉNÉRALES

L'influence des causes dites déterminantes est souvent fort difficile à établir, en tout cas cette influence ne peut guère être considérée comme nécessaire, puisqu'elles n'agissent pas constamment. Il ne faut pas s'en rapporter trop facilement au dire des malades ou de leurs familles, qui introduisent toujours une part d'interprétation dans la relation des faits; et qui, non sans raison d'ailleurs, trouvent une sorte de honte à l'hérédité morbide, aussi ne font-ils souvent que troubler les recherches. Lorsqu'on poursuit avec soin l'interrogatoire, on constate souvent que le premier accès ne s'est manifesté que des semaines ou des mois après l'époque où a agi la soi-disant cause déterminante. En réalité, l'efficacité des causes déterminantes est en rapport avec la tension de la prédisposition. D'après Gowers (1), l'action des causes déterminantes serait beaucoup plus évidente chez les hommes que chez les femmes.

Le rôle des influences climatériques dans la prédisposition ou la détermination de l'épilepsie est complètement inconnu. L'épilepsie se rencontre dans tous les pays, mais les essais de statistique (Morselli, Burlureaux, etc.) ne sont pas suffisants pour permettre de juger de sa fréquence relative. On a invoqué quelquefois l'influence du froid, qui peut en effet agir par l'augmentation de tension artérielle et la dépression nerveuse qu'il provoque (2); mais on a accusé aussi le coup de chaleur et l'insolation.

De tout temps les émotions morales (3) ont joué dans l'opinion

(1) Gowers, *De l'épilepsie et des autres maladies convulsives chroniques;* trad. fr., 1883, p. 32.

(2) Ch. Féré, *Note sur quelques effets du froid sur l'homme.* (*C. R. Soc. de biologie*, 1889.)

(3) Doussin-Dubreuil, *De l'épilepsie en général, et en particulier de celle déterminée par les causes morales*, an V.

publique un rôle important parmi les causes de l'épilepsie. Il faut bien reconnaître que les émotions intenses à manifestations extérieures fuyantes sont le propre des tempéraments nerveux. Aussi ne pensons-nous pas que les émotions puissent être considérées comme de véritables causes, mais seulement comme des excitences particulièrement efficaces de la prédisposition. Il faut remarquer que les émotions sthéniques, comme la colère, la joie, ne tiennent qu'une place peu importante dans l'étiologie de l'épilepsie. Les émotions asthéniques, au contraire, les chagrins, la peur en particulier, jouent un rôle considérable ; si on additionne les observations faites sans parti pris par Bouchet et Cazauvielh, Leuret, Beau, Maisonneuve, Calmeil, Moreau, on trouve que sur 817 cas, les émotions dépressives sont incriminées 410 fois. Il n'y a donc pas lieu de s'étonner que depuis Tissot, la plupart des aliénistes considèrent la peur comme la cause déterminante la plus fréquente de l'épilepsie. Reynal note que des chevaux ont été atteints d'épilepsie par frayeur des exercices à feu.

D'ailleurs, la peur, comme toutes les émotions qui amènent un épuisement nerveux, s'accompagne de phénomènes convulsifs (1), bien propres à éveiller ou à réveiller l'épilepsie.

Georget a remarqué « que beaucoup de femmes étaient dans la période menstruelle lorsqu'elles avaient éprouvé la frayeur qui les rendit épileptiques. Peut-être faut-il tenir compte de la susceptibilité particulière du cerveau à cette époque de la suppression menstruelle et de la frayeur ; mais, ce qu'il y a de certain, c'est que l'écoulement se rétablit très souvent sans que l'épilepsie cesse de se manifester. » Toutes les conditions physiques dépressives qui favorisent les manifestations de la peur, favorisent du même coup les réactions convulsives qui se renouvellent souvent quand la cause apparente a cessé. Les états habituels de dépression morale, l'anxiété prolongée, jouent le même rôle dans la provocation de l'épilepsie que dans la provocation des maladies mentales ou de l'hystérie. Lasègue fait preuve d'un scepticisme arbitraire lorsqu'il rejette l'influence des causes mo-

(1) Ch. Féré, *Dégénérescence et Criminalité*, p. 26 et suiv.

rales dans l'épilepsie, et M. Burlureaux ne lui donne pas un très vigoureux appui lorsqu'il fait remarquer que les sapeurs-pompiers de Paris, qui sont exposés à des dangers terribles, ne deviennent pas épileptiques par la frayeur ; on peut être exposé à des dangers terribles sans avoir peur ; car la peur est souvent par elle-même une manifestation morbide (1). Les soldats, d'ailleurs, ont subi l'épreuve du conseil de revision et du régiment, et une sélection spéciale, ils ne paraissent donc pas particulièrement prédisposés aux manifestations dégénératives. Les émotions vives en général, et particulièrement les émotions tristes (2), dites dépressives, déterminent toujours en fin de compte une décharge nerveuse qui se traduit par des phénomènes généraux d'épuisement ; condition de faiblesse irritable éminemment propre à favoriser la production des névroses, aussi figurent-elles dans l'étiologie de toutes les névroses, hystérie, épilepsie, psychoses, tremblements, chorée, etc. (3).

Non seulement on a exagéré le rôle des émotions morales, mais on a quelquefois méconnu que l'émotion peut n'être que la conséquence d'un prélude de l'attaque. C'est ainsi que Doussin-Dubreuil attribua à la peur les accès d'épilepsie du jeune homme cité par Peyroux « qui ne tombait jamais que parce qu'il croyait voir venir au galop et avec beaucoup de bruit un carrosse dans lequel se trouvait un petit homme en bonnet rouge ; la crainte d'être écrasé le faisait tomber raide et sans connaissance. » On a incriminé quelques causes de peur en particulier. Legrand du Saulle (4) a réuni huit observations de malades qui étaient devenus épileptiques à la suite d'une peur déterminée par la vue d'un cadavre.

Ainsi, en général, les émotions qui agissent le plus sur l'apparition des accès d'épilepsie, sont les émotions dépressives, et en général elles ne sont pas suivies immédiatement du paroxysme. Cependant dans quelques cas la colère a été la cause immédiate soit d'un premier accès soit d'une répétition d'accès. Cette influence peut s'exercer de la manière suivante : on sait qu'en

(1) Mosso, *la Peur* (Bibliothèque de philos. contemp.), 1886, p. 167.
(2) G. Y. Hunter, *the Lancet*, 1875, t. I, p. 789.
(3) H. Tuke, *Illustrations on the influence of the mind upon the body*. 1870, p. 170.
(4) *Soc. méd. psych.*, 25 fév. 1885.

général tout paroxysme épileptique est précédé d'une augmentation de pression artérielle, et que d'autre part dans certaines conditions l'abaissement artificiel de cette pression peut supprimer ou au moins éloigner le paroxysme. L'augmentation de pression est donc une des conditions de la décharge, je dis une des conditions, car cette condition ne suffit pas, puisqu'en augmentant artificiellement la pression chez un épileptique récemment déchargé, par l'application de la bande d'Esmarch, on ne produit pas nécessairement une attaque (1) ; mais cette condition en tout cas importante se trouve réalisée notamment par la colère (2).

Une circonstance que l'on a souvent invoquée contre l'influence des émotions morales ou des chocs, c'est qu'en général elles ne sont pas suivies immédiatement par la manifestation épileptique. Cet argument n'est pas péremptoire, car on sait que les émotions, comme les chocs nerveux en général, laissent toujours après eux une dépression, et par conséquent une hyperexcitabilité plus ou moins durable. D'ailleurs, dans un certain nombre de cas, l'effet est immédiat : un de mes malades ayant pris peur dans le fonds d'un puits, eut sa première attaque dans l'endroit où il se trouvait ; les renseignements sur son hérédité sont incomplets ; sa mère est morte à 93 ans, à l'hospice de Blois, mais c'est un enfant naturel. Un autre cas d'épilepsie survenue immédiatement après une grande frayeur a été publié par Fallat (3).

L'influence des rêves sur la production et sur la marche du délire est aujourd'hui bien établie (4), et elle se manifeste encore dans la production d'autres phénomènes morbides (5), en particulier dans l'hystérie. Elle paraît moins fréquente dans l'épilepsie ; cependant Tissot cite un malade qui eut une attaque après avoir rêvé qu'il était en butte à la fureur d'un taureau. On peut en trouver dans des auteurs quelques autres exemples (Nothnagel, Magnan, etc.). Il peut se faire que les hallucinations hyp-

(1) Ch. Féré, *Note sur des modifications artificielles de la pression artérielle.* (*C. R. Soc. Biol.*, 1889, p. 377.)

(2) Ch. Féré, *la Pression artérielle dans les paroxysmes épileptiques et dans la colère.* (*C. R. Soc. Biol.*, 1889, p. 368.)

(3) *Ann. méd. belges*, 1844, t. II, p. 64.

(4) Chaslin, *Du rôle du rêve dans l'évolution du délire* ; th., 1887.

(5) Ch. Féré, *la Médecine d'imagination.* (*Progrès médical*, 1886, p. 741, 760.) — *A contribution to the pathology of dreams.* (*Brain*, 1887.)

nagogiques qui jouent un si grand rôle dans la pathologie mentale (1) soient aussi la cause déterminante des attaques qui, chez bon nombre de malades, se reproduisent fréquemment aux heures où les hallucinations hypnagogiques sont fréquentes, c'est-à-dire peu de temps après le coucher et peu de temps avant le réveil. Valleix a noté que les hallucinations terrifiantes des alcooliques peuvent déterminer une première attaque d'épilepsie. Mais dans tous ces cas, on peut se demander si le trouble de la circulation qui donne lieu aux sensations subjectives, ne produit pas en même temps le paroxysme spasmodique qui n'existerait alors que comme coïncidence. Quelques malades ont des troubles du sommeil plusieurs nuits avant l'attaque et font des rêves pénibles, de mauvaises odeurs, par exemple (2) ; mais ces rêves n'ont aucun rapport direct avec l'accès qui peut se produire quelquefois en plein jour, longtemps après le réveil.

On a incriminé la contagion qui ne pourrait être que la contagion par imitation. Mais l'aspect d'un paroxysme ne peut agir que comme les émotions morales en général, c'est-à-dire en éveillant la prédisposition. Le cas publié par Planat d'épilepsie transmise d'un chat à un homme doit être, il me semble, interprété en ce sens (3).

Les phénomènes d'excitation et dépression générale qui sont liés aux fonctions génitales, jouent aussi un rôle important parmi les causes déterminantes de l'épilepsie. Chez l'homme, le rôle de la puberté est difficile à établir, parce qu'elle s'établit sans appareil extérieur évident. Billod a cité deux jeunes gens qui devinrent épileptiques à leur premier coït, Besson (4) cite un épileptique qui tombait en attaque immédiatement après l'acte vénérien. La plupart des anciens auteurs, et en particulier Tissot, ont fait allusion à des faits de ce genre ou en ont rapporté des exemples (5). Des malades qui ne tombent pas à l'hôpital

(1) Baillarger, *De l'influence de l'état intermédiaire à la veille et au sommeil sur la production et la marche des hallucinations.* (*Acad. de méd.*, 1842.)

(2) Althaus, *On some post-epileptic phenomena.* (*Brit. med. journ.*, 1883, t. II, p. 316.)

(3) *Annales méd. psych.*, 1884, mai, p. 383. — Gélineau, *De l'épilepsie chez les animaux domestiques, et de la transmissibilité présumée de leur mal à l'homme.* (*Tribune médicale*, 1880.)

(4) Besson, *Cons. phys. sur la pathogénie d'épilepsie* ; th., 1869, p. 17.

(5) Hugon, *Recherches sur les causes de l'épilepsie*, 1876.

ont des accès chaque fois qu'ils sortent ; mais il est souvent difficile de démêler la part relative que peuvent prendre le coït et l'alcool dans la provocation des paroxysmes. L'influence de l'onanisme n'est pas moins difficile à étudier. Un grand nombre d'épileptiques sont faibles d'esprit, affectés de perversions sexuelles, d'impulsions irrésistibles, de sorte que les habitudes solitaires peuvent être considérées comme un symptôme de la maladie ; il n'en est pas moins vrai que ces abus peuvent provoquer les paroxysmes, et dans les asiles où les malades peuvent être soumis à une surveillance étroite, il est souvent possible d'établir directement cette corrélation. D'ailleurs, le spasme cynique est en quelque sorte une réduction de l'accès d'épilepsie, ce n'est pas sans raison que les anciens l'appelaient *epilepsia brevis*. Un malade dont il s'agissait d'examiner le sperme, a fourni, il y a quelques années, au moyen d'une sonde introduite dans le rectum, le tracé de la convulsion cynique (1). Il est assez caractéristique ; on y voit, en effet (fig. 40), une première période

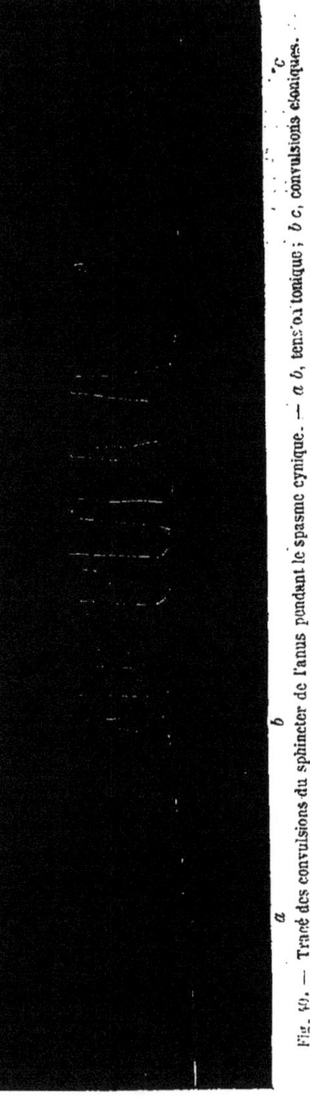

Fig. 40. — Tracé des convulsions du sphincter de l'anus pendant le spasme cynique. — *a b*, tension tonique ; *b c*, convulsions cloniques.

(1) *Contribution à la physiologie du sphincter de l'anus.* (*Bull. Soc. Biol.*; 1885, p. 417.)

de contraction tonique, suivie de spasmes énergiques représentant les deux phases de l'attaque épileptique. On peut comprendre, sans pousser trop loin l'hypothèse, qu'un tel spasme puisse servir d'amorce au paroxysme comitial. L'acte vénérien réalise d'ailleurs une des conditions physiologiques les plus constantes de l'accès d'épilepsie, une augmentation de la tension artérielle.

Le spasme cynique s'accompagne quelquefois en outre de phénomènes sensoriels analogues à ceux de l'aura épileptique; chez un de mes malades, ce spasme s'accompagne d'une sensation d'un rouge pourpre qui se reproduit aussi au début de chaque accès d'épilepsie.

Si les excès vénériens et l'onanisme ont été souvent accusés de déterminer l'épilepsie, la continence a aussi été incriminée (Tissot, Portal); elle peut agir au même titre que l'éréthisme émotionnel.

Chez la femme, l'influence de la puberté est beaucoup mieux constatée : elle a paru particulièrement nette dans les cas où la menstruation s'établissait difficilement et reste douloureuse. Marotte a bien montré que souvent la menstruation active l'épilepsie, en multipliant les paroxysmes et en les rendant plus intenses, et leur imprime quelquefois une périodicité inusitée jusque-là.

Les observations de M. Gowers, de M. A. Voisin, viennent à l'appui de ces remarques. Les troubles de la menstruation, sous l'influence de causes diverses et en particulier la suspension brusque par les irritations périphériques, coïncident quelquefois avec l'apparition de l'épilepsie ou avec une recrudesence de paroxysmes. Quelquefois l'épilepsie est liée à la dysménorrhée (1).

Les troubles de la ménopause (2) ont aussi souvent incriminés; il est certain qu'ils n'ont d'action que lorsqu'il existe une prédisposition, mais la coïncidence n'en est pas moins à noter.

(1) Myrtle, *A Case of confirmed épilepsy, with irregular and painful menstruation successifully treated by Leclanché continuous current.* (*Brit. med. journ.*, 1878, t. II, p. 718.)

(2) Barié, *La ménopause*; th., 1876.

Pl. VIII.

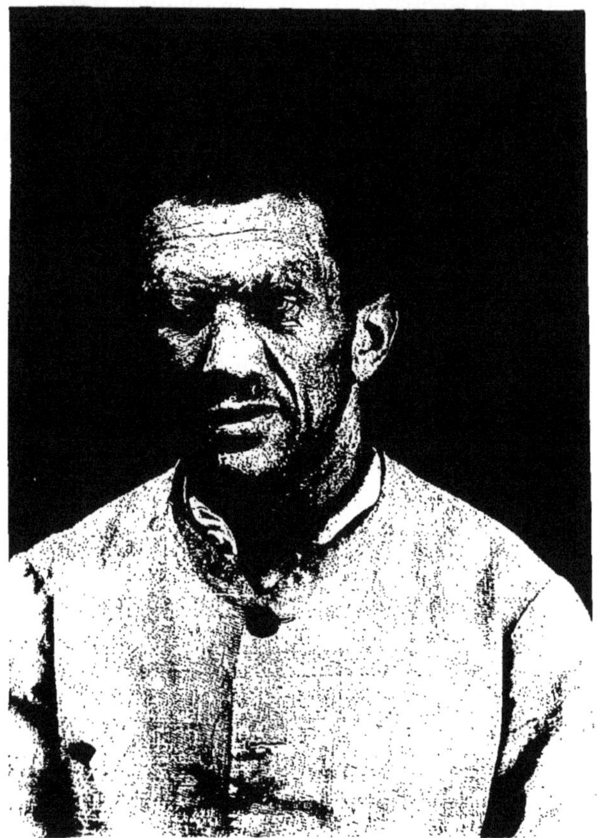

CICATRICES DIFFORMES DE LA FACE

(V. p. 430)

Félix Alcan, éditeur

Quant à la grossesse, son influence est extrêmement variable. Quelquefois la grossesse provoque l'apparition des accès ou en exagère la fréquence (1), qui tantôt cessent après l'accouchement, tantôt continuent à se produire; d'autres fois elle est l'occasion de la rechute d'une épilepsie en apparence guérie. On a cité un certain nombre de femmes qui avaient des attaques chaque fois qu'elles étaient enceintes d'un garçon, tandis qu'elles n'en avaient point quand c'était une fille ; la même remarque a été plus souvent faite pour l'éclampsie. Dans un certain nombre de cas, la grossesse paraît aggraver définitivement l'épilepsie. Par contre, dans un certain nombre de cas, la grossesse a une influence heureuse sur l'épilepsie qu'elle fait quelquefois disparaître pour un temps ou pour toujours ; il existe dans certains pays un préjugé qui consiste à croire que « l'enfant emporte le mal ». Ce préjugé néfaste est basé sur quelques faits réels. J'ai observé une femme épileptique depuis l'âge de quinze ans qui, mariée à vingt-trois, n'eut plus d'attaques à partir de la conception de son premier enfant jusqu'à ce qu'elle eut accouché du troisième qui est né cinq ans plus tard ; l'épilepsie a repris son cours depuis, bien que ses trois filles aient emporté une partie du mal et aient succombé aux convulsions avant d'atteindre trois mois. La grossesse, au lieu d'aggraver l'épilepsie pendant son cours, semble quelquefois l'atténuer; M. Pinard (2), qui a observé une série particulièrement favorable, rapporte que sur onze femmes épileptiques, quatre ont eu une suspension des attaques pendant la grossesse, cinq les avaient bien atténuées et deux n'avaient été nullement modifiées.

Il est remarquable qu'on ne cite guère l'accouchement parmi les causes déterminantes des accès d'épilepsie ou d'éclampsie. Mais si on dépouille, comme je l'ai fait, les observations d'éclampsie puerpérale publiées dans les thèses ou dans les recueils, on est étonné de voir dans quel petit nombre de cas les auteurs, préoccupés du rôle de l'albuminurie et de l'intoxication urémique ou de la nature spéciale de l'éclampsie, ont pris la peine de relever les antécédents ou même de donner le nombre des accès,

(1) R. Béraud, *Grossesse et épilepsie.* (*Encéphale*, 1884, p. 320.)
(2) Art. *Grossesse.* (*Dict. encycl. des sciences médicales.*)

de sorte que ces observations qui paraissent négatives au point de vue de la prédisposition et de l'identité des deux manifestations convulsives, n'ont pas la moindre valeur. Lorsqu'une attaque épileptiforme apparaît au cours d'une affection utérine, on admet volontiers qu'il s'agit d'une épilepsie réflexe (Delasiauve, Schneider, Lawson Tait, Terrillon, Meyer, etc.) ; quand la même manifestation se produit pendant le travail, on dit que c'est de l'éclampsie : cette façon de parler ne constitue pas une distinction nosologique.

Il y aura encore moins lieu de s'étonner de la rareté des antécédents épileptiques chez les éclamptiques puerpérales ; lorsqu'on aura considéré qu'un certain nombre de convulsions dites éclamptiques sont purement et simplement des attaques d'hystérie provoquées par le travail. M. Le Rolland (1), tout en admettant que l'éclampsie et l'hystérie sont de nature différente est forcé de reconnaître que l'hystérie imprime un cachet spécial à l'éclampsie. La vérité est que l'on confond sous le nom d'éclampsie, toutes les convulsions qui accompagnent le travail ou la fin de la grossesse, qu'elles soient épileptiques ou hystériques ; et si on tient compte du nombre relatif des hystériques et des épileptiques, on est en droit de supposer que l'hystérie est au moins aussi souvent en jeu que l'épilepsie. On peut ainsi se rendre compte de la bénignité relative des états de mal éclamptiques et de l'absence d'élévation de température, même à la suite de séries très nombreuses. D'ailleurs, s'il est facile de recueillir des faits dans lesquels l'éclampsie a laissé après elle l'épilepsie, il est beaucoup plus aisé encore d'en trouver où l'hystérie persistante indique assez la nature des convulsions éclamptiques.

Parmi les causes physiologiques de dépression qui peuvent déterminer l'épilepsie, il faut encore citer la lactation trop prolongée (2).

Toutes les modifications imprimées à la nutrition par les

(1) Le Rolland, *Considérations sur l'influence de la grossesse sur la marche de l'hystérie et de l'épilepsie ;* th., 1879, p. 51.

(2) S. Ashwell, *On the morbid consequences of undue lactation.* (*Guy's hosp. Rep.*, t. X, 1840, p. 64.)

intoxications et les infections peuvent, chez les sujets prédisposés, être une cause déterminante du premier accès.

L'alcool est, sans contredit, l'agent toxique qui joue le plus grand rôle dans la détermination de l'épilepsie, non pas tant à cause d'une action spécifique que parce que son usage est très répandu. C'est aujourd'hui une opinion très répandue, que l'alcool peut déterminer à lui seul l'épilepsie en dehors de toute prédisposition ; mais la preuve n'est pas faite chez l'homme ; en ce qui me concerne, je n'ai encore jamais trouvé d'épileptique, dont la maladie pouvait être attribuée à l'alcool, qui n'offre des antécédents névropathiques, soit personnels, soit héréditaires. L'alcool ne fait que mettre en évidence la prédisposition ; mais son action sur la manifestation du premier accès ou sur la répétition des paroxysmes est mise en lumière par des faits nombreux. « Dans nos asiles, dit M. Delasiauve, beaucoup d'individus profitent pour s'enivrer de la permission qu'on leur accorde pour visiter leur famille, ne rentrent dans leur division que pour montrer le spectacle de convulsions répétées. » C'est une observation que l'on peut faire journellement à Bicêtre, où un certain nombre de malades n'ont d'attaques qu'à la suite d'une permission. Quelques-uns montrent une susceptibilité extrême à l'alcool, il leur suffit d'un ou deux verres de vin pour provoquer les paroxysmes; il est relativement rare qu'ils aient été jusqu'à l'ivresse. Maisonneuve avait déjà relevé que l'ivrognerie est capable de réveiller l'épilepsie en apparence guérie depuis plusieurs années ; nous pouvons observer des faits du même genre parmi les malades qui sortent soi-disant guéris de la division des épileptiques de Bicêtre, pour passer dans les divisions de vieillards. Un point intéressant à remarquer, c'est que si les paroxysmes peuvent être provoqués par l'ivresse et apparaître pendant la période d'excitation, il arrive souvent qu'ils ne se produisent que pendant la période de dépression, le lendemain de l'ivresse.

Quant à l'absinthe, il est absolument impossible de juger de son rôle dans la détermination de l'épilepsie chez l'homme ; parce qu'elle n'est jamais prise à l'état d'isolement, les buveurs d'absinthe absorbent toujours une certaine quantité d'alcool, sous une forme ou sous une autre. Les recherches de Marcé et de ceux qui l'ont suivi dans cette voie, indiquent que l'absinthe est capable de déterminer des attaques épileptiques chez les chiens; les convulsions qui découlent de ces expériences ne peuvent pas strictement s'appliquer à l'homme. Les mêmes réserves doivent être faites relativement aux conclusions tirées des expériences sur les intoxications alcooliques des animaux (1).

Du reste, MM. Cadéac et Meunier (de Lyon) ont communiqué récemment à l'Académie de médecine des expériences destinées à déterminer la part qui revient dans les effets funestes produits par la liqueur d'absinthe, à chacune des essences qui entrent dans sa composition. Leurs observations paraissent atténuer singulièrement la valeur des opinions courantes, si toutefois elles sont confirmées.

Il résulte de ces recherches que c'est à l'action combinée des essences d'anis, de badiane, de fenouil pour la plus grande part, d'hysope, de mélisse, d'angélique et de menthe pour une faible part, qu'il faudraitt attribuer tous les accidents dont l'ensemble constitue ce qu'il est convenu d'appeler l'absinthisme. Les essences d'absinthe et de coriandre interviendraient comme correctifs, en raison de l'excitation vive, gaie et continue qu'elles produisent, tandis que l'excitation provoquée par les autres essences est éphémère. L'essence d'absinthe surtout doit être relativement innocentée, parce qu'un homme peut prendre à jeun, en une fois, sans accident, pendant plusieurs jours de suite, la quantité d'essence d'absinthe contenue dans un litre de liqueur. L'alcool à 70° qui entre dans la liqueur d'absinthe est toujours dilué au moment où elle est bue, et l'on ne prend plus qu'un liquide à 8 ou 10 % d'alcool, titre d'un vin ordinaire, ce qui atténue considérablement ses effets. Ce ne serait donc ni l'alcool en particulier, ni l'essence d'absinthe, ni le mélange de ces deux substances qu'on doit exclusivement incriminer, mais bien toutes les essences composantes et surtout celles d'anis et de badiane. A considérer la formule type de la liqueur d'absinthe,

(1) Magnus Huss, *Alcoholismus chronicus*, Stockholm, 1852.—Motet, *Considérations gén. sur l'alcoolisme;* th., 1859.—Marcé, *Note sur l'action toxique de l'essence d'absinthe.* (*C. R. Ac. des Sc.*, 1864.) — Magnan, *Recherches sur les centres nerveux*, 1876, p. 73. — Richard, *Un mot sur quelques rapports de l'alcoolisme et de l'épilepsie;* th., 1876. — Guillemin, *Etude sur l'épilepsie alcoolique;* th., 1877.

Pl. VI.

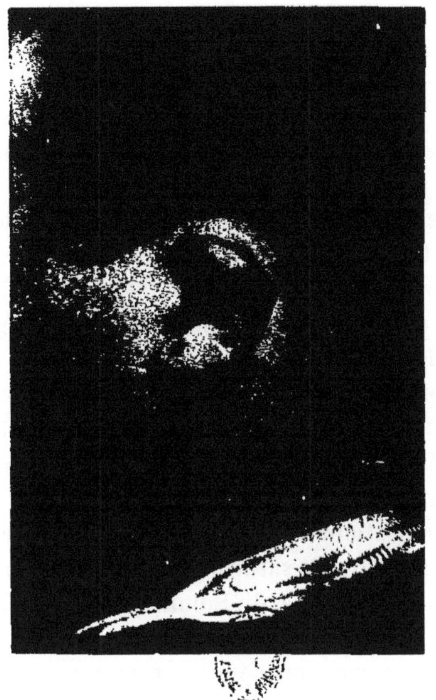

OTHÉMATOME GUÉRI

(V. p. 429)

Félix Alcan, éditeur

les neuf essences qui la composent auraient leur part de responsabilité dans les troubles qu'amène la liqueur et qu'on a résumés sous le nom d'*absinthisme*. Les auteurs préféreraient celui d'*anisisme*. C'est, en effet, d'après eux, l'essence d'anis qui est la cause principale des accidents les plus graves, si bien que pour ralentir les progrès toujours croissants de l'absinthisme, il n'y aurait peut-être qu'à modifier la composition de la liqueur en augmentant légèrement la proportion des essences bienfaisantes, et en diminuant la quantité d'anis, de badiane et de fenouil (1).

Si les expériences de MM. Cadéac et Meunier n'infirment pas les résultats obtenus par MM. Laborde et Magnan relativement à l'action épileptisante de l'essence de l'absinthe sur les animaux, elles montrent au moins que la quantité de cet agent toxique contenue dans les liqueurs d'absinthe du commerce paraît insuffisante pour produire l'épilepsie chez l'homme en l'absence d'une prédisposition individuelle. Il n'y a pas besoin de statistique pour établir la rareté des épileptiques parmi la foule des buveurs d'absinthe.

Parmi les intoxications chroniques qui provoquent encore le mal comitial, il faut citer le saturnisme dont l'influence a été particulièrement étudiée par Martin-Solon, Tanquerel des Planches, Leuret, Grisolle, Nivet, Bernard de Montessus, etc. Il est remarquable que cette intoxication détermine fréquemment l'épilepsie aiguë à attaques sérielles avec délire, et dont la mort est souvent la conséquence. Nous verrons d'ailleurs que l'épilepsie d'origine saturnine, pas plus que l'épilepsie d'origine alcoolique ne diffère pas au point de vue de l'aspect symptomatique de l'épilepsie provoquée par toute autre cause.

Le saturnisme agit peut-être à la fois en excitant une prédisposition héréditaire et en provoquant des lésions scléreuses du cerveau. Roques a signalé le rôle du saturnisme dans la dégénérescence des descendants ; ce rôle est mis en lumière par les lésions scléreuses qui ont été rencontrées dans le saturnisme héréditaire (Legrand et Winter) (2).

(1) *Académie de médecine*, 10 septembre 1889. (*Semaine médicale*, p. 338.)
(2) *C. R. Soc. Biologie*, 1889, p. 46.

Le chloroforme peut éveiller l'épilepsie, comme il éveille l'hystérie, au même titre que l'alcool. Quand j'étais interne de Broca, j'ai vu un malade qu'on endormait pour la réduction d'une luxation de l'épaule, être pris d'une attaque épileptique pendant le sommeil chloroformique. Ce malade, dont la mère était dans un service d'aliénés de la Salpêtrière, n'avait jamais eu d'attaques auparavant, mais il y fut sujet plus tard. Baumgärtner a vu deux épileptiques avoir des attaques pendant le sommeil chloroformique.

L'éther paraît aussi pouvoir déterminer l'épilepsie chez les individus prédisposés. Tel fut l'éthéromane de M. Christian (1), qui finit par succomber en état de mal.

Il est probable que l'opium (Gubler) et la morphine peuvent aussi provoquer l'épilepsie, car nous verrons que l'abus de la morphine peut influer sur la reproduction des attaques. On a vu (Busey), des convulsions épileptiformes succéder à la suppression brusque de l'administration habituelle de l'opium.

Le tabagisme peut peut-être jouer le rôle de cause déterminante, car Handfield Jones cite un cas de Martin ou la guérison suivit l'abstinence du tabac. Ehrhardt a cité un cas semblable.

MM. Magnan et Saury (2), M. Heimann (3), ont signalé l'épilepsie dans des cas de cocaïnisme chronique. On sait d'ailleurs que dans le cocaïnisme expérimental du chien, les convulsions sont fréquentes.

Landré-Beauvais aurait fréquemment observé l'épilepsie après un traitement mercuriel.

La ciguë aquatique (Wepfer), l'ergot de seigle (Siemens), ont aussi été accusés de pouvoir produire l'épilepsie en dehors de toute prédisposition. L'aconit, la cévadille, le camphre, la strychnine ont aussi été accusés.

Chez les individus prédisposés, les maladies infectieuses peuvent provoquer l'épilepsie, que l'on voit quelquefois survenir à la suite des fièvres éruptives, et en particulier de la scarlatine, comme j'en ai rapporté plus haut des exemples. L'épilepsie

(1) *Soc. de méd. de Paris*, mai 1886.
(2) *C. R. Soc. Biologie*, 1889, p. 60.
(3) *Deutsch. Mediz Woch.*, 1889, p. 12.

d'origine scarlatineuse, peut d'ailleurs être attribuée à une condition toxique, l'urémie : on sait en effet que cette altération du sang, quelle que soit son origine, peut déterminer des convulsions épileptiques. Qu'elles se développent dans le cours d'une urémie scarlatineuse, d'une urémie puerpérale, ou d'une urémie due à une dégénérescence cancéreuse de l'utérus, l'éclampsie ne se produit qu'en conséquence d'une prédisposition mise en lumière par des antécédents personnels ou héréditaires que l'on trouve souvent, lorsqu'on les cherche avec soin.

Jaksch a signalé des convulsions épileptiques dans l'acétonurie expérimentale (1).

Les anciens auteurs, et Hippocrate lui-même, avaient fait jouer à l'impaludisme, un rôle important dans l'étiologie de l'épilepsie. Dumas de Montpellier, qui est revenu sur ce sujet, admettait que l'épilepsie peut remplacer la fièvre ou alterner avec elle, et offrir une même périodicité ; la quinine serait capable alors d'en avoir raison. Miles de Baltimore (2) cite un cas de paludisme dans lequel le frisson était remplacé par un accès d'épilepsie, suivi par la fièvre et les sueurs dans leur ordre régulier. Sauvages, Tissot, avaient aussi admis cette métamorphose. Il est probable que l'impaludisme peut influer sur l'apparition et sur le retour des paroxysmes.

Parmi les infections chroniques, il faut encore citer la syphilis, qui est susceptible de provoquer l'épilepsie sans l'intermédiaire de lésions anatomiques connues. Ces épilepsies se manifestent pendant la période secondaire et disparaissent rapidement sous l'influence du traitement (Fournier). La vraisemblance de l'origine purement dynamique de ces épilepsies secondaires, est appuyée par des faits d'un autre ordre, dans lesquels une épilepsie préexistante est exaspérée par l'infection syphilitique. M. Fournier a cité dans ses leçons sur la syphilis chez la femme, l'observation d'une malade de vingt-sept ans, épileptique depuis son enfance, mais qui n'avait eu que six crises en dix ans ; dans la période secondaire d'une syphilis elle eut onze crises en quatre mois, et sous l'influence du traitement, l'épilepsie reprit son

(1) *Zeitsch. f. kl. med.* 1885, X. H., p. 4.
Amer. Neurological association, 1875.

ancienne allure. La syphilis éveille ou excite l'épilepsie, comme elle éveille ou excite souvent l'hystérie (anesthésies dites secondaires, etc.). Chez un malade qui m'avait été confié par M. Charcot en 1882, l'épilepsie à attaques rares avait débuté à quatorze ans; il n'avait jamais eu plus d'une attaque par mois, jusqu'à l'âge de vingt-huit ans. A cette époque, il contracta la syphilis; quelques jours après l'apparition des premières plaques muqueuses se produisirent des séries de deux ou trois attaques, se répétant souvent deux fois par semaine. Le traitement spécifique qui avait été commencé dès le début des accidents secondaires et en avait amené la guérison, ne modifia pas les attaques convulsives, qui se reproduisirent ainsi par séries bi-hebdomadaires pendant près d'un an. Sous l'influence de la médication bromurée, les paroxysmes convulsifs s'atténuèrent, ne se manifestèrent plus par séries, mais restèrent cependant beaucoup plus fréquents qu'avant l'infection syphilitique. Pendant six ans, il ne s'est produit aucune modification pour les diverses périodes de traitement antisyphilique que le malade eut à subir pour divers accidents oculaires et osseux qui furent d'ailleurs guéris. La syphilis, comme la scarlatine, comme la puerpéralité, peut donc, sans qu'il existe de lésions matérielles connues, avoir une action durable sur la diathèse épileptique, qui reste en activité quand elle a été éveillée par l'infection. M. Chauvet (1) admet que la syphilis ne peut avoir qu'une influence stimulante sur la production des crises dans certains cas d'épilepsie préexistante.

Mais c'est surtout la syphilis tertiaire qui produit l'épilepsie par des processus moins obscurs, lésions des os du crâne, des méninges, du cerveau, des vaisseaux encéphaliques, lésions analogues à celles que la syphilis détermine dans les autres parties du corps.

La syphilis est une des causes d'épilepsie les plus anciennement connues. Ulrich de Hutten, Thierry de Héry, Paracelse, Nicolas Massa, Ambroise Paré, l'ont connue. Hoffmann, Sauvages, Boerhaave, Van Swieten, Astruc, Sanchez, Tissot, J. Franck, etc.,

(1) Chauvet, *Influence de la syphilis sur les maladies du système nerveux central*; th. ag., 1880, p. 78.

l'ont vue et étudiée. C'est à Plenck qu'est due la première observation d'épilepsie syphilitique, chez un enfant né de parents vérolés. Benjamin Bell a publié le premier et jusqu'ici le seul fait d'épilepsie syphilitique suivi de troubles mentaux persistants. Bravais a relevé la forme hémiplégique du syndrome. L'école du Midi s'est principalement préoccupée de la thérapeutique. Mais la syphilis cérébrale a surtout été étudiée, dans ces dernières années, par MM. Buzzard, Hughlings Jackson, Charcot, Fournier, etc., qui ont élucidé un grand nombre de points de l'histoire anatomique et clinique de l'épilepsie syphilitique. Bien que les lésions de la syphilis soient capables de déterminer mécaniquement, en quelque sorte, les syndromes épileptiques, on peut dire que la prédisposition névropathique n'est pas sans influence sur la localisation cérébrale de la maladie. Baumès avait déjà remarqué que les enfants atteints de convulsions qui pouvaient être rattachées à la syphilis, appartiennent généralement à des familles nerveuses. Un certain nombre de syphilitiques adultes affectés d'épilepsie, appartiennent à la famille névropathique. Il n'est pas douteux, d'autre part, que le travail intellectuel excessif, les tourments de la lutte pour l'existence contribuent à la localisation cérébrale des lésions. Les chocs céphaliques, les traumatismes du crâne, paraissent aussi dans quelques cas avoir exercé une influence sur cette localisation.

A côté des épilepsies développées à propos des troubles de nutrition déterminées par les intoxications ou les infections, il faut citer celles que les anciens auteurs (Hoffmann, Sauvages, Tissot, Esquirol, Delasiauve, etc.), rapportaient à la suppression d'émonctoires, à la guérison rapide d'éruptions cutanées, de suppurations, d'hémorragies, etc. Un de mes malades a eu sa première attaque après la suppression spontanée d'épistaxis qui se reproduisaient presque quotidiennement depuis neuf ans.

Des conditions physiologiques ou pathologiques qui modifient l'état constitutionnel d'une manière plus ou moins durable, méritent d'être rapprochées des modifications fonctionnelles qui résultent d'excitations extérieures.

En somme, toutes les conditions qui influent sur la nutrition en l'altérant, favorisent le développement de l'épilepsie. M. Tardieu insistait avec raison sur ce rôle de la détérioration organique (1); aussi ne peut-on pas rejeter sans examen l'épilepsie de surmenage admise par Salomon (2). Je puis citer un exemple d'épilepsie manifestée pour la première fois après une fatigue physique.

Observation LXXVII. — *Épilepsie à la suite de marches forcées.*

J. L., enfant-trouvé, a pissé au lit jusqu'à 13 ans, légère diminution de volume de la face du côté droit; iris droit plus foncé, abaissement du pli fessier droit, cuisse droite un peu moins volumineuse que la gauche. N'avait eu connaissance d'aucun trouble convulsif jusqu'à l'âge de 21 ans, où il eut sa première attaque à la suite de marches forcées pour venir de Lyon à Paris.

Le surmenage intellectuel a pu être invoqué chez les jeunes enfants (Carnell).

L'on peut conserver quelques doutes sur l'histoire des marins de la *Légère* qui, après leur naufrage, auraient été tous atteints d'épilepsie (Maisonneuve) du seul fait de leurs privations; il est au moins probable que l'épilepsie peut être déterminée par l'inanition (3).

Hoffmann, Rivière, Portal, etc., ont admis l'existence d'une épilepsie congestive, et on peut trouver dans les auteurs un certain nombre d'exemples d'épilepsies soulagées par la saignée. Kussmaul a fait jouer aussi un rôle à la stase veineuse par trouble de la circulation générale chez les dyspnéiques après les accès d'asthme. M. Lemoine (4) a rapporté quelques faits d'épilepsie chez des cardiaques. Elle serait due tantôt à la congestion cérébrale dans les affections mitrales, tantôt à l'anémie dans les affections aortiques. M. Lépine (5) a insisté sur l'épilepsie congestive de gros mangeurs.

Les obstacles matériels à la circulation, qui peuvent déter-

(1) Tardieu, *De la transmission héréditaire de l'épilepsie;* th., 1868, p. 29.
(2) *Deuts. med. Wochensch.*, 1881.
(3) Penny, *A case of epileptics attacks following the privations of shipwreck.* (*Brit. med. journ.*, 1883, t. II, p. 433.)
(4) Lebel, *Des épilepsies par troubles de la circulation;* th., 1886.
(5) *Sur l'épilepsie congestive.* (*Revue de Médecine*, 1881, p. 506.)

miner une congestion du cerveau, semblent capables de provoquer l'épilepsie ; on a cité plusieurs cas d'épilepsie à la suite de tentatives de strangulation (1).

C'est peut-être par le mécanisme de la paralysie voto-motrice que les convulsions unilatérales se produisaient chez le vieillard de M. Pegaitaz, par la compression du sympathique cervical du côté opposé (2).

(1) Emmanuel, *Observations et réflexions sur un accès épileptique suite de la strangulation par la suspension.* (*Journ. gén. de méd. chir. et pharm.*, 1806, p. 381.) — Beardsley, *Attempt at strangulation producing epilepsy.* (*Lancet*, 1856, t. I, p. 444.)

(2) *Rev. méd. de la Suisse romande*, 1885, p. 492.

CHAPITRE XXII

CAUSES DÉTERMINANTES LOCALES. — ÉPILEPSIE SPINALE

Les irritations des nerfs périphériques ou viscéraux, soit traumatiques, soit pathologiques, peuvent déterminer l'épilepsie. Les lésions traumatiques des nerfs sont quelquefois suivies d'épilepsie. Westphal et Bilroth l'ont vue se produire à la suite de blessures du sciatique (1). Un amputé d'Azam avait été pris d'attaques épileptiques en même temps que de douleurs atroces dans le sciatique ; une section du nerf suspendit momentanément la douleur et les spasmes (2). Une plaie du nerf médian droit détermina l'épilepsie chez un malade de Lande (3). Nous aurons occasion de citer à propos du traitement un certain nombre d'autres faits, dans lesquels des convulsions cessèrent à la suite de l'extirpation de tumeurs, de l'excision de cicatrices, etc. ; ces guérisons montrent bien la valeur étiologique de l'irritation. Quelquefois l'épilepsie est provoquée par des lésions légères : c'est ainsi que Perrier (4) a vu des accès d'épilepsie causés depuis douze ans par un fragment d'aiguille à tricoter dans l'arcade sourcilière et qui guérirent par l'extraction. Dans un certain nombre de cas, le simple contact de la peau suffit lorsqu'il existe une lésion traumatique pour déterminer les attaques ; le traumatisme a déterminé la production d'une zone épileptogène ; chez un malade atteint de sciatique gauche à la suite d'une contusion violente de la cuisse (5), le pincement de la peau du

(1) Schaffer, *Epilepsie nach Quitschung des nervus ischiaticus.* (*Centralbl f. Ch.*, 1873.)
(2) Létiévant, *Traité des sections nerveuses*, 1873.
(3) *Bordeaux médical*, 1874.
(4) *Rev. médicale de la Suisse romande*, août 1883.
(5) Dieulafoy, *Des progrès réalisés par la physiologie expérimentale dans les maladies du système nerveux ;* th. ag., 1875, p. 138.

cou et de la face du côté gauche déterminant une attaque d'épilepsie du côté gauche. Longtemps après une chute sur la tête, un malade de Gowers avait vu se développer une zone épileptogène cutanée vers le bord inférieur de l'omoplate gauche. Dans certains cas de névralgie trifaciale, il suffit d'une pression peu énergique sur les points douloureux pour déterminer des convulsions partielles dans la moitié correspondante de la face et du cou. Même en dehors de lésion locale ou de douleurs spontanées, il existe des zones épileptogènes dont le simple contact suffit pour déterminer un accès. Ces zones de sensibilité spéciale semblent affecter particulièrement l'extrémité céphalique, la tempe (Bravais), l'aile du nez et la lèvre (Defoy), le lobule de l'oreille et la peau du cou (Bochefontaine) (1), vers l'angle interne de l'œil gauche (2), à la main (3). Cette localisation se retrouve dans les faits cliniques et expérimentaux réunis par M. Brown-Séquard. En irritant ou en coupant le sciatique, M. Brown-Séquard déterminait chez des cochons d'Inde une épilepsie qui apparaissait au bout d'une vingtaine de jours; en outre de leurs attaques spontanées, ces animaux restent sujets à des crises que l'on peut provoquer en excitant une région de la peau, située vers l'angle de la mâchoire supérieure et s'étendant vers l'œil et vers le cou, du même côté que le nerf sciatique coupé. Ces zones épileptiques présentent en général une altération de la sensibilité et des troubles trophiques.

Plus rarement les attaques sont déterminées par une irritation cutanée portant sur un point quelconque d'une moitié du corps (4). Van Swieten, Esquirol, Russel Reynolds ont cité des cas où l'épilepsie a été provoquée par le chatouillement de la plante des pieds.

Il peut arriver que l'action d'un traumatisme léger ne se ma-

(1) Bochefontaine, *Production d'attaques d'épilepsie par le chatouillement de la peau du cou chez l'homme.* (*Arch. de phys. norm. et path.*; 2e série, t. II, 1875, p. 884.) — Rinke, *Zur Lehre von Epilepsie.* (*Berliner klin. Wochens.*, 1875, n° 37, p. 504.)

(2) Homen, *Beitrag zur Lehre von den epileptogen Zonen.* (*Centr. bl. f. nerven Heilk.*, 15 mars 1886.)

(3) Landesen, *Ueber die epileptogen Zone beim Menschen*; inaug. diss., Dorpat, 1884.

(4) J. W. Ogle, *Case of epilepsy presenting features of unusual interest; with comments.* (*The Lancet*, 1874, t. I, pp. 615, 651.)

nifeste qu'accidentellement lorsque le malade est *chargé* si on peut dire.

Observation LXXVIII. — *Vertige provoqué par une piqûre d'aiguille.*

R., 20 ans. Pas d'antécédents névropathiques; sept frères et sœurs bien portants. La seule condition étiologique relevée est de nombreux tourments pendant la gestation (sa mère aurait perdu plusieurs parents et d'assez fortes sommes d'argent). Bégaiement congénital. A 16 ans, il a reçu une barre de fer sur la tête, il lui est resté plusieurs cicatrices sur la région pariétale postéro-supérieure et des deux côtés. Trois mois après, il a commencé à avoir des crises, consistant en perte de connaissance avec tremblement des membres, rotation des yeux, chute en arrière, a eu souvent des séries de huit à quinze accès dans la même journée. Après ses accès, il reste dix minutes hébété, cherchant à se déshabiller, pleurant, etc. Les accès redoublent sous l'influence des émotions, il a eu plusieurs fois des séries lorsqu'il a été en permission ou lorsque ses parents sont venus le voir. Un jour au réfectoire, un de ses voisins l'ayant touché brusquement, il fut pris de tremblement et eut un accès. Un certain nombre de ses accès paraissent prédominer du côté droit.

Le 11 février 1889, on lui fait une piqûre avec l'aiguille de Hénocque pour tirer une goutte de sang de la pulpe de son petit doigt droit. Immédiatement il pâlit, son regard devient fixe, puis il rougit, et regarde d'un air étonné. Il raconte qu'il a senti quelque chose qui est parti du point piqué et est remonté rapidement le long du bras jusqu'à la tête et qu'il a perdu connaissance. La même opération a été répétée plusieurs fois depuis sur le malade, sans provoquer le même accident.

Beaucoup moins souvent que les écarts de régime, les éruptions dentaires (1) éveillent les prédispositions spasmodiques chez les enfants; ces convulsions ne peuvent pas être séparées de l'épilepsie à laquelle les rattachent leur aspect symptomatique et l'hérédité. Un de mes malades, après une suspension de dix ans, fut repris d'attaques épileptiques à propos de l'éruption très douloureuse d'une dent de sagesse. Plus souvent l'épilepsie est excitée ou entretenue par des caries dentaires : Foville vit guérir un malade en lui faisant enlever des dents malades; Anglada (2), Schwartzkopff (3), Liebert (4), Brubacker (5) ont

(1) Lévêque, *Accidents de la dentition;* th., 1884. — Seigneur, *la Dentition pendant les deux premières années;* th., 1888.

(2) *Rev. d. cien. med.;* Barcelone, 1880, t. VI, p. 449.

(3) *Deuts. monatsch. f. Zahnheilk.*, 1885, n° 3.

(4) *Deuts. medisc. Woch.*, 1885, n° 37.

(5) *Amer. journ. of nerv. and ment.*, dis., 1888, n° 2.

cité des cas analogues. Les nerfs dentaires ne sont pas d'ailleurs les seules branches du trijumeau dont l'irritation puisse déterminer des attaques épileptiques : on les a vues se produire dans le cours des névralgies spontanées ou traumatiques de plusieurs autres branches. M. Galezewski (1) a vu l'épilepsie survenir en même temps que la névrite optique chez un jeune homme qui avait perdu l'œil depuis six ans en conséquence d'un accident de chasse ; l'épilepsie guérit par l'énucléation de l'œil.

Des lésions des cavités nasales et de leurs annexes peuvent aussi provoquer l'épilepsie ; Sauvages a vu une épilepsie provoquée par des vers dans les narines. Legrand du Saulle l'a observée, en conséquence des corps étrangers dans les sinus frontaux. Finke (2) a vu l'épilepsie disparaître chez un goutteux de soixante-six ans, après l'ablation d'un polype du nez.

Mais parmi les irritations des nerfs spéciaux, celles qui déterminent le plus souvent l'épilepsie, sont sans contredit celles qui atteignent le nerf auditif. MM. Maguin et Nocart ont montré que chez les chiens l'épilepsie est souvent causée par la présence dans le conduit auditif externe, d'acares qui provoquent une hypersécrétion de cérumen et rendent compte de la contagiosité de la maladie ; l'épilepsie cesse par l'enlèvement des bouchons de cérumen. La présence d'insectes ou de corps étrangers peut aussi déterminer chez l'homme des accidents analogues ; Rabé (3) a vu un myriapode en provoquer.

Fabrice de Hilden avait déjà vu une épilepsie produite par une perle de verre introduite dans l'oreille externe et qui guérit par l'extraction. J'ai observé, dans le service de Broca, un jeune homme qui était devenu épileptique à la suite de l'introduction d'un noyau de cerise dans le conduit auditif externe ; je parvins à enlever ce corps étranger, les accès diminuèrent de fréquence, mais le malade resta épileptique, le tympan était perforé, et il restait une otite moyenne. L'épilepsie d'oreille résulte le plus souvent de lésions banales du conduit auditif ou de la trompe

(1) *Rec. d'ophthal.*, 1885, t. VIII, p. 1.
(2) *Deuts. med. Woch.*, n° 4, 1886.
(3) *Gaz. des hôpitaux*, 1860.

d'Eustache, d'une oblitération passagère de la trompe qui détermine des modifications de pression dans la synthèse (otopiésis de Boucheron (1). Souvent les convulsions sont en relation avec des lésions chroniques, l'otite chronique simple (Boucheron, Noguet (2), et elles peuvent disparaître avec la lésion. M. H. Jackson se demande (3) comment il peut se faire qu'une lésion permanente détermine des accès à intervalles éloignés. Toutes les formes du paroxysme épileptique peuvent être observées en conséquence de lésions auriculaires ; Mac Bride et A. James (4) ont observé des attaques, des vertiges, et des accès d'incohérence, pendant lesquels le malade balbutie des mots inintelligibles, sans comprendre ce qu'on lui dit. Ces mêmes auteurs remarquent d'ailleurs que l'ablation d'un polype qui laisse après lui une inflammation chronique ne suspendit pas les accidents qui furent au contraire calmés par le bromure, revenant quand on le cessait. Cette observation est intéressante en ce qu'elle montre que les accidents observés ne diffèrent pas de l'épilepsie vulgaire puisqu'ils sont influencés par le même traitement. Ormerod (5) admet que les deux troubles n'existent que comme coïncidence ou qu'ils sont produits par une même maladie, scarlatine, syphilis, ou qu'enfin la maladie de l'oreille joue le rôle de cause. Cette circonstance que les troubles comitiaux ne surviennent que chez un petit nombre d'individus bien que les lésions auriculaires avec lesquelles on les met en rapport, soient très fréquentes, me semblent indiquer que ces causes n'agissent que lorsqu'il existe une prédisposition qu'on retrouverait sans doute plus souvent, si on la cherchait. Cette réserve peut s'appliquer au vertige auriculaire, désigné sous le nom de vertige de Ménière, que l'on sépare artificiellement de l'épilepsie auriculaire et qui, lui aussi, se développe souvent en conséquence de lésions très légères ou même douteuses, de pharyngite chronique, etc. C'est un point sur lequel j'aurai à revenir.

(1) Boucheron, *C. R. Acad. Sc.*, 1885-1887.
(2) Noguet, *Revue de laryngologie*, juillet 1886.
(3) *Auditory vertigo.* (*Brain*, 1879.)
(4) *Epilepsy, vertigo, and ear disease.* (*Edinb. med. Journ.*, 1880, Febr., p. 702.)
(5) *On epilepsy, in its relations to ear disease.* (*Brain*, avril 1883, p. 20.)

Les affections laryngées (1) s'accompagnent aussi de troubles vertigineux, quelquefois avec perte de connaissance qu'on ne peut guère différencier du vertige épileptique et qui quelquefois cèdent à un traitement local (2).

Charpignon (3) a observé une épilepsie de réflexe déterminée par des calculs bronchiques. Mais bien plus souvent elle succède à des affections inflammatoires du poumon ou de la plèvre (4), à des opérations pratiquées sur la cavité pleurale, en particulier à la suite des injections, à la suite de l'opération de l'empyème (Roger, M. Raynaud, etc.). Ces causes déterminantes, qui peuvent d'ailleurs être combinées avec d'autres capables elles-mêmes d'agir seules (5), n'agissent probablement que lorsqu'il existe une prédisposition que les observateurs ont souvent négligé de rechercher. Dans la plupart des cas, l'épilepsie se produit du côté de la plèvre malade, mais cependant elle peut exister du côté opposé (6).

Le sympathique abdominal est peut-être plus souvent encore le point de départ de convulsions réflexes.

L'exercice des fonctions digestives peut à lui seul déterminer l'accès, il n'est pas de repas qui ne soit marqué par plusieurs accès dans les services d'épileptiques. Mais certains aliments sont quelquefois capables de déterminer l'accès chez un épileptique. M. Delasiauve a cité des malades constamment pris d'un accès après avoir fait usage d'un même aliment. Chez les enfants, les convulsions résultent souvent d'écarts de régime. Les affections chroniques de l'estomac ont été admises comme cause d'épilepsie par un grand nombre d'auteurs (Hippocrate, Galien, Sen-

(1) Massei, *Contribution à l'étude des névroses laryngiennes.* (*Ann. des mal. du larynx*, 1878.)

(2) Gasquet, *Note on a laryngeal vertige.* (*The Practitioner*, Aug. 1878.)

(3) *Gaz. des hôpitaux*, 1876.

(4) Auboin, *De l'épilepsie et de l'hémiplégie pleurétique;* th., 1878. — Ropert, *Étude sur l'épilepsie pleurétique*, 1884. — De Cérenville, *Des manifestations encéphaliques de la pleurésie purulente.* (*Rev. méd. de la Suisse romande*, 1888, p. 1.)

(5) Lemaire, *Note sur un cas d'épilepsie pneumonique chez un alcoolique.* (*Rev. de médecine*, 1888, p. 836.)

(6) P. Berbez, *Pleurésie purulente gauche, empyème, attaques épileptiformes et hémiplégie incomplète du côté opposé à l'empyème.* (*Revue de médecine*, 1886, p. 518.)

nert, Mercurialis, Portal, etc.), et même l'embarras gastrique, aussi Ferrara et Allegretti se seraient-ils bien trouvés de l'ipécacuana. Delasiauve prétend aussi avoir quelquefois obtenu de bons résultats des vomitifs. Dans ces dernières années, M. Lépine (1) est revenu sur le rôle que les écarts de régime chez les gros mangeurs peut jouer dans la production de l'épilepsie, et, M. Pommay (2) a rapporté des cas analogues où l'alcool joue un certain rôle. Dans le seul de ces cas où on se soit préoccupé des antécédents (Lépine), on trouve une mère très nerveuse et un oncle maternel qui a eu la danse de St-Guy ; on est donc en droit de penser que les troubles gastriques ne sont pas comme les autres troubles périphériques, ne jouent que le rôle de cause déterminante. Gowers a cité un enfant qui, paraissant en parfaite santé, avala un crayon d'ardoise et eut un accès quelques heures après ; deux mois après il succomba, et on trouva un gliome dans la protubérance. Les écarts de régime n'agissent pas d'ailleurs exclusivement par l'irritation locale qu'ils provoquent ; il y a tout lieu de croire qu'ils sont susceptibles d'agir par les auto-intoxications qui peuvent s'ensuivre. La migraine reconnaît souvent cette étiologie, et, au dernier congrès international de médecine mentale, M. Bettencourt-Rodriguez (de Lisbonne) a rapporté des cas de vésanies provoqués par des auto-intoxications.

Il faut remarquer d'ailleurs que certains troubles gastriques font partie du paroxysme épileptique.

Les entérites, les diarrhées des enfants sont aussi fréquemment que les troubles gastriques le point de départ de convulsions. Chez l'adulte, l'épilepsie peut aussi succéder à des troubles du même genre (Marotte), mais les corps étrangers de l'intestin et les vers intestinaux (3) paraissent avoir plus d'importance. Trousseau a cité plusieurs exemples d'épilepsie occasionnés par le tœnia. Les ascarides peuvent donner lieu aux mêmes acci-

(1) *De l'épilepsie survenue à la suite d'écarts de régime chez des individus très sanguins, et de son traitement.* (*Rev. mensuelle de méd. et chir.*, 1877, p. 573.)

(2) Pommay, *Contrib. à l'ét. de l'épilepsie gastrique et de ses relations avec certaines névroses du nerf vague.* (*Rev. de méd.*, 1882, p. 449.) — Eloy, *Contribution à l'étude des pseudo-épilepsies, etc.* (*Union médicale*, 1883, nos 5-7.)

(3) Descamps, *Épilepsie vermineuse.* (*Arch. de méd. belge*, 1872.)

dents, et aussi les lombrics (1). Souvent l'épilepsie disparaît à la suite de l'expulsion, mais il n'est pas rare qu'elle survive. En tout cas, cette cause ne peut pas, si l'on considère le nombre énorme d'individus affectés de vers intestinaux qui n'en éprouvent aucun accident convulsif, être regardée autrement que comme une cause occasionnelle. D'ailleurs cette même cause détermine quelquefois en même temps d'autres troubles nerveux (2), et dans certains cas, on relève chez d'autres enfants de la même famille, d'autres accidents nerveux; tel le fait de Rose Cormack, d'une enfant qui eut (3) des convulsions qui cessèrent après l'expulsion de lombrics, et dont cinq frères avaient été atteints pendant la dentition de laryngite striduleuse. Krause a signalé un cas curieux où une attaque d'épilepsie parut être provoquée par l'accumulation dans l'intestin de larves de mouches *(musca vomitoria* et *anthomyx canicularis)*.

Shmigero (4) a vu une épilepsie disparaître avec la guérison d'un prolapsus rectal. Mais une suspension des attaques convulsives dans ces conditions ne prouve pas nécessairement que l'affection rectale jouait le rôle de cause. Dans le fait suivant par exemple, l'opération a provoqué une perturbation qui a été suivie d'une guérison relative, bien que l'épilepsie ait débuté avant l'apparition du prolapsus du rectum.

Observation LXXIX. — *Hérédité alcoolique, convulsions de l'enfance, épilepsie, prolapsus rectal, rémission à la suite de l'opération.*

S., 31 ans, entré le 17 octobre 1887, son père est mort de *delirium tremens* à 59 ans. Il avait commencé à boire peu de temps avant la conception du malade; il était sujet à de violentes colères. — La mère est morte il y a deux mois, âgée de 60 ans, d'une hypertrophie du cœur; pas d'antécédents névropathiques de ce côté. — Un frère plus âgé et une sœur plus jeune sont bien portants. Lui seul a eu des convulsions pendant l'enfance. A la suite d'une crise qu'il a eue vers 2 ans, il aurait été longtemps paralysé du côté gauche et a parlé difficilement jusqu'à 4 ans. A partir de l'âge de 9 ans il a eu des vertiges et des attaques se

(1) Fidelin, *Des accidents produits par les ascarides lombricoïdes et les oxyures vermiculaires*; th., 1873, p. 29.

(2) Mac Kendrick, *Connexion of the presence of tænia with paraplegia and epilepsy*. (*Lancet*, 1865.)

(3) *Clinical studies illustrated by cases observed in hospital and private practice*, London, 1876, t. II.

(4) *London Med. record.*, 1883, p. 518.

manifestant le jour ou la nuit et se répétant tous les jours jusqu'à 15 ou 16 ans. Ces crises se sont peu à peu éloignées; il n'en avait plus qu'une ou deux par semaine. Depuis la mort de sa mère, il a eu sept ou huit attaques par jour et il en est résulté un grand affaiblissement intellectuel.

Ses attaques ne sont annoncées que par des émotions très vagues, il pousse un cri, pivote sur le côté gauche et tombe rigide sans mouvements très apparents; il perd complètement connaissance mais revient à lui assez vite, il n'urine pas, ne se mord pas la langue. Il lui arrive souvent, à la suite de ses accès ou de ses vertiges, de faire des excentricités : on le voit manger une pomme de terre crue, briser des meubles, s'acharner après une serrure fermée, etc. Dans l'intervalle des accès il est assez calme; mais la fréquence de ces accès le rend incapable de travailler ailleurs que chez sa mère. On a tenté plusieurs apprentissages mais sans succès. Il a appris à lire et à écrire. Il buvait de temps en temps. Il y a trois ans, à la suite d'excès alcooliques, il a eu un délire violent, il croyait qu'il avait un moulin dans le ventre, il avait des hallucinations de la vue pendant trois jours. L'année suivante, dans un nouvel accès du même genre, il se croyait Dieu.

Depuis trois ans, il a un prolapsus du rectum dont il ne peut rapporter la cause; ce prolapsus est actuellement irréductible. Pas de stigmates physiques, léger aplatissement de la face à gauche, la main est assez faible de ce côté et donne au dynamomètre 25 au lieu de 35 à droite. Depuis son entrée il prend 4 grammes de bromure de potassium. Les accès ont diminué de fréquence.

MOIS	1887		1888		1889	
	Accès	Vertiges	Accès	Vertiges	Accès	Vertiges
Janvier			1	4	1	2
Février			2	4	»	»
Mars			»	4	»	1
Avril			»	3	»	3
Mai			2	2	»	7
Juin			3	5	»	»
Juillet			2	1	»	1
Août			1	5	1	»
Septembre			2	4	»	2
Octobre	»	4	2	3	2	5
Novembre	3	3	»	2		
Décembre	7	1	1	»		
Totaux	10	8	16	37	4	21

Depuis le commencement de 1889, son prolapsus était devenu le siège d'ulcérations douloureuses et avait augmenté de volume. On décida de le faire opérer. L'opération fut faite le 8 février par M. Schwartz; la guérison de la plaie a été assez longue à obtenir, mais à partir de l'opération il n'a plus eu aucune attaque avec chute; les vertiges ont diminué, mais il a eu plusieurs accès d'excitation.

Les coliques hépatiques se sont quelquefois accompagnées de convulsions épileptiformes.

Les maladies des organes urinaires et génitaux peuvent aussi provoquer des troubles épileptiques. Erlenmeyer a décrit un vertige *ab uretera lœsa* (1).

La rétention d'urine, les calculs du rein ou de la vessie, ont quelquefois occasionné des attaques. Duncan a cité un enfant de cinq ans, guéri du mal caduc par l'extraction d'un calcul vésical.

Les affections du testicule ont aussi été incriminées et on n'a pas craint d'intervenir contre l'épilepsie par la castration (Chapman), qui a aussi été pratiquée chez les femmes (2).

Sennert avait déjà, après Galien, signalé le rôle des affections utérines dans l'étiologie de l'épilepsie. Tissot niait son influence. Mais Marrotte, Lawson Tait, Terrillon (3), etc., ont cité des exemples qui montrent bien leur importance comme cause occasionnelle. Le fait de ce dernier auteur est particulièrement intéressant au point de vue de l'influence des fonctions utérines ; il s'agit d'une fille dont le père est épileptique, elle a eu un accès à sept ans; depuis qu'elle est menstruée, elle a des attaques avant chaque période ; elles ont augmenté de fréquence pendant une première grossesse, ont cessé après l'accouchement pour reprendre avec les règles et ont subi une nouvelle recrudescence à une nouvelle grossesse.

Parmi les auteurs qui ont le plus exagéré le rôle des affections utérines dans l'étiologie de l'épilepsie, il faut citer Madden (4), qui affirme que c'est à peine s'il peut se rappeler un cas d'une forme quelconque d'épilepsie chez la femme, qui n'ait été en connexion avec quelque dérangement des fonctions sexuelles. Cet auteur n'est peut-être pas fondé à généraliser son observation; étant accoucheur, il est assez naturel qu'il soit consulté surtout par des femmes qui ont des affections utérines.

Les lésions matérielles de l'encéphale déterminent souvent

(1) *Deutsch, med. Woch*, 1878, 44 et 45.

(2) J. Schramm, *Ueber castration bei Epilepsie.* (*Berl. klin, Woch*, 1887, p. 38.)

(3) *Note sur un cas d'épilepsie d'origine utérine.* (*Ann. de Gynéc.*, juin 1881, t. XV, p. 401.)

(4) *On mental and nervous disorders peculiar to women.* (*Trans. of the Academy of medecine in Ireland*, t. I, 1883, p. 250.)

l'épilepsie générale d'emblée, et en particulier les néoplasmes. Dans ces cas, il est impossible de dire dans quelle mesure le rôle de la prédisposition est négligeable. Il est certain que des lésions de même nature et semblablement situées sont accompagnées de phénomènes épileptiques dans quelques cas et n'en ont jamais provoqué dans d'autres. Dans quelques cas ces lésions semblent provoquer une irritation qui ne constitue qu'une prédisposition acquise : il existe quelques faits dans lesquels une lésion préexistante ne s'est accompagnée de troubles épileptiques qu'à la suite d'un choc moral ou physique. On a rencontré des tumeurs de toute nature dans le cerveau des épileptiques, les plus fréquentes sont sans contredit les tumeurs tuberculeuses; mais il s'en faut que ces néoplasmes déterminent nécessairement l'épilepsie. On peut en dire autant des tumeurs gommeuses de la syphilis.

La syphilis peut d'ailleurs agir comme cause de l'épilepsie, autrement que par la production des tumeurs volumineuses; les méningites, les artérites, les encéphalites scléreuses ou gommeuses, peuvent jouer le même rôle et toutes, indistinctement, peuvent même, lorsqu'elles siègent dans la zone dite motrice, déterminer non pas seulement des épilepsies partielles, mais encore des épilepsies vulgaires se traduisant par le vertige ou des équivalents psychiques.

Les lésions dites spontanées de l'encéphale d'origine vasculaire, ramollissements ou hémorragies, peuvent déterminer les mêmes effets. Et une circonstance qui semble indiquer que dans ces cas d'épilepsie à forme vulgaire, la lésion cérébrale ne joue pas d'autre rôle que celui d'une irritation périphérique, c'est qu'il peut arriver qu'une autre excitation périphérique, telle qu'une application de pointes de feu sur le cuir chevelu, peut amener la suspension des accidents.

Les néoplasmes du crâne peuvent aussi déterminer l'épilepsie, qui se développe encore quelquefois en conséquence d'abcès intra-crâniens secondaires à des ostéites crâniennes (1).

(1) Charcot et Vulpian, *Douleur fixe siégeant au niveau du pariétal gauche; perte de connaissance et convulsions dans le côté droit du corps revenant par accès.* (*Soc. de Biol.* et *Gazette méd.*, 1864, p. 617.)

L'épilepsie est souvent provoquée, en l'absence de toute prédisposition évidente, par des lésions traumatiques du crâne, des méninges ou du cerveau.

L'action du traumatisme sur le développement de l'épilepsie peut être immédiat lorsqu'il existe une fracture avec enfoncement des fragments ou une saillie d'un éclat de la table interne ou un épanchement sanguin. Le rapport de la cause à l'effet peut être mis en évidence par la cessation des accidents à la suite du relèvement des fragments ou de l'évacuation de la collection liquide. Assez souvent les accidents se produisent tardivement par suite de l'irritation provoquée par une esquille, une saillie osseuse, un épaississement des méninges, etc. Maréchal (1) rapporte l'observation d'une femme guérie d'une plaie de tête à la suite de laquelle une portion considérable d'os du crâne fut enlevée et qui devint épileptique. Ce chirurgien supposa que les accidents étaient dus à un étranglement du cerveau qui, dans ses mouvements d'expansion, pénétrait dans la solution de continuité et formait une sorte de hernie; il fit faire un bandage pour maintenir la cicatrice, et les convulsions disparurent.

Les chutes, les coups sur la tête ont souvent été invoqués comme cause d'épilepsie. Il est probable que ces traumatismes non pénétrants peuvent provoquer l'épilepsie : Westphal a pu rendre épileptique des cochons d'Inde en leur donnant des coups répétés sur la tête ; mais il faut bien convenir que la relation de la cause à l'effet est souvent difficile à reconnaître, grâce à cette circonstance qu'en général l'épilepsie ne survient qu'à un intervalle assez éloigné du choc. Toutefois, cette influence n'est pas contestable (2); on peut citer des exemples d'épilepsie survenue à la suite de choc sur la tête, et guérie à la suite de l'opération du trépan, sans qu'on ait relevé aucun signe d'irritation.

Si certaines lésions du cerveau, surtout lorsqu'elles occupent un siège spécial, peuvent déterminer l'épilepsie en dehors de toute prédisposition, en est-il de même des lésions de la moelle

(1) Quesnay, *Mem. de l'Acad. de chir.*, t. I, p. 269.
(2) Anderson, *Case of epilepsy following concussion of the brain.* (*Lancet*, 1846, t. I, p. 117.)

épinière? J. Frank (1) a décrit une épilepsie en rapport avec des lésions de la moelle ou du rachis paraissant surtout fréquente chez les rachitiques (Harless), mais une certaine confusion s'est établie sur le terme d'épilepsie spinale, qui comprend deux groupes de faits distincts.

M. Brown-Séquard a vu l'épilepsie succéder à des lésions expérimentales très diverses de la moelle épinière : section transversale complète ou presque complète d'une moitié latérale, section transversale simultanée des cordons postérieurs, des cornes grises postérieures ou d'une partie des cordons latéraux, section transversale soit des deux cordons postérieurs, soit des deux cordons antérieurs seuls, section transversale complète, simple piqûre (2). Pour provoquer les attaques sur les cobayes ainsi rendus épileptiques, il faut irriter une zone cutanée, zone épileptogène, située sur la partie latérale de la face et du cou, du même côté que la lésion unilatérale de la moelle. Cette zone doit sa sensibilité au trijumeau, à plusieurs branches cervicales antérieures et surtout aux branches postérieures de deuxième, troisième et quatrième paires. Ces zones épileptiques ont de singulières particularités. Chez un animal qui a subi depuis quelque temps l'hémisection de la moelle, elle perd en partie sa sensibilité et possède au plus haut degré la propriété de provoquer l'attaque. Après plusieurs mois, la sensibilité reparaît, et la propriété épileptogène diminue, mais la guérison est incomplète, les centres nerveux conservent leur hyperexcitabilité. Si l'on met à nu les nerfs qui se rendent à cette zone, cette excitation directe n'est pas suivie d'attaque : on sait d'ailleurs que les extrémités périphériques des nerfs sont plus irritables que le tronc. Quand on a mis à nu un des nerfs d'une zone épileptogène, il devient très difficile, quelques jours après, de déterminer des convulsions par l'irritation de cette zone : dans ce cas encore, l'animal reste cependant sujet à des attaques spontanées; il guérit cependant quelquefois; et ces faits se trouvent d'accord avec les guérisons ou les améliorations que l'on observe quel-

(1) *Traité de pathologie interne*, t. III, p. 354.

(2) *C. R. de la Soc. de Biologie*, 1850. — *Arch. gén. de méd.*, t. VII, 1856. — *Bull. de l'Acad. de méd.*, 1856, t. XXII. — *Journal de Physiologie*, t. I, 1858.

quefois chez l'homme à la suite d'une irritation vive par un vésicatoire, un cautère, etc., d'une zone épileptogène ou encore par la section du nerf qui s'y rend.

Cette épilepsie expérimentale peut se retrouver sur l'homme chez lequel elle se développe, principalement à propos de lésions par compression de la moelle épinière. Un des cas les plus remarquables est dû à M. Dumesnil, de Saint-Yon (1), mais on peut citer d'autres exemples de Gendrin, de Charcot et Bouchard, de Gedding, de Webster, de Leudet, d'Ollivier d'Angers, de Rilliet et Barthez, de Michaud, de Westphal (2), de Leblois (3). Quelques-uns ont trait à des traumatismes, d'autres à des affections néoplasiques ou inflammatoires de la moelle ou de ses enveloppes.

Coxwell a vu des convulsions épileptiformes dans un cas de méningo-myélite cervicale (4) ; Oppler en a aussi observé dans le cours d'une méningo-myélite traumatique (5).

Une observation rapportée par MM. Tuffier et Hallion (6) peut servir à faire soupçonner que l'action des traumatismes médullaires est favorisée par la prédisposition : il s'agit d'un malade chez lequel les accidents épileptiques se sont développés cinq ans après un traumatisme du rachis; il avait eu des convulsions dans son enfance, et les trois autres enfants de ses parents avaient succombé aux convulsions. Il faut remarquer d'ailleurs que dans les autres exemples d'épilepsie développée consécutivement à un traumatisme de la moelle les accidents convulsifs se produisent généralement un certain temps après le choc.

A côté de l'épilepsie vulgaire qui se développe à propos d'une lésion spinale, il existe une autre manifestation morbide à laquelle M. Brown-Séquard réserve la désignation d'*épilepsie spinale* (7) et

(1) *Gaz. des hop.*, 1862, p. 470.
(2) Charcot, *Leçons sur les maladies du système nerveux*, t. II, 3e éd., p. 137.
(3) Leblois, *Considérations sur les rapports de l'épilepsie avec la manie périodique*, th., 1862, p. 20.
(4) *Brain*, avril 1883, p. 84.
(5) *Ruckenmarks Epilepsie*. (*Arch. fur Psych. et Nerv.*, Bd. IV, 3 H.)
(6) Tuffier et Hallion, *Des suites éloignées des traumatismes de la moelle*. (*Nouv. Icon. de la Salpêtrière*, 1888, p. 224.)
(7) *Journ. de la Physiologie*, 1858. — *Archives de Physiologie*, 1868.

constituée par des convulsions cloniques et toniques quelquefois extrêmement violentes. Elle peut se manifester lorsque la continuité de la moelle dans une moitié est interrompue soit par une lésion traumatique, soit par une lésion organique, quelquefois spontanément, mais plus souvent à la suite d'excitations cutanées et particulièrement par le froid ou par la traction sur les muscles. L'épilepsie spinale de Brown-Séquard mérite d'être rapprochée de la trépidation épileptoïde provoquée, observée plus tard par M. Charcot et Vulpian, et que M. Charcot décrit dans les termes suivants.

« Lorsqu'on saisit dans la main l'extrémité de l'un des pieds et qu'on l'étend un peu brusquement sur la jambe, il se produit presque aussitôt dans toute l'étendue du membre correspondant une sorte tremblement convulsif, qui rappelle la trémulation déterminée par l'intoxication strichnique. Cette trémulation, qu'il faut bien se garder de confondre avec le tremblement particulier qui survient à l'occasion des mouvements voulus, ne reste pas toujours bornée au membre dont le pied a été étendu, elle se propage quelquefois au membre du côté opposé : l'agitation peut se montrer alors assez intense pour se communiquer à tout le corps et même au lit où repose le malade. Elle persiste pendant plusieurs minutes ou même beaucoup plus longtemps, après la cessation de l'excitation qui l'a mise en jeu. »

On la rencontre dans le mal de Pott (Hérard), dans les compressions lentes de la moelle épinière en général (Charcot), dans la pachyméningite cervicale hypertrophique, dans les myélites transverses, dans la sclérose en plaques, dans la sclérose latérale amyotrophique, dans l'hémiplégie avec contracture; dans tous les cas où il existe une dégénération secondaire ou primitive des cordons latéraux. On la retrouve encore dans la paraplégie hystérique (Charcot), dans plusieurs maladies générales, ou en conséquence de quelques lésions locales (arthrites, fractures). On a cru qu'elle était de même nature que l'exagération du réflexe rotulien; mais elle paraît en différer, car MM. de Fleury (1) a vu qu'elle peut coïncider avec l'état normal des réflexes (affec-

(1) M. de Fleury, *Note sur les rapports de la trépidation épileptoïde du pied avec l'exagération des réflexes rotuliens.* (*Revue de médecine*, 1884, p. 656.)

tions articulaires ou fractures), ou même avec l'abolition des réflexes (convalescence de la fièvre typhoïde), et que, d'autre part, elle peut disparaître par l'application de la bande d'Esmarch, alors que l'exagération des réflexes persiste. MM. Pitres et de Fleury (1) ont déjà fait remarquer que les secousses du clonus du pied sont un peu moins rapides que celles du clonus du genou, il est facile de vérifier que comme le clonus volontaire, la trépidation provoquée est d'autant plus rapide qu'on l'étudie soit dans les membres, soit au cou ou à la mâchoire, dans un point plus rapproché des centres nerveux : sur un même sujet, la trépidation provoquée de la mâchoire est environ d'un tiers plus rapide que celle du pied, mais ce n'est par le moment d'insister sur ce point.

Dans l'épilepsie spinale, il se produit quelquefois de la gêne de la respiration que M. Brown-Séquard explique par l'augmentation de la consommation de l'oxygène; mais qui paraît due aussi en partie à ce que la moelle du thorax et celle de l'abdomen prennent part à la convulsion.

(1) Pitres et de Fleury, *Note sur les caractères graphiques de la trépidation épileptoïde du pied et de la rotule.* (*Ibid.*, 1886, p. 456.)

CHAPITRE XXIII

CAUSES INFLUANT SUR LA RÉPÉTITION DES ACCÈS

Je ne ferai que rappeler que l'exercice de certaines fonctions a une influence manifeste sur la périodicité des accès. Telle est par exemple la menstruation; son action est tellement manifeste chez certaines malades qu'elles n'ont jamais d'attaques qu'à l'époque menstruelle. La digestion, même normale, agit quelquefois de même; tantôt il semble que les accès viennent de préférence lors de l'introduction des aliments, tantôt au commencement de la période digestive. Les exercices musculaires, particulièrement les exercices musculaires violents, déterminent l'accès chez certains malades qui sont toujours pris à propos du même effort.

L'influence des révolutions lunaires (Leuret), auxquelles on faisait jouer autrefois un très grand rôle, n'ont qu'une influence problématique. On peut en dire autant des saisons. Les recherches de Leuret et de M. Delasiauve sur ce point n'ont laissé que du doute.

Quant à la direction des vents à laquelle M. Delasiauve voudrait attacher quelque importance, on peut constater d'après ses propres chiffres qu'elle est très faible; l'influence des vents du nord et d'ouest est insuffisamment démontrée. Le dénombrement des accès fait dans mon service par M. Langlet, pendant les mois de mai, juin, juillet, août et septembre 1889, donne 15 accès en moyenne par jour dans les temps calmes, et 23,8 dans les temps orageux.

Parmi les causes déterminantes de l'accès, il faut citer le sommeil dont le rôle paraît singulièrement actif chez certains sujets qui n'ont guère que des crises nocturnes. Leuret prétend avoir suspendu les accès en faisant tenir des malades éveillés. Les partisans de la congestion se servent de ce fait pour montrer le rôle du décubitus dorsal; les partisans de l'anémie invoquent les conditions physiologiques du sommeil. qui, comme on sait (Durham, etc.), s'accompagne d'anémie cérébrale.

On a souvent étudié l'influence des variations atmosphériques, des saisons, des climats, de la lune, du jour et de la nuit, sur la fréquence des accès d'épilepsie; mais on s'est peu préoccupé des variations de leur nombre suivant les heures du jour ou de la nuit. Grâce au zèle du surveillant de mon service, M. Langlet, j'ai pu obtenir le nombre, heure par heure, des accès qui se sont produits pendant trois mois (1). Ce tableau est assez instructif et montre en effet, une fois de plus, la plus grande fréquence des accès pendant la nuit : sur un total de 1,985 accès, 1,296, c'est-à-dire près des deux tiers, se sont produits de huit heures du soir à huit heures du matin. Un fait qui se montre dans cette statistique et qui ne me paraît pas encore avoir été relevé, c'est que les accès se montrent surtout fréquents vers neuf heures du soir ou vers trois, quatre et cinq heures du matin, c'est-à-dire aux heures qui suivent le coucher ou précèdent le lever. On peut se demander s'il n'existe pas un rapport entre la fréquence relative des accès à ces heures et celle des hallucinations hypnagogiques et des rêves qui paraissent aussi se présenter surtout à ces mêmes heures. On peut se demander si les troubles psychiques et les troubles spasmodiques ont une cause commune, ou dans quelle mesure les premiers influent sur la production des seconds.

Il est bon de remarquer d'autre part qu'une des périodes de la nuit où les accès sont le plus fréquents, c'est-à-dire de trois à cinq heures du matin, correspond au plus grand abaissement de température. On pourrait se demander si le froid ne jouerait pas un certain rôle d'autant qu'on a quelquefois noté l'influence du refroidissement sur la première apparition des accès (Sadovsky Bloch).

M. Linn (2) ayant constaté que le plus grand nombre des décès constatés à l'Hôtel-Dieu coïncidait avec ces heures de refroidissement, avait déjà été tenté d'établir, entre les deux faits, une relation de cause à effet. Mais la même influence horaire ne s'est

(1) Ch. Féré, *De la fréquence des accès d'épilepsie suivant les heures.* (*C. R. Soc. Biol.*, 1888, p. 740.)

(2) Linn, *De l'habitude et de ses rapports avec l'hygiène et la thérapeutique;* th., 1888, p. 16.

STATISTIQUE TRIMESTRIELLE DES ACCÈS D'ÉPILEPSIE NOTÉS HEURE PAR HEURE

NOMBRE DES ACCÈS	DE MINUIT A MIDI												DE MIDI A MINUIT											
	1	2	3	4	5	6	7	8	9	10	11	12	1	2	3	4	5	6	7	8	9	10	11	12
170	....	....	....	....	....	....	....	....	....	....	....	....	....	....	....	....	....	....	....	....	....	....	....	....
160	....	....	....	....	....	....	....	....	....	....	....	....	....	....	....	....	....	....	....	....	163	....	....	....
150	....	....	....	....	....	....	....	....	....	....	....	....	....	....	....	....	....	....	....	....	....	....	....	....
140	....	....	....	....	140	....	....	....	....	....	....	....	....	....	....	....	....	....	....	....	....	....	....	....
130	....	....	136	130	....	....	....	....	....	....	....	....	....	....	....	....	....	....	....	....	....	....	....	....
120	....	....	....	....	....	....	....	....	....	....	....	....	....	....	....	....	....	....	....	....	....	....	....	....
110	....	....	....	....	....	....	....	....	....	....	....	....	....	....	....	....	....	....	....	....	....	....	....	....
100	....	104	....	....	....	....	....	....	....	....	....	....	....	....	....	....	....	....	....	111	....	....	104	....
90	....	....	....	....	....	91	....	....	....	....	....	....	....	....	....	....	....	....	....	....	....	97	....	....
80	....	....	....	....	....	....	....	....	....	....	....	....	....	....	....	....	....	....	....	....	....	....	....	88
70	71	....	....	....	....	....	....	....	....	....	....	....	....	....	70	....	....	....	71	....	....	....	....	....
60	....	....	....	....	....	....	60	....	60	....	....	65	....	....	....	....	....	....	....	....	....	....	....	....
50	....	....	....	....	....	....	....	....	....	....	....	....	53	56	....	56	55	68	....	....	....	....	....	....
40	....	....	....	....	....	....	....	48	....	49	....	....	....	....	...	....	....	....	....	....	....	....	....	....
30	....	....	....	....	....	....	....	....	....	....	3	....	....	....	....	....	....	....	....	....	....	....	....	....

pas rencontrée dans la statistique que j'ai donnée pour la Salpêtrière et Bicêtre (1).

On pourrait se demander encore si la recrudescence matinale des accès ne pourrait pas être la conséquence de l'accumulation dans le sang, pendant la nuit, de matières convulsivantes (Bouchard).

Les attaques nocturnes d'épilepsie peuvent passer inaperçues, et cette circonstance peut rendre fort obscurs les phénomènes d'excitation ou de dépression qui leur succèdent, mais ces attaques n'offrent pas assez de particularités propres pour que l'on puisse admettre l'existence d'une forme spéciale d'épilepsie que l'on désignerait sous le nom d'épilepsie nocturne (2).

Certaines excitations associées à l'irritation qui a causé le premier accès, ou certaines sensations qui la rappellent, sont susceptibles de provoquer un nouvel accès ; tel était l'enfant cité par Van Swieten qui était devenu épileptique à la suite de la peur d'un chien, et qui chaque fois qu'il en entendait un aboyer, avait un nouveau paroxysme. Plus souvent, le début de l'action est précédé par le rappel automatique d'une circonstance qui a coïncidé avec le début du premier accès.

Toutes les causes qui sont capables de provoquer l'épilepsie ou de déterminer les accès peuvent agir sur la fréquence des paroxysmes de la maladie établie. Je n'insisterai pas de nouveau sur l'importance des excès alcooliques, des excès vénériens, des autres excitations dont l'action est plus ou moins irrégulière. Les excitations multiples que les malades séquestrés trouvent dans les visites ou les sorties provoquent souvent des accès. J'ai prié M. Langlet, surveillant du service, de relever pendant six mois le nombre des accès qui se sont produits soit le jour d'une visite venue de l'extérieur, soit le jour ou le lendemain d'une sortie, comparativement à celui des accès qui sont survenus dans les périodes intercalaires. Du 1er décembre 1888 au 31 mai 1889, 52 malades, en 840 jours que nous nommerons fériés, ont eu 270 accès, soit 0,321 par jour et par malade, tandis que, dans

(1) Ch. Féré, *l'Heure de la mort à la Salpêtrière et à Bicêtre*. (*C. R. Soc. Biol.*, 1888, p. 742.)

(2) Echeverria, *De l'épilepsie nocturne*. (*Ann. méd. psychologique*, 1879, t. I, p. 177.)

8.624 autres jours de séjour tranquille dans l'asile, ils ont eu seulement 1.462 accès, soit 0,169 par jour et par malade. Cette différence ne traduit pas exactement la réalité, car un certain nombre d'accès qui ont eu lieu pendant la sortie sont dissimulés ou ignorés. Il n'en résulte pas moins de ces chiffres qu'une libéralité mal entendue peut retirer à ces malades les avantages de l'isolement, en leur laissant les inconvénients de la séquestration.

Il n'est pas rare de voir des malades dont les attaques sont peu fréquentes présenter des recrudescences sous l'influence de lésions traumatiques ou d'affections viscérales. Le traumatisme peut-il provoquer une recrudescence des accès chez un épileptique? Un épileptique observé par M. Piéchaud (1) succomba à des attaques subintrantes à la suite d'un traumatisme qui avait déterminé une déchirure du sinus latéral et une contusion cérébrale. J'en citerai encore un exemple.

Observation LXXX.—*Épilepsie; rémission prolongée, recrudescence sous l'influence d'un traumatisme.* (Communiquée par M. Girou, d'Aurillac.)

M., sans antécédents héréditaires connus, a eu une bonne santé pendant toute sa jeunesse. Il a été pris pour le service militaire en 1862. Son congé fini, il s'est rengagé pour sept ans. Il faisait partie de l'armée de Bourbaki en 1871. Après avoir beaucoup souffert du froid pendant plusieurs nuits, il eut sa première attaque d'épilepsie. Les attaques s'étant répétées à peu de jours d'intervalle, il fut réformé. Rentré chez lui, ses attaques sont devenues plus rares. Il s'est marié. Il a eu un enfant bien constitué. Ses attaques étant très rares, ni lui, ni sa femme ne s'en inquiétèrent, et il ne subit aucun traitement. C'était un ouvrier sobre et consciencieux qui ne manquait jamais un jour de travail. Cette accalmie dura dix ans.

En décembre 1881, il était à travailler de son état de sabotier, lorsqu'un voisin le pria de tenir un porc qu'il voulait abattre. L'incisive de l'animal lui fit une plaie profonde portant sur le dos de la main de la tête du deuxième métacarpien, traversant la tabatière anatomique et se terminant en avant au niveau de la partie moyenne du poignet. Il y eut une hémorragie abondante qu'un pharmacien arrêta avec du perchlorure de fer. Lorsque je le vis quelques jours après, il existait une paralysie du pouce, et une anesthésie de deux doigts et demi pouvant s'expliquer par une double lésion du médian et du radial qui se trouvaient dans

(1) Charrier, *De l'épilepsie traumatique et consécutive aux plaies de tête et de la trépanation comme moyen de traitement;* th., 1875, p. 28.

le champ de la plaie, mais dont on ne pouvait trouver les bouts dans une plaie anfractueuse toute souillée de perchlorure de fer.

La plaie guérit, mais l'anesthésie persista fort longtemps, et encore aujourd'hui (janvier 1889), il n'existe dans la région qu'une sensibilité vague, et les mouvements du pouce sont toujours gênés.

Peu de jours après l'accident, une attaque d'épilepsie survint, bientôt suivie d'autres qui se succédaient presque de jour en jour. Cependant au mois de mars 1882, elles s'étaient calmées, il avait repris son travail. Le bromure de potassium avait été prescrit à la dose quotidienne de 5 grammes, mais le malade n'en avait pris que deux. Il eut alors une série d'attaques subintrantes pendant cinq heures consécutives. Une série analogue se reproduisit en avril. L'année suivante il prenait le bromure, les attaques avaient repris leur ancienne allure, étaient plus rares. Son caractère ne s'était pas notablement altéré; cependant, à de certains jours, il refusait d'aller travailler, se plaignant de céphalée, sans que sa femme se fût aperçue d'aucun trouble nocturne.

En janvier 1883, il était tranquille à son travail. Il part tout à coup, l'œil hagard, le tranchet à la main, traverse une place et juste devant le commissariat de police lance un coup de tranchet à une dame qui passait à côté de lui et qui évite miraculeusement le coup. Il tombe à terre. On le relève, il ne se rappelle rien, et sur mon certificat, on le conduit à l'asile d'aliénés. Il y reste deux mois environ, sans délire, avec des attaques d'épilepsie fréquentes, mais s'éloignant sous l'influence du bromure et de l'hydrothérapie.

Il sort à la fin de mars ; mais le 15 juin, la scène qui l'avait conduit à l'asile se reproduit à peu près identiquement. Il rentre à l'asile avec des attaques plus fréquentes qu'à sa sortie. Sous l'influence du bromure ses accès convulsifs s'éloignent, mais il a des troubles vertigineux quotidiens et son intelligence s'affaiblit considérablement.

En novembre dernier, je lui montre son poignet et je lui demande comment il s'est fait cette plaie; il me raconte que c'est en tombant d'un arbre probablement étant enfant, car il se souvient d'avoir toujours eu cette cicatrice.

Si on le contredit, il se met en colère. Il offre d'ailleurs maintenant des inégalités d'humeur qui n'existaient pas auparavant.

Les maladies intercurrentes (1) aiguës ou chroniques médicales ou chirurgicales ont souvent une influence sur la marche de l'épilepsie ; tantôt elles déterminent pendant leur durée une suspension ou une diminution du nombre des attaques, tantôt elles produisent une suspension ou une atténuation qui se prolonge après la guérison de la maladie et même peut être défini-

(1) Séglas, *De l'influence des maladies intercurrentes sur la marche de l'épilepsie* ; th., 1881.

tive. Cependant ces heureux effets ne sont pas assez constants pour qu'on puisse en déduire une règle pronostique, car l'influence inverse s'observe souvent (épilepsie pneumonique, épilepsie pleurétique, etc.).

Parmi les affections qui ont le plus souvent déterminé la suspension au moins momentanée des accès il faut citer la fièvre typhoïde, l'érysipèle, la variole, le rhumatisme, la rougeole, les suppurations prolongées, un simple abcès dentaire (Wilks), les éruptions cutanées, l'amputation d'un membre (Aubanel (1), Cazenave) (2). Ces faits ont pu servir de point de départ à l'usage des révulsifs et des dérivatifs tels que les cautères, les vésicatoires, les sétons, etc. On ne peut enregistrer qu'avec réserve l'observation d'Archambault dans laquelle l'épilepsie aurait été guérie par l'inoculation de la gale (3).

(1) Aubanel, *Deux cas d'épilepsie guérie à la suite d'une brûlure et de l'amputation d'un membre.* (*Gaz. méd.*, 1839, p. 679.)

(2) Cazenave, *Épilepsie et gangrène de la jambe simultanément guéries par l'amputation du membre.* (*Gaz. des hôp.*, 1851, p. 95.)

(3) *Journ. gén. de méd.*, 1816, p. 90.

CHAPITRE XXIV

DIAGNOSTIC DES SYNDROMES ÉPILEPTIQUES

L'épilepsie se présente, comme nous l'avons vu, sous des formes très diverses, convulsive, vertigineuse, névralgique, psychopathique, etc., qui n'ont pas de caractères grossiers qui leur soient communs, car la brusquerie du paroxysme, la perte de connaissance ne sont pas plus indispensables que la convulsion. Le diagnostic est donc souvent difficile et nécessite la connaissance détaillée de toutes les formes.

Elle est souvent ignorée du malade, soit parce qu'elle se présente sous ses formes les plus rares et les plus fugitives, soit parce que les paroxysmes sont constamment nocturnes et ne se produisent par conséquent qu'à l'insu du patient et de son entourage.

Le diagnostic serait facile si l'on assistait de près aux attaques et si l'on pouvait constater directement les phénomènes physiologiques qui les caractérisent. Mais toutes les attaques ne présentent pas ces caractères, et il est assez rare que l'on puisse observer les faits les plus importants à constater. Il faut souvent s'en rapporter à des descriptions faites par des personnes incompétentes. Ces descriptions peuvent cependant suffire lorsqu'il n'existe aucune raison de supposer une supercherie et qu'elles relatent clairement et spontanément la pâleur initiale, la chute brusque, les convulsions toniques, l'insensibilité même lorsqu'il se produit des lésions traumatiques, les évacuations involontaires, la stupeur, etc. Mais on ne peut affirmer en toute sécurité le diagnostic que lorsqu'on a vu le paroxysme et qu'on en a constaté les caractères objectifs.

Lorsqu'on n'a pas assisté à l'attaque, les phénomènes post-paroxystiques peuvent avoir une grande valeur pour la découverte du mal : un tremblement inaccoutumé de la langue et des lèvres, avec embarras de la parole, un tremblement passager des extrémités en dehors de toute cause émotionnelle ou toxique, un affaiblissement général portant à la fois sur les fonctions physiques et psychiques, une amnésie, une obnubilation intellectuelle, avec parésie ou obtusion sensorielle de peu de durée, et surtout survenant plusieurs fois sous le même aspect, sont de nature à éveiller l'attention sur l'existence de décharges épileptiques. De même des troubles gastriques se reproduisant sans cause, ou bien des somnolences par accès. Ou encore une irritabilité maladive du caractère se produisant sans provocation, des actes de violences non motivés, etc.

En dehors de ces reliquats fonctionnels, les paroxysmes épileptiques laissent quelques traces matérielles capables de les révéler; c'est ainsi que les attaques nocturnes sont souvent découvertes par la présence répétée de taches de salive sanguinolente sur l'oreiller, ou par des traces d'urine dans la literie; les morsures de la langue doivent toujours être recherchées avec un soin particulier. Les ecchymoses faciales et palpébrales constituent aussi un indice important. Il en est de même des contusions d'origine inconnue révélées par des ecchymoses siégeant soit sur la face, soit sur les membres. Trousseau a cité un malade dont les attaques nocturnes n'ont été découvertes que par une luxation de l'épaule qu'il s'était faite en tombant de son lit. Un désordre inacoutumé de la literie peut être un signal révélateur. Les formes dites larvées du mal comitial ne frappent souvent l'attention que lorsqu'un accident convulsif vient troubler la quiétude du malade et de sa famille : et dans un bon nombre de cas, d'ailleurs, la nature épileptique des troubles ne peut être définitivement confirmée que par l'indice spasmodique.

Lorsque l'on a constaté ou que l'on a été amené à soupçonner l'existence d'un des phénomènes propres à l'épilepsie ou fréquents dans cet état morbide, la réalité du mal comitial n'est pas établie. Il faut s'assurer : 1° qu'elle n'appartient pas à un autre groupe symptomatique; 2° que la manifestation épileptiforme est sincère, qu'elle n'est pas simulée.

Les convulsions épileptiques se présentent sous la forme de spasmes localisés, de spasmes localisés avec tendance à la généralisation et de spasmes en apparence généralisés d'emblée; chacune de ces formes peut être simulée par des convulsions qui n'appartiennent pas en propre à l'épilepsie ou du moins qu'on n'est pas encore parvenu à rattacher à l'épilepsie en se basant sur de bonnes raisons anatomiques ou physiologiques.

Je ne fais que rappeler l'épilepsie dite spinale et la trépidation épileptoïde qui se produit dans des conditions très particulières signalées plus haut. Elle se distingue facilement des épilepsies qui nous occupent.

Les tics isolés ou multiples présentent des analogies avec les spasmes limités de l'épilepsie en ce sens qu'ils sont aussi involontaires et paroxystiques; quelques-uns se montrent fréquemment chez les épileptiques et paraissent liés à l'épilepsie par une parenté étroite. Cependant ces relations sont toutes théoriques et leur nature épileptique ne peut être admise qu'en raison de leurs associations avec d'autres troubles épileptiques. Bon nombre de spasmes en effet, comme les spasmes de la face, et en particulier le blépharospasme, les spasmes des muscles respiratoires, l'éternuement (1), le bâillement, la toux, etc., se montrent plus souvent associés à l'hystérie; d'autre part les crampes dites fonctionnelles des muscles du cou, du splénius, sont quelquefois liées, comme quelques crampes professionnelles des membres, à la parésie des muscles antagonistes. C'est un fait qui m'avait échappé lorsque j'ai eu à m'occuper de quelques crampes fonctionnelles du cou (2), mais que j'ai relevé plusieurs fois depuis, et M. Adamkiewicz a vu aussi un spasme du splénius guérir par l'électrisation de son congénère. Les spasmes localisés et isolés, sans association d'aucun autre trouble, doivent donc jusqu'à plus ample informé être distingués des convulsions épileptiques.

Dans la chorée on observe souvent au début des spasmes isolés, limités à quelques muscles, et s'étendant peu à peu au même côté, qui peuvent simuler les secousses de l'épilepsie

(1) Ch. Féré, *les Éternuements névropathiques*. (*Progrès médical*, 1885, n° 4, p. 69.)

(2) *Crampes fonctionnelles du cou*. (*Revue de médecine*, 1882.)

générale (Barthez et Rilliet) ou partielle. Mais l'évolution de la maladie met en général bientôt hors de doute le diagnostic. Je rapporterai cependant brièvement un spasme du début de la chorée qui présente quelque intérêt et pouvait prêter à confusion.

Observation LXXXI. — *Chorée atteignant isolément un muscle d'un œil avec vertige.*

Eugène D., 9 ans, dont le père, d'un tempérament nerveux, a été atteint d'une crampe des flûtistes. Étant enfant, il aurait traîné longtemps la jambe gauche; il est sujet jusqu'à présent à une faiblesse de la vessie. Il sent le besoin d'uriner, mais l'expulsion est tellement rapide qu'il n'a pas le temps d'aller trouver un urinoir; il n'urine pas au lit la nuit, mais presque chaque jour il mouille ses vêtements. Il y a trois semaines (23 mai 1889), on s'est aperçu qu'il avait un tic de la face du côté gauche. Ce spasme se produisait par crises, d'abord quatre ou cinq fois par jour; puis il est devenu plus fréquent; de temps en temps il se tournait vers la droite et était obligé de chercher un appui à cause d'une sensation de vertige.

J'assiste à un accès ainsi constitué: l'œil gauche se porte seul en bas et en dehors, puis les paupières se ferment et la commissure labiale se porte en haut. L'enfant accuse une sensation de rotation vers la droite, tout se borne là.

Ce ne fut que huit jours plus tard qu'apparurent des mouvements choréiques dans l'épaule et la main gauches, puis graduellement dans tout le corps, et les convulsions de l'œil disparurent longtemps avant les spasmes choréiques, qui n'étaient pas encore éteints à la fin de septembre.

Le diagnostic de la grande attaque d'épilepsie convulsive et de l'attaque d'hystérie est assez difficile, parce que les deux groupes de paroxysmes présentent un certain nombre de caractères communs. Les uns et les autres peuvent être précédés de phénomènes précurseurs éloignés qui ne sont pas sans analogie, tristesse, irritabilité, besoin de s'agiter, mouvements brusques, anxiété, pesanteur de tête, congestion céphalique, etc. Lorsqu'on aura dit que les hystériques avant l'attaque sont plus expansifs et les épileptiques plus sombres, on n'a pas marqué une limite bien précise ni bien sûre; car les hystériques mâles, en particulier, ont fréquemment des manifestations mélancoliques. Les avertissements immédiats de l'attaque se ressemblent aussi dans quelques cas : c'est ainsi que la sensation de boule montant de l'épigastre à la gorge, qui passe pour caractéristique de l'hystérie, est loin d'être rare chez les épileptiques même du sexe masculin. J'ai actuellement dans mon service six hommes qui présentent plus ou moins nettement cette forme d'aura. Toutefois, lorsque cette sensation naît primitivement de l'ovaire et que cet organe est doué d'une sensibilité spéciale, elle appartient presque exclusivement à l'hystérie. La sensibilité testiculaire au contraire n'est pas très rare chez les épileptiques mâles.

La sensation d'oppression, d'anxiété précordiale peut annoncer les deux sortes d'attaques; de même diverses formes de céphalée. L'attaque d'hystérie est souvent précédée de troubles céphaliques assez caractéristiques, d'une douleur temporale prédominant du côté de l'ovarie et de l'hémi-anesthésie et s'accompagnant de sifflements et de bourdonnements d'oreilles aussi prédominants du même côté. Ces phénomènes peuvent appartenir aussi aux préludes de l'attaque d'épilepsie partielle ; d'ailleurs, outre que ce sont des phénomènes purement subjectifs qui échappent à tout contrôle, ils se rapprochent encore par plusieurs points de l'aura de l'épilepsie d'origine auriculaire. Un certain nombre de troubles visuels, l'éblouissement, la photopsie, l'érythropsie sont communs à la période prodromique des deux genres d'attaques. Les autres auras périphériques appartiennent en général plutôt à l'épilepsie.

Quant aux paroxysmes proprement dits, il faut distinguer plusieurs catégories de faits, et d'abord les paroxysmes convulsifs et les paroxysmes non convulsifs.

Plusieurs formes de spasmes sont communes à l'hystérie et à l'épilepsie : les secousses et les attaques convulsives limitées ou générales. Les secousses isolées des membres sont plus fréquentes chez les épileptiques que chez les hystériques; mais cependant on les observe quelquefois dans cette dernière catégorie de malades, soit sous forme de spasmes isolés, soit sous forme de séries.

Les paroxysmes de la petite hystérie sont en général faciles à distinguer des paroxysmes épileptiques; ils sont constitués par des spasmes plus ou moins arythmiques et irréguliers, des gesticulations incohérentes, ne s'accompagnant ni de pâleur initiale, ni de morsure de la langue, ni de perte de connaissance complète, ni de miction involontaire, ni de stupeur consécutive. Ils s'accompagnent, au lieu d'un cri initial, de cris incohérents, de vociférations bruyantes, sont suivis de rire ou de pleurs, de mictions abondantes, et, en tout cas, d'un retour rapide à l'état normal, sans courbature. La congestion céphalique, qui accompagne l'attaque d'hystérie, donne rarement à la face la teinte livide qu'elle prend souvent dans l'accès d'épilepsie.

Les paroxysmes de la grande hystérie se rapprochent beaucoup plus des attaques d'épilepsie. Elles comprennent, en effet, une phase dite épileptoïde qui commence rarement par un cri et s'accompagnent plus rarement encore de pâleur; puis surviennent des convulsions qui reproduisent fidèlement la période tonique de l'attaque épileptique, torsion latérale de la tête, battement des paupières, grimaces rapides, rigidité trépidante des membres dans l'extension. Cette phase tonique est suivie des grands mouvements de la période dite de clownisme, dans lesquels l'arc de cercle, la propulsion saccadée du ventre tiennent une grande place; puis surviennent les attitudes passionnelles avec délire. Lorsque les trois phases de la grande attaque d'hystérie se succèdent dans leur ordre régulier, la distinction est facile, d'autant que la compression de l'ovaire, qui chez les hystériques est capable d'arrêter, de suspendre l'attaque ou au moins de modifier plus ou moins considérablement son intensité, peut servir en quelque sorte de pierre de touche. Mais dans un certain nombre de cas, les mouvements clowniques et les attitudes passionnelles manquent ou ne se présentent qu'à l'état rudimentaire ; si alors les effets de la compression ovarienne font défaut, ce qui arrive assez souvent, le diagnostic ne peut plus être fait par la seule considération de l'attaque épileptiforme; les mouvements du ventre, les battements des paupières, la large ouverture de la bouche pendant le spasme, sont d'un faible secours; il faut rechercher l'existence de stigmates permanents, hémianesthésie sensitivo-sensorielle, ovarie, points douloureux, etc. Ces stigmates peuvent d'ailleurs manquer chez quelques hystériques et exister au moins en grand nombre chez des épileptiques.

Le diagnostic de la nature de la crise est d'autant plus délicat qu'à côté de cette forme de grande hystérie (Charcot) que Landouzy désignait sous le nom d'hystéro-épilepsie à crises combinées (1) et qui, soit dit en passant, se rencontre tout aussi bien chez l'homme (2) que chez la femme, il existe un autre groupe de faits auxquels on peut conserver la dénomination d'hystéro-épilepsie à crises séparées (Landouzy) dans lesquelles des attaques d'hystérie et d'épilepsie se produisent à des intervalles variables.

On admet en général, que dans l'hystéro-épilepsie à crises séparées, il y a combinaison des deux névroses, hystérie et épilepsie qui évoluent côte à côte sans s'influencer.

Cette doctrine n'est pas faite pour surprendre ; nous savons combien sont fréquentes les combinaisons des névropathies, des névroses et des psychoses. Toutefois, si l'on ne tient compte que des faits, la dualité morbide dans l'hystéro-épilepsie à crises séparées n'est point du tout facile à démontrer. Il peut être laborieux de prouver que les attaques dites épileptiques pures de ces hystéro-épileptiques ne sont pas des attaques hystéro-épileptiques incomplètes, dont l'existence est parfaitement établie et a été extrêmement remarquable dans certains cas d'état de mal hystéro-épileptique sur lesquels nous aurons à revenir. Chez certaines de ces hystériques, les deux formes d'attaques disparaissent avec l'âge ; mais lorsque les attaques dites épileptiques persistent seules, elles n'entraînent en général aucune déchéance intellectuelle ; c'est du moins ce qui me paraît ressortir des faits que j'ai observés.

La coexistence d'attaques d'hystérie avec des manifestations vertigineuses, qui a fait dire que l'hystérie peut se combiner aussi bien avec l'épilepsie vertigineuse qu'avec l'épilepsie convulsive (3), ne prouve rien en faveur de la dualité, car le vertige fait partie des épisodes paroxystiques de l'hystérie. J'ai observé une jeune fille dont j'ai communiqué l'observation à M. Weill (4),

(1) Landouzy, *Traité de l'hystérie*, 1846. — Favrot, *De l'épilepsie avec hystérie*; th., 1844.
(2) D'Olier, *De la coexistence de l'hystérie et de l'épilepsie*. (*Ann. méd.-psych.*)
(3) Beau, *Recherches sur l'épilepsie et l'hystérie*. (*Arch. gén. de méd.*, 1836.)
(4) *Des vertiges*, th. ag., 1886, p. 64.

qui avait de très nombreux vertiges, puisque j'en ai vu seize en trois quarts d'heure; ces vertiges avec absence n'étaient suivis d'aucune hébétude, elle a eu depuis de grandes attaques hystéro-épileptiques, et n'a plus que de rares vertiges; les stigmates hystériques sont d'ailleurs nombreux.

Plusieurs exemples rapportés par M. Jules Voisin au dernier congrès de médecine mentale montrent que l'automatisme ambulatoire peut se rencontrer dans l'hystérie comme dans l'épilepsie.

Il n'est pas, jusqu'aux attaques apoplectiformes, qui ne puissent être communes aux deux névroses. M. Debove a signalé sous le nom d'apoplexie hystérique (1), des attaques qui paraissent se produire plus particulièrement chez des hommes quelquefois d'apparence robuste. Ces attaques sont souvent suivies de paralysies hémiplégiques, s'accompagnant d'hémianesthésie, et capables de passer d'un côté à l'autre (transfert), ou de guérir par les agents œsthésiogènes et tous les moyens moraux qui amènent la guérison des paralysies hystériques.

Il faut remarquer encore, et c'est un point sur lequel insistait particulièrement Lasègue (2), que chez un grand nombre d'hystéro-épileptiques à crises dites mixtes, les crises sont tantôt plus épileptiques tantôt plus hystériques.

Signalons enfin qu'il existe un état de mal hystérique qui, dans certaines conditions, est difficile à distinguer de l'état de mal épileptique.

Les attaques sérielles dans l'hystérie ne sont pas rares, on peut même dire que chez bon nombre de malades, elles sont la règle; quelques-unes n'ont jamais d'attaques isolées. Georget (3) cite une malade dont les attaques furent si fréquentes et si fortes pendant six mois, qu'elle ne quitta ni le lit ni la camisole pendant ce temps. J'en ai vu une avec M. Ribemont-Dessaignes, qui pendant les cinq derniers mois de sa grossesse eut tous les jours, une ou deux ou plusieurs fois par jour, des séries d'at-

(1) Debove, *De l'apoplexie hystérique.* (*Bull. Soc. méd. des hôp. de Paris*, 1886, p. 370.) — Achard, *De l'apoplexie hystérique;* th., 1887.

(2) Selle, *Contrib. à l'étude symptomatologique des affections épilepto-hystéroïdes et hystéro-épileptoïdes;* th., 1880.

(3) Georget, art. *Hystérie.* (*Dict.* en 30 vol., t. XVI, p. 160.)

taques subintrantes sans reprendre connaissance pendant deux, trois ou quatre heures consécutives. Lorsque ces attaques subintrantes sont constituées à peu près exclusivement par les phénomènes de la phase dite épileptoïde, comme dans le cas de Legrand du Saulle (1), de MM. Ballet et Crespin (2), et surtout lorsque la prédominance latérale des convulsions leur donne une grande analogie avec celles de l'épilepsie partielle, la distinction devient très difficile. Quoi qu'on en ait dit, cet état de mal hystéro-épileptique épileptiforme (Charcot) ne peut pas être reconnu par la forme de la convulsion, les battements des paupières, l'ouverture de la bouche sans propulsion de la langue, les mouvements abdominaux, l'arc de cercle lui-même, ne sont pas caractéristiques de l'hystérie, on peut les rencontrer dans l'épilepsie. Quelques épileptiques qui offrent une localisation prédominante des convulsions dans les muscles thoraciques, et ont après l'accès une parésie de ces muscles, se traduisant par une très faible amplitude des mouvements de la poitrine, offrent des mouvements rythmiques du ventre très analogues à ceux des hystériques dans l'intervalle des attaques sérielles. Les phénomènes pupillaires qui existent aussi bien chez les hystériques que chez les épileptiques et peuvent même, chez les premiers, constituer le seul phénomène apparent du paroxysme (3), ne peuvent pas davantage servir de distinction. Quant à la marche de la température qui a paru tout d'abord caractéristique, elle ne l'est plus depuis que M. Barié a montré que des accès fréquents d'hystérie peuvent, tout comme l'état de mal épileptique, s'accompagner d'une élévation de température qui peut se maintenir pendant plusieurs jours de suite à 40 et 41 degrés (4). La paralysie consécutive n'est pas non plus capable de servir de critérium, puisqu'elle peut se présenter après les deux formes de paroxysmes. Il faut ajouter que quelquefois les stigmates permanents de l'hystérie étaient avant les spasmes assez

(1) Legrand du Saulle, *Ann. méd. psych.*, 1884, t. XI, p. 132, t. X, p. 321.

(2) Ballet et Crespin, *Des attaques d'hystérie à forme d'épilepsie partielle*. (*Arch. de Neurologie*, t. VIII, pp. 129, 277.)

(3) Ch. Féré, *Notes pour servir à l'histoire de l'hystéro-épilepsie*. (*Arch. de Neurologie*, 1882, t. III, p. 289.)

(4) Barié, *Note sur un cas de fièvre hystérique*. (*Bull. Soc. méd. des hôp.*, 1886, p. 258).

peu accentués pour passer inaperçus, comme dans le cas de Legrand du Saulle; que quelquefois même ils peuvent manquer, et que, d'autre part, ces stigmates peuvent exister chez les épileptiques. La difficulté est alors à son comble, car il ne faut guère compter sur l'épreuve thérapeutique, le bromure de potassium à doses massives n'ayant guère plus d'action sur l'état de mal épileptique que sur l'état de mal hystéro-épileptique.

MM. Gilles de la Tourette et Cathelineau (1) ont trouvé dans l'étude de l'urine pendant les paroxysmes hystériques quelle que soit leur forme, convulsive, délirante, etc., un caractère des plus intéressants pour le diagnostic, si la réalité s'en confirme. On sait que d'après les analyses de MM. Lépine et Mairet, les paroxysmes épileptiques se jugent par une élévation considérable des principes constitutifs de l'urine. Dans les paroxysmes hystériques au contraire, il y aurait constamment : 1° diminution du résidu fixe de l'urée et des phosphates; 2° inversion de la formule des phosphates, c'est-à-dire que le rapport des phosphates terreux et alcalins, qui est normalement comme 1 est à 3, devient dans le paroxysme comme 1 est à 2 et souvent comme 1 est à 1.

Les vertiges et les accès incomplets peuvent être confondus avec la syncope, qui s'en distingue pourtant.

La *syncope* est caractérisée par la suspension subite et momentanée de l'action du cœur, avec interruption de la respiration, des sensations et des mouvements volontaires. Elle se traduit par une chute avec résolution des membres, du refroidissement de la peau avec décoloration; le pouls devient imperceptible.

La syncope, très différente de la grande attaque d'épilepsie, est beaucoup moins distincte du vertige et de l'absence. L'état du pouls, qui est au contraire fort et résistant dans le paroxysme épileptique, est seul capable alors de faire la distinction. Et encore faut-il remarquer que certains individus, particulièrement des vieillards, mais quelquefois aussi des adultes (Malassez). présentent avec des attaques épileptiques des attaques synco-

(1) *C. R. Soc. de biologie*, 1889, p. 533.

pales, en même temps qu'un ralentissement permanent du pouls qui bat d'ordinaire de 20 à 40 fois par minute et peut s'abaisser jusqu'au dessous de 10 pulsations par minute, pendant les accès (1). Ces faits sont de nature à inspirer des réserves sur la valeur séméilogique de la syncope au point de vue du diagnostic de l'épilepsie. Les troubles circulatoires liés à l'épilepsie, présentent d'ailleurs une certaine variété; outre le pouls lent, on observe le pouls lent et découplé (2), les palpitations (3).

Les syncopes qui se présentent chez quelques émotifs, ne sont pas sans analogie avec certaines formes vertigineuses. Comme exemple, je citerai en particulier les syncopes des hématophobes (4).

Il existe un certain nombre d'individus qui sont incapables de voir du sang sans en éprouver une émotion très particulièrement pénible. Ces *émotifs*, qui offrent souvent en même temps d'autres caractères névropathiques, sont rarement isolés dans leur famille; lorsque le trouble dont ils souffrent n'est point héréditaire, ils ont souvent des frères ou des sœurs qui sont affectés de la même manière. On apprend quelquefois que toute une famille, sans exception, souffre de ce genre d'émotivité; il en était ainsi dans la famille de deux malades que j'ai observés à la consultation de la Salpêtrière. L'hématophobie se présente, d'ailleurs, à des degrés très divers : certains sujets ne sont affectés que par le sang humain lorsqu'ils le voient couler d'une plaie ; d'autres ne peuvent même le voir sur un linge ou autrement ; d'autres ne peuvent supporter la vue d'aucune espèce de sang; d'autres sont profondément émus rien que par l'idée d'une plaie qui saigne, etc.; quelques-uns sont exclusivement affectés par le sang d'autrui. Toutes ces variétés peuvent exister dans une même famille, et chacun réagit à sa manière, les uns par de l'anxiété, d'autres par des syncopes, d'autres par des attaques convulsives,

(1) Blondeau, *Etude clinique sur le pouls lent permanent avec attaques syncopales et épileptiformes*; th., 1879. — Mivart, *Case of epileptiform seizures with unusually slow pulse*. (*The Lancet*, t. I, p. 10, 1885.)

(2) Tripier, *Déviation du rythme cardiaque associé à l'épilepsie et à la syncope* (*Rev. de méd.*, déc. 1883, déc. 1884, janv. 1885.)

(3) Mac Lane, *British med. journ.*, 1875, sept., p. 361.

(4) Ch. Féré, *Note sur un cas d'hématophobie*. (*C. R. Soc. de Biol.*, 1887, p. 390.)

épileptiques ou hystériques. Les hommes comme les femmes peuvent être atteint d'hématophobie. Les deux sujets que j'ai observés particulièrement à la Salpêtrière étaient des hommes qui venaient réclamer secours, surtout parce qu'ils étaient fort humiliés de s'évanouir comme des femmes chaque fois qu'eux-mêmes ou un autre ouvrier se blessait dans l'atelier.

J'ai eu l'occasion d'observer un autre cas d'émotivité de ce genre qui m'a paru digne d'être signalé. Il s'agit d'une femme de quarante ans qui appartient à une famille d'hématophobes, et qui est hématophobe elle-même depuis sa plus tendre enfance; elle souffre, en outre, de manifestations hystériques. Cette femme a habité longtemps une ville de province où elle a été atteinte de plusieurs affections pulmonaires graves pour lesquelles on a jugé à propos de pratiquer des saignées; elle en a eu une à chaque pli du coude. Prévenu de son émotivité spéciale, le médecin a, à chaque opération, pris soin d'éviter à la malade la vue des instruments et du sang. Cependant, à chaque fois, la malade eut une syncope comme elle en avait eu dans toutes les circonstances où elle avait vu du sang couler, en si petite quantité que ce soit. J'ignorais tout ce qui précède lorsque j'eus à examiner cette femme qui était atteinte d'une névralgie intercostale. Pendant que je l'explorais, la malade tomba tout à coup en syncope. Après quelques flagellations elle revint à elle. C'est alors que la malade me renseigna sur son émotivité congénitale, et qu'elle m'apprit que, depuis qu'elle avait subi la saignée, il lui avait été impossible de supporter une friction si légère qu'elle soit sur les cicatrices sans tomber immédiatement en syncope tout comme si elle voyait couler du sang. Lorsqu'elle fait sa toilette, elle évite avec soin ces deux points; lorsqu'elle porte des manches trop étroites et que les plis du coude viennent à être comprimés, elle tombe en syncope. En général, sitôt qu'elle sent le contact, l'idée de sang qui coule se présente, et elle perd immédiatement connaissance. Pendant mon exploration, j'avais saisi le bras précisément au niveau du pli du coude; mais, pour cette fois, elle affirme qu'elle n'a rien senti. La syncope n'est ordinairement précédée par aucune sensation quand elle ne s'attend pas à une irritation quelconque;

alors la chute est subite, comme dans la circonstance dont j'ai été témoin. Un accident de ce genre peut être fort difficile à distinguer d'un trouble épileptique provoqué par une irritation périphérique, lorsqu'on n'est pas renseigné par les antécédents.

Comme l'avait déjà remarqué Portal, le diagnostic de l'apoplexie vraie et des attaques apoplectiformes de l'épilepsie peut présenter de grandes difficultés : même chute brusque avec perte de connaissance, même stupeur dont la durée n'est pas nécessairement caractéristique. La distinction peut être impossible si l'on n'a pas assisté à l'accident. Si l'attaque ne laisse ni paralysie, ni contracture, ni fièvre, il faut rechercher les conditions pathogéniques de l'apoplexie (hémorragie cérébrale, etc.).

Ce que l'on désigne sous le nom de vertige épileptique n'est pas un vrai vertige, en général c'est un éblouissement avec obnubilation de la conscience, insensibilité apparente et résolution momentanée ou mouvements convulsifs ou automatiques. Mais les épileptiques peuvent être sujets à de véritables vertiges avec sensation de déplacement, rotation, propulsion, etc. Lorsqu'un malade se plaint de vertige, il y a donc lieu de rechercher si cette sensation ne s'accompagne pas de quelque trouble auriculaire ou visuel, s'il n'existe pas de signe de lésions cérébelleuses, de sclérose en plaques, d'ataxie locomotrice. Il convient de s'assurer aussi qu'il n'existe aucun symptôme d'intoxication ou d'affection diathésique comme la goutte, que ces sensations ne sont pas dues à une anémie profonde, à une exhaustion nerveuse, à la neurasthénie. Quant au vertige épileptiforme, à l'éblouissement subit avec obnubilation passagère de la conscience, il peut se présenter dans l'hystérie, mais dans les cas de ce genre observés par Guéneau de Mussy il n'y avait pas perte absolue de la conscience et dans le cas unique que j'ai observé, bien qu'il y eût perte de conscience, on n'observait après les vertiges ou les absences aucun symptôme d'épuisement. Le vertige épileptiforme se rencontre encore chez les vieillards en conséquence d'obstructions vasculaires (Abercrombie). Handfield Jones (1)

(1) Handfield Jones, *On functional nervous disorders*, 1870, p. 445.

fait remarquer la rareté du vertige gastrique comparativement aux maladies de l'estomac, et Buzzard note qu'il est plus fréquent chez les hommes adonnés aux travaux de l'esprit ; on est en droit, dans nombre de cas, de le considérer comme une forme de l'épilepsie gastrique.

Il est un trouble qui mérite au moins d'être cité parmi ceux qui sont capables de simuler le vertige épileptique : ce sont les chutes subites, sans perte de connaissance, qui se produisent dans plusieurs formes de myélite chronique, et en particulier dans la sclérose latérale, dans l'ataxie locomotrice.

Le diagnostic des manifestations psychiques de l'épilepsie, surtout lorsqu'elles sont isolées des accès convulsifs, présente les plus grandes difficultés. Outre qu'elles ne s'accompagnent pas de phénomènes physiques faciles à apprécier et à mesurer, on ne peut guère les différencier par leur forme, des états décrits sous le nom de folie transitoire et d'ivresse émotionnelle (1), et qui se caractérisent aussi par la brusquerie du début, les phénomènes d'épuisement consécutif, stupeur, sommeil prolongé et enfin par une amnésie complète de toute la période du délire.

Ces folies transitoires sont d'autant plus difficiles à séparer, qu'elles se produisent en général chez des héréditaires, c'est-à-dire présentant à peu près les mêmes caractères de dégénérescence que les épileptiques. Le diagnostic ne peut être sûrement établi que lorsqu'il existe chez le même individu des paroxysmes moteurs dont la nature épileptique ne peut être mise en doute. La clinique ne peut pas avoir la prétention de poser des limites où la nature n'en a pas tracé.

Dans le fait suivant par exemple, où les impulsions sont en grande partie conscientes, la nature épileptique du mal ne peut guère être établie que par la coexistence d'absences de courte durée.

Observation LXXXII. — *Fugues impulsives; absences.*

M. B., 26 ans. Ne donne que peu de renseignements sur ses antécédents héréditaires. Son père était un homme très irritable, la mère

(1) Ch. Féré, *l'Ivresse émotionnelle.* (*Revue de médecine*, 1888, p. 937.)

se porte bien, elle a eu d'abord deux fausses couches, puis une fille qui est morte dans les premiers mois, puis cet enfant qui s'est bien développé et n'a eu aucun accident nerveux jusqu'à 10 ans ; il a eu alors des migraines pendant deux ans. Puis vers 16 ou 17 ans il a eu des pertes séminales qui ont cessé. Il n'a d'autre anomalie de développement que deux hernies inguinales.

Les troubles dont il se plaint ont commencé à l'âge de 18 ans. Il éprouvait de temps en temps de l'anxiété lorsqu'il se trouvait dans une foule ou était pris d'une peur subite en allant dans un magasin ou dans une cave où il avait cependant l'habitude d'aller tous les jours à peu près aux mêmes heures. Puis ce furent des colères furieuses sans motifs, et enfin des fugues qui se produisaient tous les deux ou trois mois, puis toutes les trois ou quatre semaines.

Il éprouve d'abord une sorte d'anxiété, de malaise général, un besoin de s'agiter, de changer de place, une difficulté d'application qui dure douze ou vingt-quatre heures. Enfin le besoin de partir devenant irrésistible, il quitte le magasin où il travaille et, tantôt il s'en va tel qu'il se trouve, tantôt il va s'habiller quelquefois d'une manière peu adaptée à la course qu'il va faire : il lui est arrivé de se mettre en habit. Il sort sans avertir personne et parcourt plusieurs cafés où il consomme souvent des boissons non alcooliques; mais les cafés où il entre sont généralement des établissements de bas étage où il ne va pas d'ordinaire et il lie conversation avec n'importe qui, s'emporte sur des questions qui ne l'intéressent point d'ordinaire et finalement se prend de querelle et rentre généralement vers minuit ou une heure du matin les vêtements en désordre et, exaspéré, il violente les personnes qui sont avec lui et brise quelquefois des objets mobiliers, puis il s'endort jusqu'au matin et reste plus ou moins courbaturé pendant toute la journée suivante. En général, il se souvient de la plus grande partie de ce qu'il a fait pendant cette fugue qui dure dix ou douze heures au plus. Il peut dire quel établissement il a fréquenté, ce qu'il a bu et les quelques autres actes auxquels il s'est livré et qui sont toujours les mêmes. Dans presque toutes ces fugues il emprunte de l'argent à des gens qu'il connaît à peine bien qu'il n'en ait aucun besoin, et ce sont des sommes insignifiantes qui ne peuvent lui être d'aucune utilité; et, en outre, il va « déblatérer » suivant son expression : ce qui consiste à aller trouver des personnes qu'il connaît peu, qu'il ne connaît que par ses relations, ou quelquefois des personnes avec lesquelles il est en relations d'affaires et à brûle-pourpoint leur jeter à la face ce qu'il peut savoir de désagréable sur leur compte, tant en ce qui concerne leurs affaires personnelles que leurs affaires commerciales. Il ne peut que constater l'irrésistibilité de ces impulsions et il en regrette vivement les effets. En dehors de ces paroxysmes, c'est un homme fort rangé, facile à vivre, appliqué à ses affaires. Cependant de temps en temps il a des absences et on trouve quelquefois dans ses écritures des ellipses incompréhensibles ou des mots introduits où ils n'ont que faire et dont la présence l'étonne lui-même, qu'il n'a aucun souvenir d'avoir écrits. Par exemple sur le journal où il inscrit les sommes qu'il reçoit on trouve entre le nom du client et la somme reçue une phrase comme celle-ci : « M., il donne soif, 7 fr. 50. »

Le bromure de potassium a une action évidente sur ces manifestations. Sous son influence, les impulsions sont moins violentes, le malade a assez conscience de la situation pour être capable de s'enfermer et de se coucher; mais le lendemain la courbature est aussi marquée que s'il avait eu un accès complet.

Ces sortes d'absences concordent mieux avec les impulsions épileptiques qu'avec toute autre folie transitoire.

Un point intéressant du diagnostic des troubles mentaux de l'épilepsie consiste à distinguer chez un épileptique ce qui appartient à cette névrose et ce qui peut appartenir à une autre psychose. Les accidents alcooliques se rencontrent assez souvent chez les épileptiques et ils peuvent assez facilement être confondus avec ceux qui appartiennent en propre à la névrose. Les troubles de la sensibilité générale (1) et spéciale de la motilité peuvent n'être pas d'un grand secours ; anesthésie, analgésie, tremblement, affaiblissement musculaire peuvent se retrouver dans les deux catégories de sujets. Le délire des alcooliques présente aussi avec celui de l'épilepsie quelques points de ressemblance : on y voit la même fréquence des hallucinations de la vue, les mêmes conceptions saisissantes et mobiles, le même caractère impulsif des actes en rapport avec le délire (Lasègue) (2). L'insomnie, les sueurs nocturnes, les douleurs, la connaissance des antécédents, l'influence de l'abstinence, sont cependant de nature à faire attribuer à l'épilepsie et à l'intoxication leur part respective dans la genèse des accidents.

Nous avons vu que les troubles mentaux en rapport avec l'épilepsie peuvent affecter des formes très diverses : phénomènes d'exaltation ou de dépression, aversion instinctive de toutes sortes (3). Tous ces troubles ont pour caractère de se modifier sous l'influence du traitement tout comme les phénomènes spasmodiques. Un certain nombre de malades présentent en dehors

(1) Magnan, *De l'hémianesthésie de la sensibilité générale dans l'alcoolisme.* (*Gaz. hebd.*, 1873.)

(2) Lasègue, *Délires par accès.* (*Arch. gén. de médecine*, 1875, 1878 ; — *Études médicales*, 1884, t. I, p. 642.) — Richard, *Un mot sur quelques rapports de l'alcoolisme et de l'épilepsie* ; th., 1876.

(3) Pivion, *Étude sur les troubles de l'intelligence, des penchants, de la sensibilité et de la motilité chez les épileptiques* ; th., 1876.

de ces troubles élémentaires liés à l'épilepsie, des délires typiques comme le délire des persécutions et qui évolue à part avec ses caractères ordinaires sans se laisser influencer par le traitement. Le diagnostic de cette combinaison mérite donc attention ; la succession des troubles caractéristiques du délire de persécution : période de dépression mélancolique avec idées de soupçon, période de systématisation basées sur une conception délirante ou sur des hallucinations sensorielles portant sur tous les sens, mais plus souvent sur l'ouïe et plus rarement sur la vue, période de réaction, permettront la distinction.

Il arrive souvent que des épileptiques sont relevés sur la voie publique en état de stupeur sans qu'on ait aucun renseignement non seulement sur l'état antérieur du sujet, mais même sur les phénomènes initiaux de l'accident actuel. Or la stupeur consécutive au choc épileptique ne diffère pas foncièrement de celle qui peut résulter d'une congestion cérébrale, d'une hémorragie, d'un ramollissement, d'une concussion, d'une contusion de l'encéphale, de quelques empoisonnements, de l'insolation, etc. Le diagnostic est d'autant plus difficile que les individus qui sont victimes de ces accidents sur la voie publique ont souvent fait des excès de boissons et la cause de la stupeur se trouve souvent obscurcie par un « halo d'alcool » (1). Il faut se garder d'accorder une valeur exclusive à l'odeur alcoolique des vêtements et à l'odeur spéciale de l'haleine, et ne pas traiter trop vite comme de simples ivrognes, des malades chez lesquel l'alcool n'a joué que le rôle d'agent provocateur ; dans le doute, il faut les soigner comme s'il s'agissait d'une affection plus sérieuse (2).

(1) Waters, *Fits diagnosis and his medial treatment of cases of insensibility and convulsion*, London, 1879, p. 2.

(2) Harris, *Of the diagnosis and treatment of apparent drunkenness.* (*S. Bartholomew's hosp. rep.*, 1878, vol. IV, p. 257.)

CHAPITRE XXV

SIMULATION

La simulation de l'épilepsie est très fréquente chez les mendiants en faveur desquels elle excite la charité publique, chez les délinquants auxquels elle sert d'excuse légale, chez les conscrits et chez les militaires pour lesquels elle peut être une cause d'exemption ou de réforme.

De Haen raconte qu'une jeune fille simula l'épilepsie dans l'espoir qu'on tenterait de la guérir par le mariage et qu'un moine paresseux et gourmand recourut à la même manœuvre pour échapper à la règle monacale. De nos jours ces périphrases ne sont plus usitées ; mais la simulation de l'épilepsie n'en est pas moins très commune. Cette simulation est relativement facile, parce que, l'épilepsie étant une maladie qui présente de longs intervalles de santé, il suffit de représentations de courte durée. Et en outre, en raison de cette brièveté des paroxysmes, de la variété des symptômes, les intéressés peuvent alléguer purement et simplement des accès convulsifs ou quelques-uns des phénomènes subjectifs les plus connus.

Il est difficile d'affirmer la sincérité d'une manifestation épileptique à laquelle on n'a pas assisté. Nous avons vu en effet que le paroxysme se présente sous des formes très diverses non seulement chez les différents malades, mais chez le même malade ; les caractères les plus typiques sont difficiles à saisir. On ne peut s'en rapporter qu'à des signes physiques directement constatés par une personne compétente.

D'ailleurs existe-t-il des signes pathognomoniques de l'attaque d'épilepsie ? Aucun des phénomènes moteurs n'est caractéristique. Quant aux troubles de la sensibilité générale on n'a que des moyens très défectueux pour les apprécier, les simulateurs

Pl. VII.

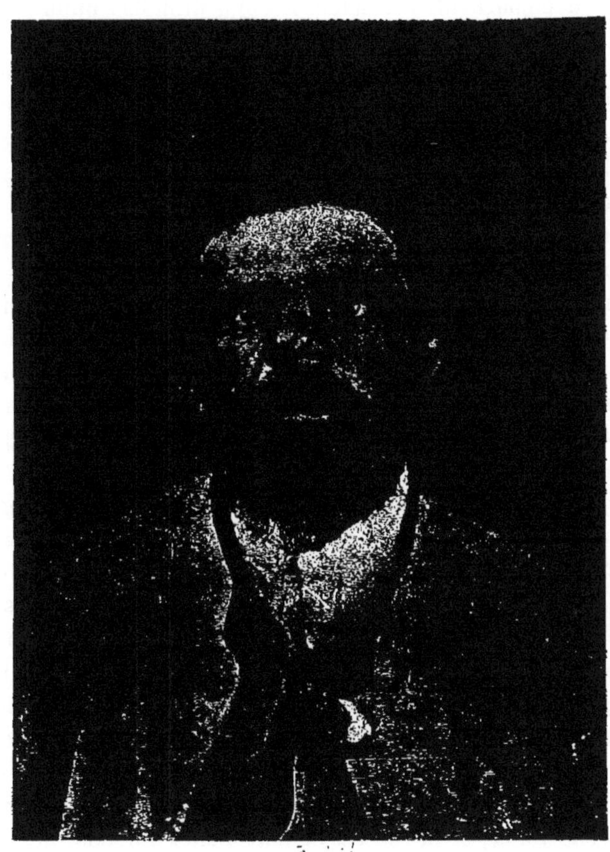

CICATRICES DIFFORMES DE LA RÉGION SOURCILIÈRE GAUCHE

(V. p. 430)

Félix Alcan, éditeur

savent fort bien que le médecin qui les examine n'a ni le droit, ni le désir de produire une lésion capable de nuire, ils peuvent donc résister à une douleur peu intense. Les phénomènes vaso-moteurs et en particulier la pâleur est plus difficile à imiter, mais c'est un phénomène très passager et qui d'ailleurs n'est pas constant. On peut en dire autant de la dilatation et de l'immobilité des pupiles qui manquent souvent dans les attaques parfaitement sincères. En réalité, même lorsqu'une attaque d'épilepsie se produit en présence d'un médecin, les phénomènes qui se passent sous ses sens n'offrent pour la plupart aucun caractère de certitude et surtout leur absence n'est point caractéristique. L'insensibilité pupillaire, lorsqu'on la constate nettement, est sans contredit le meilleur signe. Les morsures de la langue, les blessures de la face peuvent être faites volontairement tout comme la miction, la défécation, etc. Quant à l'absence d'un certain nombre de phénomènes de l'attaque, elle ne prouve rien pour la simulation, puisqu'on sait qu'un grand nombre d'épileptiques présentent des accès incomplets ou irréguliers.

La plupart des auteurs se contentent de preuves morales, qu'il s'agisse d'établir la négative ou l'affirmative. Un certain nombre se sont ingéniés à faire avouer aux simulateurs des symptômes paradoxaux pour les convaincre de supercherie. Sauvages (1) rapporte l'anecdote suivante : Une jeune fille de sept ans imitait si bien les gestes et les mouvements de ceux qui tombent en épilepsie qu'il n'y avait personne à l'hôpital général de Montpellier qui ne fût trompé. Sauvages lui demanda si elle ne sentait pas un air qui passait de la main à l'humérus et de là dans le fémur. Elle répondit qu'oui. Il ordonna qu'on lui donnât le fouet, et la recette fit tant d'effet sur elle qu'elle se trouva guérie. Il ne faut pas trop compter sur le résultat d'une semblable tactique qui peut pourtant être tentée sans inconvénient.

Marc avait cru trouver un signe capable de faire reconnaître l'épilepsie même en dehors des accès. Il raconte (2) qu'étant en Bohême, il fut chargé d'examiner un jeune homme qui se

(1) *Nosologie méthodique*, t. IV, p. 120.
(2) Art. *Épilepsie simulée*. (*Dictionnaire des sciences médicales*, t. XII.)

disait atteint d'attaques périodiques d'épilepsie bien que les intervalles fussent irréguliers, et chez lequel on pouvait soupçonner la simulation. Il était embarrassé pour découvrir la vérité, lorsqu'un ancien militaire qui se trouvait présent le tira à l'écart et lui proposa de passer inopinément un morceau d'asa fœtida sous le nez du jeune homme, ce qui ne manquerait pas de déterminer un accès dans le cas où la maladie serait réelle, et, à son grand étonnement le paroxysme se déclara à l'instant même : depuis il répéta cette expérience avec un égal succès sur deux individus qu'il savait être réellement atteints d'épilepsie. Les deux dernières expériences peuvent servir à prouver que chez certains épileptiques toute excitation sensorielle est capable de déterminer un accès; mais elles ne prouvent pas que Marc n'a pas été la dupe du vieux militaire.

Il peut arriver que dans les efforts que fait le simulateur pour imiter la respiration stertoreuse, il soit pris d'un accès de toux qui le trahit (1).

Dans le but de dépister la simulation de l'épilepsie, on s'est ingénié à trouver les phénomènes indépendants de la volonté qui puissent constituer un caractère objectif des manifestations comitiales. Parmi les phénomènes qu'on a cru pathognomoniques, il faut citer certains caractères du pouls, signalés par M. Auguste Voisin dans différents travaux (2).

Cet observateur a remarqué que, quelques secondes avant l'attaque, le pouls devient plus rapide, les courbes sphygmographiques sont, non seulement plus courtes, mais moins élevées et plus arrondies. Après l'attaque, on voit les ondulations prendre une forme curviligne très particulière, puis les courbes s'élèvent et montrent un dicrotisme très marqué qui peut durer pendant plusieurs heures avec une exagération de la hauteur. Tels sont, en résumé, les principaux traits que M. Voisin considère comme spécifiques du pouls pendant et après le paroxysme épileptique.

(1) Sisteray, *Simulation de l'épilepsie au point de vue de la pratique et de la médecine légale*; th., 1867, p. 14.

(2) A. Voisin, *De la paralysie générale*. (*Union médicale*, 1868, t. VI, p. 89.) — *De l'épilepsie simulée et de son diagnostic par les caractères sphygmographiques du pouls*. (*Ann. d'hygiène publ. et de méd. légale*, 1868, t. XXIX, p. 344.) — Art. *Épilepsie*. (*Dict. de méd. et de chir. pratiques*, 1870.)

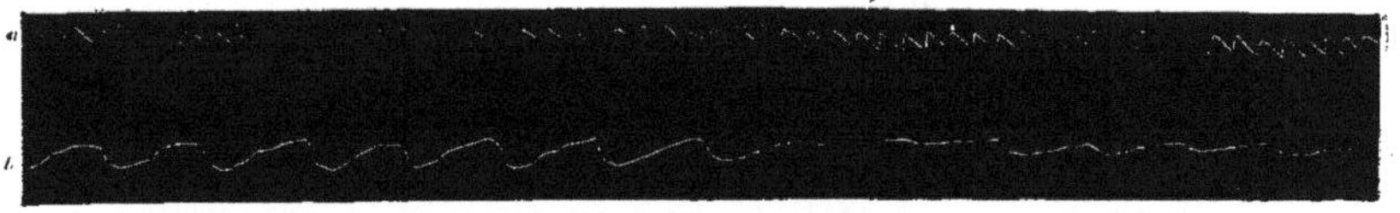

Fig. 41. — *a*, tracé du pouls avant l'accès.
b, tracé parallèle de la respiration qui devient de plus en plus superficielle à mesure que l'accès approche (chez B., état de mal).

Fig. 42. — Tracé du pouls avant le commencement d'un accès (chez B., état de mal).

Il faut remarquer d'ailleurs que le pouls arrondi signalé par M. Voisin à la suite de l'accès d'épilepsie a été retrouvé par Lorain qui l'a désigné sous le nom de *pouls ondulant* dans l'éclampsie et dans la manie puerpérale (1).

Pour me rendre témoin de ces faits, j'ai pris un grand nombre de tracés sur les épileptiques de mon service, avant, pendant et après les accès ou les vertiges, et dans l'intervalle des manifestations comitiales. Ces explorations répétées m'ont permis de relever quelques faits intéressants ; je ne m'arrêterai que sur un petit nombre.

Je n'insisterai pas sur la faiblesse extrême du pouls que l'on observe chez un grand nombre d'épileptiques, sur la lenteur ou les irrégularités qu'on observe chez quelques autres.

Quant à la forme des tracés sphygmographiques sous l'influence des paroxysmes, j'ai pu relever plusieurs fois la réalité des modifications signalées par M. Voisin; mais je ne crois pas que ces modifications soient spéciales aux paroxysmes épileptiques ; il s'en faut d'ailleurs qu'elles se présentent avec une régularité absolue. On peut même observer chez le même malade des différences très importantes dans des accès consécutifs: on pourra se faire une idée de ces différences sur les tracés que j'ai pris sur un malade de mon service qui a succombé à un état de mal. Ceux de ces tracés qui comprennent toute la durée de l'accès rendent compte du trouble que la convulsion musculaire jette dans l'étude des changements du pouls.

On remarquera tout d'abord qu'avant le début de l'accès, la respiration subit une modification importante, devient extrêmement superficielle avant que le pouls n'ait éprouvé aucun changement (fig. 41).

Au début de l'accès, la tension des muscles modifie la forme du tracé qui présente des formes assez différentes (fig. 42, 43, 44, 45).

A la suite du paroxysme, on peut retrouver la même variété ; en général on trouve une augmentation de l'impulsion, comme on le voit sur les figures 47, 48, 49.

(1) Lorain, *Etudes de médecine clinique: le Pouls*, 1870, pp. 123, 209, 210.

Pendant les secousses le tracé est modifié d'une manière analogue ; il existe une exagération du dicrotisme normal, et

Fig. 43. — Tracé du pouls au commencement d'un accès (chez B., état de mal).

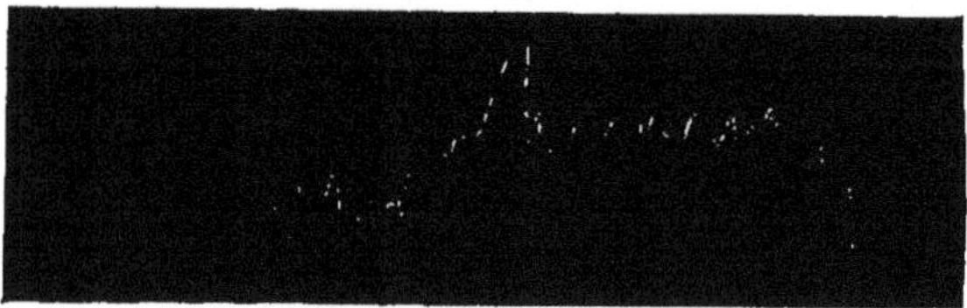

Fig. 44. — Tracé du pouls au commencement d'un accès (chez T., l'accès provoqué).

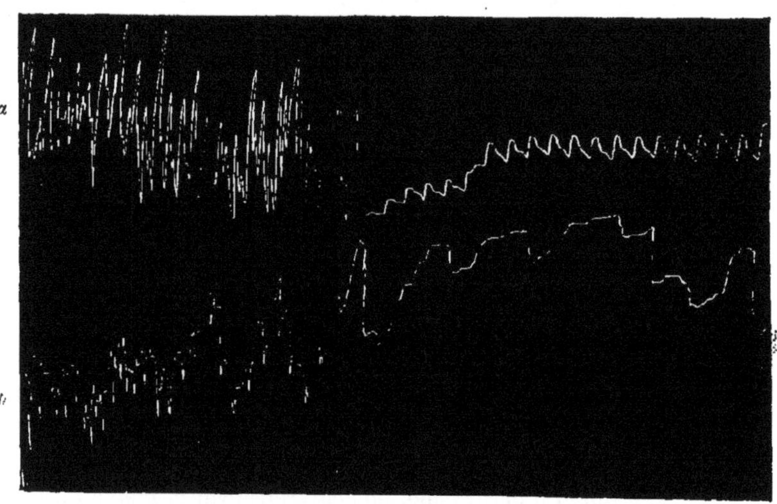

Fig. 45. — *a*, tracé sphygmographique chez B., à la fin d'un accès.
b, tracé parallèle de la respiration.

une augmentation de l'impulsion (fig. 48) que l'on retrouve dans l'accès incomplet (fig. 49).

Fig. 46. — Pouls et respiration pendant toute la durée d'un accès chez B.

Fig. 47. — Tracé sphygmographique chez T. pendant un vertige.

A la suite du paroxysme, on retrouve pendant un certain temps soit l'exagération du dicrotisme normal, soit un véritable polycrotisme (fig. 51), soit l'arrondissement particulier de la courbe, signalé par M. Voisin (fig. 52), soit une tendance à la formation d'un plateau (fig. 54, 56).

Mais, comme je l'ai montré sur de nombreux tracés (1), ces modifications du pouls ne sont pas spécifiques de l'épilepsie.

J'ai noté, en effet, que, sous l'influence de l'exercice musculaire, on peut voir se reproduire la même exagération de la hauteur du tracé, le dicrotisme et le polycrotisme, et que, dans une circonstance particulière, on peut provoquer la même forme arrondie.

(1) *Bull. de la Soc. de biol.*, 1888, p. 253, 19 mars.

Fig. 48. — *a*, tracé sphygmographique à la fin d'un accès chez B. — *b*, tracé parallèle de la respiration.

Mes observations ont été faites toutes dans les mêmes conditions. Sauf de rares exceptions, l'observation a été faite sur la radiale droite, le membre restant constamment dans la même position, avec le sphygmographe à transmission, qui permet d'obtenir un tracé prolongé et sans interruption.

Après avoir pris le pouls normal, je fais faire au sujet, avec la main gauche, une pression soutenue sur le dynamomètre pendant une demi-minute environ. Pendant cet effort de la main gauche, les muscles de l'avant-bras droit sont le siège d'une tension

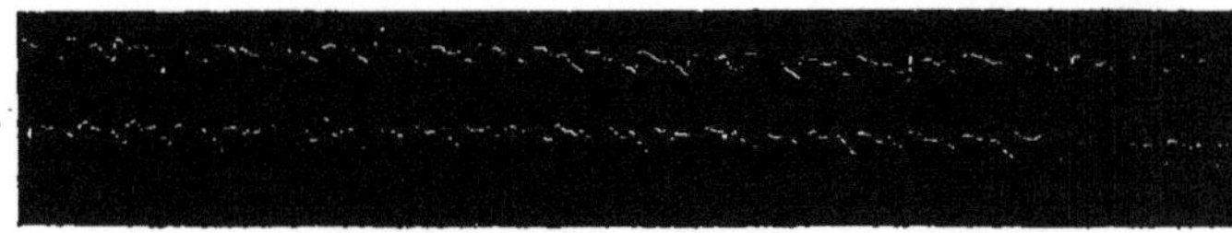

Fig. 49. — Tracé du pouls pendant une période de secousses chez L.

Fig. 50. — Tracé du pouls chez le même malade immédiatement après un accès.

Fig. 51. — Tracé du pouls chez le même malade vingt minutes après un accès.

involontaire ou d'une trémulation qui rend souvent le pouls indistinct. Lorsqu'il continue à s'inscrire, on le voit souvent augmenter de fréquence, présenter une grande hauteur, une exagération de dicrotisme ou un véritable polycrotisme. Dès que l'effort a cessé, le pouls se ralentit, mais conserve une plus grande hauteur qu'avant l'expérience et un crochet plus aigu ; l'exagération du dicrotisme persiste plus ou moins longtemps, suivant les sujets.

Quand le pouls est revenu à son état normal, sans déplacer l'instrument, je fais faire au sujet avec sa main droite (du côté où le sphygmographe est appliqué) une pression du dynamo-

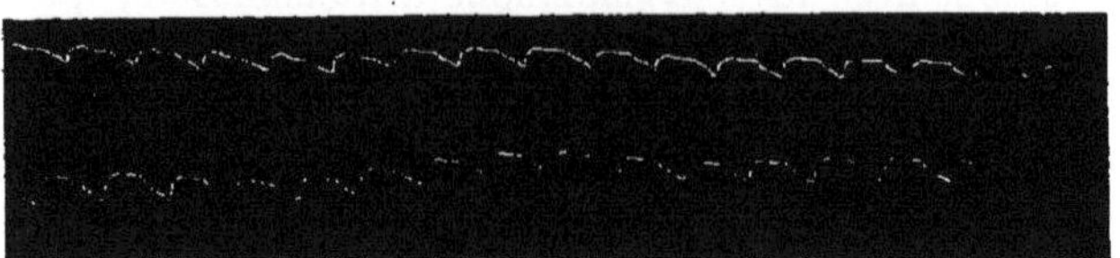

Fig. 52. — Tracé du pouls chez V., une demi-heure après un accès.

Fig. 53. — Pouls normal chez M.

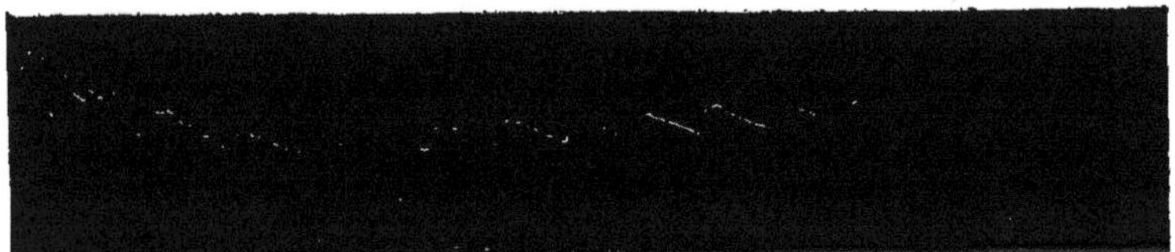

Fig. 54. — Pouls à la suite d'un vertige chez M.

Fig. 55. — Pouls normal chez B.

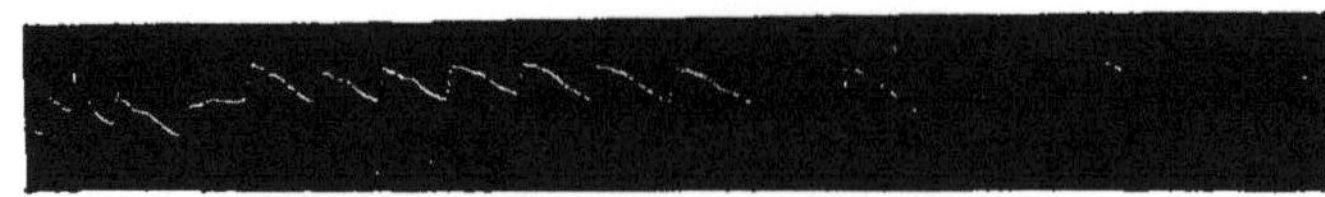

Fig. 56. — Pouls à la suite d'un accès provoqué chez B.

mètre analogue à celle qu'il a faite avec la main gauche. Pendant cet effort, en raison de la trémulation des muscles et de la modification de pression du ressort, la forme du tracé présente des différences assez grandes. Dans les meilleures con-

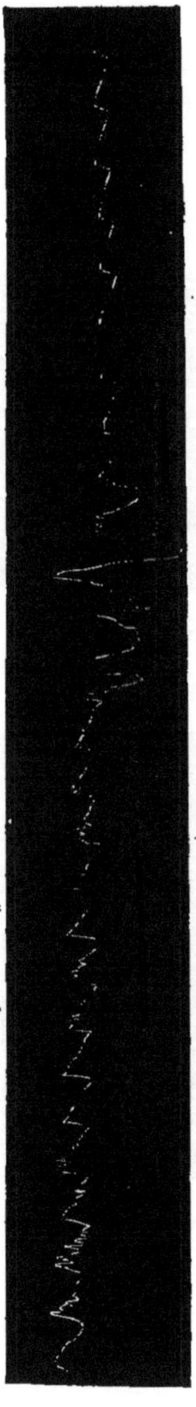

Fig. 57. — Pouls radial droit de C. pendant et après une pression sur le dynamomètre avec la main droite.

ditions, la hauteur de la courbe s'exagère, et l'on voit apparaître un polycrotisme très marqué (fig. 57). En tous cas, quand l'effort cesse, la courbe subit une modification constante, qui consiste en ce que le crochet s'émousse et que la ligne de descente s'arrondit, se bombe, d'une manière plus ou moins nette. D'ailleurs, cette modification a plusieurs variétés dont on trouve des spécimens dans les tracés.

1° Tantôt l'ascension se fait verticalement, puis la ligne se brise pour se diriger brusquement obliquement en haut (1), rappelant le métacrotisme du pouls cérébral (fig. 58, 59, 60) ; 2° tantôt, à la place de cette ligne oblique qui prolonge l'ascension verticale, on voit un plateau horizontal (fig. 61); 3° tantôt, enfin, l'ascension et la descente se continuent en formant une ligne plus ou moins uniformément arrondie (fig. 62). Dans tous les cas, la ligne de descente présente une convexité supérieure plus ou moins marquée, et non interrompue ; il n'y a pas de trace de dicrotisme. Quelquefois, le tracé forme une série d'ondulations à peu près régulièrement demi-circulaires. Ces modifications du pouls, relevées sur des épileptiques en dehors des accès, ne leur sont donc pas particulières ; j'ai répété l'expérience sur les élèves de service et sur moi-même avec le même résultat.

A la suite de l'exercice des membres inférieurs, d'une course, je n'ai rien trouvé qu'une légère élévation du pouls avec un peu d'exagération du dicrotisme. Or, il faut

(1) Lorain, *loc. cit.*, p. 187, 189, signale cette forme de pouls chez la femme en travail.

remarquer que c'est précisément le pouls après la course que M. Voisin a comparé au pouls de la période qui suit le paroxysme épileptique. Il n'y a donc pas d'erreur d'observation dans son travail. L'inexactitude de sa conclusion n'a été mise en lumière que par l'étude comparée du pouls après l'exercice des quatre membres isolément.

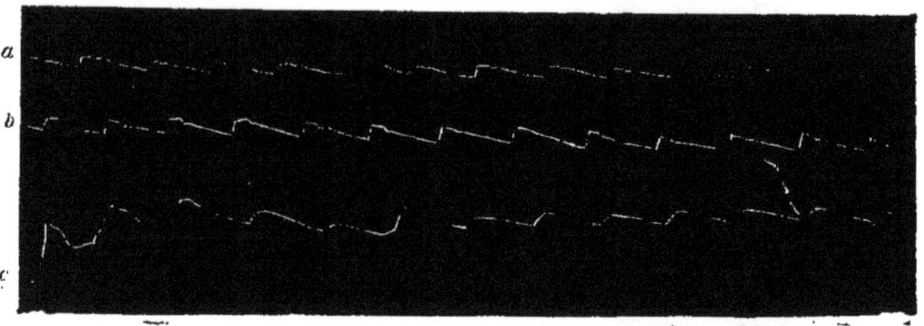

Fig. 58. — *a*, pouls radial droit normal de P. — *b*, pouls radial droit après effort de la main gauche. — *c*, pouls radial après effort de la main droite.

Fig. 59. — *a*, pouls radial droit normal chez S. — *b*, après effort de la main gauche. *c*, après effort de la main droite.

Les modifications apportées à la forme du tracé sphygmographique du pouls par l'exercice musculaire ne diffèrent pas des modifications apportées par le paroxysme épileptique ; mais ces modifications peuvent varier suivant que les mouvements, convulsifs ou non, se sont produits dans le membre sur lequel on fait l'exploration sphygmographique, ou sur un autre. Telle est la déduction facile à prévoir, d'ailleurs, de mes observations.

Fig. 60. — *a*, pouls radial droit normal de N. — *b*, après effort de la main gauche. *c*, après effort de la main droite.

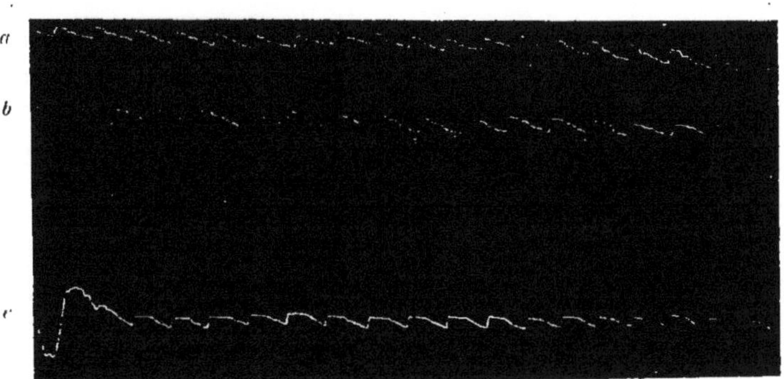

Fig. 61. — *a*, pouls radial droit normal de F. — *b*, après effort de la main droite. *c*, après effort de la main droite.

Quant à la modification apportée par l'exercice du membre sur lequel l'exploration est faite, j'en ai cherché vainement la trace dans les auteurs. J'ai interrogé à cet égard deux de nos collègues beaucoup plus compétents que moi sur ce point de physiologie,

MM. Dastre et François-Franck : le fait leur était inconnu. Je ne crois pas cependant que cet arrondissement si particulier du tracé puisse être attribué à un vice de l'expérience : mes tracés sont, en effet, d'une régularité parfaite : on ne peut donc pas invoquer un déplacement de l'appareil ; et cependant on voit que, peu à peu, les courbes reprennent leur caractère normal après un temps variable, suivant les sujets.

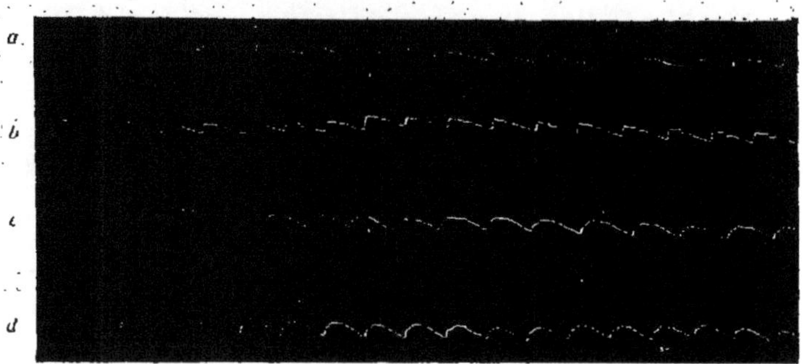

Fig. 62. — *a*, pouls radial droit normal de N. — *b*, après effort de la main gauche. *c*, *d*, après effort de la main droite.

Cette modification ne peut guère avoir une origine cardiaque, puisqu'elle ne se produit pas quand le même effort a été fait avec le membre du côté opposé. Il semble probable qu'elle tient à l'état des petits vaisseaux des muscles dont la contraction s'accompagne d'une augmentation de tension qui cesse ou se modifie, après que la contraction a cessé.

Si le tracé sphygmographique ne peut donner aucune garantie absolue contre la simulation, le tracé pneumographique qui présente pourtant après les accès une forme assez particulière, ne peut pas non plus être considéré comme pathognomonique ; les secousses expiratoires, l'expiration saccadée et prolongée ne se produisent pas chez tous les épileptiques et après tous les accès, et en outre on peut les observer à la suite d'un exercice violent et prolongé.

Les modifications de la tension artérielle qui, en général, s'abaisse à la suite des accès et entraîne des modifications importantes de l'action physiologique de certains médicaments, constituent des signes importants, quoiqu'ils n'appartiennent pas exclusivement aux paroxysmes épileptiques. Mais la constatation de ces phénomènes respiratoires et circulatoires nécessite des appareils spéciaux et un personnel spécialement éduqué; on doit donc reconnaître que la simulation de l'épilepsie ne peut guère être étudiée que dans un asile spécial. Dans ces conditions, on peut affirmer la sincérité d'une attaque lorsqu'on a observé l'insensibilité pupillaire pendant l'attaque et les phénomènes d'épuisement du côté des appareils locomoteurs circulatoires et respiratoires : mais il n'est aucun phénomène qui permette de nier la sincérité d'un paroxysme, en dehors de la constatation de fourberies, telle que la présence de savon dans la bouche dans le but d'imiter la salivation spumeuse, etc.

Un point qui ne manque pas d'intérêt dans l'histoire de la simulation des troubles nerveux en général, c'est qu'elle ne se produit guère chez des individus absolument sains. Les simulateurs sont toujours des dégénérés appartenant à la catégorie des impuissants, mendiants et vagabonds, ou des criminels avérés qui ont, comme on sait, de nombreux liens de famille avec les névropathes et en particulier avec les épileptiques et les fous.

Dans un certain nombre de cas, ceux qui simulent l'épilepsie sont de véritables épileptiques. Mahon a cité une femme qui, après avoir simulé l'épilepsie, aurait été prise effectivement de ce mal. Si la simulation a rarement une influence déterminante sur la première apparition des manifestations de la névrose, il est moins rare qu'elle détermine des accès chez des individus qui y sont déjà sujets : M. Venturi (1) a cité plusieurs faits très intéressants à cet égard. Quand j'étais interne dans le service de Berthier, j'ai vu un épileptique qui, pour quelques sous, consentait à simuler des attaques qui lui servaient à apitoyer le passant lorsqu'il était hors de l'asile. Lorsque depuis longtemps il n'avait pas eu de véritables paroxysmes on le déterminait difficilement à cette simulation, parce qu'il savait que dans ces conditions,

(1) *Actes du congrès d'anthropologie criminelle de Rome*, 1885, p. 280.

lorsqu'il était chargé, comme il le disait lui-même, les convulsions volontaires étaient constamment suivies d'une attaque véritable qui le laissait pour plusieurs heures dans un état de stupeur profonde.

La simulation des manifestations non convulsives de l'épilepsie est rare; mais elles sont souvent alléguées devant les conseils de revision et devant les tribunaux, et on peut dire que le diagnostic rétrospectif en est strictement impossible; et c'est principalement à propos de ces accidents que l'on peut dire avec M. Renouvier que s'il y a des gens certains, la certitude n'existe pas.

La notion étiologique est d'une grande utilité pour éliminer la possibilité de la simulation; mais le diagnostic de la cause est surtout intéressant au point de vue du pronostic et du traitement.

CHAPITRE XXVI

DIAGNOSTIC PATHOGÉNIQUE

Au point de vue du diagnostic de la cause, il convient de distinguer les épilepsies aiguës et les épilepsies chroniques. Les épilepsies aiguës se caractérisent, dès leur apparition, par la répétition plus ou moins rapide des paroxysmes et par l'accompagnement de troubles locaux ou généraux fébriles ou apyrétiques qui quelquefois dominent la scène, ou du moins sont généralement assez marqués pour que le rôle de cause leur soit tout de suite attribué; on les désigne communément sous le nom d'*éclampsies*. Les épilepsies chroniques sont constituées par des accès survenant à des époques variables sans être déterminés par des états pathologiques aussi définis, mais plutôt par des irritations périphériques banales ou même sans cause apparente, et ne coïncidant pas avec des phénomènes morbides qui s'imposent à l'attention, sauf le cas d'épilepsie partielle, où la lésion coïncide souvent sinon avec des troubles trophiques profonds, au moins en général avec des troubles aussi localisés de la motilité ou de la sensibilité. Du reste, qu'il s'agisse d'une épilepsie aiguë ou d'une épilepsie chronique, la recherche d'une localisation dans les phénomènes moteurs ou sensoriels permanents ou du début de l'accès s'impose; car cette localisation peut donner les renseignements les plus précieux sur le siège de la lésion et éclairer sa nature.

L'épilepsie aiguë peut se présenter dans les deux sexes et à toutes les périodes de la vie. Elle est souvent liée à des processus physiologiques ; mais elle peut aussi être provoquée par des altérations pathologiques du sang ou du système nerveux; mais même lorsqu'il existe des lésions plus ou moins localisées, une certaine prédisposition paraît nécessaire pour la production des syndrômes épileptiques. Lorsqu'il s'agit d'apprécier la valeur de la cause déterminante, il faut au préalable s'enquérir des conditions antécédentes, héréditaires ou personnelles.

Une condition physiologique qui paraît jouer un rôle comme cause déterminante de l'épilepsie aiguë est en rapport avec l'âge. C'est l'évolution du système dentaire. Un grand nombre, en effet, d'épilepsies aiguës de l'enfance sont attribuées à l'éruption des dents. Il est certain qu'on a beaucoup exagéré le rôle pathogène de ce phénomène physiologique : un grand nombre de convulsions dites dentaires des enfants sont liées à des troubles digestifs et ont pour cause un régime défectueux (auto-intoxication), ou la présence de vers intestinaux; d'autres ont pour origine des affections inflammatoires des méninges ou du cerveau.

En présence d'une épilepsie aiguë de l'enfance, il faut donc surveiller l'état de la bouche et des fonctions digestives avec un soin particulier, sans oublier toutefois que chez les enfants prédisposés, toutes les affections aiguës, toutes les lésions ou irritations périphériques sont susceptibles de déterminer des convulsions. Brachet, Guersant, Blache, Rilliet et Barthez ont même admis comme cause de convulsions, l'altération supposée du lait d'une nourrice troublée par une émotion vive ou intoxiquée par l'alcool. Plus est légère la cause qui détermine les convulsions, plus sont à craindre les conséquences ultérieures de la prédisposition.

En général, l'épilepsie de l'enfance ne se distingue pas de l'épilepsie de l'adulte (1) ; si les paroxysmes sont plus ou moins irréguliers et incomplets, ils s'accompagnent des mêmes troubles généraux.

Les épilepsies aiguës de l'enfance qui se développent concurremment avec des symptômes d'affections encéphaliques, peuvent se présenter sous deux aspects principaux capables de donner lieu à une distinction clinique. Dans un groupe de faits, l'état de mal est constitué par des convulsions unilatérales ou

(1) Montel, *De l'épilepsie infantile;* th., Lyon, 1887.

à prédominance latérale suivie d'un retour plus ou moins prompt à la connaissance, mais laissant après elles une paralysie plus ou moins intense et étendue. Dans un autre groupe les convulsions sont générales, par séries moins continues, et ne sont pas suivies de paralysies, mais d'une hébétude plus ou moins persistante.

Le premier groupe paraît répondre à des lésions localisées d'encéphalite; ces convulsions sont souvent suivies d'hémiplégie spasmodique avec ou sans épilepsie hémiplégique, sans atteinte profonde à l'intelligence; tandis que le second semble plutôt correspondre à des inflammations méningées dont l'évolution implique l'épilepsie vulgaire, avec arrêt définitif du développement des fonctions intellectuelles.

Le sexe féminin présente une condition particulièrement favorable à l'épilepsie aiguë, c'est la puerpéralité. L'épilepsie aiguë, puerpérale ou éclampsie puerpérale se développe principalement dans les derniers mois de la grossesse et surtout au moment de l'accouchement, mais elle peut apparaître beaucoup plus tôt, on a cité des cas où elle s'est montrée dès la première semaine de la grossesse, souvent encore elle apparaît après l'accouchement. Pendant le travail, la reconnaissance de la cause déterminante s'impose. Pendant les premiers mois de la grossesse, il n'en est pas de même, la cause doit être cherchée. Il est donc de règle, lorsque l'épilepsie aiguë se déclare chez une femme en âge d'être enceinte, de rechercher les signes de la grossesse. L'épilepsie aiguë de la grossesse ne se distingue d'ailleurs par aucun caractère spécial; ce sont les mêmes convulsions, tantôt isolées, tantôt subsistantes, tantôt séparées par des intervalles lucides, tantôt reliées par des périodes de stertor et d'inconscience. Les attaques peuvent laisser après elles la même obnubilation sensorielle et psychique, la même parésie. La marche de la température est la même que dans l'épilepsie vulgaire; c'est-à-dire que chaque attaque détermine une élévation qui peut persister dans les intervalles des attaques sérielles (Bourneville) ou s'abaisser dans les mêmes intervalles (Hippolyte); ces variétés sont peut-être en rapport avec la longueur des armistices. Comme dans l'état de mal épileptique vulgaire, la température s'élève jusqu'à la fin si la mort arrive, elle s'abaisse au contraire lorsque la guérison doit arriver.

Il est une condition qui n'est pas indispensable et manque assez souvent, mais qui cependant, paraît jouer un certain rôle dans le développement de l'épilepsie aiguë puerpérale, c'est l'albuminurie.

L'épilepsie aiguë doit donc faire rechercher l'existence de l'albuminurie. Cette condition se rencontre en effet, en dehors de la puerpéralité; on la retrouve dans l'épilepsie aiguë des scarlatineux, et quelquefois dans celle des saturnins.

Je ferai d'abord remarquer que l'on confond à tort, sous le nom d'éclampsies puerpérales, toutes les convulsions sérielles qui se produisent pendant la puerpéralité. Il y a lieu de distinguer celles qui se produisent chez des hystériques à antécédents et à stigmates avérés, et qui constituent des états de mal hystéro-éclamptiques. Lorsqu'il n'y a jamais eu de troubles convulsifs et que des crises sérielles épileptoïdes se produisent au moment de l'accouchement, et cessent après la délivrance, il peut se faire que la nature du mal soit méconnue, ou ne soit mise en évidence que longtemps après. L'observation suivante du docteur Girou, d'Aurillac, n'est pas sans intérêt à cet égard.

OBSERVATION LXXXIII. — *Hystérie et puerpéralité.*

Mme C., 24 ans, a toujours été un peu nerveuse, sans crises convulsives, quand, étant enceinte de huit mois environ, elle est prise de crises convulsives en janvier 1887. On appelle mon confrère M. le docteur Bert qui constate un commencement de dilatation du col, un rétrécissement léger du détroit supérieur, et des crises franches d'éclampsie séparées par des intervalles de coma. Pas d'œdème ni d'albuminurie. Les accidents continuèrent jusqu'à ce que le docteur Bert eut pu terminer l'accouchement par une application de forceps. Les crises se calmèrent alors et le coma s'effaça progressivement.

En juillet 1887, je soignais son père qui se mourait de phtisie (sa mère est morte de variole) quand elle me consulta pour une grande faiblesse de vue qu'elle faisait remonter aux crises convulsives de son accouchement. Je notai un rétrécissement extrême du champ visuel, de l'achromatopsie et une acuité visuelle $\frac{1}{5}$ à droite. A gauche il existe un léger rétrécissement du champ visuel, et l'acuité visuelle est réduite à $\frac{1}{3}$. En même temps je notai d'autres troubles hystériques, boule ascendante, douleur ovarienne à droite, etc.

Je ne l'ai pas revue jusqu'au 25 août. Le 23 à 4 heures du soir, Mme C. était tombée dans un magasin, perdant brusquement connaissance et ayant une crise convulsive. On la reporta chez elle et on fit appeler le docteur Bert qui m'appela en consultation. Nous trouvons une hémiplégie droite avec hémi-anesthésie incomplète déviation de la langue à droite mais pas de paralysie faciale; myopie surtout à droite bien que l'œil soit à l'abri de la lumière, photophobie légère. Mme C. est incapable de parler, mais elle répond par signes aux questions qu'on lui fait. Elle paraît avoir conservé toute son intelligence. Elle avale difficilement et fait comprendre que quelque chose l'étrangle au gosier. Le lendemain quelques mouvements reparaissaient dans le membre inférieur droit, et il se produisait une nouvelle crise convulsive.

En dehors de l'enfance et de la puerpéralité, l'épilepsie aiguë peut se développer sous l'influence de maladies générales ou d'intoxications.

Nous avons vu que la recherche de l'albumine dans l'urine, où elle ne se trouve qu'exceptionnellement en conséquence de l'attaque épileptique, peut faire soupçonner plusieurs conditions étiologiques de l'éclampsie, la grossesse, la scarlatine et le saturnisme.

La scarlatine est celle des maladies aiguës qui détermine le plus souvent l'invasion de l'épilepsie et en particulier sous la forme aiguë. On sait que le diagnostic de cette fièvre éruptive ne s'établit pas toujours sans difficulté lorsqu'elle se présente sous ses formes frustes : sa relation causale avec l'épilepsie peut donc être difficile à mettre en évidence. Toutefois nous remarquerons que toutes les causes d'épilepsie aiguë chez l'adulte, puerpéralité, saturnisme, urémie, s'accompagnent de phénomènes très caractéristiques, en l'absence desquels il est nécessaire de rechercher avec soin tous les symptômes qui peuvent faire soupçonner la scarlatine.

L'épilepsie aiguë des saturnins s'accompagne en effet, outre les troubles encéphalopatiques peu caractéristiques tels que céphalalgie, assoupissement, hébétude, insomnie, délire, des signes pathognomoniques de l'intoxication en même temps que de troubles fonctionnels du côté d'autres appareils, paralysie, anesthésie, coliques, etc. La nature de l'épilepsie saturnine ne peut être révélée que par les caractères propres à l'intoxication, les manifestations convulsives n'ont rien de spécial : le saturnisme éveille l'épilepsie comme il éveille l'hystérie (Charcot), il ne la crée pas en général de toutes pièces. Comme on l'a fait pour les symptômes hystériques (1) il faudra rechercher les causes des manifestations épileptiques ou vésaniques du saturnisme dans la prédisposition. On ne peut pas nier toutefois que l'intoxication saturnine, comme toute autre circonstance qui amène un trouble profond dans la nutrition, ne soit susceptible de déterminer, en dehors de toute prédisposition innée ou acquise, ou de toute altération anatomique, une dépression du système nerveux telle qu'il en résulte une irritabilité convulsive.

L'épilepsie aiguë se produit souvent dans le cours des affections du rein, et en particulier dans les néphrites scléreuses, dans toutes les conditions où il y a obstacle à l'élimination des éléments toxiques de l'urine (cancer de l'utérus, affections des voies urinaires, etc.).

Les convulsions s'accompagnent alors d'œdème, d'altération de l'urine, d'hypertrophie du cœur avec bruit de galop, etc., tous phénomènes qui avec la connaissance des antécédents ne peuvent manquer de faire reconnaître la cause déterminante des convulsions. Cette épilepsie ne se distingue pas non plus par la forme des spasmes. Elle présente ce caractère particulier que lorsqu'elle se manifeste sous forme d'état de mal, la température peut ne pas s'élever et même se trouver au-dessous de la normale l'élévation de température constante dans l'état de mal et même à la suite des accès isolés est empêchée par une condition particulière de la nutrition : mais ce caractère ne suffit pas pour établir une distinction foncière entre l'éclampsie urémique et l'épilepsie vulgaire.

L'épilepsie aiguë peut se produire encore en conséquence d'un traumatisme du crâne; elle se produit alors, en général, immédiatement après le choc. Elle peut être due soit à la compression des fragments osseux, soit à un épanchement de sang, et indiquer une intervention rapide, ou être la conséquence d'une méningo-encéphalite. Dans ce dernier cas elle s'accom-

(1) Plessard, *Contribution à l'étude des rapports de l'hystérie et du saturnisme*; th., 1888.

pagne de fièvre, de délire, de nausées, de vomissements, et il s'agit plutôt alors de spasmes irréguliers qui interrompent le coma que d'attaques épileptiques véritables, et l'on observe bientôt une élévation de température et tout un ensemble de réactions fébriles.

Ce que peut faire un épanchement traumatique peut aussi être réalisé par un épanchement résultant d'une rupture vasculaire spontanée ; l'hémorragie s'accompagne alors de phénomènes propres à l'ictus apoplectique, et, si l'on arrive assez tôt, on peut quelquefois constater l'abaissement de température.

Dans les épilepsies chroniques à crises séparées et longuement espacées, la recherche étiologique est plus laborieuse, parce que la relation de la cause à l'effet est souvent beaucoup moins évidente. Il est nécessaire de procéder à un examen méthodique de tous les organes et de toutes les fonctions.

Lorsque l'épilepsie coïncide avec l'appareil symptomatique de quelque intoxication ou infection capable de la provoquer, on peut soupçonner, si le sujet n'avait point eu auparavant ou n'avait eu qu'accidentellement des accidents convulsifs, que cette intoxication ou cette infection joue un rôle dans sa production.

La plupart des fièvres éruptives, les maladies infectieuses (Delasiauve) peuvent provoquer l'épilepsie ; le choléra, la fièvre typhoïde (1), etc., peuvent constituer une cause déterminante ; de même la pneumonie, la pleurésie. La relation est importante à établir parce qu'elle permet d'espérer que le syndrome comital ne sera que transitoire.

Nous avons vu que l'examen de l'urine peut guider dans les recherches de la cause déterminante de l'épilepsie, en découvrant la présence de l'albumine, de graviers uriques, de calculs rénaux. Elle doit encore être étudiée au point de vue du sucre. Les diabétiques comme les goutteux sont sujets à des crises épileptiques qui peuvent disparaître sous l'influence du régime.

La coïncidence de lésions secondaires de la syphilis, avec l'apparition ou les recrudescences des accès, doit faire chercher

(1) J. Guyot, *Attaques épileptiformes dans le cours d'une fièvre typhoïde.* (*Soc. méd. des hop.*, 1881.)

dans le traitement la pierre de touche de l'origine de l'épilepsie. A plus forte raison, les lésions tertiaires. On doit d'ailleurs recourir au même mode d'exploration chaque fois qu'on a affaire à un sujet atteint de syphilis, bien qu'il n'en présente aucune manifestation actuelle. Il en sera de même encore lorsque l'on pourra soupçonner l'existence de la syphilis héréditaire : Althaus a cité un enfant de neuf ans épileptique dont le père et la mère étaient syphilitiques et qui fut guéri en trois semaines par l'iodure de potassium, alors que le bromure avait été impuissant (1). Jackson n'a reconnu chez un enfant l'origine syphilitique de l'épilepsie qu'aux accidents d'une autre forme présentés par sa sœur. La syphilis peut en effet ne se traduire pendant longtemps, comme Fournier en a cité des exemples remarquables, que par des accès d'épilepsie, sans aucun autre symptôme. Il y a donc lieu de rechercher cette cause avec le plus grand soin et de procéder à l'épreuve thérapeutique dès qu'on a relevé le moindre indice.

Si la nature de l'épilepsie, déterminée par la syphilis à la période secondaire ou par la syphilis congénitale, ne peut guère être reconnue que laborieusement par l'étude minutieuse des conditions étiologiques, il n'en est pas tout à fait de même de la syphilis qui se produit à la période tertiaire, de la syphilis acquise. L'âge du malade peut constituer une présomption (2). L'épilepsie syphilitique se développe de 25 à 40 ans, c'est-à-dire à un âge où l'épilepsie dite spontanée se rencontre exceptionnellement. La coexistence de troubles propres aux tumeurs cérébrales doit mettre en éveil, MM. Ball et Krishaber ont en effet noté que sur 185 malades atteints de tumeurs cérébrales avec attaques épileptiques, 44, soit près du quart, ont été rapportées à la syphilis constitutionnelle. L'épilepsie d'origine syphilitique peut se présenter sous les mêmes formes que celle qui reconnaît toute autre cause; grandes attaques, vertiges, crises psychiques, mais en général au lieu de se manifester brusquement au milieu d'un état de santé parfait, elle a souvent été

(1) Althaus, *Case of infantile syphilitic epilepsy*. (*Med. Times and. Gaz.*, 11 avril 1874.)

(2) Buzzard, *Aspects of syphilitic nervous affections*, 1874.

précédée, quelquefois même pendant des semaines et des mois par une modification générale de l'organisme sans autre manifestation apparente de syphilis. Cette modification consiste en une dépression générale portant aussi bien sur les fonctions psychiques que sur les autres. Le sujet se fatigue vite, est moins apte au travail soit physique, soit intellectuel, sa mémoire diminue comme ses forces musculaires; il a une tendance invincible au sommeil; il éprouve un sentiment de découragement, se sent incapable de faire ce qu'il faisait facilement autrefois. Quelques malades sont dans un état subvertigineux habituel (Fournier). Il a quelquefois des troubles dyspeptiques; d'autres fois il présente un état anémique que rien n'explique, de l'amaigrissement. Dans un certain nombre de cas, il éprouve de temps en temps un léger embarras de la parole, un engourdissement ou un affaiblissement momentané dans un membre, une excitation intellectuelle passagère, des sensations vertigineuses. Quelquefois, avant l'explosion des phénomènes convulsifs, se sont produits de grands vertiges avec perte de connaissance. Mais un des symptômes prémonitoires les plus caractéristiques est la céphalée occupant généralement la région fronto-pariétale, se manifestant, au début au moins, vers le soir, de préférence la nuit, ou surtout dans la seconde partie de la nuit, commençant par un point limité et s'étendant graduellement en surface jusqu'à envahir toute la tête, et entraînant souvent une insomnie invincible. Cette douleur de tête térébrante, profonde, tantôt périodique, tantôt continue avec exacerbations, apparaît quelquefois des mois avant le premier accès épileptique. En même temps que ces céphalées on observe quelquefois des douleurs rhumatoïdes, tantôt fixes, tantôt erratiques dans les membres, s'accompagnent de crampes. Il existe en outre des douleurs viscérales, gastriques, précordiales, des troubles sensoriels variés.

Quant aux accès en eux-mêmes, s'ils peuvent ne présenter aucun caractère spécial et sembler généralisés d'emblée, ils se montrent toutefois assez souvent, au moins au début, sous forme d'accès partiels ou hémiplégiques. MM. Charcot, Fournier, Jackson, ont remarqué qu'ils commencent le plus souvent au membre supérieur; mais ce n'est pas un fait caractéristique de la syphilis, car le plus grand nombre des épilepsies partielles commencent ainsi. Dans bon nombre de cas les phénomènes d'épuisement consécutif à l'accès sont plus marqués que dans l'épilepsie d'une autre origine ; on observe assez souvent des paralysies temporaires avec engourdissement, de l'aphasie, une altération considérable de la mémoire, qui, quoique s'atténuant peu à peu, persiste à un certain degré pour présenter une nouvelle recrudescence, après l'accès suivant ; il s'ensuit un affaiblissement progressif.

L'absence de cri initial signalée par M. Fournier ne pourrait être caractéristique que si on acceptait à la lettre la description classique de l'accès d'épilepsie dite vulgaire ; c'est un phénomène qui manque chez un très grand nombre de malades.

La succession des accès présente aussi, dans l'épilepsie d'origine syphilitique, quelques particularités dignes d'être notées. Quels qu'aient été les prodromes du premier accès, il laisse généralement après lui un certain temps de répit ; mais à mesure que les accès se répètent, ils se rapprochent, et ils peuvent arriver, si le traitement n'intervient pas, à constituer un véritable état de mal (1). Les troubles mentaux que l'on observe quelquefois, soit avant, soit après l'explosion convulsive. n'offrent rien de caractéristique.

Tous ces signes différentiels ne constituent trop souvent que des nuances : et le diagnostic resterait incertain sans la notion étiologique et surtout sans les résultats du traitement qui en général atténue très rapidement les accidents.

L'existence d'antécédents alcooliques, et particulièrement d'autres troubles toxiques du côté du système nerveux, permet de reconnaître l'origine alcoolique de l'épilepsie qui peut d'ailleurs être déterminée tout aussi bien par l'intoxication aiguë, par l'ivresse que par l'intoxication chronique, par l'alcoolisme subaigu ou chronique. Lorsque le premier accès ou lorsque chaque accès est en rapport avec un excès de boisson accidentel, la valeur de la cause est facile à établir, principalement chez les

(1) Gamel, *Essai sur les tumeurs gommeuses du cerveau* ; th., Montpellier, 1875.

malades qui n'ont jamais d'accès en dehors d'excès de boissons. Lorsque l'épilepsie au contraire se développe dans le cours d'une intoxication subaiguë ou chronique, le rapport des deux ordres de faits est plus difficile à établir puisque la soi-disant cause agit continuellement, tandis que ses effets sont paroxystiques et plus ou moins éloignés. On peut toujours se demander si en dehors de la prédisposition qu'il est souvent facile de mettre en évidence il n'existe pas une autre cause déterminante des accès. L'abstinence est la pierre de touche.

Quant à la forme du paroxysme, elle ne présente rien de particulier chez les alcooliques. Ce n'est que par les symptômes concomitants, tremblement, troubles de la parole, affaiblissement intellectuel, insomnies, paralysies, anesthésies, que l'on peut songer à l'origine alcoolique, et le diagnostic n'est vérifié que lorsque les accès ont disparu sous l'influence de la cessation des excès alcooliques. Quant à distinguer la part spéciale que peut prendre l'absinthe dans la production de l'épilepsie humaine, c'est un point sur lequel la discussion ne peut guère porter, faute d'éléments ; l'absinthe n'a jamais l'occasion d'exercer son influence à l'exclusion de l'alcool. On peut faire la même réserve sur la distinction des troubles de la sensibilité des alcooliques et des absinthiques. Si l'inconscience fait défaut dans quelques cas d'épilepsie alcoolique, il peut en être de même dans toute épilepsie, de quelque cause que ce soit.

Plusieurs affections encéphaliques peuvent s'accompagner de convulsions généralisées qui ne se distinguent pas par leur aspect général de celles de l'épilepsie, mais dont la valeur séméiologique est fournie par les symptômes concomitants : tels sont la céphalée, les troubles vaso-moteurs, la fièvre, les troubles abdominaux dans la méningite ; tels sont l'affaiblissement général intellectuel et physique, le tremblement des lèvres, de la langue et des extrémités, l'inégalité pupillaire, etc., dans la paralysie générale progressive des aliénés, etc.

Dans les méningites qui se présentent avec un cortège symptomatique caractéristique, et dans lesquelles d'ailleurs les convulsions sont relativement rares, il est facile de rattacher le spasme à sa véritable cause. La méningite tuberculeuse peut donner lieu à des convulsions qui précèdent l'apparition des symptômes les plus caractéristiques, et dont l'origine puisse par conséquent être difficile à reconnaître, non seulement chez l'enfant, mais même chez l'adulte (1).

Quant à la paralysie générale dans laquelle les attaques épileptiques jouent un rôle important, elle peut être fort difficile à découvrir lorsque celles-ci se manifestent. En effet les attaques convulsives n'apparaissent pas seulement dans la paralysie générale quand la maladie est confirmée; elles constituent assez souvent une manifestation du début. Quelquefois elles marquent l'entrée en scène des symptômes caractéristiques qui, jusque-là peu développés, avaient passé inaperçus. D'autres fois elles précèdent de longtemps les symptômes tant somatiques que psychiques. Il est alors important de rechercher les troubles les plus délicats qui peuvent se produire : l'épilepsie qui se développe chez l'adulte est toujours grave quand la syphilis et les intoxications sont hors de cause, mais son pronostic n'est pas à beaucoup près aussi sombre que celui de la paralysie générale. La démarche, l'état de la prononciation en dehors des accès, les troubles oculo-pupillaires, etc., doivent être étudiés avec un soin tout particulier. D'après Wiglesworth, le diagnostic de la paralysie générale pourrait être fait à une période très précoce par l'atrophie papillaire qui existerait souvent à une époque très rapprochée du début.

Les attaques épileptiques peuvent encore être produites par des néoplasmes cérébraux. Il faut donc rechercher si dans l'état général il n'existe aucune raison de soupçonner une tumeur gommeuse, tuberculeuse ou cancéreuse, et en outre s'assurer, par l'exploration du fond de l'œil et des fonctions des nerfs craniens, par l'étude des douleurs de tête, des paralysies, etc., s'il n'existe aucun signe de compression.

En dehors de ces lésions surtout irritatives du cerveau, qui sont capables de déterminer une épilepsie dont l'origine se

(1) Lyonnel Meloir, *Etude sur la forme épileptique de la méningite tuberculeuse de l'adulte*; th., 1888.

reconnaît à ses associations symtomatiques, on peut voir l'épilepsie survenir chez des individus qui ont éprouvé un choc cérébral, hémorragie ou ramollissement par embolie ou même les symptômes d'un ramollissement graduel. L'épilepsie qui se produit chez certains hémiplégiques, sans présenter les caractères de l'épilepsie partielle, paraît résulter de l'irritation locale qui agit comme cause déterminante chez des individus prédisposés, et qui deviennent épileptiques comme d'autres hémiplégiques deviennent vésaniques en conséquence de leur lésion. Ces psychoses postparalytiques se présentent sous les formes les plus variées et sont assez fréquentes dans les hospices.

Lorsque l'épilepsie ne peut être rattachée à l'une de ces causes générales ou centrales, il faut rechercher si elle n'est pas liée à des lésions de nerfs périphériques ou viscéraux : ce n'est que par l'étude des antécédents et l'examen très minutieux du sujet que l'on peut reconnaître l'existence de ces causes.

Il faut rechercher minutieusement les lésions traumatiques qui ont pu précéder l'invasion des accidents, et considérer surtout avec soin celles qui ont pu atteindre les nerfs. Un certain nombre d'épilepsies d'origine périphérique, soit traumatique, soit pathologique, offrent une aura partant du point lésé. Mais il faut se souvenir que l'aura périphérique se présente assez souvent aussi en conséquence de lésions centrales ou encore chez des malades dont l'épilepsie ne peut être rattachée à aucune cause même après l'examen anatomique.

L'origine des épilepsies dites réflexes consécutives à des lésions viscérales est encore plus difficile à établir. On doit toujours rechercher l'existence des vers intestinaux qui, plus souvent qu'on ne pense, existent à l'insu du malade. Il faut rechercher, encore, si les accès ne sont pas en rapport chronologique avec des repas trop copieux ; et rechercher alors si une meilleure discipline de l'estomac, supprimant les causes d'auto-intoxication, n'amène pas la suspension des accès. L'état des voies biliaires doit aussi être surveillé, et aussi les fonctions urinaires. Des symptômes de lithiase rénale peuvent mettre sur la voie du diagnostic, les calculs vésicaux déterminent plus rarement des accidents épileptiques ; mais ceux-ci peuvent être produits par toute cause de difficulté d'expulsion de l'urine, telle que retrécissement de l'urèthre, atrésie et longueur exagérée du prépuce (1).

Toutes les fois que l'épilepsie a des relations quelconques avec les fonctions menstruelles, il est nécessaire de rechercher l'état de l'utérus et de ses annexes qui peuvent être le point de départ de troubles convulsifs.

M. Boucheron a insisté à plusieurs reprises sur les troubles auriculaires qui peuvent produire l'épilepsie (2). D'après lui, l'épilepsie d'oreille peut se produire dans des cas où la surdité est à peine marquée et où l'otopiésis et l'assourdissement sont tout à fait momentanés. Tel est le cas d'un jeune homme de dix-sept ans qui fut tout à coup sujet à des crises d'épilepsie avec les phénomènes communs à toute épilepsie. L'origine auriculaire de l'épilepsie fut révélée seulement par les particularités suivantes : 1° souvent il y avait des vomissements à la fin de la crise; 2° la crise s'annonçait par du bourdonnement, un assourdissement, des vertiges, la chute, etc.; 3° si dès l'apparition de ces bourdonnements, le malade cherchait à insuffler de l'air dans ses trompes d'Eustache, par la méthode de Valsalva, ou à l'aide de la sonde, il constatait que les trompes étaient obstruées momentanément. Si l'air pouvait pénétrer dans la caisse tympanique, la crise était arrêtée net; la crise était seulement atténuée quand l'air ne pénétrait qu'insuffisamment dans la caisse. Cette crise suivait son cours si l'air ne pouvait arriver dans la caisse. Toutes ces crises épileptiques étaient donc précédées d'une obstruction passagère des trompes d'Eustache, avec vide dans la caisse, compression du labyrinthe (otopiésis) et du nerf acoustique par l'atmosphère sans contrepoids, etc., tous phénomènes connus de l'otopiésis avec irradiation de l'excitation du nerf acoustique jusqu'au bulbe, aux noyaux moteurs

(1) De Forest Willard, *Adherent and contracted prepuce commonly called congenital phimosis.* (*Philadelph. med. Times*, 30 juin, 1883.)

(2) *Epilepsie d'oreille dans les affections otopiésiques à répétition.* (*C. R. Acad. des Sciences*, 14 nov. 1887.)

bulbaires (convulsions, vomissements), au cervelet et au cerveau.

La cessation de l'excitation épileptogène du nerf acoustique avant l'irradiation aux centres encéphaliques, empêche l'évolution de la crise.

Toutes les espèces d'excitation du nerf acoustique peuvent, sans doute, avec une disposition préalable personnelle, produire l'épilepsie d'oreille. Aussi rencontre-t-on cette épilepsie dans toutes les affections de l'oreille ainsi que chez les sourds-muets. Mais l'une des affections épileptogènes les plus intéressantes à connaître, c'est l'otopiésis par obstruction des trompes d'Eustache, avec vide dans la caisse tympanique, compression du labyrinthe (otopiésis) et du nerf acoustique, même lorsqu'elle est intermittente, parce que c'est la forme pour ainsi dire la plus atténuée des maladies épileptogènes de l'oreille, et celle sur laquelle la thérapeutique a le plus de prise.

Bien que la physiologie expérimentale nous montre que des lésions traumatiques de l'oreille interne peuvent déterminer des troubles épileptiformes et vertigineux, il n'en est pas moins vrai que le plus souvent les lésions de l'oreille qui donnent lieu aux vertiges d'oreille sont souvent des lésions banales, et qu'il y a lieu de soupçonner une certaine prédisposition dont il faut tenir compte dans le diagnostic et dans le traitement. Les troubles vertigineux qui se montrent, bien plus souvent que l'épilepsie, en rapport avec des lésions auriculaires, peuvent, dans un certain nombre de cas, être rapportés à l'épilepsie, principalement lorsque le vertige s'accompagne de perte de connaissance (cas de Raynaud). Mais en général le vertige auriculaire, vertige de Menière, n'abolit pas la conscience, et en outre il s'accompagne de troubles permanents de l'oreille (Charcot, Gowers), avec scrutation continuelle d'instabilité qui doit faire établir une distinction fondamentale (1).

Certains accès vertigineux, syncopaux ou même convulsifs, sont précédés de quintes de toux déterminées quelquefois par des lésions nettes de la muqueuse laryngienne, mais quelque-

(1) Ch. Féré et A. Demars, *Note sur la maladie de Menière*. (*Rev. de méd.*, 1884, p. 796.)

fois aussi avec une apparente intégrité de cet organe. Ces accès, décrits sous le nom de vertige laryngé (Charcot, Krishaber, Massei), ou d'ictus laryngé (Cartaz), s'accompagnent d'abolition complète de la conscience; il est impossible de les distinguer des épilepsies réflexes.

Au point de vue du diagnostic de la nature et du siège de la lésion cérébrale qui cause l'épilepsie, il convient tout d'abord de distinguer deux formes convulsives : 1° l'épilepsie partielle ou parcellaire, tantôt exclusivement limitée dans un membre ou dans un côté du corps, tantôt commençant ou prédominant dans un membre ou dans un côté du corps; 2° l'épilepsie dite vulgaire ou générale d'emblée, dans laquelle les convulsions ne paraissent pas affecter de localisation.

Nous remarquerons pour terminer que le diagnostic de l'épilepsie partielle et de la soi-disant épilepsie générale d'emblée est à la limite purement théorique. Car dans un grand nombre de faits il est impossible de fixer la chronologie exacte des différents actes de l'attaque. Dans la plupart des cas d'épilepsie dite générale d'emblée, on observe nettement des convulsions limitées initiales ou une prédominance latérale : souvent, par exemple, la langue est mordue d'un seul côté et toujours le même. Cette seule prédominance latérale suffit pour faire soupçonner une irritation unilatérale. La physiologie expérimentale nous apprend que si les convulsions provoquées par une irritation corticale se produisent d'autant plus tard que le muscle qui en est le siège est plus éloigné du cerveau, il n'est pas moins vrai que ces différences de temps sont imperceptibles à l'observation sans l'aide d'instruments très délicats, puisque de la tête au membre postérieur on ne trouve chez un chien qu'une différence de sept ou huit centièmes de secondes. D'autre part, Hitzig, Albertoni, Exner, Lewaschew, François-Franck (1), ont vu que sous l'influence d'excitations intenses d'un seul côté de l'écorce, il se produit des convulsions des deux côtés, la prédominance des convulsions du côté opposé à l'excitation peut n'être pas très

(1) François-Franck, *Leçons sur les fonctions motrices du cerveau*, 1887, p. 59.

manifeste et les convulsions du côté correspondant à l'excitation n'éprouvent qu'un retard de quatre ou cinq centièmes de secondes, c'est-à-dire appréciables sans appareils spéciaux. La prédominance des phénomènes d'épuisement de la sensibilité ou du mouvement portant sur une région bien déterminée peut rétrospectivement être utile au diagnostic de la localisation de l'irritation. Il est rare que les convulsions soient exactement symétriques et en outre un certain nombre de sujets atteints d'épilepsie dite vulgaire, à convulsions générales d'emblée, ont leurs accès précédés de sensations localisées qui constituent l'aura. Hughlings Jackson et Gowers attachent, avec raison, une grande importance à ces phénomènes subjectifs préparoxystiques pour la présomption du siège de la lésion cérébrale qui est le point de départ de la décharge convulsive.

Nous avons vu que l'épilepsie partielle peut être simulée par l'hystérie ; mais lorsque l'hystérie est exclue, elle a, en général, une signification plus précise que l'épilepsie générale d'emblée.

L'épilepsie partielle est en général en rapport avec une lésion grossière localisée du cerveau. Cependant elle peut se rencontrer en connexion avec des lésions diffuses produisant des décharges partielles ou successives, et en l'absence apparente de lésion ; et d'autre part, certaines lésions localisées comme des tumeurs, et même des lésions destructives peuvent déterminer de l'épilepsie à forme vulgaire.

Lorsque le syndrome de l'épilepsie partielle est bien établi, et coïncide avec des troubles moteurs passagers localisés dans les mêmes parties ou une douleur céphalique siégeant dans la région dite motrice de l'écorce cérébrale du côté opposé, elle a une valeur séméiologique bien définie ; elle signifie qu'il existe une lésion irritative localisée du cerveau.

Si elle coïncide avec des troubles de compression des nerfs crâniens avec de l'atrophie pupillaire ou de la névrite optique, avec des céphalées plus ou moins permanentes et des sensations vertigineuses, des vomissements, elle doit faire penser à une tumeur intra-crânienne. La douleur de tête a surtout de la valeur comme signe de localisation lorsqu'elle est fixe, bien limitée, lorsqu'elle s'accompagne d'une sensibilité des téguments à la simple pression ou à la percussion (1). Quelquefois elle coïncide avec des sensations internes localisées : quelques malades affectés de tumeurs cérébrales ont éprouvé la sensation d'un corps étranger qui se mouvait au niveau du siège réel de la tumeur (2). Le vomissement fournit des indications moins utiles; c'est un vomissement qui ne diffère pas du vomissement cérébral en général, c'est-à-dire qu'il se fait sans effort et le plus souvent le matin, lorsque le malade abandonne le décubitus dorsal. Quant à la double névrite optique, bien qu'elle puisse manquer dans les cas de tumeurs cérébrales et qu'elle puisse exister dans d'autres conditions pathologiques, elle n'en a pas moins une grande valeur au point de vue diagnostic (3). Il faut noter d'ailleurs qu'elle veut être cherchée, car quelquefois elle ne s'accompagne d'aucun trouble fonctionnel évident. Les troubles des autres sens sont inconstants.

Il est une condition pathologique qui, comme les néoplasmes cérébraux, peut déterminer des convulsions et mêmes des convulsions partielles (Raymond, Tenneson et Chantemesse, Chauffard, etc.), et dont le diagnostic peut présenter quelque difficulté : c'est l'urémie qui s'accompagne de douleurs de tête, de vomissements, d'altérations du fond de l'œil. La difficulté est d'autant plus grande que dans un certain nombre de cas de sclérose du rein, l'albuminurie peut être très légère, transitoire et passer inaperçue, de même que la présence de rares tubes. L'hypertrophie du cœur, l'augmentation de tension artérielle facile à constater à l'aide du sphygmomètre de Bloch, peuvent fournir d'utiles renseignements. Les caractères ophtalmoscopiques, dans le cas de tumeurs cérébrales, sont ceux d'une papillite, tandis que, dans le mal de Bright, il s'agit d'une rétinite avec taches décolorées au voisinage de la papille; mais ces taches peuvent se trouver dans quelques cas de tumeurs cérébrales. Gowers s'exprime ainsi à ce propos : « Bien que la ressemblance de

(1) Robertson, *Lancet* 1883, t. II, p. 492; — Ruhnemann, *Inaug. diss.*, Berlin, 1884; — Pisanceschi, *Rev. sper. di fren.*, XII, 3, p. 239.
(2) Hilton Fagge, *Principles and practice of medicine*, t. I, p. 328.
(3) Byrom Bramwell, *Intracranial tumours*, Edinburgh, 1888.

l'aspect du fond de l'œil dans les deux cas soit quelquefois étroite, il est rare que le diagnostic ne puisse pas être fait à un examen soigneux. Les taches blanches au voisinage de la macula sont le résultat d'une altération produite durant le stade aigu de la névrite quand elle comprend la rétine adjacente ; et, c'est une loi presque invariable que, lorsqu'on voit des taches disséminées ressemblant à celle de la maladie de Bright, l'inflammation de la papille subsiste distinctement et le gonflement est devenu pâle, bien que ses caractères (constriction des vaisseaux, etc.) indiquent que l'inflammation préalable était intense. D'un autre côté, dans la plupart des cas de maladie de Bright dans lesquels les taches blanches disséminées apparaissent, la papille n'est que peu affectée par l'inflammation et elle n'en laisse voir ordinairement aucune trace. Il existe seulement une grande difficulté dans les cas où les modifications de la rétinite néphrétique sont accompagnées d'une névrite prépondérante qui suit son cours et guérit. Pendant cette période, le fond de l'œil peut être exactement dans le même état où on le trouve dans quelques cas de maladie cérébrale ou de papillite primitive (1). »

L'encéphalopathie saturnine s'accompagne aussi de céphalée, de vomissements, d'amaurose, d'hémianesthésie, de convulsions qui peuvent être localisées. A l'état aigu elle se traduit par une excitation psychique qui n'existe guère dans le cas de néoplasme cérébral. L'amaurose des saturnins ne s'accompagne pas de papillite. L'étude des antécédents (coliques, paralysie des extenseurs), des conditions hygiéniques, la recherche du liseré gingival, et du plomb dans les urines permettront de faire le diagnostic.

La méningite, qui se présente plus particulièrement chez les enfants, a un début généralement plus rapide, offre une période d'excitation avec élévation de la température, fréquence du pouls, suivie de dépression ; la douleur de tête est d'ordinaire moins localisée. La névrite optique existe surtout dans les cas où la maladie dure longtemps, on ne l'observe guère dans les cas

(1) *Trans. of th. ophthal. Society*, t. I, p. 103.

rapides. La présence de tubercules dans la choroïde est d'un grand secours pour le diagnostic.

Un abcès du cerveau ne peut guère être reconnu et distingué d'une autre tumeur que lorsqu'il existe une des conditions étiologiques des abcès cérébraux, c'est-à-dire une lésion de l'oreille, du nez, des os du crâne, une maladie infectieuse, principalement du poumon.

Si l'épilepsie partielle est accompagnée de paralysie permanente, elle est le symptôme d'une lésion à la fois destructive et irritative. Or, ces lésions à la fois destructives et irritatives peuvent être des foyers d'hémorragie ou de ramollissement, ou d'encéphalite, ou une tumeur.

L'encéphalite se développe surtout pendant l'enfance et en général elle détermine une réaction fébrile; en outre, elle donne lieu généralement à des attaques sérielles suivies de paralysies plus ou moins nettement localisées aux mêmes membres que les convulsions. Les tumeurs s'accompagnent généralement à la longue de douleurs ou de phénomènes de compression. L'hémorragie cérébrale provoque rarement les convulsions localisées. Le plus souvent les convulsions localisées combinées à la paralysie chez l'adulte sont dues à des foyers de ramollissement.

Un point particulièrement intéressant du diagnostic, est celui du siège précis de la lésion dans la masse encéphalique.

Malgré les quelques exceptions qui ont été citées et qui peuvent s'expliquer par une anomalie de l'entrecroisement des pyramides, on peut dire que la lésion se trouve du côté opposé au siège des convulsions. Mais dans quelle partie de l'autre moitié de l'encéphale siège-t-elle ? On peut dire que toutes les lésions situées de telle sorte qu'elles puissent toucher le faisceau pyramidal ou les fibres motrices de la face et de la langue sont capables de provoquer l'épilepsie partielle; qu'elles sont situées au niveau du pédoncule, de la couronne rayonnante, du centre ovale, ou de l'écorce; mais, dans la grande majorité des cas, l'épilepsie partielle est déterminée par une lésion corticale.

Mais comment déterminer le siège de cette lésion corticale ?

Lorsque l'épilepsie est hémiplégique d'emblée, c'est-à-dire

comprend tout le côté du corps, on peut supposer que la lésion s'étend à la plus grande partie des centres moteurs ; cette supposition est d'autant plus vraisemblable qu'il existe une hémiplégie motrice. Lorsqu'au contraire les fonctions motrices sont en grande partie conservées, ou troublés par un tremblement de l'athétose, de la chorée, accompagnées d'hémianesthésie sensitivo-sensorielle, on est en droit de penser que la lésion siège un peu en arrière des centres moteurs et comprend les fibres qui se rendent au carrefour sensitif, c'est-à-dire au tiers postérieur de la capsule interne. Lorsque l'épilepsie n'occupe pas d'emblée tout un côté du corps, le diagnostic est plus délicat parce que la localisation doit être plus précise.

La localisation de la lésion est en rapport avec la localisation du spasme ? Mais la localisation du spasme ne se fait pas toujours sans difficulté. Lorsque le spasme reste localisé pendant toute sa durée, le diagnostic es simple. Quant au contraire il se généralise rapidement, le mode de début est plus difficile à établir, les aura sensitives ou sensorielles peuvent être alors d'un grand secours.

Quand la localisation du spasme est établie, la localisation de la lésion peut se faire grâce à l'étude d'un certain nombre de faits suivis d'autopsie et que M. Burlureaux (1) a résumés de la manière suivante : « 1° Les observations de Parent-Duchâtelet (1821), Demongeot (1827), Papavoine (1830), Lallemand, Andral, Charpentier (1837), Becquerel (1840), Berton (1842), Legendre (1846), Charcot et Vulpian (1855), Baudot (1859), Cruveilhier, Broca (1867), Liouville (1869), Villard (1870), Rendu, Landouzy, Jackson (1869-75), Mahot (1877), sont relatives à des convulsions commençant par les doigts ou le membre supérieur et en rapport avec une lésion de la circonvolution frontale ascendante du côté opposé ;

« 2° Dans trois cas : Bourneville et Charcot (1876), Dreyfus (1876), où la lésion siégeait sur le sommet des circonvolutions ascendante, en empiétant sur le sillon de Rolando, les convul-

(1) *Loc. cit.*, p. 198.

sions portaient à la fois sur le membre inférieur et sur le membre supérieur ;

« 3° Celles qui débutent par la face ont toujours coïncidé avec des lésions de la partie inférieure des circonvolutions ascendantes : Hitzig, Wernher, Verneuil (1876), Gowers (1874), Charcot et Ball (1876) ;

« 4° Celles qui débutent par la jambe sont dues à une lésion de la frontale supérieure ou première circonvolution frontale (Horsley) ;

« 5° Enfin, quand les lésions siégeaient vers la partie moyenne des circonvolutions ascendantes, elles se sont traduites par des convulsions de la face et des membres du côté opposé dans les observations de Byrom Bramwell (1875), Bernhardt, David (1874), Rosenthal, Buresi (1879). »

En somme la localisation des lésions spasmogènes correspond à la localisation des lésions paralysantes.

Mais les spasmes peuvent être produits par des lésions qui siègent à distance des centres moteurs, soit en avant soit en arrière. Les lésions du lobe frontal s'accompagnent plus souvent de troubles de l'intelligence ; celles de la partie postérieure de troubles de la sensibilité. Lorsque les spasmes localisés sont précédés d'aura sensorielles on est en droit de supposer qu'il s'agit de lésion du lobe occipital ou du lobe sphénoïdal ; de même lorsqu'il sont précédés d'aura portant sur la vision ou l'audition des mots. Ajoutons que les lésions ne portent pas nécessairement sur la substance grise corticale, et qu'elles peuvent siéger dans le centre ovale. C'est une circonstance dont il faut tenir compte lorsqu'il s'agit d'une intervention chirurgicale.

L'existence de cicatrices d'un traumatisme crânien peut renseigner directement sur le siège de la lésion dont on peut retrouver la localisation dans l'écorce au moyen des notions fournies par la topographie crânio-cérébrale.

Au point de vue de la détermination des indications thérapeutiques, il peut être intéressant d'établir le diagnostic de la nature de la lésion.

L'épilepsie hémiplégique des enfants peut être déterminée par plusieurs sortes de lésions, de même que l'épilepsie partielle de l'adulte; les principales sont les plaques jaunes, l'infiltration celluleuse ou kystique (Cotard), la porencéphalie (Heschl), Kundrat), la sclérose lobaire primitive (1), dont le diagnostic différentiel est à peu près impossible dans l'état actuel. Elle peut encore être produite par la méningo-encéphalite chronique; mais dans cette dernière affection, les troubles moteurs sont bien prédominants d'un côté, mais souvent bilatéraux, et ils sont accompagnés d'un affaiblissement considérable de l'intelligence allant jusqu'à l'idiotie, affaiblissement qu'on rencontre rarement au même degré lorsqu'il s'agit de lésions localisées.

Peut-on distinguer cliniquement les différentes formes de sclérose cérébrale ? Les scléroses atrophiques diffuses se caractérisent par un affaiblissement graduel de l'intelligence, s'accompagnant plutôt d'affaiblissement musculaire. Les scléroses atrophiques localisées produisent des paralysies plus marquées. Quant à la sclérose tubéreuse hypertrophique, elle se différencierait, a-t-on dit, de la sclérose atrophique par la transformation rapide des convulsions, en attaques épileptiques (2); mais nous nous sommes déjà reconnu incapable de distinguer les convulsions de l'enfance des convulsions épileptiques.

Dans les épilepsies partielles de l'adulte, les antécédents du malade indiqueront s'il s'agit d'une lésion de développement ou congénitale, et l'histoire des antécédents pathologiques permettra de reconnaître s'il s'agit d'une lésion destructive en foyer par hémorragie ou ramollissement, ou s'il s'agit d'une tumeur; les troubles déterminés par la compression le feront connaître.

Le diagnostic de la nature de la tumeur n'est pas sans importance au point de vue du traitement. L'âge du malade constitue tout au plus une présomption, les tumeurs tuberculeuses sont plus fréquentes chez les jeunes sujets, les tumeurs syphilitiques à l'âge adulte, de 25 à 50 ans, le cancer se voit plus souvent chez

(1) Richardière, *Étude sur les scléroses encéphaliques primitives de l'enfance*; th., 1885.
(2) Thibal, *Contribution à l'étude de la sclérose tubéreuse ou hypertrophique du cerveau*; th., 1888.

les gens âgés, mais il n'y a aucune règle fixe à cet égard. Le sexe n'a aucune importance. Il en est de même de la notion d'un traumatisme antérieur qui a pu déterminer le développement de tumeurs de différentes natures. La présence de symptômes d'une cachexie spéciale est d'une plus grande importance principalement au point de vue du tubercule, du cancer, de la syphilis. En dehors de tout phénomène déterminé, l'état cachectique si particulier des syphilitiques doit être pris en considération. On doit tenir le plus grand compte des opérations que le sujet a pu subir antérieurement et des effets des traitements qui ont pu lui être prescrits, des productions néoplasiques dans une autre partie du corps ont une grande valeur : ainsi des signes de scrofules, de cancer, de mélanose, etc. La notion d'hérédité doit aussi être prise en considération. L'existence de perforation du crâne déterminée par la tumeur constitue une forte présomption en faveur de sa nature cancéreuse.

Il faut toujours explorer avec le plus grand soin le crâne des épileptiques même lorsqu'ils n'accusent pas de traumatisme crânien antérieur. Cette exploration peut permettre de reconnaître non seulement les dépressions d'origine traumatique, mais encore les productions osseuses et particulièrement celles de la syphilis qui sont capables de déterminer l'épilepsie. Il peut arriver cependant qu'une tumeur extérieure ne soit pas la cause des troubles observés et qu'elle ne se soit développée qu'en conséquence d'une autre production intérieure. Je rappellerai un cas de ce genre qui s'est présenté dans mon service.

OBSERVATION LXXXIV. — *Sarcome de la dure-mère ayant déterminé la production d'une tumeur osseuse sur la région correspondante de la face externe du frontal.*

Le nommé Ch..., âgé de 39 ans, teinturier, entre le 5 mars 1887, dans le service de M. Féré, à l'hospice de Bicêtre.

Antécédents héréditaires. — Rien du côté du père; la mère a eu des accès d'épilepsie pendant 21 ans à la suite d'une peur. Accès semblables à ceux de Ch..., perte de connaissance, etc., morte à 52 ans.

De ce mariage sont nés sept enfants : deux ont eu la chorée, trois autres morts jeunes de convulsions, un est bien portant, le septième est notre malade.

Antécédents personnels. — Pas de convulsions autrefois. Marié à 24 ans, il a eu deux enfants : un petit garçon mort à six semaines, une petite fille très nerveuse sans convulsions.

Habituellement très impressionnable, préoccupé de ses affaires. Pas d'alcoolisme. Pas de syphilis.

Il y a six ans (juillet 1881), à la suite de difficultés commerciales et de préoccupations pécuniaires, premier accès d'épilepsie apparaissant la nuit subitement sans aucun prodrôme, avec écume à la bouche, perte de connaissance, contractions des membres inférieurs, accès suivi de courbature.

Trois mois après, deux accès avec cri, contraction de la nuque qui tourne la tête à droite, écume sanguinolente, pas de morsure de la langue, pas d'émission involontaire d'urine.

Depuis quelque temps déjà, le malade présentait un tic continuel, il portait sans cesse la main gauche à la figure qu'il frotte comme s'il éprouvait des démangeaisons. A cette époque, la jambe gauche tremblait et chaque fois qu'il s'asseyait, le malade la croisait sur l'autre. Les accès se succèdent à intervalles de plus en plus rapprochés, jusqu'à deux par semaine, apparaissant indifféremment le jour et la nuit, en tout une douzaine. Dans plusieurs accès, le malade en poussant un cri violent, tourne sur lui et tombe avec perte de connaissance presque immédiate ; fréquemment, à la suite de ses chutes, le malade présente des traces de contusions violentes, raideur de la nuque, écume sanguinolente, etc. Après vingt minutes à peu près, le malade retrouve sa connaissance mais reste abruti, se plaignant de courbature, de céphalée pendant quelques heures. Outre ces accès, le malade a ce qu'il appelle de fausses crises pendant lesquelles on le voit porter un regard fixe pendant trois ou quatre minutes (?) sur un point déterminé, mais il ne pouvait pas parler, quoique paraissant entendre et voir ceux qui s'empressaient autour de lui. Le vertige une fois passé, le malade reprend son occupation interrompue, mais a perdu le souvenir de ce qui s'est passé. — Pas de secousses en dehors des accès, pas de cauchemars.— Traitement de bromure de potassium, amélioration.

Le 2 janvier 1882 (il avait eu la veille deux violents accès), le malade entre à la Salpêtrière, service de M. Charcot, où il reste dix-neuf jours. Électricité, bromure, les attaques cessent et depuis ce jour n'ont jamais reparu, quelques vertiges cependant.

Février 1882. — A ce moment, le malade, qui était teinturier, change d'état. Il devient contrôleur d'omnibus pendant onze mois ; mais il se trompe souvent de chiffre ; sa vue se trouble peu à peu, surtout à gauche, et il doit quitter son métier. Il consulte inutilement plusieurs oculistes, se fait traiter aux Quinze-Vingts ; il finit par perdre complètement la vue, d'abord à gauche, puis à droite. Il commence à traîner la jambe gauche, à remarquer une faiblesse de la main correspondante. La sensibilité un peu diminuée était néanmoins égale des deux côtés. Enfin, il y a un an, le malade perd rapidement la raison. Sa mémoire s'altère d'abord ; son caractère, égal auparavant, se modifie peu à peu ; il devient exigeant, emporté ; bientôt son langage est incohérent, il devient gâteux, maigrit rapidement.

Il y a cinq mois, le malade entre à Tenon se plaignant de maux de tête, faiblesse dans les jambes, surtout à gauche, et de douleurs dans le bras gauche.

Pendant son séjour à Tenon apparaissent des escarres sacrées et fessières, la paralysie augmente (peu de renseignements). La femme du malade affirme que la tumeur du front n'est apparue que depuis sept ou huit mois.

Il est transporté à Bicêtre où le malade arrive dans le coma. Il revient à lui, mais est très affaibli ; il marmotte des paroles souvent incompréhensibles, mais quand on l'interpelle brusquement, il répond quelques mots ; la mémoire est à peu près nulle et on ne peut tirer de lui aucun renseignement précis. Il présente des escarres au sacrum et aux talons, escarres profondes qui rendent suffisamment compte de l'élévation de température.

On observe une saillie considérable de la bosse frontale gauche ; il existe là une tumeur demi-sphérique grosse comme la moitié d'un œuf, d'une consistance osseuse, sans adhérence avec la peau qui est parfaitement lisse. Cette tumeur n'est douloureuse ni spontanément ni à la pression. On ne trouve aucune autre production semblable sur tout le squelette, il n'existe non plus aucune cicatrice qui trahisse la syphilis. Le malade est complètement aveugle, ne distingue pas la lumière du jour. Pas de paralysie oculaire ni d'exophthalmie. Aucune déviation de la langue. Le membre supérieur gauche est dans la demi-flexion, rigide dans l'articulation du poignet et dans celle du coude. Le membre inférieur gauche est aussi dans la demi-flexion et rigide ; cependant le malade fait quelques mouvements avec ses deux membres qui sont quelquefois agités de secousses spasmodiques. La sensibilité paraît intacte, sauf peut-être un peu de sensibilité douloureuse par plaques du côté gauche. Il existe une exagération considérable du réflexe patellaire et de la trépidation épileptoïde du pied de ce côté. Les mouvements paraissent libres, quoique très affaiblis du côté droit.

Le 6 mars, sous l'influence d'un pansement antiseptique régulier, les escarres prennent meilleur aspect ; l'état général s'est relevé. Le malade, qui est toujours très abattu, répond cependant assez correctement. M. Féré pense à la possibilité d'une intervention chirurgicale, croyant avoir affaire à une tumeur du crâne irritant les méninges et produisant des symptômes généraux de compression cérébrale avec des phénomènes spasmodiques du côté correspondant à la tumeur. Le malade et sa femme paraissaient peu disposés à accepter l'opération : du reste, le lendemain, l'état comateux s'accentua de nouveau et ne fit que s'aggraver jusqu'à la mort, qui arriva sept jours après l'arrivée du malade à Bicêtre.

Autopsie vingt-quatre heures après la mort.

Organes thoraciques. Poumons. — Congestion hypostatique très marquée à gauche dans toute la hauteur.

Cœur. — Poids : 280 grammes ; pas d'altération valvulaire, pas d'insuffisance.

Organes abdominaux. — *Foie* : 1480 grammes, pas d'altération à l'œil nu ; *rate* : 120 grammes, saine ; *rein droit* : 169 grammes, très lobule à la surface ; *rein gauche* : 170 grammes, sains ; *estomac, intestin* : indemnes.

La *calotte crânienne* est détachée par un trait de scie circulaire. Une saillie existe au niveau de la bosse frontale gauche sur un diamètre de 7 centimètres à peu près en tous sens et arrivant jusqu'à la ligne médiane.

La face interne de la calotte se détache facilement de la dure-mère à laquelle elle adhère d'une façon assez lâche au niveau des circonvolutions confrontales. Elle présente au niveau de la saillie extérieure quelques légères rugosités formant une élévation peu considérable ; au niveau de la tumeur le crâne présente une épaisseur de deux centimètres et demi environ. Toute la surface interne du crâne, mais principalement les deux étages antérieurs de la base, offre des dépressions aréolaires et des saillies éburnées qui semblent indiquer un travail diffus d'ostéite.

La *dure-mère* offre au niveau de la saillie osseuse une petite dépression en godet correspondant aux aspérités de la face interne du crâne. Il existe en cet endroit une surface dure, circulaire, de six centimètres de diamètre environ, qui constitue la base d'une tumeur du volume d'un œuf et qui pénètre dans l'épaisseur du lobe frontal. La tumeur ne peut se séparer de la dure-mère qui paraît lui avoir donné naissance.

L'*encéphale* et la tumeur pèsent 1480 grammes. L'hémisphère droit du cerveau ne présente rien d'anormal, sauf une dépression de la face interne au niveau de la circonvolution frontale interne. Cette dépression est due au voisinage de la tumeur développée dans l'hémisphère gauche et qui a refoulé la faux du cerveau. L'hémisphère gauche est aussi normal, et les méninges s'en détachent facilement, sauf au niveau de la tumeur. Des deux côtés les circonvolutions sont légèrement aplaties par le fait de la compression.

La corne antérieure du ventricule latéral gauche est aplatie.

Les pédoncules ne présentent rien d'anormal ; pas de trace de faisceaux dégénérés à gauche. La protubérance, le bulbe, le cervelet sont normaux. L'entrecroisement des pyramides est normal.

La *tumeur* repose sur les deux circonvolutions frontales supérieures qu'elle a refoulées, et elle s'avance jusqu'à la corne frontale du ventricule, dans laquelle elle ne pénètre pas.

Sa forme générale et son volume sont ceux d'une mandarine coupée par moitié, la face plane étant dirigée en dehors, répondant à la base de la tumeur osseuse extérieure ; cependant cette face externe est un peu déprimée au centre, intimement adhérente à la dure-mère ; elle mesure six centimètres dans son diamètre antéro-postérieur, sept centimètres dans son diamètre vertical. Sa consistance est comme charnue.

Si l'on pratique une coupe de la tumeur en suivant la hauteur de cette sorte de cône aplati, on trouve une résistance d'autant plus grande que l'on est plus près du centre, et même près du centre de la base, on rencontre un petit noyau calcaire de la grosseur d'un pépin d'orange.

La surface connexe de la tumeur adhère au tissu nerveux dans la plus grande partie de son étendue.

La tumeur adhère directement à la substance blanche ; partout la substance corticale a été détruite, sauf au niveau du sillon qui sépare la première de la deuxième circonvolution frontale. L'aspect de la coupe est celui d'un tissu blanchâtre finement granuleux, très vascularisé, présentant un grand nombre de points rouges.

L'examen des préparations histologiques de M. Huet a donné les résultats suivants :

1. Les éléments de la tumeur ont été étudiés après dissociation et coloration par le picro-carmin : ce sont des cellules embryonnaires pourvues d'un noyau volumineux; elles ont une forme allongée effilée à leurs deux extrémités. Sur ces cellules vues de face, on constate autour du noyau un corps cellulaire qui reste transparent et ne fixe pas les éléments colorants du picro-carmin ; ce corps, de dimensions volumineuses, offre un contour irrégulier.

2. Différentes coupes ont été examinées après coloration, soit par le carmin, soit par l'éosine hématoxylique : la tumeur est constituée par des éléments embryonnaires groupés en tourbillons, séparés par des travées dans lesquelles se trouvent par place de petits amas de particules calcaires. La paroi des vaisseaux est formée par les cellules constituantes de la tumeur. Celle-ci se continue d'une part avec la face interne de la dure-mère et, d'autre part, adhère à l'arachnoïde et à la pie-mère, sans pénétrer dans la substance cérébrale. En un mot, cette tumeur paraît être ce que Virchow appelle un psammôme et Cornil et Ranvier, sarcôme angiolithique (1).

L'observation clinique si incomplète de ce malade n'offre rien de bien intéressant. On pourrait se demander si l'hérédité n'a joué aucun rôle dans le développement des manifestations épileptiformes. En tout cas il faut relever l'existence de troubles oculaires et d'attaques épileptiformes qui ont précédé l'existence de la tumeur extérieure du crâne dont le développement est récent.

J'ai déjà eu occasion de relever qu'une lésion localisée du cerveau, soit d'origine traumatique, soit d'origine spontanée, peut déterminer l'épilepsie vulgaire, en éveillant la prédisposition au même titre que toute autre lésion périphérique ou viscérale. La tumeur de la dure-mère, qui seule affecte le cerveau, étant seule capable de déterminer ces troubles, on doit admettre qu'elle

(1) Ch. Féré et Arnould, *C. R. Soc. Biol.*, 1887, p. 220.

existait antérieurement à la tumeur osseuse. Le point remarquable de cette observation est donc la production d'une hyperostose développée au-dessus d'une tumeur de la dure-mère, et paraissant développée en conséquence de cette dernière. On voit d'ailleurs sur toute la surface interne du crâne des lésions d'ostéite, bien que la dure-mère ait paru intacte, sauf au niveau de la tumeur. On pourrait penser que la tumeur de la dure-mère n'a fait que déterminer une localisation syphilitique; mais on n a pu retrouver d'autres traces de syphilis, et d'ailleurs un traitement avait été institué dans cette hypothèse et sans résultat.

Il faut remarquer que si l'on était intervenu chirurgicalement, après l'ablation de la tumeur crânienne qui n'aurait pas expliqué les symptômes, on aurait peut-être hésité à reconnaître l'existence d'une autre tumeur sans connexion avec la première.

CHAPITRE XXVII

DIAGNOSTIC DE LA PRÉDISPOSITION
CARACTÈRES ANATOMIQUES ET PHYSIOLOGIQUES DES ÉPILEPTIQUES

D'une manière générale on peut dire que l'importance des causes déterminantes est en raison inverse de la prédisposition. Les épileptiques chez lesquels la maladie paraît s'être développée spontanément, c'est-à-dire sans cause apparente, sont ceux qui présentent en général le plus grand nombre de stigmates permanents de dégénérescence, le plus d'anomalies organiques ou fonctionnelles. On peut même dire que les anomalies d'organisation sont d'autant plus nombreuses et d'autant plus importantes que la maladie s'est manifestée à un âge moins avancé ; ceux qui sont atteints tardivement ont résisté plus longtemps à l'influence des causes déterminantes vulgaires, c'étaient donc les moins prédisposés.

Les phénomènes qui trahissent la dégénération et la spasmophilie sont donc intéressants à étudier au point de vue du diagnostic et surtout du pronostic en ce sens qu'ils révèlent dans une certaine mesure l'intensité de la prédisposition et qu'ils permettent de réduire à sa valeur l'influence de la cause déterminante.

Quelles sont donc les particularités structurales et fonctionnelles des épileptiques à forte prédisposition, des épileptiques-nés ?

« On rencontre, dit M. Lombroso (1), chez les épileptiques la haute taille, le poids supérieur à la moyenne, et l'état de bonne nutrition qu'on remarque si souvent chez les fous moraux et chez les criminels nés. »

(1) *Actes du Congrès d'Anthropologie criminelle de Rome*, 1885, p. 230.

En ce qui concerne la taille il suffit pour réfuter M. Lombroso, de citer ses propres chiffres :

Sur 410 épileptiques il donne :

Taille moyenne.	202
— inférieure à la moyenne.	206
— supérieure à la moyenne.	102
	410

Quant au poids supérieur et à l'état de bonne nutrition, l'opinion de l'auteur « à la phrase ailée » comme dit Moleschott, ne s'appuie sur aucun chiffre, mais elle n'en est pas moins contredite par les faits. « Les phtisiques et les scrofuleux se trouvent en grand nombre parmi les épileptiques des maisons d'aliénés ou de détention », dit Ferri (1), qui admet aussi « la même fréquence extraordinaire du processus phtisiogène » chez les délinquants; opinion admise d'ailleurs par la plupart des auteurs depuis Moreau de Tours.

Arétée avait déjà remarqué que la maladie comitiale est « envieuse de la beauté ». Les études modernes sur la dégénérescence nous enseignent que si l'épilepsie peut entraîner des déformations, les défectuosités physiques précèdent souvent l'apparition du mal. Bartholin, Bonet, Fantonus, etc., avaient signalé des anomalies ou des altérations du crâne chez les épileptiques. Dumas, de Montpellier (1810), avait remarqué l'infériorité de l'angle facial. Solbrig (1868) avait signalé l'étroitesse et la déformation du canal vertébral et du trou occipital. Mais ce n'est guère depuis les travaux de Lasègue que l'asymétrie crânienne a été étudiée avec soin.

Lasègue (2) a admis que les seuls épileptiques sont ceux qui présentent une asymétrie de la région supérieure de la face. « Toutes les fois, dit-il, qu'un médecin sera appelé à examiner un épileptique, que son premier soin soit de constater si, oui ou

(1) *Actes du Congrès d'anthropologie criminelle de Rome*, 1885, p. 214.

(2) *De l'épilepsie par malformation du crâne.* (*Arch. génér. de méd.*, 1877, etc.; *Etudes médicales*, 1884, t. I, p. 875.) — Jobart, *Etude sur l'épilepsie par malformation du crâne;* th., 1878.

non, il existe une asymétrie de la région supérieure de la face; s'il constate son existence, l'épilepsie est le résultat d'une malformation, et son début répond à l'âge de la vie où se fait la consolidation osseuse. » M. Garel (1), reprenant les recherches de Lasègue et comparant un nombre égal d'épileptiques et de sujets sains, avait trouvé l'asymétrie faciale dans la proportion de 55, 30 pour cent chez les épileptiques et de 30, 32 pour cent chez les sujets sains (ou du moins non épileptiques). En 1881 et 1882 j'ai fait à la Salpêtrière quelques études sur le même point, mais en me servant d'un moyen d'enregistrement mécanique. Je prenais avec une lame de plomb le contour de la tête suivant une courbe passant par les bosses frontales et pariétales et de la face suivant une ligne passant par les arcades zygomatiques, et je l'inscrivais sur une feuille de papier; j'avais obtenu ainsi une proportion de déformations un peu plus forte que celles de M. Garel. Sur 128 épileptiques vulgaires, 91 présentaient une asymétrie, tandis que sur 100 sujets non épileptiques, mais presque tous atteints d'affections névropathiques, il y en avait 62 seulement; c'est-à-dire que la déformation existait dans la proportion de 71 pour cent chez les premiers et seulement de 55 pour cent chez les seconds. Bien qu'en général les déformations aient été beaucoup plus marquées chez ces épileptiques (2), ce signe ne peut guère constituer à lui seul une caractéristique. L'existence de l'asymétrie étant fréquente chez les sujets non épileptiques, on ne peut s'étonner qu'elle se trouve chez la plupart des épileptiques, quel que soit l'âge auquel ils ont été affectés par la névrose, c'est ce qui arrive en effet : parmi les épileptiques asymétriques que j'ai observés il y en avait 28 qui avaient des attaques avant dix ans; les observations de M. Pison (3) plaident dans le même sens. Tant qu'on n'aura pas suivi la production de la déformation, on ne pourra pas affirmer qu'elle a un rapport avec l'apparition de l'épilepsie. Cette asymétrie se rencontre chez des enfants épileptiques et

(1) *Recherches cliniques et statistiques sur l'épilepsie.* (*Lyon médical*, 1878.)

(2) Amadei, *Sulla craniologia degli epilettici.* (*Arch. per l'antrop.*, 1882.) — Venturi, *la Plagiocephalia e le convulsioni.* (*Giornale di Neuropatologia*, 1886.)

(3) *De l'asymétrie fronto-faciale dans l'épilepsie;* th., 1888.

chez des enfants sains, elle n'est donc pas nécessairement en rapport avec la consolidation de la base du crâne à l'adolescence. On sait d'ailleurs que, depuis les observations de Guéniot et de Parrot, la plagiocéphalie peut être artificielle et due à la propulsion latérale du crâne dans le décubitus latéral, propulsion favorisée par la disjonction des sutures si fréquente dans l'athrepsie. Nous ne pouvons pas décider dans quelle mesure la symétrie crânio-faciale et l'épilepsie sont indépendantes l'une de l'autre, se développent l'une et l'autre en raison d'un même trouble d'évolution ou sont subordonnées l'une à l'autre. Mais nous devons enregistrer la fréquence de leur coïncidence, et l'étude de l'asymétrie mérite de nous arrêter un instant.

L'asymétrie porte en général en même temps sur le crâne et sur la face; cependant elle peut prédominer sur l'un ou sur l'autre ou même n'exister que sur l'un ou sur l'autre. La bosse frontale est moins saillante d'un côté, la distance de la glabelle à la crête temporale est moindre. La bosse pariétale est aussi plus petite. L'orbite est moins large et moins haut, l'os malaire est moins saillant; et dans les cas bien marqués le corps du maxillaire inférieur est moins long; le nez se trouve dévié tantôt du côté le plus petit à cause du moindre développement de l'os nasal, tantôt du côté le plus développé à cause de la prédominance de l'action musculaire.

Dans un bon nombre de cas, les dents sont plus mal plantées et plus mauvaises du côté le moins développé. En l'absence de toute paralysie évidente des membres, la musculature de la face paraît moins développée du côté le plus petit, les plis sont moins marqués, notamment le pli naso-génien, et souvent le sujet rit de côté, c'est-à-dire que la commissure se trouve entraînée du côté où la face est le plus développée.

L'asymétrie crânio-faciale est souvent accompagnée d'autres troubles de développement ou de nutrition de la face. Les arcs maxillaires sont peu développés; la voûte palatine présente une forme ogivale et est quelquefois plus étroite du côté de l'atrophie, les dents sont vicieusement implantées, à cause du tassement qu'elles doivent subir, souvent retardées dans leur évolution et très sujettes à la carie (Seguin, Ballard, Langdon

Down, Bourneville). Mme Sollier conclut de ses intéressantes recherches (1) que « l'idiotie avec ou sans épilepsie prédispose aux arrêts de développement, aux anomalies et aux lésions de l'appareil dentaire, dans une proportion considérable (91 0/0). » Il semble plutôt que l'idiotie et le trouble de développement des dents soient l'une et l'autre des conséquences d'une dégénérescence organique, et qu'elles n'ont aucune influence l'une sur l'autre.

On rencontre souvent chez les épileptiques des déformations du crâne dues à des synostoses prématurées.

La synostose prématurée de la suture sagittale produit la déformation scaphocéphalique (dolichocéphalie synostosique), dans laquelle le crâne est plus haut que large, sans que sa hauteur absolue soit augmentée ; l'œil est très enfoncé. La synostose prématurée des parties latérales de la suture coronale se traduit par une déformation microcéphalique spéciale (crâne en tourelle de Meynert), dans laquelle le diamètre vertical est plus long que transversal et absolument exagéré. Cette synostose coïncide souvent avec celle de la partie postérieure de la sagittale. La synostose prématurée de la partie moyenne de la suture coronale se traduit par l'aplatissement du front et de la région pariétale antérieure (tête en pain de sucre).

Enfin le crâne présente quelquefois d'autres anomalies morphologiques : plagiocéphalie, microcéphalie, macrocéphalie, prévalence de la demi-circonférence postérieure sur l'antérieure (Frigerio, Tornnini), la capacité exagérée de la fosse cérébelleuse (Lombroso), etc.

On a noté souvent un épaississement considérable des os du crâne, épaississement quelquefois limité à une région, le poids exagéré de la calotte crânienne (Amadei, etc.).

La face offre aussi assez souvent des vices de conformation symétriques, développement considérable des zygomes, prognatisme, développement anormal et augmentation de poids de la mandibule.

Citons encore une anomalie dite atavique, la présence de

(1) *De l'état de la dentition chez les enfants idiots ou arriérés ;* th. 1887.

l'*apophyse lémurienne* d'Albrecht (1) constitué par une saillie de l'angle de la mâchoire sur le bord inférieur, saillie en avant de laquelle se trouve sur ce même bord inférieur du maxillaire une dépression, *échancrure lémurienne*, en général proportionnelle à la saillie. Le tableau suivant montre la fréquence relative de l'apophyse lémurienne chez les épileptiques (hommes) de mon service et chez les vieillards de l'hospice de Bicêtre.

STATISTIQUE COMPARÉE DE L'APOPHYSE LÉMURIENNE (2)

1° *Nombres absolus :*

Nombre de sujets	Apophyse :	Nulle		Petite		Moyenne		Grosse	
		D.	G.	D.	G.	D.	G.	D.	G.
119	Vieillards . . .	57	54	48	50	14	14	»	1
140	Épileptiques . .	57	65	40	42	26	20	17	13

	Apophyse :	Nulle ou petite	Moyenne ou grosse
119	Vieillards . . .	209	29
140	Épileptiques . .	204	76

2° *Proportion pour* 100 *sujets :*

Apophyse :	Nulle		Petite		Moyenne		Grosse	
	D.	G.	D.	G.	D.	G.	D.	G.
Vieillards . .	47	45,37	40,33	42,01	11,76	11,76	»	0,84
Épileptiques.	40,71	46,42	28,57	30 »	18,56	14 28	12,14	9,28

Apophyse :	Nulle ou petite	Moyenne ou grosse
Vieillards	175,63	24,36
Épileptiques. . . .	145,71	54,28

L'existence de cette apophyse, qui se présente à peu près une fois plus souvent chez les épileptiques que chez les sujets normaux, et paraît plus fréquente du côté droit, ne constitue pas un argument en faveur de l'hypothèse d'une réversion atavique. Il faut remarquer en effet que l'existence de cette apophyse chez nos malades coïncide avec une implantation vicieuse des dents qui trahit plutôt un arrêt de développement accidentel du corps de la mâchoire qu'un retour spontané à la forme d'un ancêtre

(1) *Actes du congrès d'anthropologie criminelle de Rome*, 1885, p. 106.

(2) Ch. Féré, *Note sur la fréquence de l'apophyse lémurienne chez les épileptiques*. (*Bull. soc. Biol.*, 1888, p. 739.)

lémurien qui aurait bien été pourvu d'une apophyse spéciale, mais aurait eu une mâchoire suffisamment développée pour loger ses dents.

Mais ce n'est pas seulement le squelette du crâne et de la face qui présente fréquemment des anomalies chez les épileptiques; les déformations sont souvent accentuées par des troubles fonctionnels des muscles, qui peuvent être non seulement atrophiés ou paralysés, mais sont souvent atteints de spasmes permanents. La fréquence des *tics* des muscles de la face a été signalée par tous les auteurs. Le *bégaiement* est aussi très fréquent. Nous avons vu précédemment que les muscles moteurs de l'œil offrent chez les épileptiques des troubles fonctionnels importants; le strabisme n'est pas rare, et le nystagmus est relativement fréquent. Quelquefois la localisation du strabisme et du nystagmus paraît avoir un certain rapport avec la prédominance des convulsions.

Observation LXXXV. — *Épilepsie; strabisme et nystagmus du côté où les convulsions prédominent.*

B., 22 ans, père mort phtisique à 52 ans. Mère, strabisme convergent à droite, pertes de connaissance, grand'mère maternelle a été neuf ans paralysée (?). Une tante maternelle a aussi été paralysée (?). B., fils unique, est né à terme, a marché et parlé à 18 mois, pas de convulsions, pas de tics, pas de déformations grossières. Léger strabisme convergent de l'œil gauche dont la pupille est plus étroite. Nystagmus vertical de ce côté exclusivement.

Les attaques commencent du côté gauche. Autrefois, il sentait son pouce gauche se fléchir. Depuis plusieurs années ses attaques sont précédées d'une sensation de boule qui lui monte du nombril à la tête, bientôt suivie d'éblouissements qui l'empêche de sentir cette localisation initiale, qui a été constatée encore récemment par plusieurs personnes du service.

A l'état normal, le côté gauche n'est pas affaibli, le dynamomètre donne 45 pour la pression de la main droite, 40 pour celle de la main gauche. Mais à la suite des accès, la différence est plus grande, on a trouvé 35 à droite et seulement 15 à gauche une heure après un accès. Cette circonstance paraît confirmer la prédominance des convulsions du côté gauche.

L'appareil visuel lui-même présente chez les épileptiques quelques anomalies intéressantes à étudier.

J'ai fait à la Salpêtrière une étude particulière de l'iris (1) considéré au point de vue de la situation de sa coloration et du diamètre de son orifice dont le résultat n'est pas démenti par mes observations ultérieures et qu'on me permettra de rappeler :

Lorsqu'on parcourt un asile d'aliénés, on est frappé par le regard vague d'un certain nombre de sujets dont l'œil offre une coloration particulière, d'un bleu éclairci qui laisse une impression spéciale : les personnes étrangères à la médecine qui sont surtout frappées par les caractères superficiels, remarquent souvent cet œil de fou. Cet aspect particulier a pu faire croire à la plus grande fréquence de la folie chez les individus à yeux bleus. L'examen de plus de 600 sujets appartenant à des catégories différentes m'a fourni les résultats suivants :

Tableau de la proportion pour 100 des quatre principales couleurs de l'iris chez les sujets sains, les aliénés, les idiots, les épileptiques, les hystériques.

Couleur des yeux	Sujets sains	Aliénés	Idiots	Epileptiques	Hystériques
Bruns. .	65,9	64,8	58,6	55,8	41,1
Bleus. .	23,2	26,4	27,6	27,3	29,5
Verts. .	7,8	5,5	6,9	8,8	8,8
Gris. . .	3,1	3,3	6,9	8,2	20,6

Ces chiffres ne justifient pas relativement aux yeux bleus l'impression qui résulte d'un examen superficiel. Il semble pourtant que les névropathes sont plus souvent des sujets à yeux clairs ; cette relation paraît surtout évidente chez les hystériques qui, soit dit en passant, sont plus souvent atteints d'une autre forme de dégénérescence, l'arthritisme, plus fréquente chez les sujets blonds à yeux clairs.

Mais cette étude n'était pas le principal but de notre recherche.

Les auteurs qui se sont occupés de la coloration de l'iris au point de vue anthropologique ont signalé incidemment des *asymétries de couleurs*; on a moins insisté sur les *asymétries de ton*.

L'aspect de l'iris peut être altéré par des modifications pathologiques de la cornée et surtout par les anciennes inflammations

(1) Ch. Féré, *De l'asymétrie chromatique de l'iris considérée comme stigmate névropathique*. (*Progrès médical*, 1886.)

de l'iris. Mais en dehors de ces conditions morbides locales, il existe des asymétries chromatiques, dont il est important de connaître l'existence même au point de vue spécial du diagnostic des affections oculaires (1). Ces asymétries de couleur sont très rares (2). Je ne nie pas qu'elles ne puissent se présenter chez des sujets actuellement sains, mais sur 120 sujets (vieilles femmes admises pour leur âge) on n'en rencontre aucun exemple, tandis que sur 496 autres sujets appartenant aux catégories des malades qui figurent dans le tableau, j'en ai vu 7 qui méritent d'être désignés au moins sommairement.

1° Une imbécile hémiparétique droite présente un iris droit brun, l'iris gauche est bleu clair ; 2° une hystérique, avec hémianesthésie légère à droite, a l'iris droit bleu, le gauche gris ; 3° une hystérique avec hémianesthésie et céphalée permanente à droite, a l'iris droit bleu, le gauche gris clair ; 4° une épileptique partielle gauche avec parésie faciale du même côté; a l'iris gauche brun et l'iris droit bleu ; 5° une épileptique dont les attaques commencent à droite, a l'iris droit bleu, le gauche gris ; 6° une épileptique a l'iris droit gris et le gauche vert ; 7° une épileptique a l'iris droit gris et le gauche jaune (3).

Les cinq premiers faits nous montrent qu'en général l'iris est plus foncé du côté le plus affecté.

Les faits relatifs à l'asymétrie de ton sur lesquels l'attention s'est peu arrêtée jusqu'à présent sont beaucoup plus nombreux et concordent avec les précédents.

Chez les sujets qui n'ont jamais été affectés de troubles névropathiques, cette asymétrie de ton est rarement indiscutable ; je ne l'ai observée bien nettement que deux fois, et elle n'est guère plus fréquente chez les aliénés sans asymétrie faciale (3 pour 100).

Dans d'autres catégories de malades, elle devient au contraire extrêmement fréquente ; ainsi sur 66 malades atteintes d'hémia-

(1) Panas, *Leçons sur les maladies inflammatoires des membranes internes de l'œil*, 1878, p. 5.

(2) Mantegazza, *la Physionomie et l'expression des sentiments*, p. 35.

(3) M. Malgat, qui a observé de nouveau ces asymétries, propose de les désigner sous le nom de *chromhétéropie* (*Rec. d'ophtalmologie*, 1889, p. 321) ; il a cru remarquer que l'œil le moins coloré est prédisposé à la cataracte.

trophie ou d'hémiparalysie faciale congénitale ou infantile, avec ou sans épilepsie, j'ai trouvé 65 fois un ton plus foncé de l'iris du côté atrophié ou paralysé ; dans trois cas seulement, cet aspect de l'iris se présentait du côté opposé (dans un de ces cas il existe un nœvus fronto-palpébral du côté opposé à la paralysie). Dans 18 cas du même genre l'asymétrie de ton n'était pas évidente. En somme, dans 75 cas pour cent d'hémiatrophie ou d'hémiparésie faciale avec ou sans épilepsie, l'iris du côté correspondant offre un ton plus foncé. Dans bon nombre de ces cas, l'iris offre du même côté un diamètre moins considérable en rapport en général avec le plus petit volume de l'œil; en même temps la pupille est souvent plus petite. Cette étroitesse relative de l'orifice iridien se rencontre quelquefois dans les mêmes cas, bien que les deux iris paraissent de même diamètre.

Enfin, j'ai noté une douzaine de fois chez des épileptiques partiels congénitaux ou infantiles, et aussi chez des épileptiques vulgaires, une déviation de la pupille qui, au lieu d'occuper le centre de l'iris, se trouve en général portée en haut et dedans, de telle sorte que l'anneau iridien est moins large dans cette direction.

Sur 116 épileptiques avec des asymétries faciales plus ou moins nettes, 31 ont des asymétries de ton de l'iris, c'est-à-dire 26,7 pour 100; parmi ces 31 sujets, 10 ont une faiblesse très marquée du côté correspondant, 7 tombent de ce côté.

Sur ces 116 épileptiques, 11 ont de l'inégalité pupillaire et 5 une déviation de la pupille analogue à celle que nous avons signalée précédemment.

Sur 76 hystériques observés comme les autres malades dans les différents services et surtout aux consultations externes de la Salpêtrière, 62 offraient des asymétries de ton de l'iris ; chez 58, l'iris le plus foncé était du côté de l'anesthésie (c'est-à-dire sur 76, 3 p. 100), chez les 4 autres il était plus foncé du côté opposé, où il existait une atrophie manifeste de la face. Un bon nombre présentent un rétrécissement pupillaire du côté de l'iris le plus foncé. Il faut noter, d'ailleurs, que chez beaucoup d'hystériques il existe une asymétrie faciale aux dépens de la moitié correspondante à l'hémianesthésie, ou encore un certain degré de parésie faciale, caractérisée par le moins de profondeur des plis faciaux de ce côté. Et il n'y a pas lieu d'être surpris de l'existence de cette parésie faciale, car on sait qu'il y a toujours de la diminution de la force musculaire des membres du côté de l'hémianesthésie. Sur ces 76 hystériques, 5 portaient des cicatrices anciennes d'écrouelles exclusivement du côté anesthésique, et deux autres une coxalgie scrofuleuse guérie par ankylose du même côté. Je n'ai jamais rencontré chez les hystériques, la déviation tout à fait excentrique de la pupille qui existe quelquefois chez les épileptiques et les idiots.

Un fait intéressant à remarquer, c'est que, chez les grandes hystériques, les asymétries chromatiques de l'iris sont exceptionnelles, tout comme chez les épileptiques sans localisation.

La déviation de la pupille qui se rencontre surtout chez les épileptiques et les idiots, en même temps que l'asymétrie chromatique paraît indiquer un trouble de développement précoce, et par conséquent vraisemblablement une lésion congénitale.

Landon Carter Gray (1) a prétendu que chez les épileptiques à l'état normal en dehors des paroxysmes, les pupilles sont toujours plus ou moins dilatées et que sous l'influence des variations de lumière, elle présente des variations de diamètre beaucoup plus rapides que chez les individus sains; M. Marie (2) ni M. Musso (3) n'ont pu confirmer ces observations, et je n'ai pas été plus heureux. L'inégalité pupillaire existe dans un cinquième des cas environ.

En faisant des recherches avec M. Vignes (4) sur la variation que présentent les vaisseaux du fond de l'œil pendant l'accès épileptique, nous avons été frappés d'observer qu'un grand nombre des sujets examinés étaient astigmates. Cette observation nous

(1) *Amer. Journ. of méd. Sc.*, 1880; *Americ. Journ. of neurology and psychiatry*, 1882.
(2) *Note sur l'état de la pupille chez les épileptiques en dehors des attaques.* (*Arch. de neurol.*, 1882, t. IV, p. 42.)
(3) *Rev. sper. di fren.*, 1884, I. II.
(4) Ch. Féré et L. Vignes, *Note sur la fréquence de l'astigmatisme chez les épileptiques.* (*Bull. Soc. Biol.*, 1888, p. 778.)

a donné l'idée de rechercher si ce défaut de réfraction est plus fréquent chez ces malades que chez les sujets normaux. Nous avons examiné tous les malades du service. Nous avons pratiqué nos examens à l'aide de l'astigmomètre enregistreur de Wecker et Masselon, et nous avons contrôlé nos résultats à l'aide de l'ophtalmoscope à réfraction de Morton.

Le tableau suivant montre la fréquence absolue de l'astigmatisme chez les épileptiques :

STATISTIQUE DE L'ASTIGMATISME CHEZ LES ÉPILEPTIQUES

	NOMBRE DES SUJETS					AVEC DÉFORMATIONS UNILATÉRALES.	SANS DÉFORMATIONS UNILATÉRALES.	
							à droite	à gauche
Sans astigmatisme.	30					24	»	6
Avec astigmatisme.	112	bilatéral...	59	égal des deux côtés...	19	8	5	6
				prédominant à droite.	22	4	14	4
				prédominant à gauche.	18	8	»	10
		unilatéral...	53	à droite.............	36	8	25	3
				à gauche............	17	3	1	13
	142		112		112	53	45	44
							89	
						142		

Il semble que cette déformation n'est qu'un fait particulier parmi les nombreuses déformations qui se rencontrent chez les épileptiques, et elle existe le plus souvent du même côté que les autres déformations. Ainsi, sur cent épileptiques qui présentent d'autres déformations, nous en trouvons 72,32 astigmates. — Le plus souvent, les autres déformations se rencontrent du même côté que l'astigmatisme unilatéral droit ou que l'astigmatisme prédominant. Ce fait peut s'exprimer par les proportions suivantes : sur cent cas d'astigmatisme unilatéral droit ou prédominant à droite, 67,24 ont des déformations unilatérales du même côté ; sur cent cas d'astigmatisme gauche ou prédominant à gauche, 65,71 ont des déformations unilatérales de ce même côté.

La fréquence des erreurs de réfraction a aussi été signalée par M. Bickerton (1).

Quant à l'étude du fond de l'œil, elle n'a donné jusqu'à présent

(1) Bickerton, *On a connection between epilepsy and errors of ocular refraction.* (*Brain*, 1889, p. 468, t. XI.)

que des résultats inconstants. M. Pichon signale la décoloration de la papille ; Köstt et Memtschek (1) ont relevé des anomalies de formes, que Schleich ne croit pas fréquentes (2).

Les épileptiques présentent fréquemment des anomalies du pavillon de l'oreille. Souvent le pavillon est déformé dans un ensemble et présente une forme en cornet qui rappelle l'oreille des mammifères, cette déformation est souvent corrigée chez la femme par l'habitude de tenir l'oreille appliquée contre la tête par la coiffure. D'autres déformations portent en particulier sur les différentes parties du pavillon (3) : développement considérable de la racine de l'hélix, absence partielle de l'hélix, présence de la pointe de Darwin, dédoublement de la fourche, anomalie de l'antitragus et du lobule.

Je signalerai encore les anomalies de nombre et de position du tourbillon des cheveux (ombilic dorsal antérieur) ; il présente souvent des déviations exagérées, surtout vers la droite, et est plus souvent double (8 pour cent) que chez les sujets normaux (2 pour 100) (4).

Zuccarelli (5) a trouvé 18 fois des asymétries thoraciques sur 20 épileptiques aliénés. Il m'a paru difficile de distinguer les déformations congénitales des déformations acquises. J'ai observé une seule fois une anomalie de développement des côtes d'un côté, coïncidant avec absence de la portion costale du grand pectoral (pl. III). Poland a relevé la même anomalie musculaire chez un convict (6).

J'ai pris quelques mesures relatives aux diamètres transverses du tronc en particulier au diamètre biacromial et au diamètre biiliaque maximum que je rapporterai en résumé.

(1) *Viertelj. f. d. prak. Heilk.*, 1870.
(2) *Zeh. Klin. Monatsbl.*, t. XXIV, p. 469.
(3) Ch. Féré et Séglas, *Contrib. à l'ét. de quelques variétés morphologiques du pavillon de l'oreille humaine.* (*Revue d'anthropologie*, 1886, p. 226.) — Frigerio, *l'Oreille externe*, 1888.
(4) Ch. Féré, *Des rapports du tourbillon des cheveux avec l'obélion.* (*Revue d'anthrop.*, 1881, p. 483.)
(5) *Actes du Congrès d'anthropologie criminelle de Rome*, 1885, p. 443.
(6) Poland. *Deficiency of the pectoral muscles.* (*Guy's hosp. Rep.*, 1841, p. 191.)

RÉSUMÉ DES MESURES ABSOLUES

NOMBRE DE SUJETS	TAILLE	TÊTE			Diamètre bi-acromial	Diamètre biliaque
		Diamètre longitudinal maximum	Diamètre transversal maximum	Diamètre frontal minimum		
13	1m48 à 1m54	183mm	149mm	105mm	356mm	266mm
27	1 55 à 1 59	184	149	104	357	260
38	1 60 à 1 64	187	146	106	370	272
37	1 65 à 1 69	183	151	107	366	178
9	1 70 à 1 75	191	154	109	373	279

RÉSUMÉ DES MESURES RELATIVES : TAILLE = 100

NOMBRE DE SUJETS	TAILLE	TÊTE			Diamètre bi-acromial	Diamètre biliaque
		Diamètre longitudinal maximum	Diamètre transversal maximum	Diamètre frontal minimum		
13	1m48 à 1m54	12,04	9,78	6,99	23,43	17,51
27	1 55 à 1 59	11,71	9,42	6,63	22,72	17,05
38	1 60 à 1 64	11,61	9,20	6,54	22,60	16,69
37	1 65 à 1 69	11,26	9,06	6,5C	22,16	16,73
9	1 70 à 1 75	11,14	8,92	6,35	22,10	16,23

Ces chiffres ne montrent qu'un fait : c'est que les diamètres biacromial et biiliaque diminuent moins régulièrement en proportion de l'élévation de la taille que les diamètres céphaliques ; mais j'ai déjà fait remarquer qu'il en est de même chez les sujets normaux (1).

Les épileptiques ont de fréquents rapport de parenté avec les phtisiques et très souvent ils succombent à la tuberculose pulmonaire. Il nous a paru intéressant de rechercher si les épileptiques ne présentaient pas dans le développement de leur thorax les caractères que l'on trouve souvent chez les phtisiques (2).

Nous avons, dans ce but, avec mon interne M. Perruchet, étudié la circonférence thoracique, prise au niveau des mame-

(1) Ch. Féré, *Essai d'anthropométrie, comparaison des diamètres bitrochantérien et biiliaque*. (*Revue d'anthrop.*, 1880, 2e série, t. III, p. 193.)

(2) Ch. Féré et E. V. Perruchet, *Note sur la circonférence thoracique et la capacité vitale chez les épileptiques*. (*C. R. Soc. Biol.*, 1889.)

lons, par rapport à la taille et la capacité dite vitale (Hutchinson), c'est-à-dire la quantité d'air expulsé par une expiration aussi complète que possible après une inspiration maxima.

Le tableau suivant réunit les chiffres que nous avons obtenus.

NOMBRE DE SUJETS	TAILLE	CIRCONFÉRENCE THORACIQUE	RAPPORT de la circonférence thoracique à la taille 100	CAPACITÉ VITALE chez les épileptiques	CAPACITÉ NORMALE d'après Hutchinson
2	151cm	84cm	56,35	3000cmc	
5	152	82,9	54,53	2600	
3	154	93	60,04	2468,77	2635cmc
6	155	81,48	52,58	2232,14	
3	156	80	51,28	2791,66	
7	157	86,5	55,42	2553,57	2841
7	158	86	54,43	2732,14	
8	159	81	50,94	2546,87	2982
4	160	84,3	52,68	2437	
9	161	81,1	50,37	2472,22	
5	162	84,3	52,03	2490	3167
12	163	84,8	52,01	2495,83	
11	164	85,4	52,08	2431,81	3287
12	165	81,95	49,63	2793	
8	166	83,2	50,72	2839,28	
6	167	83,9	50,24	2395,83	3484
12	168	86	51,19	2937,50	
5	169	85,3	50,24	2271,33	3560
4	170	83	48,82	2531,25	
4	171	85	49,88	3312,50	
1	172	84	49,09	4000	3431
1	173	86,5	50	3750	
2	174	86	49,42	2625	3842
137					

Sur cette série de sujets, le rapport de la circonférence thoracique à la taille ne diffère pas notablement de l'état normal, autant que nous en pouvons juger du moins par la comparaison avec les rares documents relatifs à l'état normal. M Houzé (1) donne les chiffres suivants pour les populations du Limbourg, du Brabant et du Luxembourg :

	Tailles au-dessous de 165	Tailles au-dessus de 165
	—	—
Limbourg.	50,74	48,54
Brabant.	52,29	49,93
Luxembourg.	53,30	50,35

(1) Houzé, *la Taille, la circonférence thoracique et l'angle xyphoïdien des Flamands et des Wallons.* (*Soc. d'anthropologie de Bruxelles*, 1887.)

Les dimensions de la circonférence thoracique par rapport à la taille paraissent plus considérables chez nos malades que chez les phtisiques ; en effet, Snigerer donne les chiffres suivants (1) :

	Moyenne pour la totalité des conscrits du bassin de la Vistule	Moyenne pour 452 conscrits phtisiques
	—	—
Taille.	1^m,63,153	1^m,64,772
Circonférence thoracique. .	84,801	78,78
Rapport	51,097	47,87

Si chez nos épileptiques, la circonférence thoracique ne paraît pas au-dessous de la moyenne par rapport à la taille, il n'en est pas de même de la capacité vitale du poumon mesurée avec le spiromètre, qui est très inférieure aux chiffres donnés par Hutchinson, et reproduits dans le tableau précédent. On peut voir, dans le tableau suivant, que chez ces malades il n'y a aucun rapport entre la circonférence thoracique et la capacité vitale.

NOMBRE de SUJETS	CIRCONFÉRENCE THORACIQUE	CAPACITÉ VITALE	NOMBRE de SUJETS	CIRCONFÉRENCE THORACIQUE	CAPACITÉ VITALE
1	72cm	2500cmc.	3	85,5	3188
1	73	1250	5	86	2450
1	73,5	3500	3	86,5	2400
1	75	3000	9	87	2688,83
1	76	2500	2	87,5	3125
4	76,5	3087,50	1	88	2125
1	77	2500	3	88,5	3250
2	77,5	3062,50	3	89	2750
1	78	2750	2	89,5	2750
5	79	2350	7	90	2553,57
4	79,5	2375	3	90,5	2416,66
7	80	2964,28	2	92,5	2375
3	80,5	2666,66	1	93,5	1250
3	81	2700	4	94	3406,25
1	81,5	3000	1	94,5	2250
10	82	2662,50	2	95	1652
9	83	2458,33	2	96	2875
3	83,5	2833,33	1	97,5	3000
4	84	2437,50	1	99	3500
3	84,5	3166,66	1	115	1125
16	85	2657,12	. . .		

(1) Goldstein, *Des circonférences du thorax et de leur rapport à la taille.* (*Revue d'anthropologie*, 1884, p. 460.)

Ce défaut de rapport entre la circonférence thoracique et la capacité vitale nous montre d'ailleurs que l'expression d'*indice de vitalité* appliquée par Goldstein au rapport de la circonférence à la taille, n'est pas justifié. Ce rapport n'indique que des proportions anatomiques. Cette expression s'appliquerait beaucoup mieux au rapport de la capacité vitale à la taille. Ce rapport donne d'ailleurs des résultats tout à faits inverses de celui du rapport de la circonférence thoracique à la taille. En prenant les chiffres spirométriques de Hutchinson, on voit que le rapport de la capacité augmente à mesure que la taille s'élève avec une régularité remarquable. Chez nos malades, si on ne tient compte que des séries nombreuses, on trouve une proportion inverse.

TAILLE	RAPPORT NORMAL de la capacité vitale à la taille (chiffres de Hutchinson)	RAPPORT de la capacité vitale à la taille chez les épileptiques	NOMBRE des ÉPILEPTIQUES de chaque taille
154	1711,03	1538,16	3
157	1815,92	1687,12	7
159	1869,81	1601,80	8
162	1893,20	1469,13	5
164	1943,28	1482,80	11
167	2086,27	1380,74	6
169	2106,50	1343,98	5
172	1994,12	2325,58	1
174	2208,04	1508,67	2

Nous avons relevé un fait qui paraîtra de nature à montrer que le rapport de la circonférence thoracique à la taille ne peut pas être considéré comme un indice de vitalité : c'est que la capacité vitale peut varier chez un même individu d'une façon constante dans certaines circonstances. Dans la période de dépression qui suit l'accès d'épilepsie, la capacité a diminué chez la plupart des malades lorsqu'on les examine dans la première heure qui suit le retour de la connaissance. Dans les six ou huit heures suivantes, la capacité respiratoire reste encore inférieure chez la plupart (25 fois sur 39). La différence avec l'état normal a varié de 130 à 500 centimètres cubes.

On désigne sous le nom d'angle de Louis, l'angle à sommet

antérieur que forme la face antérieure du manubrium avec la face antérieure du sternum. On en reconnaît l'existence à un bourrelet transversal saillant au niveau de la deuxième côte. Cet angle, qui a été considéré comme un indice de phtisie, mais existe souvent chez les emphysémateux et aussi chez les sujets normaux (1), est très fréquent chez les épileptiques. Je l'ai rencontré 48 fois chez les 137 malades dont la poitrine a été étudiée à ce point de vue, c'est-à-dire 35 pour 100.

Mais je n'ai trouvé aucun rapport avec le développement du thorax ni avec la phtisie. Sur ces 137 malades il n'y en a en effet que 4 qui présentaient des signes évidents actuellement de tuberculose pulmonaire.

Il est remarquable que les hernieux sont assez rares parmi les épileptiques des hôpitaux ; je n'en ai trouvé que 6 pour 100. Cette rareté tient peut-être à ce qu'étant peu propres aux travaux de force, ils sont moins exposés aux causes déterminantes.

Les anomalies des organes génito-urinaires sont assez fréquentes chez les épileptiques (2); en raison de la situation profonde de l'utérus et des ovaires, plusieurs de ces anomalies peuvent échapper chez les femmes, aussi paraissent-elles de beaucoup plus fréquentes chez l'homme. Les anomalies de développement des testicules sont : la microrchidie, la monorchidie, les ectopies testiculaires. Ces anomalies qui entraînent quelquefois l'impuissance, plus souvent l'infécondité, n'ont aucun rapport de cause à effet avec la névrose; elles doivent être considérées comme des manifestations coïncidentes de dégénérescence. Il en est de même de certaines anomalies de la verge, telles que l'épispadias, l'hypospadias. Le phimosis, au contraire, peut être à la fois une coïncidence et une cause, par l'obstacle qu'il apporte quelquefois à l'excrétion urinaire, et par l'irritation qu'il entretient. Fleury (3) a insisté avec raison sur les acci-

(1) W. Braune, *Der Sternalwinkel*, etc., *Arch. f. path. Anat. und. Phys.*, 1888.

(2) Bourneville et Sollier, *Des anomalies des organes génitaux chez les idiots et les épileptiques.* (*Progrès médical*, 1888, 2e série, t. VII, p. 125.)

(3) *Traité thérapeutique et clinique de l'hydrothérapie*, 4e éd., 1875, pp. 698, 1044.

dents nerveux qui peuvent être produits par le phimosis congénital et sur les effets heureux de l'opération, dans un cas d'épilepsie; Blondeau, Reverdin (1), etc., ont cité des cas analogues. Le rôle étiologique du phimosis peut être indirect, car il est souvent la cause excitatrice de la masturbation qui elle-même détermine quelquefois l'épilepsie. D'autres déformations de la verge que l'on rencontre chez les épileptiques, sont dues à leurs mauvaises habitudes, telle que la déformation en massue ou en battant de cloches que Tardieu a signalée chez les masturbateurs.

Les anomalies anatomiques des organes génitaux coïncident quelquefois avec des anomalies du sens génital qui est affaibli, exagéré ou perverti. Un de mes malades, qui présente une torsion de la verge sans autre anomalie des organes génitaux, éprouve une répulsion extraordinaire pour les femmes; il est cependant capable d'érection et ne se masturbe pas (2).

Les épileptiques présentent d'ailleurs de temps en temps des anomalies de l'instinct sexuel en dehors de toute anomalie anatomique. Lombroso signale outre l'onanisme la fréquence de la pédérastie chez les épileptiques ; je ne l'ai observée qu'accidentellement. Arndt, qui tend à considérer non seulement les impulsions érotiques irrésistibles, mais encore toutes les manifestations pathologiques de l'instinct sexuel comme appartenant à l'épilepsie, note la fréquence relative de l'inceste; mais c'est un point sur lequel il est difficile d'avoir des renseignements exacts.

Existe-t-il chez les épileptiques des anomalies du développement général des membres? Tonnini, Civadelli et Amati ont trouvé que chez les épileptiques la grande envergure dépasse la taille dans 25 ou 30 cas pour 100, tandis qu'elle n'est moindre que dans 8 à 9 cas pour 100. Lombroso ne manque pas de faire remarquer que les observations concordent avec celles de Ferri et de Lacassagne sur les criminels. J'ai pris quelques mesures

(1) *A propos de l'opération du phimosis.* (*Rev. méd. de la Suisse romande*, 1888, t. VIII, p. 147.)

(2) Ch. Féré et E.-V. Perruchet, *Note sur un cas de torsion de la verge chez un épileptique.* (*Nouv. iconogr. de la Salpêtrière*, 1889, t. II, p. 130.)

sur des épileptiques mâles et adultes qui peuvent se résumer dans le tableau suivant :

RAPPORT DE L'ENVERGURE A LA TAILLE = 1000

NOMBRE des SUJETS	TAILLES	ENVERGURE MOYENNES	TAILLE MOYENNES	RAPPORT
10	1m,50 à 1m,54	1m,594	1m,322	1046
24	1m,55 à 1m,59	1m,600	1m,569	1019
29	1m,60 à 1m,64	1m,653	1m,620	1020
31	1m,65 à 1m,69	1m,705	1m,668	1022
8	1m,70 à 1m,76	1m,757	1m,723	1019
102				

Sur ces 102 sujets considérés en bloc, l'envergure est plus grande que la taille, et la prédominance de l'envergure est surtout marquée chez un groupe de sujets de petite taille. Il n'y en avait que 10 dont l'envergure était moindre que la taille et 3 dont l'envergure et la taille étaient égales. Je me contente d'enregistrer les faits sans accorder grande importance à des mesures fort difficiles à prendre exactement malgré les apparences, et dont les moyennes normales ne sont pas bien fixées.

Les extrémités peuvent présenter chez les épileptiques comme chez les autres dégénérés, des anomalies diverses telles que longueur relative anormale des doigts, doigts palmés, syndactyliés, doigts surnuméraires. Parmi les anomalies des extrémités les plus intéressantes à étudier sont les asymétries de dimensions qui montrent quelquefois une anomalie de développement unilatérale qui aurait échappé sans la mensuration (1).

DIMENSIONS DES MAINS ET DES PIEDS SUR 130 ÉPILEPTIQUES NON HÉMIPLÉGIQUES

1° *Symétrie complète.*

		Totaux.
MD = MG, PD = PG.	14	14

2° *Prédominance du côté gauche.*

MD < MG, PD < PG.	18	
MD < MG, PD = PG.	18	
MD = MG, PD < PG.	24	
	60	60

(1) Vielle, *Quelques considérations sur l'épilepsie, et plus spécialement sur l'épilepsie associée à de certaines malformations du corps*, etc., 1878.

3° *Prédominance du côté droit.*

MD > MG, PD > PG.	4	
MD > MG, PD = PG.	14	
MD = MG, PD > PG.	14	
	32	32

4° *Asymétrie croisée.*

MD > MG, PD < PG.	14	
MD < MG, PD > PG.	10	
	24	24
		130

Si on considère isolément les pieds et les mains on obtient les chiffres suivants :

	Nombre des sujets
	—
Mains symétriques	52
Main gauche plus grande.	46
Main droite plus grande	32
	130
Pieds symétriques	46
Pied gauche plus grand.	56
Pied droit plus grand.	28
	130

Les faits d'asymétrie relevés dans les tableaux précédents indiquent une prédominance de développement du côté gauche, c'est un fait assez intéressant et à rapprocher de la fréquence relative du mancinisme. Si nous considérons les 130 épileptiques mesurés collectivement, nous trouvons les proportions suivantes :

Proportion des extrémités à la taille = 100

MAIN		PIED	
Droite	Gauche	Droit	Gauche
—	—	—	—
11,25	11,35	15,03	15,11

On voit qu'en considérant dans son ensemble une série nombreuse où figurent un certain nombre de cas relativement légers la différence devient beaucoup moins évidente. La proportion des mains par rapport à la taille est plutôt petite en général, chez ces sujets ; elle est, en effet, de 11,5 à 11,7 chez les Européens (1) ; la proportion des pieds est un peu trop forte relativement à la moyenne générale des Européens, qui est de 14,9.

L'asymétrie se traduit encore dans un certain nombre de cas sur d'autres points des membres. Assez souvent, ces malades présentent une différence de configuration des deux régions fessières ; il existe un abaissement du pli fessier, et quelquefois un dédoublement du même côté que la diminution du volume des membres. La fesse est moins volumineuse de ce côté. Quelquefois la masse sacro-lombaire est visiblement moins volumineuse aussi du même côté.

A côté des asymétries, il faut encore signaler quelques anomalies de développement des extrémités.

Les dimensions respectives des doigts peuvent donner lieu à quelques considérations, particulièrement en ce qui concerne leur longueur. En général, l'extrémité du pouce atteint le milieu de la première phalange de l'index, celle de l'index atteint l'émergence de l'ongle du médius, celle de l'annulaire arrive jusqu'au milieu de l'ongle du médius, et enfin l'extrémité du petit doigt ne dépasse pas la dernière articulation phalangienne de l'annulaire (2) ; le pouce est le plus court, puis vient le petit doigt, l'index, l'annulaire et le médius qui est le plus long. Cette règle n'est toutefois pas sans exception, particulièrement en ce qui concerne les dimensions de l'index et de l'annulaire. Carus et Weber ont trouvé 9 fois l'index plus court que l'annulaire, et Ecker a vu sur 24 négresses trois fois égalité entre les deux doigts et 6 fois l'index plus long, tandis que cette dernière disposition n'existait qu'une fois sur 25 nègres. Mantegazza, sur 712 observations, a trouvé 309 hommes et 194 femmes ayant l'index plus court que l'annulaire ; 27 hommes et 64 femmes avec annulaire plus court que l'index aux deux mains (3). Chez

(1) Topinard, *Eléments d'anthropologie générale*, 1885, p. 1089 ; — Hovelacque et Hervé, *Précis d'anthropologie*, 1887, p. 341.
(2) Polaillon, art. *Doigt*. (*Dict. encyclop. des sc. méd.*, t. XXX, p. 115.)
(3) Duhoussot, *De l'index et de l'annulaire*. (*Bull. Soc. Anthrop.*, 1888, p. 451.)

les nègres l'anomalie de rapport entre l'annulaire et l'index n'existe que 4 fois pour 100, tandis que chez les négresses il se rencontre 37,5 fois pour 100 ; chez l'homme blanc 7,44, chez la femme blanche 24,80. On ne peut pas dire que ce soit une disposition atavique plus fréquente chez la femme. Car chez le gorille, le chimpanzé, l'orang, le second doigt (index) est toujours plus court que le quatrième (Ecker).

Chez les épileptiques les anomalies de longueur des doigts paraissent extrêmement fréquentes, si j'en juge par une série de 134 sujets réunis dans mon service à l'époque de mes recherches sur ce point :

Sur ces 134 épileptiques mâles, 69, c'est-à-dire 51,49 pour 100, présentaient des anomalies de longueur des doigts. Chez 35 il existait une anomalie à chaque main ; chez 31 l'anomalie était symétrique. Chez les 34 autres il n'existait d'anomalie que d'un seul côté, 27 fois à droite, et 7 fois seulement à gauche ; il faut remarquer d'ailleurs qu'un bon nombre des anomalies symétriques étaient plus marquées à droite qu'à gauche. Du reste, le tableau suivant montrera mieux la proportion des dispositions anormales :

Anomalies de développement des doigts sur 134 épileptiques.

	Aux deux mains.	A la main droite.	A la main gauche.
Annulaire > index . (Disposition normale).	65	7	27
Annulaire = index .	17	19	9
Annulaire < index .	14	12	2

M. Maurel (1) a trouvé que sur la population masculine du littoral de la Manche, sur 300 individus 273 fois le premier orteil est le plus long, 6 fois il est égal au second, 21 il est plus court que le second. La prédominance du premier orteil est donc la règle et il n'y a que 10 pour 100 d'exceptions. Ces exceptions sont beaucoup plus fréquentes dans les races mongoliques (39 pour 100 chez les Annamites). On a signalé aussi la brièveté relative du premier orteil chez le nègre (2). Sur 130 épileptiques (hommes),

(1) Maurel, *Etude sur la longueur comparée des deux premiers orteils dans les races mongoles.* (*Bull. Soc. Anthrop.*, 1888, p. 437.)
(2) Hovelacque et Hervé, *Précis d'anthropologie*, p. 342.

32 ont le premier et le second orteil égaux, 26 ont le second orteil plus long que le premier. C'est-à-dire qu'il y a en somme 44,61 pour 100 d'anomalies.

Sur 10 l'anomalie siège exclusivement à droite, sur 2 seulement exclusivement à gauche. Sur 3 sujets les trois premiers orteils ont la même longueur, sur 4 le deuxième et le troisième sont égaux.

Sur les mêmes 130 épileptiques, 46 ou 35,30 pour 100 ont le pied plat. Je n'ai pas trouvé un seul exemple de doigts palmés.

On ne s'est guère livré jusqu'à présent par la dissection à l'étude anatomique des muscles et organes internes chez les épileptiques; il est probable que cette étude ne serait pas infructueuse et que l'on trouverait un nombre relativement grand d'anomalies anatomiques. Hearder a observé une anomalie du cœur (1). Quelques anomalies musculaires peuvent être constatées sur le vivant; c'est ainsi que j'ai observé deux épileptiques avec un défaut partiel d'un grand pectoral; chez l'un toute la portion costale manque; chez l'autre, la moitié inférieure de cette portion (2). Ces anomalies coïncident d'ailleurs avec d'autres défauts du même côté.

Ayant observé le pouls chez un grand nombre d'épileptiques, j'ai eu plusieurs fois l'occasion d'observer des anomalies de la radiale; mais je ne saurais dire si ces anomalies ne sont pas aussi fréquentes chez des sujets d'autres catégories; elles montrent que la dissection des épileptiques et des dégénérés en général présenterait un grand intérêt au point de vue de la solution de la question de l'atavisme.

Il n'est pas sans intérêt de remarquer que toutes ces malformations sont moins fréquentes chez les épileptiques qui ont été atteints tard que chez ceux qui ont été affectés dès l'enfance; elles indiquent en quelque sorte l'intensité de la prédisposition.

(1) *Brit. med. journ.*, 1878, t. III, p. 821.
(2) *Note sur une anomalie musculaire chez deux épileptiques.* (*Nouv. Iconographie de la Salpêtrière*, 1889, p. 92.)

En somme, l'ensemble des observations anatomiques porterait à accepter la conclusion qu'Herpin avait adoptée sans en donner de raisons suffisantes. « Il est impossible de ne pas voir une prédisposition à l'épilepsie dans un retard marqué du développement général (1). »

En dehors des malformations anatomiques, les épileptiques présentent certaines particularités fonctionnelles; nous en avons déjà signalé quelques-unes.

On a souvent autrefois discuté sur la question de savoir si l'épilepsie avait reçu le nom de mal herculéen parce que les sujets qui en sont atteints offrent en général une constitution athlétique, ou bien parce que le demi-dieu était atteint de ce trouble nerveux. L'étude approfondie de l'état des forces chez les épileptiques, à défaut d'autres documents, aurait pu suffire à trancher le débat; on aurait pu s'assurer que les épileptiques ne sont vigoureux que dans leurs manifestations morbides. On sait d'ailleurs, depuis les recherches de Moreau de Tours, que l'épilepsie coïncide fréquemment avec la chlorose, la scrofule, la tuberculose, états pathologiques qui ne concordent guère avec une grande énergie musculaire. Mais, même en dehors de ces états morbides, les épileptiques sont rarement vigoureux ; c'est un fait qui a déjà été souvent signalé, mais que je puis corroborer par des observations personnelles : tandis que 100 individus sains de vingt à cinquante ans donnent une pression dynamométrique de 53 pour la main droite et de 40 pour la main gauche, 100 épileptiques du même âge ne donnent que 36 et 32, c'est-à-dire que chez les épileptiques, il y a une infériorité de 31 p. 100 pour la main droite et de 32 p. 100 pour la main gauche.

Les gauchers ne m'ont pas paru aussi nombreux parmi les épileptiques que d'autres auteurs l'ont indiqué. Sur 312 épileptiques des deux sexes que j'ai examinés à ce point de vue, je n'en ai trouvé que 14.

L'énergie des mouvements de la main n'a été jusqu'à présent

(1) *Loc. cit.*, p. 333.

que très incomplètement étudiée, faute d'instruments d'exploration appropriés. L'appareil de Régnier, dont les autres dynamomètres ne sont, en somme, que des variétés plus ou moins heureuses, ne peut mesurer que les mouvements de flexion simultanée de tous les segments des doigts ; et encore ne l'emploie-t-on guère qu'à l'exploration de la flexion des doigts agissant ensemble : on ne s'est pas préoccupé de considérer séparément l'énergie de chaque doigt. D'ailleurs, l'étude de l'énergie des mouvements isolés des autres ségments des membres est tout aussi peu avancée.

Les dynamomètres construits pour l'étude des mouvements du bras, de la cuisse, de la jambe, etc., comme le dynamomètre universel de M. Onimus, par exemple, ont surtout pour but l'exploration des mouvements de flexion. Aussi les notions que nous possédons sur l'énergie comparative des divers mouvements d'un même segment de membre sont-elles très superficielles. On croit en général que les mouvements de flexion sont plus énergiques que les mouvements d'extension ; mais on ne sait pas au juste dans quelle mesure ou s'il existe des exceptions. Il semblait cependant que des connaissances précises sur ce point pourraient être du plus grand intérêt, non seulement au point de vue de la physiologie normale, mais encore au point de vue de la physiologie pathologique des attitudes vicieuses dans les affections articulaires, dans les fractures, dans les paralysies, dans les impotences fonctionnelles et les spasmes. Les mouvements de la main m'ont paru mériter surtout l'attention en raison de la fréquence des troubles fonctionnels dont cet organe est le siège : aussi est-ce par eux que je commencerai.

Le *dynamomètre analytique*, que M. Aubry a construit sur mes indications, permet, en agissant toujours sur le même ressort, de mesurer l'énergie des mouvements de flexion, d'extension, d'adduction et d'abduction des doigts.

J'ai pu ainsi mesurer dans la main l'énergie de cinquante mouvements différents (1).

(1) *La distribution de la force musculaire dans la main et dans le pied étudiée au moyen d'un nouveau dynamomètre analytique.* (*C. R. Soc. Biol.*, 1889, p. 399.)

I. — *Mouvements de la main.*

ÉNERGIE RELATIVE DES DIFFÉRENTS MOUVEMENTS DE LA MAIN

1° *Flexion.*

		Main droite	Main gauche
		—	—
Flexion de tous les segments des doigts (1).	Pouce	13400 gr	13066 gr
	Index	12933	12133
	Médius	10466	10866
	Annulaire	6000	5800
	Petit doigt	2533	1833
	Les quatre derniers doigts ensemble	27600	26933
	Les quatre doigts et le pouce	47600	43400
Flexion des doigts, la phalangine et la phalangette étendues.	Pouce	4046	4026
	Index	4026	3713
	Médius	3000	2566
	Annulaire	2133	2166
	Petit doigt	2116	1833
	Les quatre derniers doigts ensemble	5666	5416
Flexion des deux dernières phalanges des doigts, les premières phalanges étendues.	Index	4500	4483
	Médius	4283	4800
	Annulaire	4200	3700
	Petit doigt	2983	2300
	Les quatre derniers doigts ensemble	6216	6450
Flexion de la phalangette du pouce, la phalange étendue		3033	3066
Opposition du pouce		4266	4166

2° *Extension.*

		Main droite	Main gauche
Extension des doigts les phalangines et les phalangettes préalablement étendues.	Pouce	1616	1450
	Index	925	933
	Médius	733	1000
	Annulaire	650	666
	Petit doigt	616	750
	Les quatre derniers doigts ensemble	2650	2716

(1) Ce mouvement de flexion n'est autre que celui qui se fait dans l'exploration avec le dynamomètre de Régnier. Il est plus fort d'un dixième environ lorsqu'il est fait dans la supination que lorsqu'il est fait dans la pronation, sauf pourtant chez des individus spécialement entraînés (rameurs). — Tous ces chiffres représentent la moyenne d'explorations faites sur dix sujets normaux.

		Main droite	Main gauche
Extension de la première phalange, les deux dernières restant fléchies.	Index	1033	1183
	Médius	916	1033
	Annulaire	733	966
	Petit doigt	683	800
	Les quatre derniers doigts ensemble	1883	1985
Extension de la phalange du pouce, la phalangette restant fléchie		1483	1233
Extension des deux dernières phalanges, la première restant fléchie.	Index	633	816
	Médius	566	600
	Annulaire.	616	883
	Petit doigt	464	566
	Les quatre derniers doigts ensemble	1516	1816
Extension isolée de la phalangette du pouce. . .		1116	1133

3° *Adduction et abduction* (1).

Adduction.	Pouce.	2660	2740
	Index	1040	1080
	Médius	1000	1120
	Annulaire	860	900
	Petit doigt	680	660
	Main (bord cubital du petit doigt)	2400	2350
Abduction.	Pouce.	1740	1640
	Index	1880	1620
	Médius	1360	1260
	Annulaire	920	1020
	Petit doigt	760	800
	Main (bord radial de l'index)	3700	3300

L'étude de ces chiffres permet de faire ressortir deux faits principaux :

1° La somme de l'énergie des mouvements isolés de flexion ou d'extension de chaque doigt est plus grande que l'énergie du mouvement d'ensemble des mêmes doigts quand ils agisent dans la même direction.

(1) Les mouvements d'adduction et d'abduction sont faits, la paume de la main étant supposée dirigée en avant, le petit doigt contre le corps, et chaque doigt considéré par rapport à l'axe du corps et non par rapport à l'axe de la main.

Rapport de l'énergie des mouvements d'ensemble à la somme des mouvements isolés = 100.

	Main droite	Main gauche
1° Flexion de tous les segments des quatre doigts. . . .	83,30	94,06
2° Flexion des doigts, la phalangine et la phalangette étendues	50,25	52,59
3° Flexion des deux dernières phalanges des doigts, les premières étant étendues.	38,93	42,20
4° Extension des doigts, les deux dernières phalanges étendues	90,62	81,09
5° Extension des premières phalanges des doigts, les deux dernières étant fléchies.	55,98	49,83
6° Extension des deux dernières phalanges des doigts, les premières restant fléchies.	66,54	63,39

Il faut remarquer que c'est dans les mouvements les plus usuels qu'il existe le moins de différence entre l'énergie des doigts agissant simultanément ou isolément. Mais, même dans ces mouvements, la supériorité des mouvements isolés sur les mouvements d'ensemble s'accentue chez les sujets d'une intelligence ou d'une culture intellectuelle plus élevée. Elle diminue dans les conditions inverses, à tel point que, chez les sujets les plus mal doués, le rapport se trouve renversé, et que les mouvements simultanés des doigts donnent un travail plus considérable que la somme du travail de tous les doigts agissant successivement. J'ai relevé les mêmes faits dans l'exploration simultanée ou isolée de l'énergie des mouvements de flexion totale des doigts, c'est-à-dire de la pression du dynamomètre ordinaire des deux mains : les sujets les plus cultivés donnent en général une somme plus forte quand les efforts sont successifs ; la plupart des épileptiques et des imbéciles de mon service donnent une somme supérieure lorsque l'effort des deux mains est simultané. Chez les dégénérés, les dernières acquisitions dues à la division du travail physiologique tendent à se perdre. Du reste, on comprendra tout de suite cette altération du rapport de l'énergie des mouvements successifs ou simultanés quand j'aurai dit que, chez un bon nombre de dégénérés, un certain nombre de mouvements isolés manquent complètement.

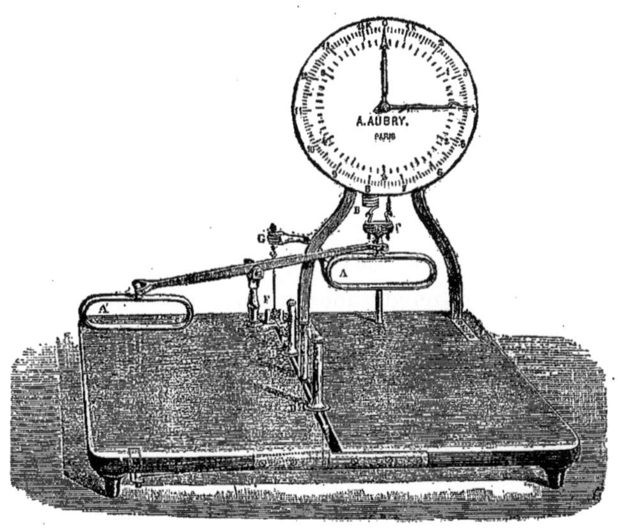

Fig. 63.

Le *dynamomètre analytique* est constitué par une tablette sur laquelle sont montés :
1° Un mouvement à balancier AA', destiné à indiquer, au moyen de la traction exercée sur un ressort B, l'énergie des mouvements d'extension A' et de flexion A des doigts ou des orteils.
2° Un parallélogramme, permettant, par le moyen d'une poulie F, de transmettre en G l'effort exercé sur les bornes D et D' dans les mouvements de flexion et d'extension isolés des phalanges, d'adduction et d'abduction. — Toutes les tractions sont transmises au même ressort B, dont on peut faire varier la force ; et l'intensité de l'effort s'inscrit sur le cadran par deux aiguilles, dont l'une garde la position acquise par la traction maxima.

C'est l'annulaire qui, à l'état normal, se trouve le plus souvent en défaut. Il est assez rare qu'il soit capable isolément de mouvements d'extension complète ; souvent il ne peut s'étendre qu'en même temps que le petit doigt, ou le médius, et l'extension n'est pas complète : il ne se met pas dans le plan de la face dorsale du métacarpe. En outre, il est souvent incapable de faire des mouvements d'abduction et d'adduction. L'extension isolée du médius se fait aussi souvent incomplètement. Il est bon de rappeler, à propos de cette impotence relative de l'annulaire, que son développement relatif est souvent en défaut chez les épileptiques.

Sur soixante-quatorze épileptiques qui se sont convenablement prêtés à l'examen, outre le défaut d'extension de l'annulaire et du médius et le défaut de mobilité latérale de l'annulaire, l'étude dynamométrique a permis de relever une très grande faiblesse des mouvements isolés des doigts. Cette faiblesse se manifeste non seulement quand le doigt exploré au dynamomètre agit seul, mais aussi quand les autres doigts exécutent un mouvement parallèle. Enfin j'ai observé les défauts suivants : seize épileptiques sont incapables d'étendre les premières phalanges en fléchissant les deux premières; vingt-cinq sont incapables de produire isolément ce mouvement avec l'annulaire ou avec le petit doigt; douze ne peuvent le faire isolément avec le médius; vingt-sept ne peuvent fléchir isolément la phalangette du pouce; vingt-quatre ne peuvent étendre isolément le petit doigt.

2° Un autre fait qui frappe à première vue, c'est la prédominance assez considérable des mouvements de flexion. Si nous considérons, par exemple, les mouvements de flexion et d'extension des doigts, les phalangines et les phalangettes étendues, nous obtenons les résultats suivants :

Rapport de l'extension à la flexion = 100 chez dix sujets normaux.

	Main droite.	Main gauche.
Pouce	39,94	35,86
Index	22,97	25,12
Médius.	24,43	38,18
Annulaire.	30,47	30,67
Petit doigt.	29,11	40,91
Les quatre derniers doigts.	46,76	50,14

Chez les dix épileptiques examinés comparativement, les chiffres moyens d'extension et de flexion sont très différents; il en résulte une altération importante de ces mêmes rapports.

Energie des mouvements de flexion et d'extension des doigts, les phalangines et les phalagettes étendues chez dix épileptiques.

	FLEXION		EXTENSION	
	Main droite.	Main gauche.	Main droite.	Main gauche.
Pouce.	4333 gr.	4888	1166	1225
Index.	4700	4500	666	700
Médius	5011	4444	466	633
Annulaire	3733	2955	366	344
Petit doigt.	2912	2544	288	405
Les quatre derniers doigts.	8377	8277	1833	2455

Si on compare ces chiffres à ceux que nous avons obtenus sur le même nombre d'individus normaux, on voit que, tandis que ces mouvements de flexion sont plus forts en général, il n'en est pas de même des mouvements de flexion totale de toutes les phalanges comme ceux que l'on obtient avec le dynamomètre de Régnier ; les mouvements d'extension sont, au contraire, plus faibles chez les épileptiques. Ce contraste s'accentue dans les chiffres qui indiquent les rapports.

Rapport de l'extension à la flexion = 100 chez les épileptiques.

	Main droite.	Main gauche.
Pouce.	26,90	25,67
Index.	14,04	15,55
Médius	9,29	14,24
Annulaire	9,80	11,64
Petit doigt.	9,82	15,91
Les quatre doigts ensemble.	21,88	29,64

On voit que, chez les épileptiques, c'est le mouvement normalement le plus faible qui se trouve le plus affaibli, c'est-à-dire l'extension.

3° Un autre fait intéressant à relever est la différence qui existe entre l'énergie des mouvements de flexion et d'extension considérés dans les deux mains. Tandis que les mouvements de flexion sont plus énergiques de la main droite que de la main gauche, c'est au contraire la main gauche qui prédomine pour les mouvements d'extension. Pour les mouvements de flexion et d'extension des doigts, les phalangines et les phalangettes étant préalablement étendues, nous trouvons, pour la somme des mouvements des quatre derniers doigts chez dix individus normaux et chez dix épileptiques, les rapports suivants :

Rapport de l'énergie des mouvements de la main gauche à celle des mouvements de la main droite = 100.

	SUJETS SAINS	ÉPILEPTIQUES
	—	—
Mouvements de flexion. .	95,58	98,80
Mouvements d'extension .	106,26	133,93

Ces chiffres montrent que si les gauchers de la main paraissent plus nombreux parmi les épileptiques à l'exploration dynamométrique ordinaire, cette prédominance du côté gauche se montre encore mieux à l'exploration de certains mouvements, moins habituels.

D'une manière générale, le peu d'activité intellectuelle correspond à la faiblesse des mouvements et principalement des mouvements dissociés. Chez les dégénérés, les mouvements de la main les plus défectueux sont ceux qui sont le moins développés à l'état normal et paraissent les derniers acquis.

La faiblesse des mouvements du pouce, chez les individus peu développés intellectuellement, mérite d'être rapprochée de deux faits anatomiques. L'absence du mouvement isolé de flexion de la phalangette peut être mise en rapport avec l'absence, relevée par Gratiolet, d'un long fléchisseur du pouce indépendant chez les singes. Duchenne, de Boulogne, a bien montré que c'est ce muscle qui joue le plus grand rôle dans les exercices les plus délicats de la main. Quant à la faiblesse relative des mouvements de flexion, d'adduction, d'opposition du pouce, que j'ai relevée chez plusieurs imbéciles, elle coïncide aussi avec des faits bien connus de la physiologie comparée. Gubler a appelé, il y a une douzaine d'années, mon attention sur un fait que j'ai eu souvent occasion de vérifier depuis : les muscles du pouce prennent souvent un développement considérable chez les individus abandonnés aux professions libérales et qui ne font pour ainsi dire aucun exercice de force avec leurs mains; lorsque le pouce est fortement appliqué contre l'index, on voit se dessiner sur la face dorsale de la main une masse volumineuse qui fait, au contraire, souvent défaut chez des manouvriers. Cette dernière disposition pourrait être attribuée à une atrophie par excès de travail, si on ne le retrouvait chez les imbéciles et dans les espèces inférieures (1).

II. — *Mouvements du pied.*

Les seuls mouvements que j'aie étudiés dans le pied sont les mouvements de flexion (plantaire) et d'extension (dorsale) des orteils simultanément. Voici les résultats moyens que j'ai obtenus sur douze individus normaux et sur cinquante-sept épileptiques :

	FLEXION		EXTENSION	
	Pied droit.	Pied gauche.	Pied droit.	Pied gauche.
Sujets normaux .	8416	8500	9708	10291
Épileptiques. . .	8292	8352	8719	9068

On voit que, chez ces deux catégories de sujets, l'extension, contrairement à ce qui se passe à la main, présente une prédominance marquée. Cependant, la flexion a conservé plus d'énergie relative chez les épileptiques que chez les sujets sains :

Rapport de la flexion à l'extension du pied = 100.

	Pied droit.	Pied gauche.
Sujets normaux.	86,69	86,29
Épileptiques	95,10	92,10

Dans les deux catégories, la flexion est plus faible à droite, et le rapport de la flexion à l'extension est inférieur du même côté; c'est le contraire à la main.

Cette prédominance des extenseurs des orteils qui s'oppose à

(1) Ce développement des muscles expressifs de la main comme de ceux de la face peut peut-être s'expliquer par cette circonstance que, chez les individus chez lesquels des représentations mentales se succèdent rapidement, aussi bien dans le rêve que dans la veille, ces muscles sont sans cesse inconsciemment exercés.

la prédominance des fléchisseurs des doigts peut peut-être s'expliquer par l'évolution de la marche bipède, dans laquelle l'extension du pied vers la face antérieure de la jambe joue un rôle prédominant.

Un fait intéressant à remarquer, c'est qu'en général la durée du temps de réaction de chaque mouvement varie dans le sens inverse de l'énergie de ce mouvement, c'est-à-dire que les mouvements sont d'autant plus rapides qu'ils sont plus forts (1). Ce rapport entre l'énergie et la vitesse des mouvements se retrouve aussi bien au pied qu'à la main.

D'autres mouvements des membres offrent encore des anomalies fréquentes chez les épileptiques : c'est ainsi que j'ai vu que sur 150 épileptiques examinés à la même date, il y en avait 24, c'est-à-dire 16 pour 100, chez lesquels les mouvements de supination étaient incomplets : les coudes étant rapprochés du corps, le sujet étant incapable d'amener la face palmaire de la main dans la position horizontale, chez quelques-uns elles restent un angle de 45° avec l'horizontale.

Un grand nombre d'épileptiques dégénérés ont, dans la station debout, une attitude qui rappelle celle des quadrumanes : leurs pieds s'écartent pour élargir la base de sustentation. On retrouve, dans les empreintes de la marche prises par M. Lombroso (2), la trace de cette attitude ; dans un certain nombre de cas au moins, les pieds s'écartent à chaque pas, plus qu'à l'état normal, de la ligne droite qui passe par l'axe du corps.

Il est remarquable que jusque dans ces dernières années, les troubles et la sensibilité des épileptiques aient été à peu près complètement négligés. On trouve bien quelques anesthésies signalées çà et là dans les observations ; mais les observateurs avaient en quelque sorte laissé dans l'ombre ces phénomènes ; à tel point que M. Rendu pouvait légitimement dire : « Tous les auteurs qui ont traité de cette maladie sont unanimes pour déclarer que les troubles de la sensibilité sont extrêmement rares

(1) Ch. Féré, *l'Énergie et la vitesse des mouvements volontaires*. (*Revue philosophique*, 1889.)

(2) Lombroso, *l'Uomo delinquente*, 1889, t. II, p. 110.

et qu'on ne les rencontre pour ainsi dire jamais » (1). En fait, pour beaucoup de cliniciens l'existence de troubles de la sensibilité passait et passe même encore pour caractéristique de l'hystérie. Les études récentes montrent qu'il est loin d'en être ainsi.

La sensibilité tactile est diminuée chez un grand nombre d'épileptiques (Lombroso, Albertoni, etc.), et la même obtusion s'observe sur les autres sens (Thomsen, Civadelli, Tonnini, Venturi, Bourneville, Oseretzkowski). Sur 93 cas, ce dernier auteur n'en aurait trouvé que 17 dans lesquels il n'y avait pas de troubles de la sensibilité ; 56 fois la vision était atteinte, 48 fois le goût, 28 fois l'ouïe, 60 fois le toucher, 69 fois l'odorat, 94 fois le sens musculaire (2).

Les épileptiques présentent très souvent une diminution de l'acuité visuelle. Quant au rétrécissement du champ visuel noté par Thomsen et Oppenheim et retrouvé dans un tiers des cas par M. Pichon, je l'ai constaté dans un peu plus du quart des sujets examinés : 11 fois sur 42, chez huit il était plus marqué du côté droit. M. Hitier ne l'aurait vu que 3 fois sur 74. Comme M. Pichon, j'ai trouvé que ce rétrécissement plus ou moins irrégulier est plus marqué pour le rouge que pour le blanc et le vert. Je rapprocherai de cette particularité un trouble correspondant de la vision des couleurs : j'ai trouvé 22 épileptiques qui ne voient pas les nuances claires du rouge, qu'ils appellent jaune. Du reste, la dyschromatopsie signalée par Thomsen, Seppili. d'Abundo et Bianchi, Pichon, est fréquente chez les épileptiques et observe quelquefois l'achromatopsie complète. Assez souvent les malades paraissent voir les couleurs mélangées de noir; pour quelques-uns tous les objets apparaissent teintés en brun, marron, gris. Ces anomalies visuelles ne sont d'ailleurs pas spéciales aux épileptiques (Thomsen, Finkelstein) (3).

Holmgren a noté qu'il pouvait y avoir 55 pour 100 de daltoniens

(1) Rendu, *Des anesthésies spontanées*, th. ag. 1875, p. 124.

(2) *Ueber Störungen des allgemeinem und specielen Sensbilität bei Epileptischen.* (*Neurolog. Central.*, 1886, p. 321.)

(3) Finkelstein, *Ueber veranderungen des Gesichtsfeldes und des Farbenperception bei einigen Erkrankungen des Nervensystem.* (*Neurol. Centralbl.*, 1886, p. 14.)

chez les épileptiques, mais il faut noter que l'exercice des organes sensoriels a une grande influence sur leur perfectionnement; il faut tenir compte de la condition sociale des épileptiques examinés dans les asiles et dans les pénitenciers : Deneffe a bien montré pour le daltonisme en particulier que l'éducation a une grande influence, puisque d'après ses observations, chez les enfants des écoles pauvres, la proportion est de 4 pour 100; tandis que chez les enfants des classes payantes, la proportion est de 2,1 pour 100.

L'analgésie aussi est fréquente (Smoler (1), Amadei, Civadelli, Tonnini, etc.). L'analgésie (disvulnérabilité) n'est pas exclusive à la peau, elle s'observe pour tous les organes des sens; il n'est pas étonnant que ce soit ce trouble de la sensibilité qui ait le premier frappé l'attention.

Lombroso a insisté sur le mancinisme sensoriel. Les épileptiques sont assez fréquemment atteints d'une anesthésie latérale qui m'a paru en effet plus fréquente à droite.

L'existence de l'épilepsie semblerait comporter la coïncidence d'une hyperexcitabilité réflexe générale; il n'en est rien cependant. Chez les épileptiques, les réflexes tendineux sont tantôt exagérés, tantôt diminués. J'ai examiné les réflexes du genou, du coude, de la mâchoire sur 92 épileptiques mâles. Je les ai trouvés normaux chez 30 sujets, diminués chez 28, exagérés chez 24; chez 12, l'exagération n'existait que d'un seul côté et il y avait en même temps une tendance à la trépidation épileptoïde, bien qu'il n'existât aucun signe apparent de paralysie de ce côté. MM. Musso et Pichon ont noté que les réflexes pupillaires sont en général plus lents chez les épileptiques.

A la diminution de l'énergie des mouvements et à l'obtusion des sens correspond une lenteur relative des réactions volontaires. MM. Tanzi et Tonnini ont constaté qu'en général, il existe un retard de la réaction chez les épileptiques, retard qu'ils évaluent à un tiers. Ce retard de la réaction se retrouve pour

(1) Smoler, *Zur Anästhesie*. (*Prager Wierteljahrschrift*, 1866.)

toutes les excitations sensorielles; il est en général proportionnel à l'anesthésie, c'est-à-dire qu'il est très variable. Nous avons vu qu'il s'accentue à la suite des paroxysmes.

Les épileptiques présentent souvent une nutrition défectueuse. Beau a noté que les filles épileptiques ne sont guère réglées avant 16 ans. Fréquemment on observe chez ces malades un refroidissement des extrémités qui prennent une teinte bleuâtre. J'ai remarqué fréquemment, lorsque j'étudiais le sang des épileptiques au point de vue de sa richesse en hémoglobine et en globules, qu'un grand nombre d'entre eux saignaient très difficilement. M. Hénocque a relevé que l'examen hématospectroscopique dénote une moindre activité des échanges chez ces malades ; et mes observations sont tout à fait confirmatives des siennes, bien que je fasse des réserves sur la précision absolue du procédé. J'ai remarqué en outre qu'en général leur sang est beaucoup moins riche en hémoglobine que celui des individus normaux qui vivent dans des conditions hygiéniques analogues, fait controlé d'ailleurs par l'existence d'une faible proportion de fer.

Je rappellerai encore que souvent, chez les épileptiques, les phénomènes mécaniques de la respiration présentent, même en dehors des périodes postparoxystiques, des troubles remarquables ; on leur trouve généralement une expiration prolongée et saccadée (p. 17). En outre, leur capacité vitale est généralement moindre que celle des individus sains de même taille.

M. Lépine a vu que l'acide phosphorique éliminé par l'urine est, relativement à l'azote, moins abondant que chez l'homme sain (1).

En dehors des paroxysmes officiels, les épileptiques présentent souvent des altérations de la santé générale que rien ne peut expliquer : crises de courbature, maladresse, obtusion sensorielle et intellectuelle plus ou moins durables coïncidant quelquefois avec des troubles digestifs, constipation ou diarrhée

(1) Lépine, *Sur l'acide phosphorique et le phosphore non complètement oxydé dans l'urine des épileptiques*. (*C. R. Soc. Biologie*, 1884, p. 499.)

subite, embarras gastrique. L'état saburral et l'inappétence paroxystique qui se présente chez ces malades n'est souvent nullement modifiée par les purgatifs; il semble que cet état saburral se rapproche de celui de certains mélancoliques; dépendant d'un trouble des sécrétions, par dépression générale de la nutrition, il guérit par l'alimentation.

Les épileptiques présentent quelquefois des troubles trophiques de la peau et en particulier des vergetures qui sont aussi assez fréquentes chez d'autres névropathes (1). Un de mes internes, M. Arnould en a publié plusieurs exemples (2) recueillis dans mon service, où plusieurs autres ont été observés depuis; mais je crois qu'il faut faire des réserves sur les rapports de cause et effet que l'on a pu supposer entre les deux ordres de manifestations. On voit souvent chez les épileptiques des anomalies de pigmentation de la peau; plaques de nigritie ou de vitiligo. J'ai observé plusieurs exemples d'anomalies de pigmentation de la peau n'existant que d'un seul côté; l'un a déjà été représenté dans la *Nouvelle Iconographie de la Salpêtrière* (3), c'était un cas de lentigo unilatéral (pl. IV). On voit sur la moitié droite du cou, du thorax, et sur le bras droit des taches d'un jaune brun, de dimensions très variables, depuis celle d'une tête d'épingle, jusqu'à celle d'un haricot, surtout foncées et confluentes sur le cou. La peau qui environne ces taches est absolument normale; les taches elles-mêmes ne présentent aucune élevure, aucune irrégularité de la surface; elles ne sont le siège d'aucune sensation particulière, en avant et en arrière, ces taches s'arrêtent sur une ligne à peu près verticale située à environ un centimètre à gauche de la ligne médiane; à gauche de cette ligne, il n'existe aucune tache, la peau est d'une couleur parfaitement uniforme. Chez ce malade il n'existait pas d'autre trouble unilatéral bien net.

Les épileptiques sont peut-être plus sujets à certaines affections parasitaires de la peau; il semble en effet que le pityriasis versicolor, par exemple, soit chez eux d'une fréquence inusitée.

(1) Ch. Féré et L. Quermonne, *Note sur des vergetures de la peau rencontrées chez des névropathes*. (*Progrès médical*, 1881, p. 837.)
(2) E. Arnould, *Vergetures chez les épileptiques*. (*Bull. soc. anat.*, 1887, p. 425.)
(3) *Nouv. Icon. de la Salpêtrière*, 1888, p. 112.

Il est très important de rechercher l'existence de tous ces troubles permanents qui peuvent se rencontrer chez les épileptiques. Quelques-uns peuvent servir à guider le diagnostic en mettant en valeur un trouble passager peu caractéristique par lui-même. Ils permettent quelquefois d'établir l'origine congénitale ou héréditaire de la maladie, d'evaluer en quelque sorte l'intensité de la prédisposition, et par conséquent constituent un élément de pronostic. Cet inventaire, cette sorte « d'état de lieux », doit être fait chez tous les malades avant de commencer le traitement et il est particulièrement utile chez les enfants ; les parents qui ont beaucoup de peine à reconnaître qu'ils ont pu procréer un enfant imparfait sont assez disposés à admettre que tel arrêt de développement est dû à l'absorption du bromure de potassium ou de la belladone, ou à telle ou telle autre intervention : il est plus sûr de leur présenter tout de suite le tableau complet de ce qui leur revient.

CHAPITRE XXVIII

ÉTAT MENTAL ORDINAIRE, CARACTÈRE DES ÉPILEPTIQUES

On a fait remarquer avec juste raison que dans les asiles la distinction des épileptiques en aliénés et non aliénés est tout à fait spécieuse. On peut dire que tous les épileptiques hospitalisés présentent des troubles mentaux, et, parmi ceux qui vivent dans la société, il en est peu qui ne présentent un affaiblissement intellectuel permanent ou passager, des lacunes plus ou moins évidentes, ou une mobilité anormale du caractère et de la conduite.

La mémoire des épileptiques est souvent infidèle : les altérations de leur sensibilité montrent que leurs éléments nerveux sont plus difficilement impressionnés par les excitations venues de l'extérieur; la propriété qu'ont ces éléments de conserver la trace de ces impressions et de reproduire ces traces est aussi affaiblie, de même que la faculté d'association.

A côté de ces défauts, il faut signaler les éclairs d'exaspération des fonctions intellectuelles qui se produisent quelquefois comme phénomènes précurseurs de l'attaque, sous forme d'hypermnésie (1) ou d'hyperidéation, et peuvent durer plusieurs heures ou même davantage.

De ces éclairs de l'intelligence il faut rapprocher l'exaltation momentanée des sentiments affectifs. Les épileptiques les plus égoïstes montrent quelquefois de véritables accès de magnanimité. Un de nos malades qui vit ordinairement complètement isolé, a de temps en temps de ces accès de bienveillance et de générosité, dans lesquels il pleure sur les accidents qui ont pu

(1) Meredith Clymer, *the Legitimate influence of epilepsy upon responsability*. (*Med. leg. Soc. New-York*, 1re s., 3e éd., p. 452.)

arriver à ses compagnons ou se fait même l'avocat ému de toutes leurs douleurs.

Dans un grand nombre de cas, le caractère et les mœurs d'un épileptique pourraient faire soupçonner la maladie en dehors de tout paroxysme officiel.

Le caractère des épileptiques est essentiellement mobile et explosif, mais cette mobilité repose sur un fond d'impuissance et de tristesse ; les épileptiques sont en général sombres et paresseux. Non seulement ils changent d'allure et de manière d'un instant à l'autre, mais ces changements se font souvent avec la brusquerie d'un coup de théâtre. Chez quelques-uns, cette mobilité ne se manifeste que momentanément par périodes interrompues par d'autres périodes de calme; chez d'autres, au contraire, elle est permanente ; la vie de ces individus semble constituée d'une succession de paroxysmes séparés seulement par les périodes de réparation. Ces malades passent de l'enthousiasme et de la bienveillance la plus outrée au mépris et à la haine la plus implacable ; tantôt tendres et généreux, tantôt violents et d'une rapacité sordide ; tantôt polis et d'une obséquiosité gênante, tantôt insolents et grossiers, tantôt gais et expansifs, tantôt maussades et silencieux. Le plus souvent la modification s'opère sans transition comme un changement à vue. On retrouve, dans ces différentes modifications du caractère des [épileptiques, des ébauches des variétés de folie circulaire ou folie à double forme que l'on a déjà rapprochées des processus épileptiques.

Quelquefois la mobilité se traduit principalement dans le domaine intellectuel par des changements brusques d'idées qui apparaissent d'une manière impulsive et se fixent pour un temps pendant lequel tous les arguments sont sans force ; un individu ordinairement assez malléable et soumis, montre une opiniâtreté invincible sans rapport avec le peu d'importance de l'objet. Les idées explosives s'objectivent non seulement par des écarts violents de la conduite, mais par des irrégularités plus ou moins bizarres ; un commis expéditionnaire qui a passé quelque temps dans mon service introduit dans les pièces qu'il copie, des phrases qui expriment ses idées impulsives, et qu'il est tout étonné de retrouver lorsqu'il le relit. Legrand du Saulle a vu un cas semblable (1).

Malgré la mobilité qui fait le fond de leur caractère, les épileptiques ont souvent des animosités ou des attachements durables, tout aussi peu motivés que leurs impulsions passagères. Quelques-uns sont capables de suivre avec une obstination exclusive un but généreux ou criminel; on en voit suivre pendant de longues années la même idée avec une ténacité extraordinaire qui peut les mener à la ruine et à l'asile, ou à la fortune et à la renommée, suivant qu'elle est ou non appropriée aux circonstances. Plusieurs hommes célèbres qui passent pour avoir été épileptiques ont brillé plus par leur ténacité que par la grandeur de leurs conceptions.

Le caractère déchargeant des explosions émotionnelles des épileptiques, se montre non seulement par la brusquerie et la violence de ces explosions, mais par les phénomènes de dépression qui les suivent, phénomènes de dépression qui s'accompagnent quelquefois d'une amnésie plus ou moins complète. Les violences des épileptiques en dehors de leurs attaques méritent bien d'être rapprochées des paroxysmes psychiques, dont ils ne se séparent par aucun caractère essentiel (2). Tous ces phénomènes impulsifs qui interrompent à chaque instant la continuité de la conscience rendent compte des exaspérations des troubles de la mémoire si fréquents chez les épileptiques. Ils rendent compte encore de la dépression des intervalles en apparence dénuée de tout accident morbide. C'est sur cette dépression habituelle que se greffent le malaise moral, le pessimisme de l'impuissance (3), la religiosité morbide (Toselli, Howden, etc.) (4), la jalousie, qu'il est si commun de rencontrer chez les épileptiques, qui passent souvent de l'insolence et de la cruauté à l'obséquiosité et à la panophobie. Les épileptiques ont une conscience vague de leur impuissance et de leurs défectuosités;

(1) *Étude médico-légale sur les épileptiques*, 1877, p. 25.

(2) Echeverria, *On epileptic violence*. (*The Journ. of mental science*, avril 1885, t. XXXI, p. 12.)

(3) Ch. Féré, *Impuissance et pessimisme*. (*Revue philosophique*, 1886 ; — *Sensation et mouvement*, 1887.)

(4) Howden, *the Religious Sentiment in epileptics*. (*The Journal of mental science*, 1873, t. XVIII, p. 482.)

ils souffrent de leur infériorité, et deviennent défiants, soupçonneux, haïssant sans motif comme sans mesure.

L'analogie des mouvements passionnels des épileptiques et des paroxysmes convulsifs peut être nettement objectivée dans certaines circonstances.

Observation LXXXVI. — *Troubles somatiques, consécutifs à un vertige, à un accès convulsif, à un accès de violence.*

J. L., âgé de 34 ans, entré le 19 octobre 1887. Il ne donne pas de renseignements sur sa famille; il sait seulement que son père était buveur. Il est l'aîné de neuf enfants; tous les autres se porteraient bien.

Il a entendu dire qu'il avait eu des convulsions dès ses premiers mois et il n'a jamais cessé d'avoir des attaques, qui se produisent tantôt la nuit, tantôt le jour. Il a quelquefois des pertes de connaissance subites, sans chute, dans lesquelles il pâlit, interrompt son travail ou sa conversation. Il est aussi sujet à des « visions » suivies de perte de connaissance, aussi sans chute. Ces visions sont des réminiscences de faits antérieurs généralement pénibles.

Il a appris à lire et à écrire, mais il a été toujours peu intelligent et d'un caractère difficile. Il errait de chantier en chantier ne pouvant s'occuper que de travaux de terrassement, mais on ne le gardait nulle part, tant à cause de son peu d'intelligence que de ses violences ou de ses attaques. Il était constamment dans la misère parce que, lorsque ses attaques le prenaient dehors, il lui arrivait souvent de partir ensuite, oubliant ses effets.

L. a 1m60 de taille, 1m65 d'envergure. Il ne présente d'autre signe de dégénérescence qu'une légère asymétrie faciale; le côté gauche du front est un peu moins développé. Pression dynamométrique, main droite 35, main gauche 30. Pression artérielle mesurée avec le sphygmomètre de Bloch, 750.

Le 2 novembre, au moment où on l'interroge, il a un vertige; son visage pâlit subitement, il oscille sur ses jambes, la face se tourne légèrement à droite et en haut, il fait quelques mouvements avec sa main droite qui déboutonne son gilet, puis il crachotte plusieurs fois, et revient à lui. A la suite de son vertige, la pression dynamométrique est de 25 pour les deux mains; la pression artérielle est tombée à 600.

Le 12 novembre, deux heures après un accès convulsif, la pression dynamométrique est de 22 pour la main droite et de 20 pour la main gauche, la pression artérielle est au-dessous de 600.

Le 6 décembre, L. vient d'avoir un accès de fureur dans lequel il a frappé un autre malade inoffensif. Au moment où on l'amène dans mon cabinet, il est encore fort excité, et vocifère. A ce moment sa pression artérielle dépasse 950, il refuse de serrer le dynamomètre. Nous le faisons asseoir; il tombe bientôt dans un sommeil stertoreux qui dure vingt minutes. Quand il se réveille, il paraît fort étonné de se trouver là et prétend n'avoir aucun souvenir de sa querelle. Sa pression artérielle, qui était tombée à 550 pendant le sommeil, est à 600; le dynamomètre donne 25 pour la main droite et 20 pour la main gauche.

Ce fait montre nettement que les mouvements passionnels peuvent laisser après eux les mêmes phénomènes d'épuisement que les vertiges ou les accès d'épilepsie vulgaires. Mais ces phénomènes ne sont pas spéciaux aux mouvements passionnels des épileptiques; un bon nombre de névropathes sont sujets à ce sommeil à la suite de colères ou de crises de pleurs. Quelquefois les phénomènes d'épuisement d'origine émotionnelle se localisent et trahissent l'existence d'un *locus minoris resistentiæ*. J'ai vu dans le service de Vulpian, à l'Hôtel-Dieu (1), un individu atteint de paralysie alcoolique, intéressant principalement les membres inférieurs; parmi ses antécédents névropathiques, on relevait l'existence dans son enfance de colères violentes pendant lesquelles il lui arrivait de sentir ses jambes fléchir, et plusieurs fois il s'est affaissé complètement.

Les impulsions instinctives sont fréquentes et se manifestent sous des formes très diverses; quelquefois ce sont des accès de gloutonnerie, d'autres fois ce sont des accès de dipsomanie ou de lubricité plus ou moins conscients. Quelle que soit la forme de ces impulsions, lorsqu'elles sont contenues, elles s'accompagnent d'une anxiété pénible. Cette anxiété cesse avec la décharge, souvent suivie d'une sensation de bien-être, d'une véritable euphorie.

Les idées tristes des épileptiques s'exaspèrent quelquefois sous l'influence des paroxysmes, au point de déterminer des impulsions de suicide auxquelles les malades ne résistent pas toujours (Magnan).

Moreau de Tours, Reynolds, Ramskill, Trousseau, etc., ont relevé la connexion des peurs morbides avec l'épilepsie. Les peurs subites et sans motif tantôt remplacent les accès, tantôt les précèdent ou les suivent.

(1) Ch. Féré, *Note sur les alcoolisables*. (*Bull. de la Soc. méd. des hôp. de Paris*, 1885, p. 294.)

Les épileptiques présentent fréquemment des troubles extrêmement variés du sommeil. Bien que sentant la fatigue, il leur arrive quelquefois de ne pouvoir s'endormir, et ils tombent dans un état d'inquiétude qui va jusqu'à l'anxiété et peut se terminer par une crise d'excitation violente. « Quand j'ai brisé quelque chose, je puis dormir, » dit un malade. Quelques-uns ont le sommeil extrêmement fugitif et léger; d'autres, au contraire, ont un sommeil très profond et d'une durée exagérée; une jeune épileptique est à peu près sûre d'avoir une attaque dans la journée, si elle n'a pas dormi au moins douze heures. Très souvent ces malades ont le sommeil troublé de rêves. En général, ces rêves ont un caractère pénible ou même terrifiant; les préoccupations religieuses y jouent un rôle important. La vue et l'ouïe sont principalement affectées, et avec une intensité extraordinaire; les malades voient des flammes, du sang, des scènes de massacres, entendent des voix terribles qui les menacent, etc. Ces hallucinations interrompent souvent le sommeil et persistent après le réveil; elles peuvent donner lieu à des réactions violentes et causer des accidents ou des crimes, dont l'origine épileptique peut être méconnue parce que l'on ne peut retrouver aucune trace de paroxysme convulsif, qui ne s'est pas produit en effet. Une épileptique de la Salpêtrière qui se réveillait ainsi avec une hallucination olfactive, désagréable et persistante, voulait à toute force faire lever sa voisine, sous prétexte qu'elle devait avoir eu un accès et qu'elle avait souillé sa literie. Un malade de mon service de Bicêtre se plaint souvent d'avoir été battu la nuit, et il en résulte des réclamations qui durent quelquefois plusieurs jours. Il semble donc que chez les épileptiques les rêves puissent jouer le même rôle que dans l'hystérie (1) et plusieurs psychoses.

Si un bon nombre de caractères anatomiques, physiologiques et psychiques que nous venons de passer en revue se rencontrent fréquemment chez les épileptiques et suffisent à faire distinguer un habitus épileptique, il n'en est pas cependant tou-

(1) Ch. Féré, *la Médecine d'imagination*. (*Progrès médical*, 1886.)

jours ainsi ; il n'est pas très rare de trouver des épileptiques chez lesquels il est impossible de retrouver aucun de ces caractères. Si donc ils sont capables dans certaines circonstances d'éclairer le diagnostic, leur absence n'est pas exclusive de l'épilepsie.

Ces caractères se rencontrent fréquemment aussi chez les criminels, mais ils ne sont pas non plus constants chez cette autre catégorie de dégénérés. S'il est fréquent de rencontrer chez les épileptiques l'insensibilité, la faiblesse et la lenteur des réactions qui constituent les conditions physiologiques de l'indifférence et de la paresse, avec leurs conséquences naturelles, ignorance et misère, ces ferments du vice et du crime, il s'en faut que tous soient affectés au même degré : quelques-uns ne présentent pas plus d'anomalies au point de vue social qu'au point de vue psychologique, sont capables de remplir honorablement leur profession ou leur art; la maladie ne se révèle chez eux que par des paroxysmes qui ne leur apportent, en apparence du moins, qu'un trouble momentané.

CHAPITRE XXIX

PRONOSTIC

Les syndromes épileptiques, sous quelque forme qu'ils se présentent, sont toujours graves.

La mort peut être le résultat d'un seul accès convulsif, soit par asphyxie due à la violence du spasme des muscles du cou, soit à la rupture du cœur (Short, Lunier), qui se produirait pendant la période tonique, soit à la syncope par arrêt du cœur qui se produirait par l'arrêt du cœur pendant la période clonique (1), soit simplement par épuisement nerveux. Les faits réunis par Worcester montrent que, sur soixante-deux cas de mort chez des épileptiques, la terminaison fatale arrive quarante-cinq fois en conséquence des attaques (2).

Elle est plus fréquente à la suite des accès sériels et en particulier des accès subintrants, de l'état de mal; elle n'est pas rare à la suite des séries dites éclamptiques.

M. Babinski (3), a rapporté l'observation d'un malade du service de Vulpian qui a succombé à une hémorragie sous-arachnoïdienne à la suite d'une attaque; il s'agissait d'un syphilitique sans lésion grossière du cerveau, mais on peut se demander si la rupture n'avait pas été favorisée par une lésion artérielle due à la syphilis.

Les conditions dans lesquelles l'accès se produit peuvent en aggraver les conséquences. Un accès qui surprend un malade pendant son repas peut amener la suffocation par l'introduction du bol alimentaire dans les voies aériennes; j'en ai observé un

(1) Magnan, *Leçons cliniques sur l'épilepsie*, 1882, p. 19.

(2) W. Worcester, *the Mortality of epilepsy*. (*The Med. Rec.*, New-York, 1888, t. I, p. 467.)

(3) Babinski, *Épilepsie survenue chez un syphilitique et suivie de mort pour cause d'une hémorrhagie méningée*. (*Rev. de médecine*, 1885, p. 405.)

exemple à la Salpêtrière. Dans les accès nocturnes, il arrive quelquefois que les malades s'étouffent sous leurs couvertures ou contre leur oreiller, ils se sont tournés la face en bas. Il peut encore arriver qu'ils tombent de leur lit et restent les pieds suspendus aux couvertures et qu'ils meurent ainsi suffoqués (1). Des malades se sont noyés faute de surveillance lorsqu'ils sont tombés en accès dans un bain.

La brusquerie de la chute dans l'accès d'épilepsie détermine souvent des accidents graves. Les malades peuvent tomber dans le feu et se brûler cruellement. Assez souvent ils se font des plaies contuses de la face, de la tête, des membres, des fractures des dents, des morsures profondes, et quelquefois des sections complètes de la langue. La contusion des oreilles détermine de temps en temps la formation d'othématomes (pl. V), qui laissent après leur guérison des déformations permanentes du pavillon (pl. VI). Quelquefois il se produit des luxations, particulièrement de l'épaule. Lorsque j'étais chargé du service des autopsies à la clinique de la Salpêtrière, j'ai eu occasion de faire l'examen cadavérique d'un bon nombre de vieilles épileptiques, et j'ai trouvé plusieurs fractures de la clavicule, de l'humérus, des os de l'avant-bras; les fractures du membre inférieur paraissent plus rares. J'ai observé une fois une fracture du crâne qui était restée ignorée pendant la vie de la malade (2). En général, les fractures des membres guérissent bien chez ces épileptiques, qui non seulement ne sont pas sujets aux contractures comme les hystériques, mais semblent même souvent jouir d'une analgésie très marquée; c'est un fait qui avait déjà été noté par MM. Terrier et Luc (3). Certains malades, qui tombent presque constamment de la même manière, en arrivent à des déformations considérables de la face ou des membres, déformations

(1) G. Mackensie Bacon, *On the mode of death in epilepsy*. (*The Lancet*, 1868, t. I, p. 555; *ibid.*, 1869, t. I, p. 709.) — T.-A. Chapman, *On suffocation during a fit in cases of epilepsy*. (*The Glascow med. journ.*, Août 1873.) — Leszinski, *Epilepsy considered as a cause of death*. (*New-York med. journ.*, 1835, t. XVI, p. 321, 357.)

(2) *Fracture du crâne et atrophie sénile symétrique des pariétaux*. (*Bull. Soc. anat.*, 1881, p. 413.)

(3) *Remarques sur les accidents déterminés par des fractures chez des femmes épileptiques*. (*Revue de chirurgie*, 1882.)

dues à la fois à des cicatrices difformes des téguments et à des périostoses (1). On trouve principalement ces saillies pathologiques sur les os de l'avant-bras, sur les arcades sourcilières (pl. VII, VIII), à l'occiput. Les déformations du nez sont produites par des cicatrices vicieuses, par des périostoses, par des fractures. Chez les malades qui tombent fréquemment et toujours sur les régions saillantes, il se produit quelquefois des ulcérations rebelles à tout traitement en raison de la répétition de l'irritation.

Un malade de Croly faillit succomber par la pénétration, pendant l'attaque, de dents artificielles dans les voies aériennes (2).

Les crises psychiques exposent les malades à toutes les violences, compromettent leur situation morale et matérielle et constituent un danger permanent pour leur entourage.

La répétition des accès amène plus ou moins rapidement la déchéance intellectuelle et physique ; la démence est fréquemment la conséquence de l'épilepsie ancienne.

Du reste, la durée moyenne de la vie, est moindre chez les épileptiques (3) surtout chez les faibles d'esprit ; rien de plus remarquable que la facilité avec laquelle les sujets de cette catégorie succombent aux maladies aiguës de tout ordre.

L'épileptique sans cesse attristé par la crainte d'un paroxysme, devenu incapable d'accomplir régulièrement ses fonctions sociales, est sans cesse une source de périls pour lui-même, pour son entourage et pour la société en général.

La gravité de l'épilepsie varie avec les conditions étiologiques. Les épilepsies aiguës, les épilepsies éclamptiques présentent une gravité très variable, non seulement suivant la maladie qui les provoque, mais encore suivant leur durée et l'intensité de la fièvre qui les accompagne. Enfin, il n'est pas très rare que les épilepsies éclamptiques laissent après elles de l'épilepsie chronique. En général, l'épilepsie partielle ou hémiplégique est moins grave

(1) Méricamp, *Sur une déformation acquise de l'arcade orbitaire dans l'épilepsie.* (*France médicale*, 1879, p. 145.)

(2) Croly, *Contrib. to operative and preservative surgery.* (*The Dublin quarterly med. journ.*, 1868, t. XLVI, p. 61.)

(3) Köhler, *Allg. Zeit. f. Psych*, XXXIV, Bd., H 4.

que l'épilepsie générale. L'accès lui-même est moins souvent suivi d'accidents, parce que le malade est prévenu à temps pour éviter les chutes brutales. Les accès, si nombreux et si rapprochés qu'ils soient, n'entraînent en général pas la mort, s'ils ne se généralisent pas; même lorsqu'ils se généralisent, ils sont moins souvent suivis de troubles psychiques; la répétition des accès entraîne moins souvent la démence; enfin elle a plus de tendance à la guérison spontanée. Nous avons déjà relevé que, dans l'épilepsie hémiplégique infantile, les accès ont une tendance à s'éloigner et même à disparaître en dehors de tout traitement. Il peut en être de même dans l'épilepsie hémiplégique de l'adulte, mais dans certains cas les dichoses paroxystiques sont remplacées par des troubles moteurs permanents, comme de l'hémichorée, un hémitremblement. J'en rapporterai un exemple.

Observation LXXXVII. — *Épilepsie partielle de l'adulte; cessation des accès, hémitremblement consécutif.*

M. M., âgé de 69 ans, ancien commerçant, a eu plusieurs attaques de rhumatisme subaigu, et à différentes reprises on a trouvé du sucre dans ses urines. Pas de bruit morbide au cœur, artères dures, gérontoxon très marqué. Jamais il n'a souffert de troubles nerveux, mais un de ses frères est mort paralytique général, et, sur trois sœurs que j'ai connues, l'une était atteinte de mélancolie anxieuse, a dû être placée dans plusieurs maisons de santé, et est morte tuberculeuse; une autre sœur est hystérique encore hémianesthésique après la ménopause.

Au mois d'août 1883, M. M., qui jusque-là n'avait jamais été sujet à la migraine, eut coup sur coup plusieurs attaques constituées par une douleur sus-orbitaire du côté gauche, avec obnubilation de la vue vers le côté droit et engourdissement dans la langue et dans le bras du même côté. Le 6 septembre suivant, une attaque de migraine plus intense que les autres le laissa hémiplégique du côté droit; l'accès douloureux avait duré deux heures et s'était terminé pour la première fois par des vomissements. Cette hémiplégie était accompagnée d'une aphasie motrice à peu près complète, le malade ne prononçait à peu près correctement que le nom de sa bonne; il entendait parfaitement ce qu'on lui disait et était capable de lire; mais le jour même de l'accident, quand il prit son journal, il fut obligé de le porter du côté gauche, il lui semblait qu'il n'y voyait pas de l'œil droit. J'ai constaté ensuite qu'en réalité il était hémaniopique des deux yeux. Il n'y avait pas eu de perte de connaissance, ni même d'obscurcissement de l'intelligence.

La paralysie, qui était totale le premier jour, diminua graduellement, l'amélioration se faisant sentir dans le membre inférieur. Le troisième jour, le malade pouvait se tenir debout et faire quelques pas. Le cinquième jour le malade pouvait parler, il lui restait seulement un peu de paraphasie; il remplaçait de temps en temps un mot par un autre de consonnance analogue, mais de sens différent, ou oubliait une ou deux syllabes; l'usage de la main était revenu, laissant toutefois un affaiblissement notable.

L'obscurcissement du champ visuel du côté droit persista bien plus longtemps; bien que l'examen comprimétrique n'ait pas été fait, je pus m'assurer que, le 17 septembre, il restait encore un rétrécissement très notable des deux champs visuels du côté droit. Le malade fut soumis à un traitement bromuré; mais, bien que le médicament n'ait été pris qu'à la dose de 3 grammes par jour, dès les premiers jours il se produisit une éruption d'acné confluente sur la face, et des troubles gastriques qui obligèrent à suspendre le médicament, qui inspirait d'ailleurs une répugnance invincible.

Le 18 octobre, M. M., n'éprouvant plus qu'une légère faiblesse dans le membre supérieur droit, fut pris, après déjeuner, d'un tremblement qui débuta par le pouce et l'index, envahit l'avant-bras et le bras sans aucun accompagnement douloureux, sans aucune sensation d'engourdissement ou d'insensibilité; le bras se souleva en même temps que la face grimaçait du côté droit, la langue était projetée par secousses, la face était déviée à droite et en haut. Cette convulsion partielle dura environ une minute et demie, sans que M. M. perdit un instant connaissance, éprouvât aucune douleur de tête, aucun trouble de la vue. Le surlendemain un nouvel accès se produisit de la même manière, mais la jambe droite prit part à la convulsion. A partir de cette époque, les attaques d'épilepsie partielle se sont reproduites à intervalles à peu près réguliers, vingt-six fois jusqu'au 15 juin 1885. Le patient s'était refusé à accepter le bromure de potassium; le traitement avait consisté en de petites doses d'iodure et d'arsenic, et en révulsions à la nuque, teinture d'iode et vésicatoires volants.

Depuis le commencement de mai 1885, le membre supérieur droit, qui était resté affaibli, avait commencé à s'animer par des mouvements irréguliers, puis d'un tremblement léger qui diminuait pendant les mouvements volontaires. Quelques jours après la dernière attaque, ces mouvements, peu gênants tout d'abord, ont commencé à s'accentuer très rapidement, et à persister constamment sauf pendant le sommeil; dès le mois de juillet, le malade était incapable d'écrire. Depuis cette époque jusqu'aujourd'hui, le tremblement a persisté et est resté permanent, avec une intensité telle que le malade ne peut presque faire aucun usage de sa main; mais les attaques d'épilepsie partielle ne se sont plus reproduites.

Ce malade a été revu en novembre 1889. Ses accès ne se sont pas reproduits, mais le tremblement reste très intense dans le membre supérieur, et il existe aussi dans le membre inférieur; tout le côté présente un affaiblissement notable.

Pl. IX.

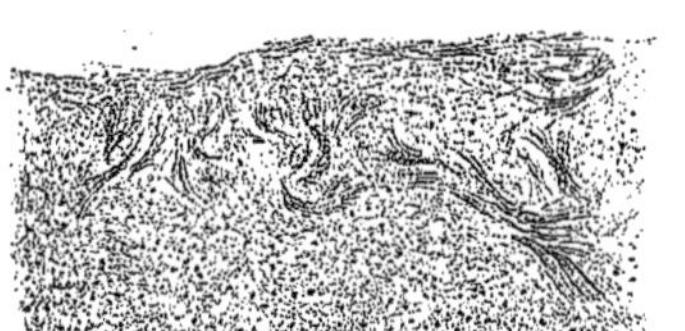

Fig. 1.

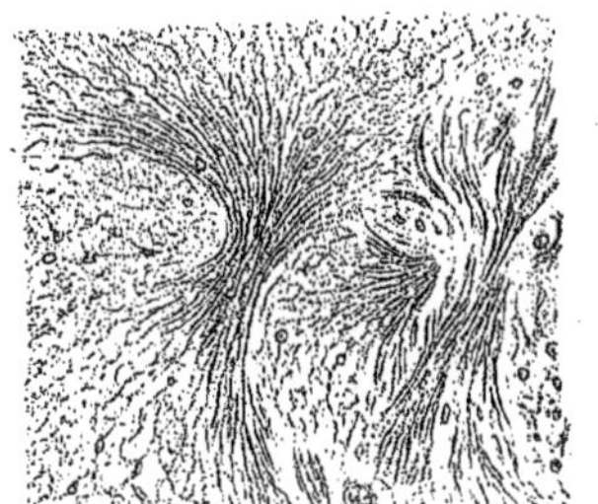

Fig. 2.

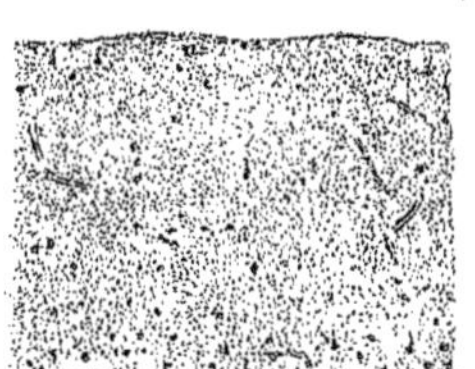

Fig. 3.

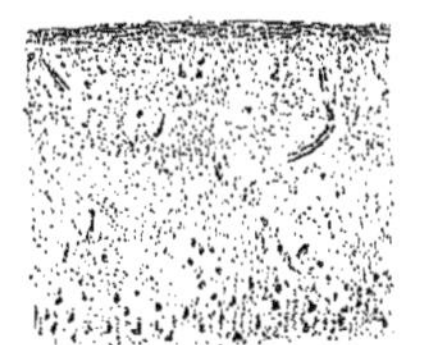

Fig. 4.

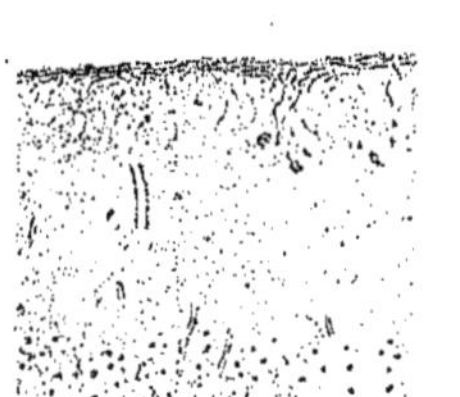

Fig. 5.

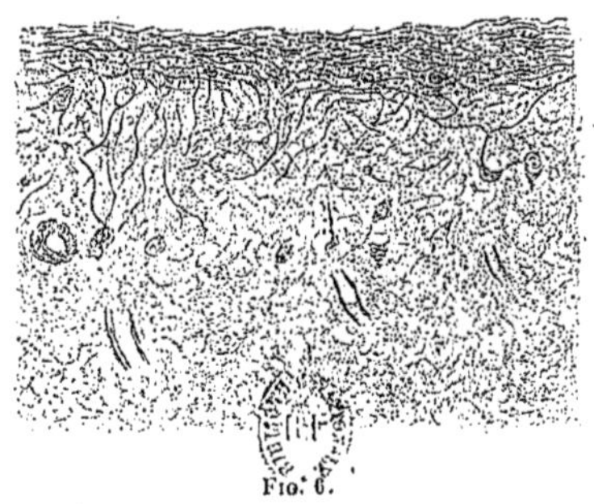

Fig. 6.

LÉSIONS HISTOLOGIQUES DE L'ÉCORCE CÉRÉBRALE
CHEZ DES ÉPILEPTIQUES *(V. p. 446)*

Félix Alcan, éditeur

Cette observation semble indiquer une parenté physiologique entre l'épilepsie partielle et le tremblement localisé, et montrer un procédé de guérison spontanée dans lequel la décharge spasmodique se fait en quelque sorte d'une manière continue, au lieu de se faire par accès.

Le pronostic de l'épilepsie partielle varie encore suivant la nature de la lésion. L'épilepsie produite par des lésions en foyer destructives mais non progressives, comme les ramollissements corticaux, peut rester stationnaire, s'améliorer spontanément ou s'aggraver. L'épilepsie produite par des tumeurs cérébrales et s'accompagnant de symptômes de compression est d'un pronostic particulièrement sévère; toutefois, lorsqu'on peut reconnaître l'origine syphilitique du néoplasme, le traitement spécifique offre de grandes chances de guérison ; il en est de même lorsque l'épilepsie partielle est due à une méningite ou à une artérite localisée. Les acquisitions récentes sur les localisations cérébrales et sur la topographie crânio-cérébrale ont modifié le pronostic en permettant l'ablation d'un certain nombre de néoplasmes.

L'existence d'une dépression des os du crâne, d'une douleur localisée ou de tout autre signe de localisation précise, en augmentant les chances d'une intervention chirurgicale, peut constituer une circonstance favorable au point de vue du pronostic.

Quant à l'épilepsie générale ou généralisée d'emblée, on peut dire qu'elle est d'autant plus grave qu'elle est plus ancienne, que les accès sont plus fréquents et que le malade présente plus de stigmates de dégénérescence et une hérédité plus chargée. La coïncidence de son apparition avec une lésion périphérique, ou avec une irritation viscérale accessibles à la thérapeutique, constitue une atténuation du pronostic; cependant il faut remarquer que même lorsque la cause déterminante a joué un rôle prépondérant, si les attaques se sont répétées souvent et longtemps, la suppression de la cause a peu de chances d'amener la suppression de l'effet, le système nerveux a pris l'habitude convulsive. Si l'épilepsie apparaît chez un sujet notoirement syphilitique et à une période de l'infection où l'épilepsie se produit fréquemment, on peut fonder espoir sur la thérapeutique. Le pronostic est plus favorable lorsque la syphilis est jeune et ne s'accompagne pas d'autres troubles cérébraux. L'épilepsie syphilitique secondaire disparaît vite et définitivement; mais l'ancienneté de la maladie n'indique pas nécessairement l'incurabilité; on a cité des cas de guérison après dix ans d'habitude convulsive. L'épilepsie toxique, saturnine, alcoolique, disparaît quelquefois avec la cause d'excitation. Lorsque l'épilepsie coïncide avec des symptômes de périencéphalite chronique diffuse, elle acquiert au contraire une valeur pronostique très défavorable. Lorsque le délirium tremens se complique de convulsions épileptiformes, il est souvent mortel (Handfield Jones).

Quant à l'épilepsie dite essentielle, c'est-à-dire celle qui ne peut être mise en rapport avec aucune cause apparente, son pronostic présente encore des variétés dont on ne peut guère spécifier les conditions : elle présente des rémissions et des intermissions dont la cause est souvent insaisissable ; quelquefois cependant ces intermittences sont en relation avec des maladies aiguës. Certains malades qui n'ont ordinairement que des accès isolés, relativement rares, sont sujets à des états de mal qui se reproduisent à époques indéterminées et finissent souvent par entraîner la terminaison fatale.

Quant à la guérison spontanée, elle paraît moins rare qu'on ne le croit généralement. Hufeland, Odier, Portal, Maisonneuve, Herpin en ont cité des exemples, et on peut dire que cette guérison spontanée peut se faire à toutes les périodes de la vie (1). L'épilepsie de la première enfance guérit souvent, on peut même dire le plus souvent. Un grand nombre d'enfants n'ont eu qu'une convulsion à propos d'un trouble digestif et qui ne se reproduit pas ; d'autres ont des convulsions qui se répètent à propos d'irritations périphériques diverses ou de toutes les maladies aiguës auxquelles ils sont sujets. Quelquefois les convulsions se répètent malgré la cessation de la cause apparente, pendant plusieurs années, et elles peuvent disparaître vers l'âge de quatre ou cinq ans.

L'épilepsie tardive elle-même est susceptible de guérison ; d'après Gowers, les guérisons spontanées s'observeraient même

(1) Rugiero Tambroni, *Sulla guarigione spontanea della epilepsia*. (*Arch. ital. per le mal. nerv.*, 1882, p. 174.)

plus souvent chez les sujets âgés (1). On peut se rendre compte de cette terminaison heureuse par cette circonstance que ces sujets ont réussi à résister à l'influence épileptogène des irritations auxquelles ils ont été exposés, et qu'ils paraissent par conséquent moins affectés par la prédisposition. D'autre part, l'excitabilité réflexe du système nerveux s'atténue en général dans la vieillesse. J'ai observé pour mon compte quatre cas de guérison sans traitement chez des individus qui avaient été atteints après 40 ans. Si les sujets âgés courent quelques chances de guérison spontanée, cet avantage est largement compensé par les risques de la démence rapide.

Il est certain que l'introduction du bromure de potassium dans le traitement de l'épilepsie a amélioré notablement le pronostic. Legrand du Saulle, A. Voisin et d'autres ont cité des exemples de guérison définitive suivie pendant dix, quinze et vingt ans. Si les cas de guérison définitive sont encore assez rares (2), les améliorations sont fréquentes.

La forme des accès n'est pas indifférente au point de vue du pronostic. Les grandes attaques avec long stertor, avec phénomènes consécutifs d'épuisement considérables, sont plus graves, au point de vue des risques de la démence, que les accès incomplets et que les vertiges. Les accès incomplets, les vertiges, les absences peuvent exister longtemps seuls, mais il est rare que ces accidents atténués ne se transforment pas en grandes attaques. Les formes les plus graves sont celles où les paroxysmes convulsifs et vertigineux se combinent. A nombre égal de paroxysmes, les grands paroxysmes convulsifs sont plus graves, au point de vue de la démence, que les vertiges. L'épilepsie vertigineuse est peut-être plus rebelle aux traitements, de même que l'épilepsie psychique. D'après A. Voisin, les attaques nocturnes auraient beaucoup moins d'action sur l'intelligence que les attaques diurnes ; suivant d'autres auteurs, elles seraient plus souvent accompagnées de manifestations délirantes. Gowers

(1) Piron, *De l'efficacité du bromure de potassium dans le traitement de l'épilepsie* ; th., 1877, p. 22.

(2) Manning, *Bromide of potassium in epilepsy*. (*The journ. of mental Sc.*, avril 1875.)

admet que les attaques exclusivement diurnes ou nocturnes sont d'un pronostic moins grave que celles qui sont à la fois diurnes et nocturnes.

L'existence d'une aura est une condition favorable : 1° elle permet quelquefois de suspendre l'attaque par un traitement local (ligature) ; 2° elle peut servir à diriger une révulsion rationnelle qui a quelquefois une heureuse action thérapeutique ; 3° les épilepsies à aura sont souvent plus facilement influencées par le traitement médical.

Les médecins d'asiles ne reçoivent les malades que lorsque la gravité du mal l'a rendu insupportable, ou lorsque toutes les ressources de la thérapeutique ont été épuisées. Il résulte de ces circonstances qu'ils ont une grande tendance à assombrir le pronostic général de l'épilepsie et se rapprochent plus ou moins de l'opinion d'Esquirol qui la regardait comme incurable. Dans la pratique privée, il est à craindre que quelques médecins considèrent comme guéris les malades qui cessent de recourir à leurs soins ; c'est l'explication la plus bienveillante que l'on puisse donner des longues séries de cures que l'on voit figurer dans les mémoires que récompensent quelquefois les prix académiques.

Un grand nombre d'épileptiques deviennent phtisiques, prédisposés qu'ils sont par leur dégradation congénitale. Mais l'épilepsie joue peut-être un rôle important dans l'étiologie de cette complication en raison des troubles circulatoires, respirateurs, nutritifs, qui succèdent aux accès. J'ai vu plusieurs fois des affections aiguës se développer à la suite d'accès sériels ou d'états de mal guéris, pneumonie, fièvre typhoïde. J'ai déjà fait remarquer que ces altérations du sang qui succèdent aux décharges nerveuses peuvent, en changeant le milieu intérieur, modifier la réceptivité morbide (1). Je rappellerai encore, à ce propos, ce que MM. Charrin et Ruffer ont vu depuis que le virus pyocyanique se développe plus facilement lorsque l'action nerveuse est supprimée par la section du nerf (2).

(1) *C. R. Soc. Biol.*, 1889, p. 532.
(2) *Ibid.*, p. 208.

CHAPITRE XXX

ANATOMIE PATHOLOGIQUE

Les lésoins anatomiques trouvées à l'autopsie des épileptiques sont très nombreuses et très variées : un bien petit nombre, il est vrai, concourent à éclairer la pathogénie de la maladie, mais elles méritent cependant toutes d'être étudiées avec soin, car le médecin peut tirer quelque lumière de chacune d'elles. Les lésions qui sont les conséquences du traitement de l'épilepsie sont elles-mêmes dignes de fixer l'attention, car, dans tel cas donné, elles peuvent servir à éclairer un diagnostic : telles sont les lésions cutanées du bromisme, les cicatrices des interventions chirurgicales, etc.

Quant aux lésions qui quelquefois sont les conséquences des attaques, elles peuvent présenter de l'intérêt à plusieurs points de vue.

La peau présente souvent des cicatrices difformes de brûlures. Les tissus sous-cutanés offrent quelquefois des productions hypertrophiques dues aux inflammations successives, produites par les chocs répétés sur la même région : ces productions se rencontrent surtout fréquemment sur les régions saillantes, sur les arcades sourcilières, sur les bosses frontales et temporales, sur la protubérance occipitale externe, sur les os malaires, au niveau de l'olécrâne, de l'acromion. Au niveau de l'olécrâne, en particulier, il se développe quelquefois des bourses séreuses qui peuvent être le siège d'épanchements séreux ou sanguins. Dans ces différentes régions, le squelette est souvent le siège d'hyperostoses. J'ai trouvé une fois une ossification de l'aponévrose épicrânienne, formant une plaque isolée de 3 centimètres de diamètre, en avant de la protubérance occipitale externe extraordinairement développée.

Les chocs sur l'oreille ont souvent pour conséquence la production d'othématomes qui laissent des déformations caractéristiques, un épaississement des téguments du pavillon, formant des saillies et des dépressions plus ou moins irrégulières généralement limitées à la face concave ou externe du pavillon. Le cartilage exploré par la face interne ou convexe ne présente pas de déformations correspondant à celles de la face externe. Cette particularité peut faire distinguer la déformation consécutive de l'othématome des difformités congénitales quelquefois unilatérales, et en particulier de celles qui sont constituées par la saillie de la racine de l'hélix ; dans ce dernier cas on trouve sur la face convexe du pavillon un sillon correspondant à la saillie qui traverse la conque.

On trouve souvent à l'autopsie des épileptiques des fractures consolidées des membres et en général des cals vicieux, soit des os des membres, soit de la clavicule, des côtes. Ces derniers accidents avaient souvent échappé pendant la vie. J'ai même trouvé à l'autopsie d'une vieille épileptique de la Salpêtrière une fracture de la voûte du crâne dont l'existence était ignorée ; cette fracture traversait une plaque d'atrophie sénile symétrique des pariétaux, et la consolidation avait fait défaut (1).

D'autres fois on trouve des luxations devenues irréductibles à cause de leur reproduction fréquente, particulièrement des luxations scapulo-humérales.

Lorsque la mort a été la conséquence d'un accès ou d'un état de mal, on trouve une congestion générale de tous les viscères. Cette congestion paraît tenir non seulement aux troubles circulatoires provoqués par les convulsions du thorax et la gêne de la respiration, mais encore surtout dans l'état de mal, à la paralysie vaso-motrice qui résulte de l'épuisement nerveux ; tantôt le cœur est gorgé de sang et dilaté, tantôt il est contracté et vide. La rupture du cœur, qui a quelquefois été observée, ne se produit guère que lorsqu'il existe une dégénération préalable des fibres de l'organe. Les os du crâne sont gorgés de sang ; on

(1) *Bull. Soc. Anatomique*, 1881, p. 144.

trouve des ecchymoses très étendues au-dessus et au-dessous de l'aponévrose épicrânienne.

L'état de l'encéphale est particulièrement intéressant à considérer dans ces cas. Les sinus, les veines sont gorgés de sang noir ; les méninges sont injectées, et principalement lorsque la mort après un état de mal un peu prolongé, sont adhérentes à la surface des circonvolutions dont elles se détachent difficilement. La substance même du cerveau est injectée, on voit souvent un état piqueté de la substance blanche, quelquefois avec de petites hémorragies ponctiformes. La substance grise du cerveau présente une coloration d'un rose hortensia plus ou moins foncée, Celle du cervelet est encore plus injectée en apparence, elle présente une couleur vineuse ; le plancher du quatrième ventricule est d'un rose gris, quelquefois ecchymosé.

Lorsque le malade a survécu un certain temps après le dernier paroxysme de l'état de mal, il arrive quelquefois qu'on ne trouve plus aucune trace de congestion céphalique. C'est ce que j'ai observé sur un malade qui avait succombé huit jours après la dernière attaque. Je ne trouvai plus qu'une congestion généralisée des deux poumons.

Parmi les lésions qui ont été considérées comme des causes déterminantes, il convient de citer, en dehors des lésions périphériques qu'il est inutile de passer ici en revue, un certain nombre de lésions viscérales, lésions inflammatoires ou dégénératives du foie, du rein, de l'utérus, des ovaires, etc., ou d'anomalies anatomiques. En ce qui concerne les anomalies, il n'y a guère lieu de leur attribuer un rôle dans la production de l'épilepsie; elles représentent des épisodes du trouble général du développement et constituent plutôt des signes de dégénérescence que des conditions causales de l'épilepsie. Quelques-unes cependant méritent d'être citées. Les vices de conformation de l'utérus, par exemple, paraissent jouer un rôle étiologique. Les déviations, ou les flexions qui se présentent quelquefois chez les épileptiques à un degré très marqué (1), sont capables de déterminer des com-

(1) Ch. Féré, *Bull. Soc. Anatomique*, 1875, p. 790.

pressions, des obstacles à l'écoulement des règles, à l'accouchement, tous phénomènes susceptibles de provoquer des réactions convulsives, chez des sujets prédisposés. Parmi les lésions des organes des sens qui ont déterminé l'épilepsie, il ne faut pas omettre les altérations et en particulier les lésions suppuratives de l'oreille.

Quelques lésions du rachis ont été trouvées en rapport avec l'épilepsie, mais ce sont des faits exceptionnels.

Solbrig avait déjà insisté sur les déformations du trou occipital ; on a eu lieu aussi de soupçonner les modifications pathologiques des rapports des premières vertèbres, de l'atlas (1) en particulier et de l'apophyse odontoïde.

Les lésions traumatiques du crâne, les fractures, les enfoncements, les consolidations vicieuses, les tumeurs du crâne et des méninges sont assez fréquentes.

C'est l'encéphale qui est sans contredit le plus souvent le siège des lésions épileptisantes.

On a trouvé chez les épileptiques des variétés énormes de volume et de poids du cerveau. La microcéphalie n'est pas rare, mais on trouve quelquefois chez les épileptiques un volume considérable du cerveau, témoin Michot, cet épileptique qui, dans un accès de fureur, avait tué sept personnes dans l'arrondissement de Montargis, et dont le cerveau pesait 1,640 grammes (Riu).

Quant aux différences de volume et de poids des deux hémisphères, elles sont quelquefois considérables. Mais elles n'existent guère que dans les cas où les troubles fonctionnels ont été hémilatéraux, et où il existe des lésions grossières des centres nerveux ; la différence de volume est alors un fait secondaire (Boyd). Lorsqu'il s'agit d'épileptiques dits vulgaires, c'est-à-dire chez lesquels on n'a pas su déterminer le phénomène initial du paroxysme convulsif et chez lesquels il n'existe point de lésion grossière, les différences de poids sont communes, quand elles existent. Sur vingt-huit autopsies d'épileptiques non hémiplégiques sur lesquelles j'ai des notes, je n'ai trouvé que des différences de

(1) Sommer, *Zur Casuistik der Atlassynostosen*. (*Virchow Arch.*, Bd 94, p. 12.)

cinq à quinze grammes pour les hémisphères cérébraux ; or les mêmes variations s'observent chez des sujets parfaitement normaux. Si les différences de volume des parties symétriques de l'encéphale sont plus fréquentes dans l'épilepsie que chez les aliénés en général (1), c'est que l'épilepsie est beaucoup plus souvent due à une altération anatomique localisée. C'est un fait qu'il n'était pas sans intérêt de constater. Quant aux anomalies des circonvolutions, elles ne sont pas rares chez les épileptiques ; mais elles n'ont rien de spécifique. Le plus souvent les épileptiques présentent un type cérébral simplifié. Tantôt les anomalies rappellent des formes ataviques, tantôt ce sont des variétés atypiques.

Les lésions du cerveau que l'on observe souvent chez les épileptiques sans localisation manifeste sont des indurations des différentes parties de l'encéphale ou du bulbe. L'induration des olives bulbaires a été souvent relevée, de même que les indurations du cervelet (Duguet (2), etc.) ; récemment M. Mairet a rattaché sans preuves suffisantes une forme particulière d'épilepsie, l'épilepsie procursive, à ces dernières lésions.

Mais, parmi les scléroses localisées auxquelles on a attribué l'épilepsie, la sclérose de la corne d'Ammon mérite une mention spéciale.

La sclérose de la corne d'Ammon se rencontre avec une fréquence très variable, tantôt unilatérale, tantôt bilatérale. Tandis que, d'après Coulbault (3), elle ne se rencontrerait que dix fois pour cent, elle ne se verrait que quatre fois d'après Snell ; on la verrait au contraire beaucoup plus souvent d'après Hemkes (4), dix-sept fois ou même plus encore d'après Pfleger (5), cinquante-huit fois. Gowers au contraire ne l'aurait jamais vue que deux fois chez des sujets qui d'ailleurs n'étaient pas

(1) Bra, *Du poids du cerveau et du cervelet chez les épileptiques.* (*Encéphale*, 1882). — *Études sur le poids de l'encéphale dans les maladies mentales* ; th., 1882.

(2) Duguet, *Trois faits de sclérose du cervelet observés chez des épileptiques.* *Bull. Soc. anat.*, 1865.)

(3) Coulbault. *Des lésions de la corne d'Ammon dans l'épilepsie* ; th., 1881.

(4) Hemkes, *Ueber Atrophie und Sclerose des Ammonshorn bei Epileptischen.* (*Allg. Zeit f. Psych.*, XXXIV, 6, 1878, p. 678.)

(5) L. Pfleger, *Beobachtungen uber Schrumpfung und Sclerose des Ammonshornes bei Epilepsie.* (*Allg. Zeit. f. Psych.*, XXVI, p. 359.)

épileptiques. Je n'ai pas rencontré moins de douze fois l'induration de la corne d'Ammon.

Doit-on considérer cette sclérose localisée comme une cause de l'épilepsie ? Les faits positifs relatifs aux localisations motrice, ne portent guère à accepter cette interprétation, et les expériences de Nothnagel et de Kussmaul ont montré que les lésions de cette partie du cerveau ne déterminent pas l'épilepsie. Cette induration est toutefois trop fréquente pour qu'on puisse croire à une simple coïncidence sans signification. On peut se demander si l'induration de la corne d'Ammon n'est pas la localisation prédominante d'une lésion scléreuse plus étendue. Une circonstance qui peut confirmer l'idée d'une lésion involutive prédominante dans la corne d'Ammon, c'est que Beliakoff a rencontré une prédominance des lésions de l'écorce de cette circonvolution dans la démence sénile (1).

Un certain nombre d'autres lésions corticales non localisées de l'écorce peuvent être mises en rapport avec l'épilepsie ; sans revenir sur les processus aigus ou chroniques de la méningite, nous devons citer la *méningo-encéphalite* lente (Bourneville et Wuillamier) (2).

Barthez et Rilliet(3) ont décrit sous le nom d'hypertrophie et d'induration circonscrites une forme de sclérose qui a été mieux étudiée depuis par MM. Bourneville et Brissaud (4), sous le nom de sclérose tubéreuse ou hypertrophique du cerveau. Les circonvolutions sont mamelonnées, hérissées de saillies et de tubérosités arrondies ou ovoïdes irrégulièrement disposées sur la partie convexe des circonvolutions, rarement dans les sillons, et dont le volume varie mais peut atteindre celui d'une grosse noix. Ces noyaux n'occupent que la substance grise corticale ou la substance grise centrale, la substance blanche n'est atteinte que par propagation. Le tissu scléreux à évolution hypertrophique étouffe les éléments nerveux et les vaisseaux.

En dehors de ces lésions, on trouve souvent chez les épilep-

(1) Raymond, *l'Étude des maladies du système nerveux en Russie*, 1889, p. 18.
(2) *Arch. de Neurologie*, t. III, p. 327.
(3) Barthez et Rilliet, *Traité clinique et pratique des maladies des enfants*, 2e éd., t. I, p. 158.
(4) *Archives de Neurologie*, 1880, t. I, p. 69, p. 391.

tiques des altérations plus ou moins limitées, qui sont signalées d'une façon plus ou moins précise dans les observations suivies d'autopsies. Tantôt ce sont des plaques légèrement résistantes, sans altération de la forme des circonvolutions, et sans limites nettes ; tantôt toute une région de la surface du cerveau, ou même la plus grande partie des circonvolutions, présente une consistance remarquablement ferme, quelquefois élastique ; tantôt les régions indurées présentent un aspect chagriné, légèrement bosselé sur une partie de leur étendue, comparables à du maroquin écrasé. Ces plaques indurées sont souvent multiples sur les deux hémisphères et paraissent pouvoir se rencontrer sur toutes les régions de l'écorce ; dans mes observations j'en trouve notées sur les circonvolutions temporo-sphénoïdales, sur les circonvolutions frontales aussi bien que dans la zone motrice, sur le lobe paracentral, sur la circonvolution frontale interne, sur le lobe carré, sur la circonvolution crétée, sur l'insula. Ces plaques d'induration corticale coïncident souvent avec l'induration de la corne d'Ammon ou des olives bulbaires. En général, il n'existe au niveau de ces indurations aucune adhérence des membranes. Ces lésions, qui peuvent facilement passer inaperçues, mais que je trouve signalées expressément dans quatorze de mes observations, paraissent donc fréquentes ; mais elles n'ont guère été étudiées au point de vue histologique. Pourtant J. Kingsburg (1) a observé une augmentation de nombre et de volume des cellules de la névroglie, un état granuleux des cellules ganglionnaires, sans localisation spéciale, dans un cas où, à l'état frais, le cerveau avait une consistance ferme. Allen J. Smith, dans le cas de Lloyd et Deaver (2), a noté une sorte de dégénération graisseuse des cellules coïncidant aussi avec une induration de l'écorce.

Une étude très soigneuse faite par M. Chaslin sur plusieurs cerveaux que je lui ai remis montre que ces indurations sont constituées par une lésion spéciale qui peut même être mise en

(1) Kingsburg, *Microscopical examination of the brain and spinal cord of an epileptic.* (*Journ. of nerv. and mental diseases*, 1883, t. X, p. 51.)

(2) Lloyd and Deaver, *A case of focal epilepsy successfully treated by trephining and amission of the motor centres.* (*Amer. journ. of med. sc.*, 1888, p. 477.)

évidence lorsque l'altération macroscopique paraît manquer. Je suis heureux de pouvoir reproduire ici la note de M. Chaslin, avec la planche qu'il a bien voulu me communiquer.

« J'ai eu l'occasion de faire l'examen de cinq cerveaux d'épileptiques qui ont été mis à ma disposition par mon excellent ami M. Féré. Quatre d'entre eux présentaient des lésions que l'on a décrites sous le nom de sclérose atrophique, ou encore de gliose pour quelques auteurs (1). On sait que la question de la sclérose cérébrale est encore fort obscure, et l'on a fait rentrer dans cette dénomination bien des choses probablement fort disparates. Je préviens donc que je n'entends parler ici que des cas spéciaux que j'ai examinés. Je résume les points essentiels à la démonstration de mes conclusions, me réservant d'y revenir ultérieurement dans un travail plus étendu. Macroscopiquement les circonvolutions étaient ratatinées, petites, dures, lisses, ou un peu chagrinées, *sans adhérence à la pie-mère*, d'ailleurs normale; cette transformation pathologique s'étendait d'une façon très variable à la surface de l'encéphale, laissant de larges parties saines, suivant le cerveau examiné, et atteignant diversement le bulbe et les cornes d'Ammon. Mais, sur une des pièces que j'ai recueillies, je n'ai réussi à découvrir d'induration certaine que sur une des olives du bulbe. Enfin le cinquième encéphale ne présentait aucune lésion ; j'y reviendrai plus bas.

« L'examen microscopique de cette sclérose, qui est évidemment de même nature dans chacun de mes cas, m'a montré que la lésion fondamentale était due à la présence de nombreuses fibrilles raides et d'une longueur indéterminée qui avaient envahi le tissu cérébral, particulièrement l'écorce grise. Je ne fais pas ici la description complète de la lésion ; aussi je prendrai pour type une de mes préparations où l'on peut voir nettement quelle est la nature de ces fibres. A l'état normal, la première couche de l'écorce grise renferme quelques cellules dites araignées, dont on voit à peine les prolongements. Ici, au contraire, la première couche est formée par un faisceau de fibrilles qui

(1) H. Chaslin, *Note sur l'anatomie pathologique de l'épilepsie dite essentielle*. (*C. R. Soc. de Biol.* 1889, p. 169. — *Journ. des connaissances médicales*, 1889, p. 91.)

marchent à peu près parallèlement à la surface du cerveau et que l'on voit nettement prendre naissance dans de nombreuses cellules à prolongements hypertrophiés. Sur la préparation que j'ai en vue en ce moment, il y a un point où cette transformation envahit toutes les couches, laissant cependant subsister des cellules nerveuses et des vaisseaux intacts. On peut voir, de plus, que ces fibrilles, en un certain endroit, forment dans l'épaisseur de l'écorce un réseau aux points nodaux duquel se trouvent les cellules de la névroglie. Enfin, et j'attire l'attention tout particulièrement sur ce fait, ce réseau constitue, par places, de gros faisceaux compacts qui sont manifestement formés aux dépens de ces fibrilles. Je note, en passant, que les vaisseaux qui subsistent ne présentent pas trace d'inflammation ; il y a seulement, en quelques points, une transformation hyaline de la paroi de capillaires. Je ne m'occuperai d'ailleurs pas, dans cette simple note préalable, des cellules nerveuses, ni des fibres nerveuses.

« Quelle est la signification de ces fibrilles et de ces faisceaux?

« Nous savons, depuis les travaux de M. Ranvier, ainsi que de MM. Renaut et Vignal, que ce n'est pas le tissu conjonctif (mésodermique) qui est le tissu de soutènement dans les centres nerveux, comme d'ailleurs dans la rétine. Le tissu de soutènement, « la névroglie », est d'origine épithéliale, ectodermique : fibres de Müller de la rétine, fibres et cellules de la névroglie dans la moelle, prolongements peu différenciés des cellules araignées dans le cerveau. Aurais-je donc, dans cette sclérose, affaire à du tissu conjonctif ? Ces fibrilles et ces faisceaux seraient-ils conjonctifs? Nullement. Malgré leur aspect, ces faisceaux prennent manifestement naissance dans un réseau de fibrilles, lesquelles fibrilles émanent manifestement des cellules névrogliques.

« Fibrilles et faisceaux sont donc d'origine névroglique, épithéliale. D'ailleurs, la non-adhérence de la pie-mère, l'intégrité relative des vaisseaux, sont des preuves indirectes. Mais, outre la démonstration morphologique, j'ai pu, par une réaction histochimique, lever tous les doutes. Cette réaction m'a été conseillée par M. Malassez, que je suis heureux de pouvoir remercier ici de sa bienveillance habituelle. Ces fibrilles et ces faisceaux résistent, sur des coupes faites après le bichromate, à l'action successive de la potasse à 40 0/0 pendant dix minutes, du lavage à l'eau et de l'acide acétique concentré. Ils restent colorés en rouge par le picro-carmin qu'on a fait agir après le lavage à l'eau, et ils se conservent ainsi dans la glycérine formique. Le tissu conjonctif traité de même se gonfle et se décolore. Enfin, une coupe de moelle traitée de la même façon montre la pie-mère gonflée et décolorée, tandis que la névroglie reste intacte. Ce n'est pas tout; après l'alcool au tiers, ces fibres restent colorées par le carmin lorsqu'on fait agir l'acide acétique (pl. IX) (1), tandis que toutes les autres sortes de tissu conjonctif du corps que nous avons essayées se décolorent.

« Bien que je ne veuille pas faire ici de bibliographie, je dois indiquer pourtant que M. Buchholtz (2) a vu, dans un cas de gliose, des fibrilles et des fibres analogues. Mais il n'a pas *démontré*, il n'a fait qu'émettre l'opinion que ces formations devaient être rattachées aux Spinnenzellen et, de plus, il n'a pas séparé ces fibres du tissu conjonctif. Ziegler comprend d'une façon assez analogue à la mienne la formation de la sclérose cérébrale, qu'il rapproche, avec juste raison, de la gliose ou du gliome. Mais il range le gliome dans les tumeurs du feuillet moyen.

(1) EXPLICATION DES FIGURES DE LA PLANCHE IX

Fig. 1. — Région de l'écorce contenant les gros faisceaux névrogliques qui se continuent avec le réseau de fibrilles. Ocul. 1, objectif 2. Vérick.

Fig. 2. — Faisceau vu à un plus fort grossissement. Ocul. 1, objectif 4. Vérick.

Fig. 3. — Partie superficielle de l'écorce d'un cerveau normal adulte. On ne voit pas à la surface de fibrillation bien nette. Ocul. 1, objectif 2.

Fig. 4. — Partie superficielle de l'écorce du cerveau, n° 4, qui paraissait sain à l'œil nu. On voit à la surface une fibrillation très nette (même grossissement).

Fig. 5. — Deuxième cerveau sain à l'œil nu, n° 5. Même fibrillation (même grossissement).

Fig. 6. — Vue à un grossissement plus fort (oc. 1, obj. 7) de la partie fibrillaire de la fig. précédente. Ces fibrilles se continuent par place avec des prolongements des cellules de la névroglie. Dans l'épaisseur de la masse des fibrilles à direction parallèle à la surface du cerveau, on voit quelques noyaux qui ont été figurés; d'autres se colorant difficilement n'ont pas été représentés. Sur la gauche de la fig. on voit, à côté d'une cellule à plusieurs noyaux très petits et envoyant à la périphérie des prolongements très nets, un capillaire à paroi épaissie, hyaline et colorée au rouge. Les trois autres capillaires figurés paraissent sains; peut-être sont-ils un peu plus larges et ont-ils plus de noyaux dans leurs parois qu'à l'état normal (?)

Nota. — Les pièces ont été durcies dans le bichromate d'ammoniaque à 2 °/₀, puis colorées fortement par le picrocarminate de Ranvier. Les fibres névrogliques sont colorées en rouge ou rouge brun plus ou moins foncé.

(2) Buchholtz, *Beitrag zur pathologischen Anatomie der Gliose der Hirnrinde. Arch. f. Psych.*, XIX, 3. H, p. 591, 1888. A la page 594.)

« L'examen des régions motrices de l'encéphale (n° 4), qui ne présentait comme lésion à l'œil nu que l'induration d'une olive, *m'a démontré que, là aussi, il y avait néoformation commençante de fibrilles névrogliques.*

« Enfin le cinquième encéphale examiné (n° 5) n'avait *pas de lésion appréciable à l'œil nu.* Peut-être une olive était-elle plus saillante ou plus grise que l'autre, mais vraiment c'était bien incertain. Néanmoins au microscope, au niveau d'un des lobules paracentraux, *j'ai retrouvé le processus névroglique* que j'ai indiqué plus haut, tout au début naturellement. Il y a dans toute cette évolution du tissu de soutènement une foule de détails que je réserve pour plus tard.

« Mettant en parallèle cette prolifération névroglique à ces degrés si divers avec l'existence de l'épilepsie dite idiopathique, chez les malades dont j'ai examiné le cerveau, je crois pouvoir poser les conclusions suivantes touchant, d'une part, la nature de ce qu'on appelle la sclérose cérébrale et, d'autre part, la pathogénie de l'épilepsie dite essentielle :

« 1° Certaines lésions, décrites sous le nom de sclérose cérébrale, doivent être, du moins quelques formes d'entre elles, dues à la prolifération du tissu de soutènement, en particulier des fibrilles de la névroglie. Je proposerai pour ces cas le nom de *sclérose névroglique*, ou de gliose.

« 2° L'induration de quelque point de l'encéphale, en particulier des cornes d'Ammon ou des olives, a été signalée depuis longtemps dans l'épilepsie. Cette induration est le signe extérieur de la prolifération cachée de la névroglie. *Quand il n'y a pas de lésion macroscopique, on retrouve pourtant le même processus fondamental névroglique pathologique.* Cet excès de production du tissu de soutènement me paraît devoir être attribué à une lésion de développement ou d'*évolution*, à cause du rôle important joué par l'hérédité dans l'épilepsie et vu l'absence, dans mes cas, de signes d'inflammation bien nette. L'épilepsie essentielle, quand il n'y a pas de lésion apparente, est due à la prolifération de la névroglie. Dans la majorité des cas où il y a une lésion apparente, c'est encore la prolifération névroglique qui est la cause de l'épilepsie. »

S'il était certain et non pas seulement probable que cette lésion diffuse n'est pas la conséquence de la suractivité morbide qui détermine les décharges, mais la condition anatomique de l'hyperexcitabilité, elle aurait la plus grande importance au point de vue pratique. Elle expliquerait en effet la différence de localisation du spasme que l'on observe dans les accès successifs chez quelques malades dont les différents centres altérés se déchargent alternativement. La diffusion des lésions rendrait compte de la diffusion des troubles permanents de la sensibilité et du mouvement, et elle ferait prévoir l'inutilité de l'excision des centres moteurs sans lésions grossières, excision pratiquée dans le cas de Lloyd et Deaver, et qui n'eut pour résultat qu'une suspension momentanée des accès, avantage compensé par une perte de la motilité des parties (1).

En outre des différentes formes de sclérose, on trouve dans le cerveau des épileptiques des lésions très diverses. On a signalé des lésions vasculaires. M. Crocq a accusé l'endartérite de l'artère basilaire et de ses branches de produire l'épilepsie chez les vieillards ; on a rencontré des thromboses du sinus (2). Greenless a relevé l'épaississement des parois musculaires des vaisseaux et des dépôts pigmentaires à leur voisinage (3).

M. Zohrab (4) a recueilli en quelques mois quatre observations d'épilepsie avec ramollissement des cornes occipitales des ventricules latéraux. Mais on n'est pas en droit d'en conclure à une localisation spéciale. On ne voit guère si ces lésions agissent localement, par action réflexe, en mettant en éveil une prédisposition latente.

Enfin, on rencontre encore d'autres lésions grossières. Telles sont les tumeurs cérébrales de toute nature, les tumeurs du crâne ou des méninges, de la glande pituitaire (Wenzel)

(1) Lloyd, *the Late History of a case of local epilepsy for which trephining and excision of the motor centres were performed.* (*The Journ. of nerv. and diseases*, 1889, p. 356.)

(2) Horsley. *Brain*, avril 1888, p. 112.

(3) Duncan Greenless, *a Contrib. to the study of diseases of circulatory system in the insane.* (*The Journ. of mental sc.*, 1885, t. XXI, p. 353.)

(4) Zohrab, *Ramollissement des cornes occipitales dans l'épilepsie.* (*Archives de Neurologie*, 1886, n° 33, p. 405.)

les anévrysmes des grosses artères, de l'encéphale, etc., hématomes de la dure-mère, les hémorragies méningées. Toutes ces lésions, qui produisent non seulement une irritation locale, mais encore des irritations à distance, sont peu propres à éclairer l'histoire naturelle des syndromes qui nous occupent.

Nous n'en dirons pas autant de certaines lésions qui, pour être diffuses, n'en paraissent pas moins attaquer des éléments spéciaux. Telles sont les méningites aiguës ou chroniques qui semblent déjà indiquer que les couches superficielles de l'encéphale jouent un rôle important dans la production des symptômes épileptiques. Mais il est une affection encéphalique qui, au point de vue clinique, nous présente en quelque sorte le résumé des complexus épileptiques, et dont les lésions sont assez intéressantes à considérer : c'est la périencéphalite chronique diffuse de la paralysie générale des aliénés. La paralysie générale peut présenter dans le cours de son évolution tous les phénomènes épileptiques. Au début, une mobilité excessive du caractère, sous forme de paroxysmes, des troubles sensitifs et sensoriels, anesthésies, phénomènes douloureux, illusions des sens. Tous ces phénomènes se font souvent remarquer, comme ceux de l'épilepsie, par la brusquerie de leur apparition et leur disparition rapide. Parmi eux il n'est pas sans intérêt de rappeler la migraine ophtalmique, signalée par M. Charcot, et qui est loin d'être rare à la période initiale de la paralysie générale. Plus tard, on y rencontre des phénomènes vertigineux et convulsifs qui en eux-mêmes ne se distinguent guère des manifestations épileptiques. Les perversions instinctives, les impulsions, les fugues, etc., sont communes aux deux maladies et les rapprochent singulièrement au point de vue de la psychologie morbide et de la criminologie. Enfin les phénomènes d'épuisement déterminés soit par l'intensité des paroxysmes, soit par leur répétition, sont communs aux deux ordres de faits. On pourrait même faire remarquer que, dans certaines régions où la paralysie générale est rare, l'épilepsie ne l'est pas moins ; ce rapprochement s'impose dans les hautes terres d'Ecosse, par exemple. Au point de vue de l'interprétation théorique de l'épilepsie, les lésions de la paralysie générale méritent donc une considération spéciale.

Elles se caractérisent principalement par une congestion de l'écorce cérébrale, dont les éléments sont atteints d'une atrophie progressive plus ou moins complète. La dégénérescence des cellules et des fibres, les altérations de la gangue intercellulaire ont été rapprochées par différents auteurs de l'involution sénile. Ces processus, sur la nature desquels on n'est pas encore bien fixé, présentent une évolution relativement rapide, et cette rapide évolution des lésions anatomiques correspond à un tableau panoramique rapidement déroulé de toute la symptomatologie des différents aspects de l'épilepsie, depuis l'explosivité du caractère jusqu'à la démence, en passant par les convulsions et les paralysies. La localisation corticale des lésions de la paralysie générale présente donc un intérêt tout particulier au point de vue de la localisation théorique des phénomènes épileptiques, et on est porté à admettre que les lésions de la paralysie générale représentent schématiquement la topographie des processus anatomiques des épilepsies sans lésions grossières.

Quelle que soit la valeur de ce rapprochement, le siège cortical de lésions qui produisent si fréquemment la plupart des symptômes analogues à ceux de l'épilepsie semblent désigner l'écorce des circonvolutions comme le siège des lésions qui peuvent produire les divers complexus épileptiques.

L'épilepsie partielle de l'adulte coïncide aussi avec des lésions qui atteignent le plus souvent l'écorce cérébrale ; et ces lésions sont toujours de nature irritative (1) ; les lésions destructives semblent surtout agir par action de voisinage.

« Les lésions provocatrices, disent MM. Charcot et Pitres, règnent ordinairement dans la zone motrice corticale, mais elles peuvent être situées en dehors de cette zone, à une distance plus ou moins grande de ses limites extrêmes. » « Tout ce que

(1) Charcot et Pitres, *Etude critique et clinique de la doctrine des localisations cérébrales motrices dans les hémisphères cérébraux de l'homme.* (*Revue de médecine*, 1883.) — Rolland, *De l'épilepsie jacksonnienne*, 1888.

nous savons aujourd'hui sur la pathogénie des convulsions épileptiformes symptomatiques tend à démontrer que l'épilepsie partielle est le résultat direct de l'irritation des éléments nerveux contenus dans la substance grise des circonvolutions motrices. Mais il est facile de comprendre que l'irritation nécessaire à la mise en action anormale de ces éléments peut également bien avoir son point de départ dans une lésion des circonvolutions motrices elles-mêmes, ou dans une lésion des circonvolutions non motrices voisines. » Aussi les lésions corticales susceptibles de provoquer l'épilepsie jacksonnienne ont-elles une topographie moins fixe que celles qui déterminent des paralysies permanentes. Les convulsions d'origine corticale et les paralysies de même cause n'ont aucun rapport constant ni d'intensité ni d'étendue : la paralysie ou la convulsion peut manquer ou être moins intense ou être moins étendue. En général, quand il n'existe dans l'intervalle des accès convulsifs aucune paralysie, c'est que la lésion n'occupe pas les centres moteurs eux-mêmes, mais le voisinage ou même une région éloignée (1), ou qu'elle est très superficielle. On doit reconnaître, avec MM. Charcot et Pitres, que les lésions convulsivantes agissent par une irritation dont nous ne connaissons ni les lois ni les conditions d'irradiation.

Lorsque le spasme est accompagné d'une paralysie monoplégique, ou hémiplégique et permanente, c'est en général qu'il existe une lésion destructive plus ou moins limitée de la zone motrice corticale.

La coïncidence des phénomènes propres à l'épilepsie partielle et des lésions corticales est assez constante pour que l'existence de convulsions partielles doive faire penser à une lésion corticale ; la coexistence ou l'absence de troubles paralytiques permanents doit indiquer si la lésion siège ou non dans l'aire des circonvolutions motrices. Les observations de Glinn, de Buzzard, de Westphal, de Bouveret et Eparvier (2), etc., dans lesquelles on a trouvé l'épilepsie avec des lésions sous-corticales, plus ou

(1) Leguen, *Bull. Soc. anat.*, 1887, p. 716.

(2) Eparvier, *Epilepsie jacksonnienne dans un cas de lésion sous-corticale.* (*Lyon méd.*, sept. 1884.)

moins profondément situées dans le centre ovale, pourraient s'expliquer par la même irritation à distance. Toutefois, il est avéré que l'hémichorée et l'hémitremblement peuvent être déterminés par des lésions portant sur un point quelconque des faisceaux pyramidaux. Or il semble exister une grande analogie au point de vue de la pathogénie entre ces hémitremblements et l'hémiépilepsie ; on ne peut donc pas à priori refuser aux lésions du centre ovale la possibilité de déterminer des convulsions épileptiformes. Mais il faut remarquer que les troubles moteurs provoqués par les lésions sous-corticales ne constituent qu'un des aspects de l'épilepsie. Jusqu'à présent les lésions anatomiques qui se sont trouvées en rapport avec les éléments moteurs sensoriels et psychiques qui entrent avec des formes variables dans le tableau complet des complexus épileptiques sont des lésions affectant, primitivement ou secondairement, l'écorce cérébrale (méningites, méningo-encéphalites, lésions mal définies de la paralysie générale, scléroses corticales, etc.).

Ajoutons enfin que les lésions que l'on a trouvées en rapport avec l'épilepsie d'origine syphilitique paraissent atteindre le plus souvent les vaisseaux. Si des artérites syphilitiques et des lésions profondes peuvent déterminer ce complexus symptomatique, il n'en est pas moins vrai que plus souvent ce sont des tumeurs osseuses, et plus souvent encore des lésions méningées. « Les lésions de la pachyméningite gommeuse circonscrite avec participation des membranes subjacentes paraissent être, dit M. Charcot, le substratum anatomique le plus habituel de l'épilepsie syphilitique. »

L'anatomie pathologique nous indique donc que c'est en général dans l'écorce cérébrale qu'il faut chercher la cause anatomique de l'épilepsie.

L'anatomie pathologique nous apprend encore que, suivant le mode de début et suivant la prédominance ou la localisation des troubles périphériques, la localisation des lésions de l'écorce présente des variétés assez précises, au moins en ce qui concerne les troubles moteurs.

Une lésion irritative de l'écorce de l'extrémité inférieure des deux circonvolutions ascendantes, mais surtout de la frontale ascendante, provoque des convulsions de la face du côté opposé et limitées au domaine du facial inférieur. Suivant que l'irritation atteint plus ou moins le pied de la troisième frontale, la langue est atteinte ou non.

Une lésion irritative de l'écorce de la partie moyenne de la frontale ascendante produit des convulsions localisées du membre supérieur.

Une lésion de l'extrémité supérieure des circonvolutions ascendantes et du lobule parocentral détermine des convulsions du membre inférieur (1).

Les localisations relatives au facial supérieur, aux muscles moteurs de l'œil, au larynx ne s'établissent pas avec la même sécurité.

Quant aux localisations sensorielles, elles sont surtout fondées jusqu'à présent sur des autopsies de cas où il existait des abolitions de fonctions. Un certain nombre de faits ont pu faire croire que les lésions de la couche optique pouvaient produire les mêmes effets, à tel point qu'on a désigné les épilepsies sensorielles sous le nom d'épilepsies thalamiques. Toutefois, les faits anatomo-cliniques étudiés dans leur ensemble paraissent plus favorables à la localisation corticale. Les cas d'Anderson, de Sander (2), de Mac Lane Hamilton, de Hughlings Jackson et Beevor (3) sont particulièrement intéressants, bien qu'il s'agisse de tumeurs ou d'épanchements au point de vue de la localisation des sensations olfactives et de l'aura intellectuelle. Quoi que l'on puisse dire de l'incertitude de la situation des centres sensoriels dans l'écorce cérébrale, qui peut laisser un doute dans quelques esprits sur les localisations des phénomènes sensoriels de l'épilepsie, il n'en est pas moins vrai que l'anatomie pathologique a fait un grand pas dans l'étude de cette question. On a souvent objecté à ce procédé d'étude, à propos de ce point

(1) Moiroud, *Contribution à l'étude de l'épilepsie hémiplégique;* Montpellier, 1884.

(2) Sander, *Epileptische Anfälle mit subjectiven Geruchs Empfindungen bei Zerstorung des linken Tractus olfactorius durch einem Tumor.* (*Arch. f. Psych.*, Bd IV, p. 234.)

(3) Jackson et Beevor, *Case of tumour of the right temporo-sphenoïdal lobe bearing on the localisation of the sense of smell and on the interpretation of a particular variety of epilepsy.* (*Brain*, 1889, part. XLVII, p. 347.)

particulier, qu'il était incapable de montrer aucune lésion dans un grand nombre de cas, tandis que dans d'autres il ne démontrait que des lésions d'un volume énorme ou diffuses, ou encore des lésions secondaires qui n'avaient aucune valeur au point de vue de la pathogénie. Aujourd'hui elle ne mérite plus ce reproche, on peut dire qu'elle a fourni des faits très positifs en faveur de la localisation corticale.

La démence épileptique est la conséquence de l'épuisement consécutif aux décharges successives. Or ces décharges ne laissent en général aucune trace grossière, même lorsqu'elles sont très intenses et répétées, comme dans un état de mal ; il n'y a donc pas lieu de s'étonner que dans la démence épileptique on n'ait pas encore découvert de lésion caractéristique. Les lésions que l'on rencontre à l'autopsie des déments épileptiques paraissent être des lésions primitives et non des lésions consécutives (1).

(1) Bourneville et d'Olier, *Contrib. à l'étude de la démence épileptique.* (*Arch. de Neurol.*, 1880, p. 213.)

CHAPITRE XXXI

PHYSIOLOGIE PATHOLOGIQUE

La découverte des actions réflexes et des phénomènes vaso-moteurs a joué un rôle important dans la genèse et l'évolution des théories pathogéniques de l'épilepsie, comme dans celles des autres névroses convulsives.

Marshall-Hall est le premier qui ait cherché à démontrer que le siège de l'épilepsie était dans le bulbe. Sieveking, Radcliffe, etc., ont développé cette théorie qui s'est trouvée appuyée plus ou moins directement par les expériences de Claude Bernard, de Brown-Séquard, de Kussmaul et Tenner. Schröder van der Kolk a pu croire qu'il avait fondé l'anatomie pathologique par la découverte de lésions qu'il a décrites dans la moelle allongée.

Le succès de la théorie bulbaire fut favorisé par la foi absolue que l'on avait alors dans le dogme de l'inexcitabilité de l'écorce cérébrale et de la soi-disant innocuité de l'ablation des hémisphères cérébraux chez quelques animaux. En produisant des hémorragies sur des animaux auxquels ils avaient enlevé les hémisphères cérébraux, Kussmaul et Tenner avaient produit des convulsions, et Brown-Séquard déterminait artificiellement des accès épileptiques chez des cobayes privés d'hémisphères cérébraux.

Les expériences de Setchénoff et de Vulpian indiquaient l'existence de centres modérateurs dans le cerveau et dans la moelle.

Le bulbe étant le lieu de passage de presque toutes les fibres destinées aux nerfs moteurs des deux côtés du corps et de la face, c'était à l'excitabilité spontanée ou réflexe de cet organe que devait être attribuée l'épilepsie.

Du reste, Schröder van der Kolk avait découvert à l'autopsie des épileptiques une rougeur avec distension des capillaires du plancher du quatrième ventriculé, s'étendant plus ou moins profondément dans l'épaisseur de la moelle allongée, des corps olivaires, vers les racines de l'hypoglosse, du pneumogastrique et du spinal. L'altération paraissait parfaitement nette. Schröder van der Kolk avait mesuré le calibre des vaisseaux, au niveau des racines de l'hypoglosse, notamment, et, suivant leurs dimensions, arrivait à établir une distinction entre les épileptiques qui se mordaient la langue et ceux qui ne se la mordaient pas. Tant que la lésion se bornait à une simple hyperémie avec dilatation marquée des vaisseaux, la maladie pouvait guérir ; mais l'hyperémie augmentant à chaque nouvel accès finissait par amener des ulcérations des parois vasculaires, qui peuvent se rompre et produire des hémorragies (1), des indurations et des dégénérations des éléments nerveux, qui peuvent s'engraisser et se ramollir (2).

« Je n'ai jamais observé cette phase ultime, dit M. Jaccoud ; mais chez un homme de trente-six ans atteint d'épilepsie pure et qui, dans le dernier jour de sa vie, eut vingt-deux accès, j'ai constaté de la façon la plus nette les caractères de la période d'induration ; la consistance accrue du bulbe contrastait avec celle du cerveau et de la moelle, et une coupe longitudinale antéro-postérieure montrait un admirable réseau de vaisseaux dilatés et épaissis ; ceux qui pénètrent perpendiculairement dans l'épaisseur de l'organe avaient le développement le plus marqué. Ces modifications de la consistance et de la vascularisation allaient diminuant jusque vers la partie moyenne de la protubérance, d'une part, et vers les racines du troisième ou quatrième nerf cervical d'autre part. Les méninges, les veines ventriculaires, les plexus choroïdes, présentaient l'injection violacée qu'on observe dans toutes les asphyxies lentes, et cette congestion passive faisait mieux ressortir encore les caractères spéciaux de l'hyperémie active, artérielle, quasi-phlegmasique que l'on observait dans la moelle allongée. »

On n'ignorait pas que des lésions très variées du cerveau pouvaient se trouver à l'autopsie des épileptiques ; mais l'alté-

(1) Jagou, *Etude anatomo-physiologique de l'épilepsie ;* th., 1870.
(2) Jaccoud, *Traité de pathologie interne,* 1872, 2e éd., t. I, p. 386.

ration du bulbe était la seule qui fût jugée digne d'être mise en rapport avec l'épilepsie. L'excitabilité anormale du bulbe était la condition indispensable de la prédisposition à l'épilepsie. Mais l'accès ne se produisait que lorsque cette excitabilité anormale était mise en jeu par une excitation spontanée née sur place, ou par une irritation plus ou moins éloignée, et agissant par propagation en suivant les fibres nerveuses qui aboutissent au bulbe, qu'elles naissent du cerveau ou de la moelle. Suivant le siège de la cause excitante, l'épilepsie est dite cérébrale, spinale, intestinale, utérine, etc. L'efficacité des causes excitantes était en raison directe de l'excitabilité anormale du bulbe; pour que l'épilepsie puisse être spontanée, il faut que cette excitabilité soit à son maximum. M. G. Sée a défini l'épilepsie une maladie caractérisée par l'exagération héréditaire, innée ou acquise, mais toujours permanente des propriétés réflexes de la moelle allongée (1). Tous ceux qui admettent la théorie de Marshall-Hall reconnaissent, en même temps que l'hyperexcitabilité du bulbe, la nécessité d'une cause excitante, cérébrale ou périphérique qui la mette en jeu; mais tous ne s'entendent pas sur l'interprétation de la succession des phénomènes de l'accès. Si cette théorie, d'ailleurs, se prêtait assez bien à l'explication des troubles moteurs, elle était beaucoup moins satisfaisante au point de vue des phénomènes psychiques.

Marshall-Hall pensait que le premier symptôme était la convulsion des muscles de la face, du larynx et du thorax, qui reçoivent leurs nerfs de la moelle allongée. Ces phénomènes initiaux, et en particulier le laryngisme et le trachélisme, rendent compte, par la gêne qu'ils apportent à la circulation, de la suspension des fonctions cérébrales. C'est sur cette conception théorique qu'est basée la proposition qu'il a faite, de faire la trachéotomie pour empêcher les accès d'épilepsie. Il va sans dire que l'expérience a été tentée sans résultat; Verga a d'ailleurs observé un épileptique porteur d'une fistule trachéale qui passait par toutes les phases de l'accès, soit qu'on bouchât, soit qu'on laissât libre son ouverture.

(1) Achart, *De l'épilepsie considérée surtout au point de vue du diagnostic*; th., 1875, p. 8.

La perte de connaissance précédant nettement toute convulsion dans un bon nombre de cas, il fallait découvrir une autre interprétation.

M. Brown-Séquard fut assez heureux pour trouver une explication qui supprimait cette contradiction chronologique.

Claude Bernard avait mis en évidence que la section du grand sympathique au cou détermine un relâchement des vaisseaux de la face et du cerveau, amenant une augmentation de la quantité du sang dans ces parties, et une élévation de température. M. Brown-Séquard, en galvanisant le grand sympathique ou en l'irritant mécaniquement, produisit un phénomène inverse, la pâleur de la face et de l'anémie cérébrale par contraction des vaisseaux. Il en déduisit qu'au début de l'attaque épileptique, le centre réflexe excité agit, en même temps que sur les nerfs de la face, du cou et du thorax, sur les nerfs vaso-moteurs du grand sympathique, produisant en même temps les convulsions, le cri, la pâleur de la face et la perte de connaissance.

La théorie de l'anémie a encore pour elle, outre les observations de Marowski, les expériences d'Astley Cooper, de Kussmaul et Tenner, celles de Donders et Van der Beck Callenfels, qui ont observé aussi des convulsions, des vertiges ou des syncopes par l'excitation des nerfs vaso-moteurs de la base du crâne. En outre Nothnagel a vu qu'en électrisant les nerfs sympathiques cervicaux, si l'on n'obtient tout d'abord que de la pâleur du visage, on peut, en pratiquant une saignée même modérée, avant de pratiquer l'excitation, déterminer des convulsions épileptiques.

Dans la théorie de M. Brown-Séquard, la congestion cérébrale devient un phénomène secondaire aux troubles respiratoires ; elle tient sous sa dépendance la torpeur et la somnolence, qui paraissent surtout dues à l'action toxique du sang veineux.

Contre la théorie de l'anémie, on peut citer quelques faits expérimentaux, et en particulier ceux dans lesquels M. Magnan a vu, à la suite d'injections intra-veineuses d'essence d'absinthe, l'épilepsie se produire, en même temps qu'une forte congestion des vaisseaux de la pie-mère. Cette objection a été combattue par Vulpian dans les termes suivants :

« Quelle que soit la ressemblance qui existe entre les symptômes de l'épilepsie provoquée par les injections d'essence d'absinthe dans les veines et celle qui se produit chez les animaux, sous l'influence des lésions de la moelle épinière ou des nerfs, on ne peut pas identifier sans réserve ces deux sortes d'affections. M. Magnan a observé que les vaisseaux de la pie-mère se dilatent, qu'il y a une forte congestion des hémisphères cérébraux chez les chiens soumis aux injections intraveineuses d'absinthe, pendant le premier stade de l'attaque d'épilepsie, c'est-à-dire au moment où se manifestent les convulsions toniques. Mais on ne peut pas conclure de là que les vaisseaux des hémisphères cérébraux se dilatent dans les autres genres d'épilepsie, car M. Magnan reconnaît lui-même que les convulsions épileptiformes ont pour cause, chez les chiens qu'il opère, l'action directe du poison sur le cerveau et sur les autres parties du centre cérébro-spinal. Il y a là une cause d'irritation immédiate de la substance du myélencéphale, qui n'existe pas soit dans l'épilepsie expérimentale étudiée par M. Brown-Séquard, soit dans l'épilepsie ordinaire de l'homme.

« M. Magnan a constaté, il est vrai, chez une femme épileptique, dans les intervalles de repos qui séparaient les attaques, une dilatation des vaisseaux du fond de l'œil, analogue à celle qu'il avait observée chez les animaux rendus épileptiques par l'injection intraveineuse de l'essence d'absinthe ; mais nous avons déjà noté qu'on n'est pas autorisé à considérer les vaisseaux du fond de l'œil comme une reproduction de ceux de l'encéphale. Il n'est pas impossible qu'une dilatation des vaisseaux du fond de l'œil existe en même temps qu'un resserrement de ceux de l'encéphale. D'autre part, il convient de faire remarquer que l'observation dont il s'agit (1) n'a pas été faite pendant les attaques elles-mêmes (2). »

L'augmentation de la pression artérielle qui précède l'attaque et s'accompagne de pâleur, indique une contraction générale des petits vaisseaux que l'on peut supposer étendue au cerveau.

La théorie de l'anémie peut s'adapter à la localisation corticale de l'épilepsie ; elle est généralement admise pour la migraine,

(1) Magnan, *C. R. Soc. Biol.*, 1873, pp. 75, 83.
(2) Vulpian, *Leçons sur les nerfs vaso-moteurs*, t. II, p. 137.

qui consiste en une perversion de la sensibilité, comme l'épilepsie motrice consiste en une perversion de la motilité, perversions qui concordent mieux avec une diminution de nutrition qu'avec une augmentation.

Bland Radcliffe, qui admettait que l'état normal du muscle est le raccourcissement, et que le système nerveux n'agissait que pour l'allonger en faisant cesser l'état de contraction habituel de la fibre musculaire, pensait, en déduction de ces prémisses, que les convulsions, conformément aux expériences de Kussmaul et Tenner, étaient dues à l'anémie cérébrale ; l'épilepsie était pour lui due à une diminution d'action de la moelle allongée, sous la dépendance de l'insuffisance de sang artériel, son excitant naturel (1).

Schröder van der Kolk expliquait l'intermittence des phénomènes en comparant le centre du bulbe à une bouteille de Leyde qui se décharge quand la tension devient trop forte. L'excitation dynamique du bulbe, développée sous l'influence des excitations propagées soit du cerveau, soit de la périphérie, finit par produire une congestion artérielle intense qui, se reproduisant à chaque nouvel accès, s'établit définitivement, et la maladie devient incurable.

En somme, dans la théorie bulbaire, la moelle allongée considérée comme le centre réflexe par excellence, est mise en activité aussi bien par une excitation venue d'un point quelconque du cerveau, que par une excitation venue d'un point quelconque de la périphérie ou des viscères.

Si la théorie bulbaire peut rendre compte de tous les phénomènes moteurs des troubles respiratoires et des troubles circulatoires, elle est moins satisfaisante pour rendre compte des phénomènes de conscience qui se manifestent souvent avant tout mouvement apparent, et qui ne peuvent avoir leur cause que dans les centres supérieurs. La théorie qui localise les conditions anatomiques de l'épilepsie dans la substance corticale des hémisphères, et qui s'impose peu à peu depuis les premières observations des Hughlings Jackson (1863) sur l'épilepsie partielle, est bien plus satisfaisante à cet égard. La maladie ne crée

(1) Bland Radcliffe, *Epilepsy and other convulsive affections, their pathology and treatment* ; London, 1857.

pas des fonctions nouvelles, elle ne fait qu'abolir ou altérer des fonctions normales. Or, si quelques expériences sur les animaux décapités permettent de supposer que certains phénomènes de mémoire persistent après l'ablation du cerveau, l'écorce cérébrale n'en est pas moins le centre des phénomènes de l'intelligence. Si la moelle, si le bulbe peuvent être considérés comme le siège des lésions qui produisent certaines convulsions motrices, les convulsions de la conduite ne peuvent s'expliquer que par des lésions dynamiques de l'écorce du cerveau. C'est du moins ce qui semble découler des faits anatomo-pathologiques. Nous allons voir maintenant si les expériences sur l'excitabilité de l'écorce cérébrale peuvent rendre compte de tous les phénomènes du paroxysme.

C'est à Fritsch et Hitzig que l'on doit la première démonstration de l'excitabilité de la substance grise de l'écorce cérébrale. Ferrier a montré que, suivant le siège de l'excitation, on obtient des réactions différentes, mais que les mêmes réactions sont toujours produites par des excitations de même siège. Les expériences de Carville et Duret, d'Albertoni et Luciani, de François-Franck et Pitres, sont venues étayer la doctrine des localisations cérébrales que les récentes recherches de Beevor et Horsley (1) paraissent avoir fixée avec une plus grande précision. Les excitations mécaniques, les agents chimiques, la congélation au moyen de l'éther ou du chlorure de méthyle peuvent provoquer des convulsions, mais les excitations électriques agissent beaucoup plus sûrement. En tout cas, les convulsions provoquées par les excitations de l'écorce cérébrale, bien qu'en général les observateurs les qualifient d' « épileptiformes », ne diffèrent par aucun caractère essentiel des convulsions dites épileptiques observées chez l'homme.

Lorsque les irritations sont limitées et faibles, elles déterminent des monospasmes ou des convulsions qui n'atteignent qu'un petit groupe de muscles. Lorsque l'excitation est appliquée sur une région plus étendue, ou encore lorsqu'elle est très intense ou prolongée, les mouvements convulsifs s'étendent aux groupes

(1) Beevor et Horsley, *Recherches expérimentales sur l'écorce cérébrale des singes*. (*C. R. Soc. de biologie*, 1887, p. 647.)

musculaires voisins, à tous les muscles du membre. Si l'excitation est plus intense encore, ils peuvent s'étendre à tout le côté du corps ou même aux deux côtés. Cette épilepsie partielle généralisée expérimentale, comme l'épilepsie partielle généralisée par lésion corticale dite spontanée, ne diffère de l'épilepsie vulgaire que par la lenteur de la généralisation. Elle s'accompagne de tous les phénomènes soi-disant caractéristiques des paroxysmes épileptiques ; si la perte de connaissance se produit plus tardivement, ce n'est qu'en raison de la lenteur relative de la généralisation. Quelquefois, comme dans le mal comitial, les convulsions, une fois provoquées par une excitation trop intense, se répètent en constituant un véritable état de mal auquel l'animal peut succomber.

Du reste, Bartholow n'a pas craint de s'assurer que les mêmes effets peuvent se produire chez l'homme. Dans un cas où une partie du pariétal avait été détruite par un cancroïde, il fit passer dans les substances corticales un courant qui détermina des contractions de différents muscles du côté opposé du corps ; puis, en augmentant l'intensité de l'excitation, il produisit une violente attaque épileptique avec perte de connaissance et coma. Sciammana a excité la région motrice chez un trépané et a obtenu, suivant le point irrité, des mouvements de la face et du membre supérieur correspondant aux résultats observés par Ferrier sur les singes. Les mêmes résultats ont été obtenus par plusieurs chirurgiens qui, avant d'enlever des parties de l'écorce ne présentant pas de lésions grossières, ont voulu vérifier si le point sur lequel l'excision allait porter était bien celui qui commandait au spasme (Keen, Lloyd et Deaver).

Pour provoquer des convulsions, les excitations de l'écorce cérébrale doivent porter de préférence sur la zone motrice ; mais les expériences de Unverricht ont montré qu'elles peuvent aussi se produire quand l'excitation a été pratiquée sur les lobes frontaux ou sur les lobes occipitaux. Toutefois les excitations qui ne portent pas sur la zone motrice n'agissent que si elles sont plus intenses ou plus prolongées, et elles cessent d'agir lorsque les zones motrices ont été enlevées (Pitres).

Après un accès convulsif, une nouvelle excitation est souvent impuissante à déterminer de nouvelles convulsions. Ce résultat est conforme à ce qu'on sait de l'intermittence des manifestations de l'épilepsie spontanée. La comparaison faite par Schröder van der Kolk de la décharge des cellules du bulbe avec celles d'une bouteille de Leyde est encore de mise dans la localisation corticale des réactions spasmogènes; du reste, Hughlings Jackson a désigné les lésions corticales qui provoquent l'épilepsie partielle sous le nom de lésions « déchargeantes ». La décharge des centres corticaux aboutit quelquefois, comme nous l'avons vu, à la paralysie plus ou moins complète.

Bubnoff et Heidenhain avaient déjà vu que, dans certaines conditions, l'irritation de la substance blanche des circonvolutions pouvait déterminer des convulsions. Vulpian, après avoir congelé ou enlevé la substance corticale des régions motrices, vit la faradisation de la substance blanche sous-jacente provoquer des attaques qui ne différaient en rien, par leurs caractères et leur marche, de celles qui sont provoquées par l'excitation corticale des mêmes régions intactes. MM. Franck et Pitres admettent que l'excitation de la substance blanche peut déterminer des contractions musculaires qui peuvent même se généraliser à tout le corps, mais pas de véritables convulsions : cette distinction ne s'impose pas absolument.

Les cas de tumeurs ou d'hémorragies, etc., du centre ovale ne peuvent rien pour trancher la question, parce que ces lésions sont capables de déterminer des irritations à distance. Les lésions de la capsule interne ne déterminent pas l'épilepsie, sauf exception ; mais elles provoquent quelquefois, lorsqu'elles sont situées à la partie postérieure, des troubles convulsifs plus ou moins analogues à la chorée et qui, en somme, ne sont pas très différents des secousses isolées de l'épilepsie. Les convulsions plus ou moins localisées que nombre d'expérimentateurs, et notamment M. Dupuy, ont souvent vu succéder à des irritations de la dure-mère, n'infirment en rien les faits relatifs aux localisations corticales ; elles montrent seulement que les excitations périphériques peuvent, par voie réflexe, déterminer des convulsions très analogues aux convulsions d'origine corticale, comme la clinique en fournit des exemples.

Les auras motrices, sensorielles, et surtout les auras intellectuelles, les avertissements, qui précèdent quelquefois de plusieurs heures la décharge convulsive, ne s'expliquent guère que dans l'hypothèse de modifications dynamiques des structures de l'écorce cérébrale. Les cas dans lesquels l'aura est constituée par des représentations de mouvement sans mouvement réel, par une émotion pénible, un sentiment de crainte universelle, par une réminiscence, etc., mettent aussi nettement en évidence l'action des centres supérieurs.

L'origine corticale des hallucinations sensorielles qui précèdent l'accès peut peut-être trouver un commencement de démonstration dans les cas où le trouble hallucinatoire coïncide avec des troubles sensoriels permanents. J'en citerai un exemple :

Observation LXXXVIII. — *Épilepsie partielle, aura visuelle, aphasie motrice, cécité verbale.*

Le nommé B., âgé de cinquante ans, ancien employé d'octroi, rhumatisant avec lésion mitrale, a eu en 1879 un accès apoplectique qui l'a laissé trois ou quatre heures sans connaissance. Lorsqu'il est revenu à lui, il était atteint d'hémiplégie droite avec aphasie. Il comprenait parfaitement ce qu'on lui disait, mais était incapable de prononcer un seul mot. La paralysie et les troubles de la parole sont restés dans le même état pendant trois ans. C'est au moment où les troubles paralytiques ont commencé à s'améliorer qu'ont apparu les phénomènes convulsifs. Les attaques ont conservé depuis leur apparition les mêmes caractères : il voit un brouillard rouge, bientôt sillonné par des éclairs qui se localisent dans l'œil droit, dit-il (il est possible qu'il s'agisse d'un phénomène hémilatéral dans les deux champs visuels) ; puis la face se contracte du côté droit, il se produit des fourmillements dans la langue, le bras se lève et le malade perd connaissance ; la convulsion se généralise aux deux côtés du corps. Dans un certain nombre d'attaques, le malade tombe sans connaissance sitôt qu'il a vu rouge. J'ai vu une attaque de ce genre dans laquelle le seul phénomène localisé au début fut la déviation de la tête à gauche. Les attaques, d'abord hebdomadaires, puis mensuelles, sont devenues très rares; il ne s'en produit plus qu'une ou deux dans les trois dernières années ; mais le malade est encore sujet à des éblouissements qui se bornent à un accès d'érythropsie, puis perte de connaissance.

Il existe actuellement une légère contracture dans la face du côté droit ; la langue n'est pas sensiblement déviée, mais est animée d'une trémulation continue. Il existe en outre des contractions spasmodiques des muscles zygomatiques, constantes et bilatérales, se produisant environ quarante fois par minute et se répétant constamment, sauf toutefois lorsque le malade a l'attention fortement fixée sur ce spasme, lorsque par exemple on le fait se regarder dans un miroir. Même dans ce cas, lorsqu'on excite les muscles par une légère friction ou en faisant maintenir un instant la bouche largement béante, le spasme s'impose. La tête est un peu portée vers la gauche, le menton dévié légèrement en haut du même côté. Le membre supérieur est contracturé dans la demi-flexion, le bras est appliqué contre le tronc, les mouvements d'abduction et de rotation sont très incomplets. On peut communiquer à l'avant-bras quelques légers mouvements de flexion sur le bras. Le poignet est fléchi, les doigts sont repliés dans la paume de la main et fixes ; le malade est obligé de se garnir pour éviter l'érosion des ongles. Le membre inférieur est beaucoup moins atteint, il n'existe que peu de rigidité ; le malade marche en fauchant, mais très facilement. Les réflexes rotuliens sont exagérés du côté droit, mais le redressement de la pointe du pied ne détermine pas de trépidation épileptoïde.

La sensibilité ne paraît pas affectée sur les membres paralysés. A la face, le froid détermine une impression plus pénible du côté paralysé ; il en est de même du pincement. L'odorat et le goût paraissent intacts, l'ouïe est très affectée de ce côté ; le malade n'entend le tic-tac d'une montre qu'à une distance cinq fois moindre que les individus qui lui sont comparés (0,20 cent. au lieu de 1 mètre) ; il prétend d'ailleurs que, dans les premières années qui ont suivi son accident, l'ouïe était encore beaucoup plus affaiblie.

Il existe un rétrécissement concentrique du champ visuel des deux yeux, mais prédominant du côté droit. La vision centrale des couleurs est conservée.

L'usage des signes est chez lui assez fortement altéré. Il entend ce qui se fait et ce qui se dit à une certaine distance de lui ; il comprend parfaitement les signes audibles. Il est capable de répéter tous les mots qu'il entend ; mais il arrive difficilement à les trouver seul pour exprimer sa pensée. Il hésite longtemps avant de prononcer un mot, quelquefois il est obligé d'y renoncer ; mais il ne dit jamais un mot à la place d'un autre : il n'a pas de paraphasie. Il reconnaît parfaitement les lettres et les prononce correctement, sauf *q*, *y*, *z*, qu'il ne peut pas articuler; mais quand on les lui désigne isolément, il montre la place qu'elles occupent dans l'alphabet. De même pour les chiffres, il les reconnaît et les prononce correctement, sauf *0* qu'il prononce dix. Cependant il est complètement incapable de comprendre à la lecture. Il peut épeler un mot, mais il lui est impossible de le lire en entier. Il arrive à lire quelques nombres, mais souvent il se trompe ; il lit correctement 144 ; mais pour 1287 il lit 247. D'ailleurs la mémoire des nombres paraît très altérée ; il est incapable d'additionner mentalement plus de deux chiffres, et encore se trompe-t-il souvent ; il met un temps considérable à faire des comptes très simples avec des pièces de monnaie qu'on lui remet, et dont il méconnait quelques-unes. Il a une certaine peine à reconnaître les objets représentés sur des gravures, mais il reconnaît bien tous les objets usuels qu'on lui présente. Il est arrivé à écrire correctement son nom de la main gauche, mais il est incapable de copier tout autre mot, et même toute lettre qui n'est pas comprise dans son nom.

Dans ce fait nous trouvons réunies à l'épilepsie l'aphasie motrice et la cécité verbale, tous phénomènes le plus souvent produits par des lésions corticales; il y a lieu de supposer que l'aura visuelle a sa cause dans l'irritation des régions voisines de l'écorce, et que le processus physiologique de l'aura est fort analogue au processus de la décharge convulsive. L'aura ne serait, comme le prévoyait Axenfeld, qu'une phase de l'attaque, phase intéressante à étudier au point de vue du diagnostic du siège de la lésion.

Dans le fait suivant, on voit des hallucinations succéder aux spasmes moteurs.

Observation LXXXIX. — *Epilepsie partielle; hallucinations du toucher, mouvements automatiques limités au membre atteint de convulsions.*

M. M., 79 ans, officier d'artillerie en retraite, n'aurait jamais eu d'autre maladie que la pierre, pour laquelle il a subi trois fois la lithotritie. C'est un homme encore vigoureux de corps et d'esprit; il est capable de faire de longues courses à pied. Ses fonctions digestives sont excellentes; il lui reste trente dents. Sa vue est bonne. L'ouïe est seule défectueuse : il a une perforation du tympan de chaque côté. Il a sans cesse l'esprit occupé de ce qui l'intéresse dans l'exercice de sa profession; suit des cours supérieurs, lit et écrit beaucoup. Il jouit en somme de toute son activité.

Jusqu'à la fin d'août il n'avait éprouvé rien de semblable aux accidents qui se sont produits depuis; n'était sujet à aucune douleur de tête, à aucun engourdissement, à aucune sensation vertigineuse. A cette époque, étant à la campagne, on le trouva par terre, dans son jardin, agité de convulsions et sans connaissance. On ne sait pas si ces convulsions étaient locales ou généralisées, mais il fut plusieurs heures sans reprendre ses idées et agité de mouvements incoordonnés; il s'est mordu la langue du côté gauche. Quand il commença à parler, on reconnut qu'il avait des hallucinations de la vue et de l'ouïe, hallucinations incohérentes. Il voyait successivement les objets les plus disparates et entendait des bruits variant sans cesse de signification. Ces hallucinations ne durèrent que quelques jours, puis tout rentra dans l'ordre; il ne restait aucun trouble de la sensibilité, ni du mouvement.

Le 14 octobre il commence à éprouver une douleur de tête fixe dans la région pariétale droite, mais s'étendant bientôt à toute la tête, avec sensation de battements; la nuit fut agitée et sans sommeil. Le lendemain la douleur persistait; et, vers midi, le membre supérieur gauche a commencé à être agité de secousses d'abord peu fréquentes, puis très rapprochées ; et enfin, vers trois heures, le malade a eu un accès d'épilepsie dans lequel la convulsion s'est généralisée d'abord au côté gauche et à la face, puis à tout le corps. Il a perdu connaissance, ne s'est pas mordu la langue, n'a pas uriné ; il n'a poussé aucun cri. La perte de connaissance a duré environ dix minutes ; mais, au réveil, les convulsions du bras gauche n'avaient pas cessé. Ce membre était agité de secousses brusques presque continuelles, qui duraient encore quand j'ai vu le malade à neuf heures du soir. Les secousses consistaient en mouvements de flexion des doigts et de l'avant-bras, d'adduction du bras, tantôt isolées, tantôt simultanées ; quelquefois les secousses du membre supérieur étaient accompagnées d'un mouvement dans la joue gauche, la commissure labiale était attirée à gauche et en haut, et, lorsque le malade tirait la langue, la pointe se portait légèrement à gauche par de petites convulsions synchrones à celles de la joue. Le malade a parfaitement conscience qu'il se passe des mouvements involontaires dans son bras ; il se rend moins bien compte de ceux qui se font dans la face. Quand il ne regarde pas son membre il n'a pas une notion précise de la direction des mouvements qui s'y produisent. Du reste, il a perdu la connaissance de la position de son membre, et, les yeux fermés, il est incapable de trouver sa main droite avec sa main gauche ; il arrive au contraire à trouver la gauche avec la droite avec des tâtonnements. Bien qu'il soit capable de serrer avec sa main gauche avec assez d'énergie, il lui est impossible de la diriger à sa volonté avec quelque précision ; sa main gauche manque plusieurs fois le but quand je lui demande de prendre la mienne. La sensibilité tactile est un peu diminuée à la main et au bras gauches, où la sensibilité au froid paraît au contraire augmentée. La vision paraît troublée ; mais les tentatives d'examen fatiguent le malade, et on doit y renoncer. Les pupilles sont très étroites, mais égales. Il relève spontanément une circonstance intéressante. « Après ma première attaque, dit-il, j'avais des hallucinations de l'ouïe et de la vue, aujourd'hui j'ai des hallucinations du toucher ; il me semble que ma main se promène sur une surface polie et froide comme du stuc, ou qu'elle serre un bâton ; je sens des paquets qui appuient sur mon bras gauche et dont je ne puis pas arriver à me débarrasser. » 3 grammes de bromure de potassium, lavement purgatif.

Le 17 au matin, les convulsions ont cessé ; depuis le milieu de la nuit, le malade n'a pas dormi, la douleur de tête n'a pas diminué. Le malade éprouve une sensation d'engourdissement dans le bras gauche, qui sent un peu moins le contact et le pincement ; le froid paraît également senti des deux côtés. Autour de l'œil gauche existe une plaque d'anesthésie cutanée comprenant une partie du front, de la tempe et de la joue ; la conjonctive paraît moins sensible, elle se laisse toucher sans que les paupières réagissent ; de même la cornée, tant que le corps étranger ne porte pas ombre sur le champ pupillaire. La contraction de la pupille persiste des deux côtés. Aucun trouble de l'odorat ou du goût. Il existe un rétrécissement hémianopsique du champ visuel des deux yeux, mais, l'exploration ayant été faite sans campimètre, l'étendue de ce rétrécissement n'est pas précise et paraît comprendre assez exactement la moitié gauche des deux champs visuels.

Le malade a toujours des hallucinations du toucher dans la main gauche; il sent des corps étrangers dans sa main et il les jette les uns après les autres. Ce sont tantôt des objets volumineux, une pomme, un manche à balai, tantôt des objets plus petits. « Je sens une aiguille à tricoter; je sais bien qu'il n'y en a pas, mais je ne peux pas faire autrement que de la jeter tout de suite; elle est remplacée par une autre. » Les troubles des sens musculaires sont les mêmes que la veille. Sa main s'enroule sans cesse dans les couvertures pour repousser des paquets qu'il voit sur le côté gauche de son lit, où il ne voit pas les objets réels sur lesquels on l'interroge.

Le lendemain, après une bonne nuit de sommeil, le malade se lève. Sa main gauche a repris à peu près ses fonctions, à part un peu de maladresse mise en évidence par l'hésitation avec laquelle il porte la main à son nez les yeux fermés; mais les sensations subjectives ont disparu. Il reste un certain degré de rétrécissement latéral du champ visuel, principalement de l'œil gauche, mais on ne retrouve plus la zone d'anesthésie autour de l'orbite.

Tomachewski et Ssimonowitsch (1) rapportent une observation très intéressante au point de vue de l'interprétation physiologique des hallucinations chez les épileptiques :

Observation XC. — *Hallucinations auditives ; autopsie.*

Il s'agit d'une femme de 33 ans, mariée sans tare héréditaire, maltraitée par son mari ; elle en reçut plusieurs coups sur la tête. Elle avait d'ailleurs toujours été bien portante, et ce n'est que lors de sa première entrée à l'hôpital (en janvier 1886) qu'elle eut ses premiers accès convulsifs avec perte de connaissance. Elle fut alors atteinte de paranoïa aiguë, avec excitation, insomnie, délire de persécutions et hallucinations nombreuses. Après six semaines, elle fut assez améliorée pour pouvoir quitter l'hôpital. Les hallucinations auditives dont elle avait surtout souffert étaient, au dire de la malade, de deux espèces distinctes : non seulement elle entendait des deux oreilles la voix de son persécuteur, le bruit du vol d'oiseaux, etc., bruit qu'elle localisait en dehors d'elle ; mais elle avait encore une série de sensations subjectives dans l'oreille gauche. Ces dernières sensations s'étaient produites plus tôt que les autres hallucinations, et la malade parvenait parfois à les calmer en se bouchant l'oreille gauche. L'examen de cette oreille fit constater une diminution notable de l'ouïe et un catarrhe chronique de la trompe d'Eustache du même côté. Ces sensations auditives unilatérales furent accompagnées, pendant quelque temps, d'hallucinations du toucher du même côté, et probablement aussi du

(1) *Zur Lehre von der Pathogenese der Hallucinationen und Epilepsie.* (*Neurol. Centralbl.*, 1889, p. 22.)

sens musculaire; ainsi la malade croyait que son persécuteur lui enlevait les couvertures de son lit du côté gauche.

Pendant l'année que la malade passa à l'hôpital, les sensations subjectives de l'oreille gauche continuèrent; souvent elle entendait de cette oreille le pétillement du bois qui brûle, des battements d'ailes, des rires bruyants, etc. Mais progressivement ces hallucinations devinrent plus faibles et finirent par disparaître. Par contre, il se développa des hallucinations visuelles de l'œil gauche; la malade voyait continuellement dans le champ visuel de cet œil, tantôt au centre, tantôt dans la moitié externe, un chien blanc qui sautait; tout en ayant conscience de la nature pathologique de ce phénomène, elle n'en fut pas moins tourmentée continuellement, même lorsqu'elle avait les yeux fermés. Les accès épileptiques se répétèrent encore de temps à autre.

Le 14 février 1887, la malade fut de nouveau admise à l'hôpital et mourut après treize jours de séjour. Pendant ce temps elle eut des accès convulsifs excessivement fréquents et très rapprochés, mais ayant une autre marche que ses convulsions antérieures. Dans certains accès, il y eut des convulsions des muscles des deux côtés, mais suivant une succession déterminée; elles commençaient au muscle orbiculaire des lèvres pour se porter successivement vers la moitié gauche de la face, les muscles de la nuque du côté gauche, les membres supérieur et inférieur du même côté, et enfin aux membres supérieur et inférieur du côté droit.

Dans une autre série d'accès, les convulsions se limitaient à la moitié gauche du corps, et parfois même l'extrémité supérieure n'y prit aucune part. Pendant les derniers jours de sa vie, les convulsions n'ont pas cessé. Enfin on a encore constaté que l'accès se bornait à des convulsions de la moitié gauche de la face, avec déviation conjuguée à gauche de la tête et des yeux. Pendant les différents accès il y a toujours eu perte de connaissance. L'examen de la malade pendant les courts intervalles montra une parésie de la moitié gauche du corps, accompagnée d'une diminution de la sensibilité, d'une réduction du champ visuel pour les deux yeux et de céphalalgie. Les hallucinations de l'ouïe et de la vue du côté gauche avaient disparu. Il y eut une élévation de la température pendant toute la durée de la maladie, 38 à 38,7, et, à mesure que les accès se multiplièrent, il se produisit un épuisement général et un état comateux, et enfin un œdème pulmonaire et la mort.

L'autopsie montra dans la cavité crânienne les altérations suivantes: dans une région limitée correspondant au tiers inférieur des circonvolutions centrales et à la partie antérieure du gyrus supramarginal du côté droit, la table interne de l'os était fortement congestionnée ; la section à la scie montra que la congestion s'étendait jusqu'au diploé. La dure-mère du côté droit, dans la partie correspondant à la partie inférieure des deux circonvolutions centrales, au gyrus supramarginal et angulaire, était épaissie, très vasculaire, adhérente à la pie-mère, et même partiellement à la substance cérébrale, surtout dans la région de l'avant-dernier quart inférieur des deux circonvolutions centrales, le long du gyrus angulaire de la moitié antérieure du gyrus supramarginal et de la moitié postérieure de la première circonvolution temporale. On voit en ces points, entre la surface cérébrale et la dure-mère épaissie, une couche assez épaisse de tissu conjonctif de nouvelle formation. A cet endroit, l'écorce semble amincie, et au milieu de la circonvolution centrale postérieure, elle a complètement disparu, de telle sorte que les membranes épaissies paraissent en contact direct avec la substance blanche. La surface interne de l'oreille moyenne gauche était tapissée çà et là de quelques gouttes de mucus ; les nerfs et les bandelettes optiques semblaient sains.

L'examen microscopique de la région cérébrale altérée montra qu'aux endroits où les membranes s'étaient fusionnées avec l'écorce, il s'était développé dans cette dernière du tissu conjonctif aux dépens des éléments nerveux. Dans les préparations de la moitié postérieure de la première circonvolution temporale et du troisième quart de la circonvolution centrale postérieure, les cellules ganglionnaires avaient complètement disparu. Dans les régions corticales avoisinantes, les éléments nerveux étaient intacts, mais le tissu était congestionné et infiltré de corpuscules lymphoïdes.

D'après les auteurs de l'observation, il s'est produit, aux points indiqués de l'écorce, un processus irritatif qui a servi de point de départ aussi bien aux accès épileptiques qu'aux hallucinations unilatérales. A mesure que le développement du tissu conjonctif éliminait les éléments nerveux de l'écorce de l'hémisphère droit, on observait la diminution des symptômes d'irritation du côté de l'ouïe et de la vue, et en même temps cessaient les convulsions de l'extrémité supérieure gauche, dont le centre était le plus affecté.

La décharge nerveuse détermine une contraction brusque des muscles. Cette contraction est d'abord tellement intense qu'à un examen superficiel elle paraît continue. C'est ce qu'on appelle la période tonique ou des attitudes fixes. Toutefois, si, pendant cette période, on observe attentivement, on voit que la tête est agitée de mouvements latéraux, peu étendus mais très rapides, qui indiquent des mouvements de relâchement dans les muscles rotateurs ; et si on saisit les muscles des membres, on sent très nettement un frémissement qui a la même signification. A mesure que la tension s'épuise, les mouvements deviennent plus apparents et arrivent à être tellement étendus que l'aspect du phénomène paraît complètement modifié : la tête présente des mouvements de rotation très étendus, les membres s'agitent dans toutes les directions ; c'est la période clonique. L'inscription de ces convulsions ajoute peu à ce que nous offre l'observation clinique. Dans la grande attaque d'épilepsie à phase tonique, les mouvements cloniques constituent le premier indice d'épuisement, qui se caractérise plus tard par le tremblement, la parésie ou la paralysie. Les attaques où la période de convulsion tonique manque s'expliquent par des décharges moins intenses ou à localisation spéciale.

Les phénomènes de l'aura, en général, et le mode de début de l'épilepsie partielle généralisée indiquent que, dans un grand nombre de cas au moins, la modification dynamique des structures qui sont le siège de la décharge est primitivement localisée. La durée très variable des auras nous montre dans quelle mesure peut varier la rapidité de propagation de l'irritation. Actuellement il ne s'agit plus de démontrer qu'il existe un grand nombre d'épilepsies primitivement partielles, il est nécessaire d'établir qu'il en est de primitivement générales. La généralisation est tellement rapide dans certains cas qu'il est impossible, même lorsqu'on fait cette recherche avec les instruments les plus délicats qui puissent être mis au service de la clinique, de saisir une différence de temps dans l'invasion de deux membres homologues. Cependant l'asymétrie des attitudes, qui est souvent le premier phénomène visible, semble indiquer que toujours, même dans les cas où la perte de connaissance et la chute sont le plus brusques, on se trouve en présence des phénomènes de généralisation qui ont eu pour point de départ un trouble localisé.

Quoi qu'il en soit, dans la grande attaque tous les organes contractiles peuvent prendre part à la convulsion. Nous avons vu que les muscles du thorax en particulier s'animent de mouvements absolument parallèles à ceux des membres. La contraction violente du thorax coïncidant avec le rétrécissement spasmodique de la glotte rend compte, comme l'a bien indiqué Billod, du cri initial et de tous les bruits laryngés qui se passent aux différentes périodes du paroxysme. Cette explication est plus plausible que celles qui font intervenir la surprise, la peur ou la douleur. Cependant on n'a pas réduit à l'absurde les explications lorsqu'on a dit que le malade avait déjà perdu la conscience au moment du cri : on sait, en effet, que l'ictus épileptique, comme tous les chocs cérébraux, détermine quelquefois une amnésie rétroactive comprenant une période plus ou moins longue, antérieure à l'accès ; la cause consciente du cri pourrait avoir été effacée par ce procédé.

La suspension des attaques est produite à la fois par l'épuisement des cellules déchargées et par l'asphyxie qui agit comme les anesthésiques, en affaiblissant puis en abolissant l'excitabilité des centres nerveux (Hitzig). Cette asphyxie est principalement due à l'immobilisation de la poitrine en expiration forcée au moment de la contraction tonique à laquelle prennent part les muscles de l'abdomen, qui jouent un grand rôle dans ce phénomène. Le sang veineux, ne pouvant plus refluer vers le cœur, s'accumule dans les vaisseaux de la face et du cerveau, où la congestion succède à la pâleur initiale.

On a beaucoup discuté sur l'état des fonctions cardiaques pendant l'attaque d'épilepsie. M. François-Franck arrive, d'après ses expériences, aux conclusions suivantes : La phase tonique s'accompagne d'un ralentissement très marqué du cœur ; la phase clonique coïncide avec une accélération croissante, puis décroissante. Ce ralentissement initial, observé dans les cas expérimentaux, s'oppose aux observations de M. Voisin qui avait signalé chez l'homme une accélération appréciable au sphygmographe. J'ai essayé de reprendre les observations de M. Voisin, mais je suis surtout arrivé à constater que le sphygmographe appliqué pendant le paroxysme ne donne que des résultats très défectueux, les contractions musculaires modifiant toujours la tracé de l'artère et rendant très difficile l'appréciation exacte de la fréquence du pouls. Cependant sur la figure 42 on voit très nettement que la convulsion est précédée par un ralentissement du pouls. En général, il reste fréquent et élevé quand les convulsions ont diminué. Le ralentissement du pouls de l'épilepsie expérimentale est indépendant des convulsions des membres, car il se produit même lorsque les convulsions ont été empêchées par la curarisation. Ces modifications du pouls sont attribuées par Vulpian partie à un trouble fonctionnel d'origine encéphalique des nerfs cardiaques, partie à l'augmentation de la pression dans le système artériel. Cette augmentation de pression au début de l'accès et la diminution à la fin paraissent établies non seulement par les faits expérimentaux sur les animaux, mais aussi par les observations cliniques dans l'épilepsie humaine. L'augmentation de pression peut s'expliquer par la contraction générale des petits vaisseaux de la périphérie qui produit la pâleur. Si l'augmentation de pression peut suffire à expliquer même seulement en partie le ralentissement du pouls, il vaut mieux se contenter provisoirement que de faire intervenir l'inhibition, qui n'est qu'une hypothèse.

L'incontinence d'urine et l'incontinence des matières fécales, que l'on observe plus rarement, s'expliquent en partie par les contractions des parois abdominales. Mais si l'on expérimente soit après avoir curarisé l'animal, soit après avoir ouvert la paroi abdominale, on peut constater que la vessie se contracte pour son propre compte (François-Franck), et l'intestin fait de même. Mais les évacuations ne se présentent pas seulement pendant la période des convulsions, quelquefois elles se produisent quand le malade a repris son immobilité. Il faut alors faire intervenir la paralysie des sphincters. Les incontinences d'urine, qui se manifestent quelquefois à l'occasion de simples paroxysmes sensoriels ou psychiques, s'expliquent par cette circonstance que la vessie réagit à toutes les excitations sensorielles : la vessie peut servir d'esthésiomètre d'une sensibilité égale à celle de l'iris (Mosso et Pellacani).

Les modifications de la pupille constituent, en effet, un des caractères somatiques les plus importants des formes frustes de l'épilepsie ; on les retrouve aussi bien dans les actes incomplets que dans le vertige. Pendant toute la période tonique et la période clonique de la grande attaque, la pupille reste dilatée et insensible à la lumière. Elle ne revient à ses dimensions normales que peu à peu ; cette dilatation ne se produit pas du côté où l'on a coupé le sympathique cervical, tandis qu'elle se produit du côté opposé, sous l'influence d'une excitation épileptogène du cerveau ; elle est donc sous la dépendance de l'action cérébrale; elle se produit indépendamment chez les animaux curarisés. D'après M. Franck, elle est indépendante de la contraction vasculaire qu'elle précède.

La salivation écumeuse peut se produire dès le début d'une manière mécanique par l'expulsion convulsive de la salive déjà accumulée dans la cavité buccale. L'hypersécrétion commence ordinairement après les mouvements de la mâchoire; si on les supprime par la section des hypoglosses, la sécrétion salivaire diminue. Toutefois, Albertoni a démontré que le cerveau influence la sécrétion salivaire et que l'irritation paraît transmise par la corde du tympan. Après un certain nombre d'accès dans l'état de mal, la sécrétion salivaire ne se produit plus.

La salive expulsée pendant l'accès d'épilepsie est souvent souillée de sang, dont la présence s'explique le plus ordinairement par les morsures de la langue ou des lèvres ; mais on peut encore s'en rendre compte par les hémorragies capillaires qui se produisent quelquefois sur la muqueuse buccale (Voisin) et qui sont elles-mêmes susceptibles de la même explication que les petites hémorragies cutanées ou conjonctivales ; l'asphyxie et la paralysie du sympathique y entrent pour une part.

L'excitabilité morbide des épileptiques ne se traduit pas seulement par des décharges se présentant sous forme de mouvements incoordonnés, mais encore par des décharges de mouvements adaptés à un but, et qui constituent les convulsions de la conduite, la folie des actes. Ces décharges, pour être souvent moins brusques et plus durables, n'en sont pas moins accompagnées ou suivies des phénomènes somatiques du même ordre. Les folies transitoires des épileptiques sont souvent précédées des mêmes troubles sensoriels que les accès convulsifs, visions colorées, dysesthésies sensorielles de tout ordre. Elles s'accompagnent de troubles analogues de la circulation, des sécrétions ; elles sont suivies des mêmes phénomènes d'épuisement. Les modifications sont telles que l'épileptique en délire, comme l'épileptique en convulsions, est, au point de vue dynamique, un autre individu ; aussi, lorsqu'il est sorti de son paroxysme, il a perdu le souvenir de ce qui s'est passé pendant la transformation momentanée de son organisation, pendant qu'il était absolument une autre personne.

Les paralysies postépileptiques ont été considérées d'abord par Todd et Robertson comme dues à l'épuisement du cerveau qui succède à la décharge paroxystique. Cette théorie fort simple peut être rapprochée de celle de Schröder van der Kolk qui considérait la décharge nerveuse qu'il localisait dans le bulbe comme comparable à la décharge paroxystique de la bouteille de Leyde. Elle est d'ailleurs conforme à la théorie de la fatigue qui est actuellement considérée par la plupart des physiologistes comme un phénomène central. Adoptée et défendue par Hughlings Jackson, elle a été attaquée notamment par Gowers.

Les objections à la théorie de l'épuisement me paraissent faciles à combattre.

Comment se fait-il que la paralysie soit plus fréquente à la suite d'accès relativement légers d'épilepsie partielle, qu'à la suite des attaques généralement beaucoup plus intenses de la soi-disant grande épilepsie ? Ceux qui ont fait cette objection n'avaient peut-être pas pris la peine de constater que, chez la plupart des individus atteints de la dite grande épilepsie, il existe, à la suite des accès et même des vertiges, un certain degré de parésie. Il auraient peut-être été moins surpris de l'épuisement plus marqué dans l'épilepsie hémiplégique, s'ils s'étaient souvenus que l'épilepsie hémiplégique se produit fort souvent chez des individus hémiparétiques. On admet généralement que la fatigue se produit plus facilement chez les individus faibles, à système nerveux héréditairement ou congénitalement épuisé; c'est ainsi que les impotences fonctionnelles se produisent plus souvent chez les dégénérés qui les acquièrent avec fort peu d'effort ; c'est un point sur lequel Gallard insistait avec raison à propos de l'impotence fonctionnelle des écrivains. On peut encore faire remarquer que sous l'influence d'une cause débilitante générale, les muscles qui sont le siège d'un exercice plus habituel sont les plus sujets aux paralysies ; Gubler a relevé que souvent les paralysies des maladies aiguës portent sur les muscles exercés professionnellement. Par conséquent, la fréquence de la paralysie du côté de l'épilepsie partielle n'a rien qui soit contraire aux lois générales de la fatigue.

M. Hughlings Jackson a cherché à expliquer cette différence en disant qu'une décharge violente diffuse facilement, tandis qu'une décharge locale concentrée sur un point et sans diffusion doit amener plus aisément l'épuisement. A cette explication M. Gowers répond : « Mais il n'y a aucune évidence qu'une décharge légère de longue durée épuise davantage les éléments nerveux qu'une décharge plus intense mais rapide. De plus, la comparaison d'une série de cas démontre qu'il n'y a aucune relation entre la durée et l'intensité de la convulsion ou entre ces deux conditions et la faiblesse qui les suit ; que d'un côté nous pouvons avoir un spasme moteur intense et longtemps continué, avec une faiblesse consécutive très légère ; tandis que d'un autre côté une grande perte de forces peut succéder à d'autres attaques dans lesquelles il n'y a eu aucune convulsion et où l'accès consiste en une décharge purement sensitive. Dans ce cas, nous avons des paralysies transitoires sans aucun spasme moteur, c'est-à-dire que nous avons une activité des centres moteurs diminuée sans qu'ils soient le siège d'aucune décharge. Nous devons considérer ces centres comme retenus dans leur action ou *inhibés*... (1). » La première proposition de M. Gowers est incontestable, mais elle ne répond pas du tout à l'argument de M. Jackson et n'infirme pas sa thèse. La seconde proposition est tout aussi incontestable, mais elle ne prouve rien contre la théorie de l'épuisement. M. Gowers raisonne comme la plupart des partisans de la théorie de l'inhibition qui ne considèrent dans l'animal en expérience ou dans l'homme en observation que l'organe qui est ou est supposé le siège de l'excitation et l'organe qu'il leur plaît de soumettre à leurs investigations. Cette façon de raisonner est défectueuse, ce qu'il est

(1) Gowers, *De l'épilepsie*, trad. fr., pp. 163, 165.

facile de démontrer en particulier lorsqu'il s'agit de l'épilepsie.

L'étude physiologique autant que l'étude clinique nous montre que l'accès d'épilepsie ne consiste pas seulement en troubles moteurs extérieurement visibles, les muscles de la vie organiques, les organes sécréteurs, la respiration sont aussi affectés, en même temps que les fonctions sensorielles et psychiques. Or la mise en activité excessive de chacune de ces fonctions est susceptible de produire un épuisement général, de même que leur mise en activité modérée coïncide avec une exagération momentanée de toutes les autres fonctions. L'exercice exagéré des fonctions psychiques entraîne un épuisement de la force musculaire, des fonctions digestives, etc. La douleur ou l'exercice excessif de la sensibilité produit des phénomènes d'épuisement général bien connus. La surcharge de l'estomac peut produire le même résultat. Quelle que soit la cause d'épuisement, la fatigue et la parésie se font d'abord sentir sur l'organe ou sur le membre primitivement le plus faible; l'affaiblissement fonctionnel de cet organe peut donc se manifester sans qu'il ait été le siège d'une activité spéciale. Un épuisement général ou local peut donc tout aussi bien être la conséquence de troubles sensoriels ou psychiques que de troubles moteurs. D'ailleurs les altérations du sang, qui persistent plus ou moins longtemps après l'accès, montrent évidemment qu'il y a eu quelque chose de détruit et que les troubles observés ne sont pas l'effet d'une mystérieuse action d'arrêt (1).

Comme Hughlings Jackson l'a signalé, la paralysie peut être plus considérable si le commencement de l'accès a été arrêté par la ligature. Cette circonstance indique seulement que lorsqu'on empêche la production des convulsions externes on ne supprime pas nécessairement les décharges : les phénomènes viscéraux sont au moins aussi intenses à la suite des irritations épileptogènes du cerveau chez les animaux curarisés que chez les autres.

(1) Dans son récent article *Inhibition* du *Dictionnaire encyclopédique des sciences médicales*, M. Brown-Séquard n'oppose à « l'épuisement » qu'un argument absolument contestable : « Nous voyons très souvent les plus grandes fatigues, le plus grand épuisement exister sans perte d'activité et surtout sans perte de propriété. » (4e série, t. VII, p. 17.)

En dehors de l'épuisement, les troubles de la circulation cérébrale produits par l'asphyxie peuvent peut-être jouer un rôle dans la production des paralysies post-paroxystiques : mais on sait que ces paralysies se produisent, comme l'a bien remarqué Jackson, à la suite d'accès qui ne s'étaient accompagnés d'aucun phénomène d'asphyxie.

Dans quelques cas, la localisation de la paralysie consécutive aux décharges épileptiques, paralysie qui peut d'ailleurs être durable, paraît commander par une prédisposition une faiblesse congénitale localisée. C'est ce qui paraît exister dans l'observation suivante :

Observation XCI. — *Faiblesse congénitale des jambes, attaques prédominant dans les membres inférieurs. Astasie-abasie. Doigt à ressort.*

M. 39 ans, ouvrier imprimeur. Pas de renseignements sur la ligne paternelle; mère morte subitement, n'était pas nerveuse. Une sœur, qui a 7 ans, est hystérique ovarienne avec hémianesthésie; elle est venue consulter pour une anorexie rebelle. Une autre sœur, moins âgée de deux ans, a une maladie noire depuis plusieurs années.

M., a eu des convulsions à plusieurs reprises pendant l'enfance. Il a marché tard, vers 3 ans; il était sujet à des terreurs nocturnes et a pissé au lit jusqu'à 13 ans. Il a toujours été faible des jambes, courait mal, et supportait peu la marche ; il était obligé de s'arrêter de temps en temps et de se reposer alternativement sur une jambe et sur l'autre.

A 24 ans il a commencé à éprouver des crampes dans la jambe droite. Ces crampes douloureuses se produisaient sous l'influence d'une émotion; la cuisse droite fléchissait et le malade restait debout sur la jambe gauche. Deux ans après sont arrivées des crises convulsives générales qui, dès le début, ne s'accompagnaient pas de perte totale de connaissance, mais seulement d'une obnubilation. Il a aussi des vertiges et des éblouissements, qui quelquefois sont précédés de sensations de froid et de picotements dans la jambe droite. Peu à peu les crises convulsives ont augmenté d'intensité et se sont accompagnées de perte de connaissance, de miction involontaire.

Deux ans après le début des premières crampes, à la suite des accès généraux, les jambes ont commencé à s'affaiblir, au point qu'elles ne pouvaient le porter. Cette faiblesse, qu'il accuse surtout au niveau du genou, est égale des deux côtés ; elle a persisté depuis, diminuant peu à peu lorsqu'il a été quelque temps sans accès, puis augmentant à la suite de nouvelles crises.

A l'examen direct on constate que la tête est petite, D L = 0,16, D T = 0,13, avec un léger aplatissement de la région frontale gauche. La fesse et la cuisse droites sont un peu plus minces que leurs congénères. Dynamomètre : main droite 65, main gauche 75. Dans une autre épreuve, trois heures après un accès, on a trouvé : main droite 50, main gauche 70 ; l'affaiblissement postparoxystique paraît plus considérable à droite, du côté le plus faible à l'état normal. Troubles de la sensibilité peu marqués; cependant la sensibilité cutanée paraît un peu moindre sur la cuisse droite; les sens spéciaux sont intacts, pas de points douloureux. Les réflexes rotuliens, qui sont normaux en temps ordinaire, sont très exagérés à la suite des accès. Lorsque le malade est au lit, il est capable de faire tous les mouvements qu'on lui commande, les yeux clos aussi bien que les yeux ouverts, aussi bien avec les membres inférieurs qu'avec les supérieurs. Les mouvements qu'il exécute avec les membres inférieurs sont très énergiques, au point qu'un homme vigoureux est incapable de lui fléchir le genou lorsqu'il s'y oppose ; il a conservé dans ces membres la même énergie d'effort musculaire. Le temps de réaction des pieds est normal, même les yeux fermés. Ainsi, lorsque ce malade est couché, la motilité ne paraît pas affectée, sauf que son côté droit est un peu plus fort, bien qu'il ne soit pas gaucher. Quand on veut le mettre debout, la scène change : dès que les aides qui le tiennent par les épaules l'abandonnent à lui-même, ses jambes fléchissent, et il s'affaisse. Cependant, une fois à terre, il est capable de se mettre à genoux, et de marcher en se traînant sur les genouillères ; il peut même se hisser et s'asseoir sur une chaise. Lorsqu'on essaie de le faire marcher en le soutenant, il fait des mouvements corrects mais sans force. Cet état dure depuis douze ans, sans avoir jamais subi de modifications, sauf dans l'intensité. A force de patience on était arrivé à le faire marcher un peu avec l'appareil bien connu « le chariot des ataxiques » ; mais, à la suite d'une série d'accès, on a dû abandonner ces essais, les jambes étaient redevenues en coton dès qu'il était debout.

Les accès, au nombre de 47, 46, 39, en 1886, 1887, 1888, sont réduits à 24 en 1889, sous l'influence de l'oxyde de zinc et du borax, mais l'abasie-astasie paralytique n'est pas modifiée. Les accès sont souvent nocturnes et avec cri.

Depuis quelques mois, M. présente à l'annulaire de la main gauche le phénomène du doigt à ressort. D'après le malade, le phénomène serait plus marqué à la suite des accès; mais ce fait n'a pu être vérifié directement jusqu'à présent.

Quant aux paralysies qui se produisent quelquefois chez les épileptiques non pas consécutivement, mais avant (1) ou en même temps que les troubles sensoriels qui caractérisent des paroxysmes sans convulsions apparentes, on peut les expliquer comme les troubles paralytiques de la migraine, comme les aphasies transitoires, par une anémie localisée du cerveau produite par un spasme vasculaire. Quelque obscures que puissent

(1) Handfield Jones, *On functional nervous disorders*, 1870, p. 90.

paraître ces explications, elles sont beaucoup moins nuageuses que la théorie de l'inhibition.

Le tremblement postépileptique est susceptible des mêmes explications que la paralysie dont, comme nous l'avons vu, il n'est en quelque sorte qu'une manifestation.

La physiologie expérimentale a montré que, tandis que certaines substances augmentent l'excitabilité de l'écorce et ont des propriétés épileptisantes, alcool, absinthe, strychnine, atropine, cinchonidine, etc., d'autres au contraire diminuent cette excitabilité, comme le bromure de potassium (Rosenbach).

MM. François-Franck et Pitres ont vu qu'une application de glace sur les centres moteurs excités faisait cesser les convulsions. Ce dernier fait, rapproché de ceux qui montrent que l'excitation des régions limitées de l'écorce peut déterminer des convulsions strictement limitées, montre bien le rôle primordial de l'écorce dans la décharge épileptique, dont tous les épisodes, aussi bien moteurs que vasculaires, peuvent être déterminés par une excitation des circonvolutions. Est-ce à dire que l'écorce cérébrale soit la seule structure qui soit en cause ? La généralisation plus ou moins rapide en l'absence des conducteurs directs allant des circonvolutions aux nerfs périphériques indique que les centres ganglionnaires situés au-dessous, chargés en quelque sorte par induction, se déchargent ensuite pour leur compte. Plusieurs phénomènes postépileptiques semblent indiquer un épuisement de centres bulbaires ; en outre, l'abolition des réflexes tendineux, que l'on observe quelquefois immédiatement après l'accès, montre que le même épuisement s'introduit dans les centres médullaires. Au récent congrès de physiologie de Bâle, MM. Horsley et Beevor ont montré que la moelle épinière présente une variation négative quand on excite la substance corticale dans la zone motrice du cerveau. D'autre part, les modifications de la réaction musculaire au choc direct (contraction idio-musculaire) que l'on observe à la suite des décharges convulsives, indiquent qu'il s'est produit dans les muscles eux-mêmes un phénomène d'épuisement.

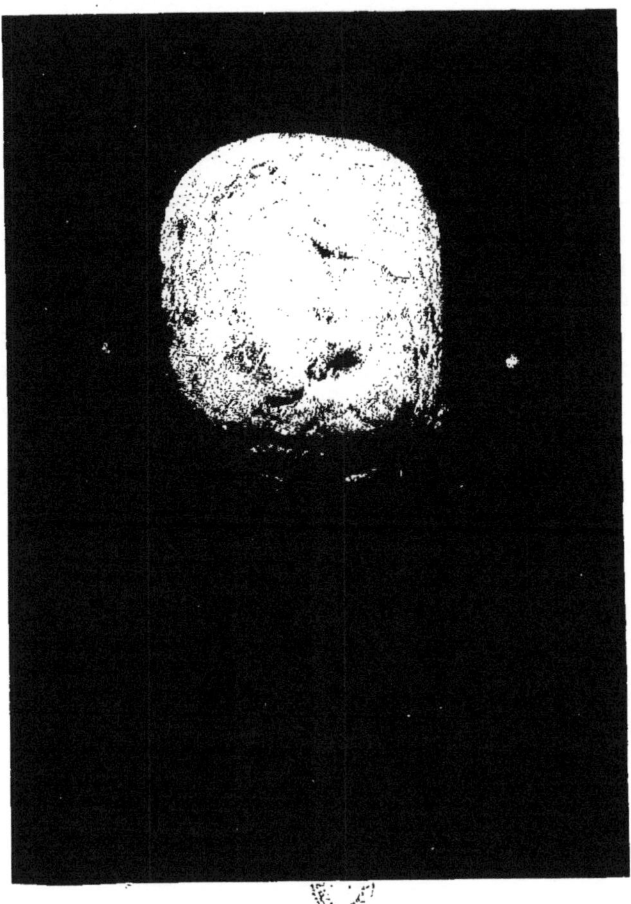

ASPECT DE LA PARTIE SUPÉRIEURE DE LA TÊTE D'UN TRÉPANÉ

(V. p. 507)

Félix Alcan, éditeur

Les centres corticaux surchargés par une excitation directe ou réflexe donnent le signal de l'explosion, qui se répercute dans les centres inférieurs. L'explosion est d'autant plus générale que les centres nerveux sont doués à un plus haut degré d'une excitabilité anormale.

La participation des centres nerveux inférieurs peut rendre compte à elle seule de la généralisation, particulièrement dans le cas où la généralisation des convulsions ne s'accompagne pas de perte de connaissance. Mais à côté de cette généralisation bulbo-spinale on peut admettre, ce semble, un autre processus de généralisation, généralisation corticale, dans laquelle les divers centres corticaux altérés à des degrés divers seraient le siège d'explosions propagées de proche en proche et d'autant plus rapides que chacun de ces centres se trouve, dans le moment, mieux préparé à une explosion individuelle. Ce mode de généralisation rendrait peut-être mieux compte de la perte de connaissance précédant tout autre phénomène.

CHAPITRE XXXII

TRAITEMENT

TRAITEMENT DES ATTAQUES

Le premier objectif qui s'impose à la thérapeutique, c'est la manifestation morbide, lorsqu'elle constitue un danger par elle-même. C'est du traitement des paroxysmes épileptiques que nous nous occuperons tout d'abord.

Mais on devra se proposer principalement d'écarter les causes provocatrices, et de lutter contre l'irritabilité morbide, tant en s'efforçant de renforcer la constitution par une hygiène convenable, qu'en agissant directement sur le système nerveux par des médicaments propres à modifier son pouvoir réflexe. Quant aux phénomènes d'épuisement et de démence, ils ne comportent guère que des mesures d'hygiène qui sont souvent impuissantes.

Peut-on empêcher les attaques d'épilepsie? Certains malades ont toujours leurs attaques sous l'influence des mêmes causes. Un bon nombre ne sont pris qu'à la suite d'excès alcooliques, d'autres à propos d'émotions morales, d'autres sous l'influence d'excitations périphériques, lumineuses ou sonores, etc. Si on peut supprimer ces causes, les accès pourront être sinon supprimés, du moins considérablement éloignés; en ce qui concerne l'usage des boissons alcooliques, l'effet de l'abstinence est des plus évidents chez quelques malades qui n'ont jamais d'accès que lorsqu'il leur a été permis de sortir de l'asile.

Les attaques qui sont précédées d'aura peuvent quelquefois être suspendues par des excitations appropriées. Ainsi bon nombre de malades atteints d'épilepsie partielle qui ressentent dans leurs membres les sensations pénibles ou les crampes qui chez eux précèdent toujours l'attaque peuvent l'arrêter par la constriction du membre au-dessus du point qui est le siège de la sensation anormale. C'est Odier qui a surtout préconisé la ligature des membres au-dessus de l'aura. Quelquefois la flexion excessive ou l'extension forcée, la torsion (Bravais) d'un doigt de la main, peut produire le même résultat. Hughlings Jackson recommande la traction violente des parties qui sont le siège de l'aura. M. Brown-Séquard a montré que l'épilepsie partielle, la trépidation du membre inférieur provoqué par le redressement de la pointe du pied peut être arrêtée par la flexion forcée. Tantôt l'arrêt ne se produit que par une très forte ligature du membre ; tantôt une simple constriction avec la main suffit pour arrêter l'attaque commençante. Certains malades sont sans cesse munis d'une sorte de garrot qui leur permet d'exercer immédiatement une constriction énergique qui leur évite les attaques dans les endroits publics. Comme pour certaines névralgies, il existe quelquefois pour l'épilepsie de véritables points d'arrêt dont la compression produit la suspension des phénomènes convulsifs. Assez souvent ces points ne sont découverts que par hasard. J'ai observé un malade chez lequel la compression des nerfs sus et sous-orbitaires au niveau des émergences suspendait l'attaque, à quelque période qu'elle soit arrivée. Chez un certain nombre de malades l'accès peut être arrêté pendant l'aura par des excitations périphériques diverses, des flagellations, des tapotements, des applications froides. Un malade de Nothnagel (1) et un autre de Schultz (2) avaient leurs attaques suspendues par l'ingestion de sel de cuisine au début de l'aura. L'ingestion d'un liquide froid, ou simplement d'une bouchée de pain, réussit quelquefois à suspendre l'accès, même lorsqu'il ne débute pas par une aura gastrique. Un des malades de mon service a son accès arrêté lorsque, pendant le malaise qui précède le paroxysme, on le frappe rudement dans la région interscapulaire. Un autre malade ne tombe pas si, pendant la période de suffocation prémonitoire de l'accès, il s'entend appeler par son nom. On pourrait citer un grand nombre de cas où l'arrêt ou la suspension est provo-

(1) *Berl. klin. Woch.*, 1876, n° 41, p. 46.
(2) *Berl. klin. Woch.*, 1877, n° 45, p. 650.

quée par des circonstances insignifiantes en apparence (1).

Autant que j'en puis juger, ces différents procédés d'arrêt n'ont en général qu'une action suspensive; ils agissent à peu près comme la compression de l'ovaire dans l'hystérie (2); la décharge n'est que rarement évitée, elle est plutôt retardée. Cependant, dans un cas de Lysom (3), la compression circulaire du membre où siégait l'aura aurait fini par amener la guérison.

On a encore préconisé, comme moyen préventif agissant sur la circulation cérébrale, la compression des carotides pendant l'aura (Prichard), qui avait depuis longtemps été utilisée par Parry dans le traitement de l'éclampsie. Un des cas les plus propres à illustrer l'action de la compression de la carotide est dû à Alexander (4). Un malade dont les accès douloureux siégeant dans la région maxillaire supérieure droite, avec distorsion de la bouche et des yeux, étaient provoqués par le moindre attouchement de la lèvre supérieure du même côté, voyait ces accès suspendus sitôt que l'on pressait sur la carotide du même côté, et, pendant que l'on maintenait cette compression, les irritations les plus énergiques de la lèvre restaient inefficaces. En général, il est rare que tous les procédés dont nous venons de parler suffisent pour arrêter l'attaque lorsqu'elle a déjà commencé.

La compression par la méthode de Guido Borelli et de Polizetti, qui consiste à appliquer le pouce et l'index de la main gauche sur chaque région temporale, l'arc formé par ces deux doigts embrassant le front, et à placer le pouce de la main droite dans l'espace situé au-dessous du tubercule de l'occipital, ne paraît avoir réussi qu'à ses auteurs. Ce dernier procédé avait la prétention de modifier particulièrement la circulation du bulbe.

Les applications externes de *glace* sur la colonne vertébrale ont aussi été conseillées, principalement pour éviter le retour des accès dans l'état de mal. Les applications de glace sur la tête peuvent aussi être tentées. MM. François-Franck et Pitres ont vu

(1) Sadrain, *Etude sur le traitement des attaques d'hystérie et des attaques d'épilepsie*; th., 1880.

(2) Ch. Féré, *Notes pour servir à l'histoire de l'hystério-épilepsie*. (*Arch. de Neurologie*, 1882, t. III, p. 306.)

(3) Sieveking, *On epilepsy*, 1858, p. 197.

(4) Alexander, *the Treatment of epilepsy*, 1889. p. 20.

en effet que la réfrigération de la zone motrice peut arrêter un accès d'épilepsie chez un chien en expérience.

Les mêmes applications faites sur la région précordiale ont été conseillées dans les cas d'aura cardiaque (Charcot). Quant au succès affirmé par Fleury, de la douche comme traitement abortif de l'attaque, il ne peut être qu'accidentel, puisque ce moyen n'est mis en usage que lorsqu'on a le temps d'amener le malade menacé dans la salle d'hydrothérapie.

Il m'est arrivé, dans plusieurs circonstances où j'assistais à une aura, d'arrêter l'attaque par une manœuvre douloureuse qui n'était nullement motivée par une sensation prémonitoire locale, comme par exemple par la torsion violente d'un membre, ou la compression très énergique du pavillon de l'oreille. Comme dans ces cas je n'avais aucune raison de soupçonner la simulation, je me suis demandé si la douleur, qui s'accompagne d'une véritable décharge nerveuse, suivie comme toute décharge motrice d'un certain degré d'épuisement, ne constituait pas une sorte de paroxysme artificiel supplémentaire. Les cas dans lesquels des accès de migraine, d'asthme, de névralgie remplacent le paroxysme vulgaire me paraissent autoriser cette interprétation.

Ayant observé, à l'aide du sphygmomètre de Bloch, qu'il existe souvent, avant les paroxysmes convulsifs ou autres, une augmentation considérable de la tension artérielle qui s'abaisse immédiatement après la décharge, je me suis demandé si un abaissement artificiel de cette tension ne pourrait pas modifier la marche des phénomènes. Chez un malade qui présente de temps en temps des accès par séries à intervalles assez réguliers, j'ai réussi à modifier la tension en appliquant la ventouse en *botte de Junod*. Ce malade, qui avait eu déjà plusieurs accès, avait une tension qui dépassait 1,100 grammes. Les accès ayant pour effet d'abaisser la pression, je pouvais supposer qu'il était sous le coup d'un nouvel accès ; l'application de la ventouse amena la tension au-dessous de 700 grammes ; elle remonta à 900 quand la botte fut enlevée après vingt minutes ; les accès furent suspendus pendant douze heures, puis se reproduisirent de deux heures en deux heures. Le lendemain j'obtins une suspension du même genre par le même procédé; j'ai obtenu depuis des suspensions analogues sur plusieurs autres malades. Mais la botte de Junod n'est pas d'un usage très facile et présente quelques inconvénients; aussi ai-je cherché à utiliser d'autres moyens plus simples de provoquer l'abaissement de pression. La *ligature des membres inférieurs* à leur racine, proposée par M. Brown-Séquard dans d'autres circonstances, m'a été utile; mais j'ai surtout eu recours aux bains *sinapisés* et au *drap mouillé sinapisé*, qui ont agi souvent en arrêtant une attaque à l'aura ou une crise de secousses ou de tremblement, ou une céphalée(1). Mais ces modificateurs de la tension artérielle m'ont paru surtout agir nettement sur les accès d'excitation maniaque des épileptiques, accès d'excitation qui s'accompagnent aussi, nous l'avons vu, d'augmentation de tension artérielle. Plusieurs malades sont assez convaincus de l'utilité de ce mode d'intervention pour le réclamer eux-mêmes, lorsqu'ils se sentent sous le coup du paroxysme.

L'*éther*, le *chloroforme*, le *nitrite d'amyle*, le *bromure d'éthyle*, etc., ont aussi été employés en inhalations pour suspendre les accès d'épilepsie. Leur absorption nécessitant plus de temps qu'il n'en faut au spasme pour s'épuiser, ce genre d'intervention ne peut pas donner de grandes espérances. Il faut se souvenir, d'ailleurs, que l'éther (Moreau de Tours), comme le chloroforme, peut provoquer les accès.

L'éther paraît pourtant produire l'arrêt des accès dans certains cas particuliers.

Observation XCII. — *Épilepsie, sensations dyspnéiques pendant l'aura, possibilité d'arrêt par des inhalations d'éther.*

D., 32 ans. Son père, alcoolique, est mort huit mois avant sa naissance; sa mère a parcouru plusieurs asiles pour des accès de mélancolie. Son père avait tenté une première fois de se suicider en se coupant la gorge; il réussit plus tard en se jetant dans un puits. Des cinq frères et sœurs de D., une seule a eu aussi des troubles mentaux. D. est né le dernier; la sœur malade le précédait immédiatement.

(1) Ch. Féré, *la Pression artérielle dans les paroxysmes épileptiques et dans la colère*. (*C. R. Soc.Biol.*, 1889, p. 368.) — *Note sur des modifications artificielles de la pression artérielle* (*ibid.*, p. 377). — *Note sur quelques effets du froid sur l'homme*. (*Ibid.*, p. 472.)

D. a eu des convulsions, a pissé au lit très tard, n'a marché qu'après 4 ans. Il a toujours été sujet à des cauchemars, était très irascible. Il a été militaire, et n'a eu aucun trouble notable jusqu'à 25 ans, ni vertiges, ni éblouissements. Il s'est alors marié. Quelques semaines plus tard il eut une attaque qui est survenue plusieurs jours après une agression nocturne. Il n'a jamais eu d'enfants. Depuis un an sa femme est à l'asile de Villejuif avec un délire mélancolique.

Pas de signes de dégénérescence bien marquée, iris gauche d'un brun plus foncé. Exagération des réflexes du côté gauche, tendance à la trépidation épileptoïde de ce côté. Abaissement et dédoublement du pli fessier du même côté. Pas de signe de paralysie manifeste : pression dynamométrique de la main droite 65, de la gauche 60. Dans quelques accès on a remarqué que les secousses tétaniques prédominent à gauche, mais le fait n'est pas constant.

Ces accès sont annoncés par une sensation d'étouffement, le malade a une sensation de manque d'air ; il lui semble que sa poitrine est démesurément dilatée et qu'il n'y peut plus rien faire pénétrer. Cette sensation d'étouffement dure quelquefois un quart d'heure ou vingt minutes avant l'accès. S'il peut obtenir de faire une inhalation d'éther pendant cette période, l'accès est conjuré.

Quelquefois une injection de morphine pendant l'aura a supprimé ou au moins retardé l'accès ; Wallender (1) aurait obtenu le même succès avec l'apomorphine.

Quand les convulsions ont commencé à se produire, il n'y a rien, sauf de rares exceptions, qui puisse les arrêter. Cependant, dans quelques circonstances, l'immobilisation produit des effets qui méritent d'être signalés.

Chez un malade qui a des accès partiels souvent strictement localisés au bras droit atteint de paralysie incomplète, il est possible, par une contention énergique, de se rendre maître des mouvements ; mais bientôt on voit la main et le bras du côté opposé s'agiter de spasmes, et les mouvements convulsifs se produisent identiques aux convulsions spontanées, et quelquefois suivant la marche ordinaire, c'est-à-dire en envahissant d'abord la tête et le membre inférieur. Chez ce malade on peut en somme provoquer un transfert de vive force. Ce fait, intéressant à plusieurs points de vue, mérite d'être rapproché de quelques autres de nature différente.

(1) *Berl. klin. Woch.*, 1877, p. 185.

On sait que pendant les premiers mois les enfants ne font guère que des mouvements symétriques : c'est un fait utilisé dans le diagnostic des paralysies et des affections articulaires à cet âge. Mais cette symétrie des mouvements n'est pas exclusive à l'enfance ; on la retrouve chez bon nombre d'hystériques qui la présentent même dans les actes volontaires les plus spécialisés, surtout lorsque les yeux n'exercent pas leur contrôle. Lorsque chez les sujets de cette catégorie, on provoque le transfert des mouvements volontaires en appliquant l'æsthésiogène, quel qu'il soit, du côté le plus fort et le plus sensible, le premier phénomène qui se produit, c'est une exagération de la force en même temps qu'une augmentation de la sensibilité et une diminution du temps de réaction, conditionnées par un plus grand apport de sang dans le membre qui est le siège de l'excitation ; à cette exagération fonctionnelle succède un affaiblissemnt qui coïncide avec ce qu'on appelle la dynamogénie du côté opposé. Dans le transfert de l'écriture, l'excitant étant appliqué à la main droite, le premier phénomène consiste en une sorte d'hypertrophie de l'écriture trahissant une exagération des mouvements, puis vient l'impossibilité d'écrire ; puis enfin, la main gauche, après quelques hésitations, devient capable de tracer des caractères, et souvent elle écrit en miroir. Le phénomène du transfert de l'écriture se résume donc en une augmentation de l'énergie des mouvements adaptés, suivie d'une impotence ; la main gauche entre en action consécutivement à cette impuissance de la main droite.

Les hystériques n'ont pas une physiologie spéciale ; aussi ce fait n'est-il pas exclusif aux hystériques. Bon nombre d'hémiplégiques à lésions cérébrales, lorsqu'on leur commande un mouvement de la main paralysée, l'exécutent de l'autre, et s'il s'agit d'écriture, ils tracent aussi assez souvent de leur main gauche des caractères en miroir.

Cette tendance qu'a la main gauche à suppléer la droite réduite à l'impuissance, et qui a sa base dans la symétrie physiologique des mouvements, existe plus ou moins atténuée chez des sujets normaux. Le frère d'un de mes malades de Bicêtre ne présente aucun trouble morbide en dehors de la particularité suivante : la plupart des mouvements des membres supérieurs s'exécutent symétriquement, lorsqu'il n'y porte pas une grande attention ; dans la plupart des mouvements usuels, le membre qui agit involontairement fait des mouvements moins étendus et avec un certain retard. Si on le prie d'écrire, on voit que la main gauche ne reste pas immobile; tout d'abord c'est la phalangette du pouce qui s'anime de petits mouvements, puis l'index se met de la partie. Ces mouvements n'ont aucun rapport d'étendue avec ceux qui se passent dans la main droite ; mais si, après avoir mis un crayon dans la main gauche du sujet, on le prie de s'efforcer de continuer à écrire de la main droite que l'on immobilise autant que possible en l'empoignant à deux mains, on voit alors que la main gauche trace, bien que la volonté soit dirigée ailleurs, des traits qui se dirigent vers la gauche et parmi lesquels on peut reconnaître plusieurs lettres écrites en miroir. L'expérience répétée sur des individus absolument normaux donne des résultats concordants. Lorsque l'on écrit de la main droite, il ne se passe dans la main gauche aucun mouvement appréciable ni pour celui qui écrit, ni pour ceux qui l'observent ; mais si une main étrangère s'oppose, comme dans le cas précédent, au mouvement de la main droite, le sujet en expérience sent bientôt des mouvements dans sa main gauche et les assistants peuvent les constater.

Ces divers exemples indiquent que, lorsqu'il existe un obstacle à un mouvement unilatéral, l'influx nerveux a une grande tendance à prendre la voie symétrique du côté opposé. Cette tendance est d'autant plus marquée que le sujet a plus l'habitude des mouvements symétriques ; elle doit ainsi se présenter au maximum chez les jeunes enfants, et au bout de peu de temps la voie la plus suivie devient la plus facile à suivre, c'est-à-dire la voie habituelle (1).

Ces faits montrent que lorsqu'on arrête le mouvement on n'arrête pas la décharge nerveuse, qui se fraie une voie quelconque. Il y a donc lieu de croire que des tentatives de contention intempestives dans un accès d'épilepsie seraient capables

(1) Ch. Féré, *la Gaucherie acquise.* (*Revue scientifique,* novembre 1889, p. 504.)

de favoriser la production d'accidents viscéraux et en particulier peut-être l'arrêt ou la rupture du cœur.

En réalité, les mesures à prendre contre l'accès d'épilepsie sont surtout des mesures de préservation ayant pour but d'éviter les blessures et la suffocation.

Lorsqu'on est prévenu de la chute par la pâleur du malade, il faut le protéger autant que possible contre le choc, et l'étendre horizontalement sur le dos, la tête plutôt renversée en arrière, et le maintenir de telle sorte que les mouvements violents ou répétés n'amènent pas de contusions. On conseille d'interposer entre les mâchoires un corps résistant et non fragile comme un morceau de bois tendre pour éviter la morsure de la langue; mais cette précaution est généralement inefficace, les convulsions de la mâchoire apparaissant d'ordinaire dès le début et avant qu'on ait le temps d'intervenir. Les vêtements seront relâchés principalement au col. On ouvre les fenêtres pour suppléer autant que possible par un air plus pur à la difficulté de la respiration.

Lorsque les malades ont des accès fréquents, sont à chaque accès précipités violemment et inopinément sur la tête, il est bon de leur faire porter une coiffure appropriée formant bourrelet qui les préserve contre les chocs.

Certaines précautions particulières doivent être prises pour la nuit. Un bon nombre d'épileptiques meurent suffoqués pendans les attaques nocturnes, soit qu'ils soient étranglés par leurs vêtements, soit que s'étant retournés la face contre l'oreiller, ils soient étouffés, ou encore qu'ils se soient enroulés sous leurs couvertures. Chaque année en Angleterre, l'administration publie un rapport général sur les établissements d'aliénés; on a pu y apprécier le nombre relativement considérable de morts causées par des attaques nocturnes d'épilepsie. Ces accidents ont diminué à mesure que la surveillance de nuit a été mieux organisée; mais on voit encore dans les mêmes rapports que les quelques morts d'épileptiques en accès de nuit se produisent aux heures où s'effectue le changement du personnel. Cette dernière remarque peut servir de corollaire à la première, et montre la nécessité d'une surveillance constante des épileptiques pendant la nuit.

On peut prévenir le danger des chutes dans les attaques nocturnes en couchant les malades dans des lits très bas, ou dans des lits garnis de balustrades latérales. Lorsque les balustrades sont capitonnées, elles sont très efficaces contre les traumatismes, mais elles sont un obstacle à la surveillance et augmentent le danger de suffocation.

On a essayé de prévenir les dangers de suffocation en donnant aux épileptiques des oreillers en varech ou en crin qui sont plus perméables à l'air et moins compressibles que les oreillers de plume; mais cette précaution est insuffisante à elle seule, et rien ne peut remplacer une surveillance étroite toujours indispensable.

La mort par suffocation peut encore se produire pendant le stertor par un autre mécanisme: la paralysie des muscles de la langue, permettant la chute de cet organe vers le pharynx dans le décubitus dorsal, apporte à la respiration une gêne toute mécanique que l'on peut soulager en faisant incliner la tête latéralement, la langue tombe alors en dehors par son propre poids, et la suffocation diminue instantanément. Si les moyens simples ne réussissent pas, il faut recourir à la respiration artificielle qui peut donner le temps aux fonctions normales de se rétablir (1).

Le sommeil postparoxystique doit être respecté. L'attaque a déterminé un épuisement général qui nécessite une réparation aussi rapide que possible. Le sommeil est le processus spontané de cette réparation puisqu'il diminue, pour un temps, les combustions organiques; sa suppression se traduit souvent immédiatement par des douleurs de tête persistantes et très pénibles. Holland (2) a fait remarquer depuis longtemps que l'exercice prématuré de l'intelligence et particulièrement de la mémoire, après l'accès, retarde le retour des fonctions.

A la suite des accès on doit administrer aux épileptiques une

(1) Handfield Jones, *Apoplexy, with apparent death from epileptoïd fits, restoration in several occasions by artificial respiration.* (*Clinical Society*, 1870, t. III, p. 123.)

(2) Holland, *Chapters on mental physiology*, 2e éd., 1858, p. 175.

alimentation aussi substantielle que possible, sous le plus petit volume possible. L'état saburral qui se manifeste dans cette circonstance est lié à l'épuisement général, qui se traduit aussi bien par une suspension de sécrétions que par une diminution momentanée de la force musculaire et les autres phénomènes de dépression sur lesquels nous avons insisté en détail.

Dans l'*état de mal* ou dans les crises sérielles, il faut maintenir le malade en dehors de toute excitation, modérer l'éclairage, faire taire tous les bruits, et surtout, lorsque le malade reprend connaissance, l'empêcher, autant que possible, de faire des mouvements volontaires et de parler. Dans les attaques sérielles d'épilepsie partielle, par exemple, on voit souvent que le malade peut faire sans inconvénient des mouvements avec les membres qui ne sont pas atteints par le spasme; tandis que le plus léger effort des muscles atteints provoque un accès. Dans une période d'accès d'un malade atteint d'épilepsie limitée au facial inférieur droit, à la branche motrice du trijumeau et à l'hypoglosse, tous les mouvements d'articulation et de mastication ramenaient le spasme, tandis que le sujet pouvait tourner la tête, écrire, marcher sans inconvénient.

Diverses interventions médicamenteuses ont été tentées contre l'état de mal.

Crichton Browne a publié quatre observations de guérison de l'état de mal par le *nitrite d'amyle*, puis ces succès ne se sont pas reproduits. En réalité, l'efficacité d'aucun traitement n'est démontrée. Un de mes malades a guéri avec de hautes doses de bromure, 15 à 25 grammes par jour, mais trois autres ont succombé avec le même traitement.

Wildermuth (1) a conseillé l'hydrate d'amyle contre l'épilepsie à la dose de 5 à 8 grammes par jour. Il l'a employé en injections sous-cutanées dans un cas d'accès subintrants (2 gr. 60 en trois njections).

Dans un cas d'état de mal qui avait résisté aux hautes doses de bromure, j'ai prié M. Reclus de pratiquer la trépanation ; les

(1) Wildermuth, *Amylenhydrat gegen Epilepsie*. (*Neurol. Centralbl.*, 1889, p. 451.)

attaques ont cessé, mais la température ne s'est pas abaissée et le malade est mort sans être sorti du stertor ; l'autopsie a montré une sclérose diffuse.

L'état de mal paraît causer la mort à la fois par l'épuisement nerveux et par les troubles profonds des fonctions respiratoires. Non seulement les phénomènes mécaniques de la respiration sont considérablement troublés, comme nous l'avons vu, mais les paralysies vaso-motrices entraînent une congestion intense des poumons que l'on retrouve presque constamment à l'autopsie des sujets qui ont succombé à l'état de mal ; aussi la respiration artificielle, la faradisation des muscles thoraciques peuvent-elles être d'une grande utilité.

Les combustions excessives de l'état de mal entraînent une dépression considérable et un amaigrissement rapide qui se prolonge même lorsque les convulsions ont cessé. Il importe d'y porter tout de suite remède par l'alimentation artificielle.

Lorsque les malades ont échappé à la mort après une élévation durable de la température, ils avaient été alimentés à la sonde pendant toute la durée de l'état de mal. Il faut remarquer que, malgré les convulsions il ne s'est jamais produit de vomissement, bien qu'on ait injecté un litre de lait à la fois avec cinq ou six ou même dix œufs par jour. Lorsque le malade a repris connaissance, il faut lui imposer une alimentation surabondante pour réparer les pertes. L'observation suivante, dans laquelle le poids normal avait été pris récemment avant l'accès, montre bien que malgré une alimentation que l'on peut qualifier d'excessive, la perte de poids continue à s'accentuer pendant plusieurs jours après que les convulsions ont cessé ; mais la restauration se fait très rapidement.

Observation XCIII. — *Etat de mal, amaigrissement postparoxystique, restauration.*

M., 18 ans, entre le 13 novembre 1889. Père 44 ans, bien portant ; pas d'antécédents morbides connus de ce côté. Mère 36 ans, n'avait par conséquent que 16 ans à la naissance de son fils qu'elle portait pendant le siège de Paris ; pas d'antécédents névropathiques. Deux autres enfants, un fils de 17 ans, bien portant, et une fille de 13, nerveuse sans accidents caractérisés.

M., né à terme et bien conformé, a eu des convulsions violentes à

1 an, a marché et parlé à 18 mois environ, a été propre vers 2 ans. Rien de particulier dans son enfance; apprenait bien à l'école; rougeole; deux attaques de faux croup. A l'âge de 12 ans il a commencé à avoir des absences et des étourdissements, puis des attaques convulsives. Au début, les attaques ne revenaient que tous les mois, mais depuis elles ont été beaucoup plus fréquentes, au point qu'elles se sont répétées presque tous les jours. Il y a deux ans il a eu un état de mal qui a duré un jour et l'a laissé longtemps abattu. Ses attaques se montrent maintenant surtout la nuit, moins régulières dans leur apparition, plus souvent par séries de deux à quatre dans les vingt-quatre heures.

Pas de stigmates physiques importants: taille 1m75, envergure, 1m81; poids, 66 k. 500; dynamomètre, main droite 50, main gauche, 46.

Dans la nuit du 20 au 21 novembre, il a eu quatre accès successifs, sans reprendre connaissance. De onze heures du matin à six heures du soir il a eu, en plusieurs séries, vingt-six accès. Après le quatorzième accès à trois heures d'après midi, la température était de 38°; après le dernier elle était à 40° et elle atteignait 40°3 à minuit. La cessation des accès paraît avoir été déterminée par l'application du drap mouillé saupoudré de farine de moutarde. Dans la soirée et la nuit il a pris 12 grammes de bromure de potassium.

12 novembre matin. T. 38°8. Poids 65 k.; 5 gr. de bromure de potassium. Alimentation à la sonde 3 litres de lait et 12 œufs pour la journée. Le malade n'a pas uriné ni sali son linge depuis le dernier accès; à dix heures, on retire par la sonde 135 centimètres cubes d'urine acide, densité 1.032. Ces urines sont injectées à raison de 10 centimètres cubes par minute dans la veine auriculaire d'un lapin de 1.990 gr.: 5 centimètres cubes ont à peine pénétré que le lapin pousse des cris, sa pupille est très rétrécie, il a de l'exophtalmie, il commence à avoir des convulsions; à 15 centimètres cubes, les secousses sont de plus en violentes et continues : à 20 centimètres cubes, mort. — Deuxième lapin de 1.620 gr. : à 5 centimètres cubes, les pupilles sont très étroites, il y a de l'exophtalmie, les convulsions commencent. Mort avec moins de 20 centimètres cubes.

22 soir. T. 38°3.

23 matin. T. 39°7. Poids, 62.600. Agitation subdilermée qui cesse après l'application du drap mouillé sinapisé. Même alimentation.

23 soir. T. 39°. Agitation, drap mouillé sinapisé, nuit calme; a uriné dans dix heures un litre.

24 matin. T. 38°5. Poids 60 k.

24 soir. 38°3. Très abattu. Même alimentation.

25 matin. T. 39°8. Poids 60 k. Il a rendu la veille 875 centimètres cubes d'urine acide; densité 1.025. Ces urines, injectées à un lapin de 1.050 gr., ont amené la mort en une minute avec 10 centimètres cubes, rétrécissement de la pupille, exophtalmie avec convulsions.

25 soir. T. 39°. Le malade est toujours paresseux mais répond correctement et mange un peu de viande en dehors de l'alimentation prescrite précédemment.

26 matin. T. 38°. Poids 62 k.

26 soir. T. 39°. Même alimentation.

27 matin. T. 37°7. Poids 63 k. 500. Alimentation : 3 litres de lait, 9 œufs, plus un peu de viande.

28 matin. Poids 64 k. Alimentation : 8 œufs, 3 litres de lait, pain 500 gr., viande 100 gr., légumes 320, soupe 420 gr.

29 matin. Poids 64 k. 200. Alimentation : 3 litres de lait, bœuf, plus le régime comme la veille.

30 matin. Poids 64 k. 400. Même régime.

1er décembre. Poids 65 k. Même régime. S'est levé cinq ou six heures dans la journée.

2 décembre. Poids 64 k. 800. Même régime. S'est levé la plus grande partie de la journée.

Un grand nombre de moyens ont été proposés pour suspendre les accès sériels de l'épilepsie aiguë symptomatique. Dans l'éclampsie puerpérale, qui se rapproche de l'état de mal ordinaire par l'élévation fréquente de la température, on a employé surtout les émissions sanguines tantôt modérées, tantôt abondantes, les émissions sanguines combinées aux évacuants, les anesthésiques et les antispasmodiques. La mortalité la plus forte s'est montrée dans les cas traités par les émissions sanguines. Les résultats les plus favorables ont été obtenus par les anesthésiques, qui, dans un certain nombre de cas, arrêtent véritablement les convulsions. Le chloral a surtout été employé avec succès, mais l'incertitude la plus grande règne sur les indications de ces divers traitements. Les anesthésiques, chloroforme, éther en inhalations, réussissent surtout chez les éclamptiques à antécédents et à stigmates hystériques ; les paroxysmes hystériques sont en effet plus justiciables encore de ces agents que les paroxysmes épileptiques. Quant aux révulsifs, aux bains, aux diaphorétiques, aux purgatifs, aux vomitifs, aux diurétiques, etc., leur utilité n'est pas bien établie. Lorsque l'albuminurie a été constatée, le régime lacté constitue une bonne mesure préventive contre l'éclampsie. Lorsque l'éclampsie se manifeste au terme de la grossesse, l'accouchement provoqué, activé ou même forcé, peut amener la cessation des accidents, mais dans un certain nombre de cas ils persistent, la cause d'irritation n'est pas complètement supprimée par l'expulsion du fœtus. Il en est encore de même lorsque l'éclampsie développée au cours de la grossesse a inspiré la rupture prématurée des membranes.

Parmi les accidents des paroxysmes éclamptiques, il faut signaler la syncope ; elle fournit l'indication d'une intervention spéciale, la respiration artificielle, qui peut permettre la guérison ou du moins une survie suffisante pour donner le temps de terminer l'accouchement (1).

En raison de la probabilité du rôle prédominant d'une hyperexcitabilité morbide individuelle dans le développement de l'éclampsie, il y a lieu de bromurer pendant la grossesse les femmes qui ont déjà eu des accidents épileptiques ou maniaques, ou qui présentent des stigmates évidents du tempérament nerveux.

Dans les autres formes d'éclampsie, le traitement doit être dirigé contre les conditions étiologiques : intoxication urémique, excitation périphérique ou viscérale quelle qu'elle soit.

(1) Fourrier, *Contrib. à l'ét. de la respiration artificielle dans l'éclampsie puerpérale*; th., 1888.

CHAPITRE XXXIII

TRAITEMENT DES CAUSES OCCASIONNELLES. — ÉPILEPSIE TRAUMATIQUE, LOCALISATIONS CÉRÉBRALES ET TRÉPANATION

De tout temps l'épilepsie a été considérée comme une manifestation morbide très rebelle à la thérapeutique ; les anciens l'appelaient l'opprobre de l'art, et M. Delasiauve, qui a donné du traitement de l'épilepsie l'étude la plus complète qui ait été faite, formule sur ce point son opinion de la manière suivante : « Presque toujours le mal caduc résiste aux efforts de la nature ou de l'art ; et, quand il s'améliore ou guérit, souvent il est difficile d'assigner à ces heureux changements leur véritable cause (1). » Depuis lors l'état de la question a subi des modifications importantes, modifications dues les unes à l'empirisme, les autres à l'expérimentation scientifique.

Nous étudierons les différentes mesures thérapeutiques appliquées à l'épilepsie en les groupant suivant les indications fournies par l'étude des causes.

Toutes les épilepsies sont symptomatiques d'une lésion ou d'un trouble dynamique atteignant soit directement soit indirectement le système nerveux. Ces lésions et les causes de ces troubles dynamiques peuvent être connues dans un certain nombre de cas ; dans les autres elles restent inaccessibles à nos moyens actuels d'investigation. Aux épilepsies dont la cause est connue on peut appliquer les moyens de thérapeutique rationnelle ; aux autres on ne peut opposer que des remèdes empiriques, parmi lesquels les plus utiles s'adressent à l'hyperexcitabilité morbide. Cependant les résultats du traitement ne sont pas toujours tels qu'on pourrait les attendre d'une intervention qui

(1) *Traité de l'épilepsie*, p. 144.

s'attaque directement à la cause; c'est qu'une même cause ne produit pas toujours les mêmes effets sur des individus divers dont la prédisposition est différente. D'autre part, l'épilepsie symptomatique accidentelle, qui a duré longtemps, n'est pas nécessairement modifiée par le traitement le plus rigoureusement convenable. Lorsque le système nerveux a pris une habitude morbide, il ne la perd pas nécessairement par le seul fait de la disparition de la cause qui l'a déterminée. L'habitude convulsive, l'épilepsie, peut survivre à l'irritation qui lui a donné naissance. Malgré ces raisons qui doivent inspirer la réserve, l'indication principale du traitement doit être dirigée contre la cause visible.

Les cas dans lesquels l'indication est la plus précise sont ceux où l'épilepsie a eu pour point de départ un traumatisme. Comme nous l'avons vu dans l'étude des causes, l'accident traumatique peut porter soit sur le système nerveux central, soit sur le système nerveux périphérique.

L'intervention chirurgicale donne quelquefois d'excellents résultats dans les cas d'épilepsie due à des lésions des nerfs périphériques, que ces lésions siègent sur les troncs nerveux eux-mêmes ou dans les tissus qui reçoivent leurs ramifications.

Lowe, Mackenzie, Fincke, Hack, etc., ont observé des accès épileptiformes en rapport avec la présence de polypes dans les fosses nasales, et qui ont guéri par l'extirpation (Fincke) (1).

Quant aux cas d'épilepsie guéris à la suite de l'ablation de corps étrangers, ils sont nombreux : plusieurs guérisons ont suivi l'extraction de corps étrangers des cavités naturelles, de l'oreille (Kupper, etc.), des fosses nasales, ou de l'épaisseur des tissus. Le résultat peut être aussi satisfaisant, qu'il s'agisse d'épilepsie psychique ou d'épilepsie convulsive. Un des cas les plus intéressants du genre est dû à Hufeland. Un garçon âgé de treize ou quatorze ans se met tout à coup à parler d'une façon violente et incohérente, et devint enfin ingouvernable. Cet état fut calmé par des soporifiques, mais le paroxysme se renou-

(1) E. Briand, *Epilepsie traumatique* ; th., 1878. — E. Brousses, *De l'épilepsie et du traumatisme dans leurs rapports réciproques*; th., 1878. — Fincke, *Zur Ætiologie der Epilepsie*. (*Deutsche med. Wochenschrift*, 1885, n° 4.)

velait toutes les fois que le garçon se mettait debout. On découvrit une tache rouge à l'un des pieds, et chaque fois qu'on la pressait, on provoquait une nouvelle attaque. On fit alors une incision et l'on retira une petite écaille de verre. Pendant l'opération, le patient fut furieux, mais il se calma complètement aussitôt après (1).

L'ablation des cicatrices douloureuses, ou la section, ou l'élongation des nerfs (2) qui s'y rendent, ont souvent soulagé ou guéri l'épilepsie. Aussi, toutes les fois que l'épilepsie s'est développée à la suite d'une lésion périphérique, d'une irritation qui peut être supprimée ou modifiée, la règle est d'intervenir. Dans le cas de Billroth où l'épilepsie était survenue à la suite d'une chute sur le sciatique, le malade guérit après la simple dénudation, on n'avait découvert aucune lésion (3). Hadden (4) rapporte un cas d'épilepsie survenue à la suite d'un traumatisme du mollet et qui guérit par l'élongation du sciatique (5).

Un des malades de mon service, dont les attaques paraissent s'être manifestées, ou au moins, si les renseignements peuvent être douteux sur le premier point, multipliées à la suite de l'apparition des durillons sous les plantes des pieds, a vu ses accès diminuer très notablement lorsque je lui ai fait porter des chaussures présentant dans la semelle une cavité qui permettait d'éviter le frottement des excroissances épidermiques.

Observation XCIV. — *Epilepsie. Recrudescences des accès en rapport avec une irritation de la plante du pied. Amélioration par la suppression de la cause* (6).

Le nommé Arthur V., âgé de vingt-huit ans. — *Antécédents de famille.* — Parents bien portants : pas d'épileptiques, d'aliénés, de nerveux parmi ses ascendants.

Le malade est le troisième d'une famille nombreuse ; la mère a eu quatre fausses couches; six enfants sont morts presque tous en bas

(1) A. Herzen, trad. de la *Phys. de l'esprit* de Maudsley, p. 239.
(2) Tutschek, *Inaug. diss.* Munich, 1876.
(3) *Langenbeck's Archiv.*, 1872, 10.
(4) *The Lancet*, 1887, t. I, p. 472.
(5) M. Benedikt a vu l'élongation des nerfs du bras amener la cessation complète des mouvements choréiques dans des cas d'hémiplégie spastique infantile (*Semaine médicale*, 13 nov. 1889); la même intervention serait justifiée dans l'épilepsie de ces mêmes hémiplégiques.
(6) Ch. Féré et Lamy, *Nouv. icon. de la Salpêtrière*, 1889, p. 214.

âge, deux ont eu des convulsions, et l'un des deux est resté hémiplégique droit; trois autres enfants sont bien portants.

Antécédents personnels. — Convulsions dans l'enfance. Devenu très peureux à l'âge de onze ans à la suite d'une vive émotion. Trois semaines après il avait son premier accès.

En 1878 (16 ans) premier séjour à Bicêtre; il avait alors un ou deux accès par mois.

En 1884, second séjour à Bicêtre : il entre dans le service de M. Bourneville : sept ou huit accès par mois à cette époque; pas d'aura, chute et perte de connaissance, rigidité, convulsions du côté gauche seulement, ni stertor, ni écume, ni miction involontaire.

Depuis un an il est sujet à des accès avec propulsion : il se met tout à coup à courir devant lui à une distance de 50 à 100 mètres puis revient à son point de départ, la face pâle, livide. Pas de mauvais instincts. Intelligence affaiblie depuis 1878. Le malade figure à propos de ces accès procursifs dans le travail de Bourneville et Bricon sur *l'épilepsie procursive*, où l'on peut trouver une histoire détaillée de ses antécédents (1).

C'est en 1884 que le malade paraît avoir ressenti pour la première fois une aura précédant les accès. Cette aura part du pied gauche, à la face plantaire duquel s'est développé récemment un durillon. Le malade ressent un chatouillement qui, partant de ce point, remonte jusqu'au pli de l'aine. Elle semble précéder les vertiges procursifs aussi bien que les accès. Pendant ces accès on note une trépidation clonique dans la jambe gauche, trépidation qui se généralise, mais reste toujours plus accentuée de ce côté. Le malade réussit quelquefois à arrêter l'accès en fléchissant le gros orteil.

En 1885, 193 accès, 1028 vertiges (comprenant entre autres les vertiges procursifs).

Le 8 novembre 1886, le durillon du pied s'enflamme et on l'enlève; les accès avaient été au nombre de 20 pendant le mois précédent; en novembre ils tombèrent à neuf, en décembre trois, le nombre de vertiges restant à peu près le même (54). — En janvier 1887, 4 accès, 36 vertiges.

En février 1887, le service passe aux soins de M. Féré.

État du malade à cette époque : — Poids : 53 kil. 500. — Côté gauche de la figure plus petit. — Iris gauche plus coloré. — Physionomie un peu hébétée, parole légèrement bredouillée.

Le malade a encore des vertiges procursifs et des accès avec aura partant toujours du durillon du pied gauche. Ces accès sont toujours remarquables par les trépidations prédominant dans tout le côté gauche et en particulier dans le membre inférieur du même côté.

Il arrive parfois que le malade ne perd pas connaissance. S'il est debout par exemple, on voit les oscillations débuter par la jambe gauche, d'abord légères et très rapides; puis elles deviennent plus amples et se généralisent. Le malade reste souvent debout cependant,

(1) *Arch. de Neurologie*, 1887, t. XIII, p. 344.

le membre inférieur gauche dans la rectitude. Le malade entend tout ce que l'on dit : il peut même parfois répondre aux questions d'une voix entrecoupée par les secousses qui l'agitent. D'autres fois il tombe et perd connaissance.

Les excitations mécaniques portées sur le durillon peuvent provoquer l'accès (pression, percussion). Les applications d'acide acétique agissent de même. D'ailleurs on peut aussi provoquer un accès en percutant le tendon rotulien.

En mars 1887, apparaît sous le pied droit un autre durillon dont l'irritation provoque aussi des accès avec chute et perte de connaissance parfois.

Ces accès peuvent être arrêtés par la flexion du gros orteil ou la compression du nerf sous-orbitaire. Le malade, lorsqu'il ne perd pas connaissance, porte lui-même la main à son pied gauche et cherche à se déchausser pour comprimer l'orteil.

Outre ces durillons plantaires il est à noter que la transpiration à la plante des pieds a toujours été très abondante et détermine souvent des rougeurs de la peau sans cesse humide.

A la fin de mars 1887, on lui fait faire des chaussures spéciales dont la semelle présente un creux, grâce auquel les durillons ne portent pas sur le sol, pendant la marche. — On lui fait faire des lotions avec une solution de tannin chaque jour et on veille à ce que ses pieds soient toujours tenus, autant que possible, dans des chaussettes sèches. Kbr., 4 gr.

Pas de modification bien appréciable immédiatement dans le nombre des accès et vertiges, seulement le malade peut au bout de quelques temps marcher pieds nus et la percussion du tendon rotulien ne provoque plus d'accès.

En avril 1887, on note encore des vertiges procursifs.

En juillet 1887, les durillons sont à peu près guéris, celui de droite tout à fait. Le malade a cependant encore des secousses, il montre les deux plis inguinaux comme point de départ de tiraillements et de chatouillements qui précèdent l'accès.

On note une recrudescence des accès et vertiges en août et septembre 1887. Le malade guéri de ses durillons avait cessé momentanément de porter des chaussures spéciales qu'il a dû reprendre. Il prétend maintenant ressentir avant ses accès une forte envie d'uriner; s'il peut la satisfaire, l'accès est conjuré : le jet d'urine est alors très fort.

Depuis cette époque, le malade a changé de caractère; il est devenu querelleur, se bat avec les malades et les infirmiers.

Amélioration néanmoins : ses durillons restent guéris, il prend de l'embonpoint et dans les trois derniers mois de l'année, on note une diminution considérable dans le nombre des vertiges.

Les vertiges procursifs ne sont plus mentionnés à cette époque ; on note seulement le fait suivant : souvent le malade, au milieu du repos, se lève, sort vivement dans la cour, et ne prévient son attaque que s'il urine.

15 décembre 1887, Kbr, 6 gr.

10 janvier 1888, Kbr. 5 gr.

En 1888, nous trouvons 38 accès et 8 vertiges au lieu de 71 accès et 210 vertiges en 1887.

Le malade engraisse, il se sert toujours de ses chaussures spéciales. Les vertiges procursifs ne sont plus notés, mais le malade devient de plus en plus méchant et querelleur. Plusieurs fois enfermé à la Sûreté.

En février 1889, le malade a abandonné l'usage de ses chaussures, il ne reste qu'un léger épaississement épidermique pour marquer la place des anciens durillons. L'état général est excellent, le malade engraisse, et le 23 avril 1888, il pesait 66 kilogr. c'est-à-dire 12 kilog. 500 de plus qu'en février 1887.

9 mai 1889, depuis cinq jours le malade ressent de nouveau une aura partant du pied gauche. L'ancien durillon de la plante du pied est tout à fait guéri, il reste à la place une plaque d'épiderme induré et épaissi, mais tout à fait insensible à la pression. Seulement le troisième orteil est un peu tuméfié et douloureux. Sur la face dorsale il présente des marbrures érythémateuses; et à la face plantaire, au niveau de la racine de l'orteil, on constate du gonflement et de la rougeur.

Le malade ne peut appuyer la plante du pied sur le sol en marchant : le pied porte sur son bord externe. De temps en temps, lorsqu'il pose le pied par terre, il est pris d'une trépidation de tout le corps, avec larges oscillations ressemblant à une série de secousses. Ces secousses, partant de la jambe gauche, se généralisent successivement au bras gauche, au membre inférieur droit, au bras droit, à la face.

En pressant sur la région tuméfiée de la plante du pied, on provoque une vive douleur, et la trépidation reparaît. Parfois le malade tombe, tandis que les mouvements oscillatoires recommencent plus forts. On voit alors le tronc exécuter des mouvements d'oscillation d'avant en arrière, comme dans l'attaque d'hystérie. On peut arrêter l'attaque en pressant le nerf sous-orbitaire. Pas de perte de connaissance. Le malade continue parfois à parler d'une voix saccadée plus entrecoupée.

13 mai 1889, le gonflement et la rougeur ont augmenté, il semble y avoir de la fluctuation à la racine du troisième orteil ; secousses perpétuelles dans la journée, trépidation de tout le corps, mais pas de perte de connaissance.

15 mai 1889, poids 62 kilog. 500 (au lieu de 66 il y a quelques jours). Fluctuation manifeste. Incision dorsale et plantaire sans chloroforme. Le malade pousse un cri au moment de l'incision, qui donne issue à du pus, mais n'a pas d'accès.

Soulagement immédiat, nuit bonne, pas de trépidations.

16 mai les soubresauts reparaissent bien que moins forts, amélioration sensible ; néanmoins quelques accès incomplets sans perte de connaissance dans la journée.

17 mai, plaie en bon état, trépidations beaucoup moins fortes. Poids 63 kilog. Pas de secousses pendant le pansement.

A partir de cette époque, la plaie va rapidement vers la cicatrisation, les secousses deviennent de plus en plus rares.

Le 29 mai 1889, le malade peut se lever et marcher sur la plante du pied sans inconvénient : plus de secousses ni d'accès.

Le 28 juin 1889, poids 63 kil. 500, le malade est complètement guéri de son phlegmon du pied, et il ne reste qu'un léger épaississement pour marquer la trace des durillons plantaires. Il n'a eu que deux accès dans le mois de juin : il n'a plus aucun vertige depuis quatre mois.

A partir de la fin d'août, on lui fait des injections sous-cutanées d'ergotine qui paraissent avoir diminué la sueur des pieds.

A la fin de septembre et à la fin d'octobre, il s'est plaint de douleurs dans l'hypochondre gauche, douleurs qui se sont accompagnées de secousses du tronc et qui ont cessé chaque fois à la suite d'un vésicatoire volant sur la région douloureuse. Les accès sont devenus plus rares, et les vertiges ont à peu près disparu, et surtout le caractère s'est considérablement amélioré. V. est devenu un des meilleurs travailleurs.

Mois	1884		1885		1886		1887		1888		1889	
	Accès.	Vertiges.	Accès.	Vertiges.	Accès.	Vertiges.	Accès.	Vertiges.	Accès.	Vertiges.	Accès.	Vertiges.
Janvier			9	87	2	»	4	36	2	1	5	»
Février			11	70	»	2	2	32	3	2	10	2
Mars			8	107	3	»	4	19	6	»	5	»
Avril			13	62	23	50	9	13	4	»	2	»
Mai			28	45	13	78	5	25	3	1	»	»
Juin			22	48	20	59	3	10	4	1	2	»
Juillet			26	58	14	66	3	8	2	»	2	»
Août			25	90	22	39	15	31	1	»	1	»
Septembre			10	129	7	53	18	28	»	»	2	1
Octobre	8	»	12	103	20	53	8	3	2	2	1	»
Novembre	13	1	18	64	9	37	4	3	5	»	1	»
Décembre	17	31	11	65	3	54	6	2	6	1	1	»
Totaux	38	32	193	1028	136	497	71	210	38	8	32	3

Le rapport qui existe chez ce malade entre les lésions plantaires et la fréquence des accès ne pouvait pas être aperçu clairement par les premiers observateurs, par la simple raison que, pendant toute la période de 1881 à 1887 où ils ont pu l'examiner, il ne s'est fait aucune modification notable ni de l'état local, ni des paroxysmes. Mais ce qui s'est passé depuis montre bien qu'il n'y a pas simple coïncidence. L'aggravation des troubles épileptiques de 1884 a suivi de près l'apparition du premier durillon de la plante du pied gauche. Il y a eu à la fin de 1886 une diminution du nombre des accès, sous l'influence d'une intervention commandée par les circonstances. A partir du moment où des soins hygiéniques particuliers sont intervenus pour diminuer l'irritation locale, non seulement les accès sont devenus plus rares, mais aussi les vertiges. La cessation de l'usage de la chaussure protectrice a ramené, en 1887, une recrudescence temporaire. L'amélioration s'est accentuée en 1888; pendant cette année, en effet, il n'y a eu que 38 accès et 8 vertiges, au lieu de 193 accès et 1,028 vertiges en 1885, 136 accès et 197 vertiges en 1887. Enfin, en 1889, sous l'influence d'une nouvelle irritation locale d'un phlegmon, les spasmes ont subi une nouvelle recrudescence sous une autre forme. Le succès de mesures hygiéniques fort simples montre assez que chez les épileptiques, comme chez tous les névropathes en général, on ne doit pas négliger de faire une recherche soigneuse de toutes les causes d'irritation et s'appliquer à leur porter remède.

Chez un malade observé par Anglada, une légère percussion d'une dent cariée amenait un accès, la guérison suivit l'évulsion : nous avons déjà eu occasion de faire allusion à d'autres faits de ce genre.

La chirurgie est intervenue dans ces dernières années, dans les traitements de l'hystéro-épilepsie par l'ablation des ovaires même sains. Les opérations qui ont été suivies d'un succès apparent et momentané ne me paraissent pas suffisantes pour justifier cette méthode en l'absence d'une lésion évidente. Elle me paraît encore moins justifiable, si possible, dans l'épilepsie. La castration chez l'homme, aussi bien que chez la femme, ne paraît rationnellement applicable que lorsqu'il existe des lésions organiques, qui légitiment elles-mêmes l'opération. Elle a cependant été souvent préconisée (Chapman, Rooker, Mackensie-Bacon) (1). Hinsdale a publié trois cas de guérison à la suite d'ablation du testicule blessé ou malade (2). Dans l'épilepsie aussi bien que dans l'hystérie, les phénomènes douloureux permanents ne sont que des manifestations locales d'un état général; et l'intervention contre ces phénomènes locaux, contraire à toutes les

(1) Mackensie-Bacon, *On the treatment of epileptic insanity*. (*The Practitioner*, 1869, t. II, p. 334.)

(2) G. Hinsdale, *Epilepsy from peripheral irritation*. (*Amer. journ. of med. sc.*, t. XCVII, p. 587.)

données théoriques, n'est pas suffisamment appuyée par l'expérience pour que l'on soit autorisé à le conseiller. Malgré les succès qu'il prétend en avoir obtenus, on ne doit pas non plus insister sur la pratique de Baker Brown qui enlevait le clitoris, sous prétexte que l'épilepsie pouvait bien être la conséquence d'une irritation périphérique du nerf honteux. Cette pratique, approuvée par Braun de Vienne, a été rejetée par Ullerspreger, et elle mérite d'être condamnée.

Chez l'homme d'autres irritations qui ont pour point de départ les organes génito-urinaires peuvent donner lieu à des indications chirurgicales. Comme nous l'avons déjà relevé plus haut, Fleury a insisté sur l'utilité de la circoncision dans certains cas d'épilepsie, utilité reconnue depuis par d'autres auteurs ; toutefois la circoncision a plus souvent eu de bons effets dans les cas d'incontinence d'urine (1). Il faut noter que ce genre d'intervention n'a chance de réussite que lorsqu'il porte remède à une irritation. Chez dix-huit épileptiques qui ont subi cette opération dans mon service comme mesure hygiénique pour une simple malformation, elle n'a été suivie d'aucune modification des accès.

Parmi les lésions traumatiques du système nerveux qui peuvent déterminer l'épilepsie, on cite rarement des lésions de région rachidienne. Dans ces cas d'ailleurs les troubles épileptiques ne sont guère qu'un accident accessoire; ils constituent une indication de hâter l'intervention chirurgicale, ils n'influent guère sur sa direction.

Les traumatismes de la région crânienne sont beaucoup plus souvent incriminés. Mais toutes les lésions du crâne, tous les chocs céphaliques ne doivent pas être considérés comme des lésions du système nerveux central. Dans un certain nombre de cas où l'épilepsie s'est développée à la suite d'un traumatisme céphalique, les téguments seuls ou le squelette ont été atteints,

(1) Heckford, *Circumcision as a remedial measure in certain cases of epilepsy.* (*Clinical lectures and Rep.* London hosp., 1865, t. II, p. 58.) — *Genital irritation in boys.* (*The Practitioner*, 1889, t. XLII, p. 350.)

et ni le cerveau ni même les méninges ne sont en cause. Il importe donc d'étudier avec le plus grand soin la blessure avant de se décider à une intervention. Lorsqu'en effet la cause réside dans une lésion superficielle, périphérique, il n'est pas nécessaire d'entreprendre d'emblée une opération grave : il y a lieu de croire qu'elle a agi par un ébranlement général du système nerveux ou par irritation réflexe ; on est donc autorisé à recourir à des moyens auxquels on attribue une action du même ordre, c'est-à-dire aux révulsifs. Il peut se faire qu'une simple irritation superficielle appliquée sur le cuir chevelu réussisse à calmer les accidents ou même à les faire disparaître. La révulsion doit donc être tentée sous forme de vésicatoires volants, de pointes de feu répétées. Ces moyens inoffensifs et peu douloureux peuvent d'ailleurs toujours être essayés même lorsqu'il y a lieu de soupçonner que l'irritation siège plus profondément. J'ai vu en effet les pointes de feu répétées réussir dans des cas d'épilepsie partielle avec troubles moteurs permanents dus par conséquent à des foyers intra-cérébraux qui étaient la cause première de l'irritation épileptogène. Lorsque ces épilepsies d'origine traumatique se manifestent par des attaques en apparence générale d'emblée, sans localisation prédominante appréciable, les révulsions doivent être appliquées sur le point qui est le siège de la lésion périphérique ; lorsqu'au contraire l'attaque est nettement localisée au début ou clairement prédominante dans un membre ou dans un autre côté de la face, sans tenir compte du point d'application du choc, il faut agir sur le point désigné par les localisations cérébrales les mieux établies. Dans tous ces cas d'ailleurs, il ne faut pas oublier que l'action du traumatisme extérieur comme une cause déterminante est souvent favorisée par la prédisposition individuelle du sujet ; il ne faut donc pas négliger d'user, en même temps que des moyens externes, des toniques et des anti-spasmodiques appropriés et sur lesquels nous aurons à revenir.

Lorsque le traumatisme a été plus violent et a déterminé d'emblée, en même temps que des manifestations épileptiques, des phénomènes de compression, il y a lieu de songer à un enfoncement ou à un épanchement au point d'application du choc ; le trépan primitif doit être pratiqué.

Lorsque le traumatisme non suivi immédiatement de convulsions, a guéri spontanément ou grâce à un traitement approprié, mais a laissé après lui des troubles spasmodiques ou vertigineux qui se sont produits après un temps plus ou moins long, la conduite à tenir est moins nettement indiquée. Ces troubles peuvent être en rapport soit avec une dépression du crâne et un cal vicieux, soit avec une néoplasie des méninges développée consécutivement à l'irritation traumatique, avec un épanchement sanguin ou une production inflammatoire, ou encore un abcès du cerveau. Il s'est rencontré des cas où le choc céphalique a pu provoquer le développement de tumeurs d'autre nature.

L'intervention chirurgicale se trouve indiquée par le seul fait de la coïncidence de l'épilepsie avec une lésion traumatique. Lorsqu'il s'agit de troubles vertigineux ou de spasmes sans localisation ou sans prédominance apparente, sans douleur fixe, il faut se laisser guider soit par les dépressions du crâne, soit, si ces dernières n'existent pas, par les cicatrices du cuir chevelu et les commémoratifs relatifs à la région qui a subi le choc.

OBSERVATION XCV. — *Epilepsie traumatique guérie par la trépanation.*

Le nommé T. (Désiré), âgé de 36 ans, sculpteur marbrier, est entré dans mon service à Bicêtre, le 30 juillet 1887, comme épileptique. On ne relève chez lui aucune tare héréditaire. Sa mère vit encore et est bien portante. Son père, plus âgé que sa mère de trente ans, serait mort récemment d'une bronchite à 97 ans. Il a deux oncles paternels qui auraient près de 80 ans et se portent bien. Il a un frère de quatre ans moins âgé que lui, dont la santé est parfaite. Il reste un doute sur une sœur qui est morte très jeune.

On ne trouve chez lui aucun antécédent névropathique, il s'est bien porté jusqu'en 1870. Il servait comme volontaire dans l'armée de Garibaldi, lorsque le 28 novembre il fut atteint par un éclat d'obus qui lui fit une fracture de tête qui guérit en quelques semaines.

Ce ne fut que six mois après cette blessure qu'il eut un premier accès convulsif, avec perte de connaissance, sans cause déterminée connue.

Pendant les dix-huit mois qui suivirent, il ne présenta aucune manifestation épileptiforme. Depuis lors il s'est produit à des intervalles variés des accidents vertigineux et convulsifs qui ne l'ont pas empêché d'ailleurs de mener une vie assez aventureuse ; c'est ainsi qu'il a servi successivement dans les troupes coloniales hollandaises et dans la guerre de Bulgarie. Il est entré une première fois à Bicêtre en 1883 ; mais, comme il n'avait en somme que des accès peu fréquents, il a pu obtenir sa sortie. Il reconnaît d'ailleurs qu'il n'a été amélioré par aucun traitement ; le seul bénéfice qu'il a tiré de son séjour à l'hospice, c'est d'y être privé d'alcool, excitant qui a une influence manifeste sur le retour de ses accès.

Mais, en dehors de tout excès alcoolique, il a en moyenne deux accès par mois, et autant de vertiges. Il lui est arrivé plusieurs fois, après avoir bu de l'absinthe, d'avoir cinq ou six accès dans la journée, accès qui ne diffèrent en rien d'ailleurs des accès en apparence spontanés.

T. ne présente aucune anomalie, aucun vice de conformation, il est vigoureux, intelligent, gagne largement sa vie dans sa profession qui demande des aptitudes spéciales. On ne trouve rien à relever sur lui que les conséquences du traumatisme auquel on peut attribuer sa maladie actuelle. Il existe sur la partie médiane de la région frontale une cicatrice irrégulière, présentant des ramifications en divers sens, dont la direction générale est oblique de gauche à droite et d'arrière en avant. Cette cicatrice a à peu près 8 centimètres de long ; elle présente plusieurs points plus déprimés au niveau desquels des esquilles s'éliminent de temps en temps ; un fragment osseux s'est encore fait jour la semaine qui a précédé son entrée, et l'orifice qui lui a livré passage n'est pas encore complètement cicatrisé.

L'exploration de la cicatrice est d'ailleurs rendue impossible par cette circonstance que chaque fois que l'on presse à ce niveau on produit une attaque, ou au moins un vertige. Le simple ébranlement des cheveux dans cette région produit une sensation extrêmement pénible. Nous avons été obligé de lui faire confectionner une coiffure spéciale pour éviter tout frottement.

Le traitement bromuré continué pendant trois mois n'ayant amené aucun changement dans les manifestations morbides (il a eu cinq accès et trois vertiges dans ce laps de temps), je me suis décidé à étudier les chances que pourrait lui donner la trépanation.

Il faut remarquer d'abord que la cicatrice était tout entière située en avant du plan auriculo-bregmatique, c'est-à-dire du plan vertical qui passe par les conduits auditifs. Elle est tout entière dans la région frontale du crâne, à une assez grande distance par conséquent des centres moteurs. Elle répond à peu près aux deux quarts moyens de la première circonvolution frontale de chaque côté.

Le malade affirmant que le projectile n'a pas pénétré, le siège de la cicatrice permet de présumer que les convulsions ne sont pas dues à une irritation des centres moteurs, conséquence locale et directe de la blessure.

Il faut remarquer d'ailleurs que les manifestations présentées par ce malade ne rappellent en rien l'épilepsie partielle.

En général les accès sont précédés pendant douze, vingt-quatre heures, quelquefois quarante-huit heures, par une douleur de tête d'abord localisée à la région de la cicatrice, puis s'étendant à toute la convexité du crâne. Il n'est pas immédiatement prévenu qu'il va être pris. Il pâlit, tombe brusquement à la renverse en poussant un grand cri, les bras raides le long du corps, les deux membres inférieurs en extension et fortement appliqués l'un contre l'autre. Puis se produisent quelques mouvements cloniques qui prédominent du côté droit. La tête reste droite. Il n'urine pas, ne perd pas ses matières, se mord légèrement la langue. L'accès dure une minute environ, n'est pas suivi de ronflement ni de stupeur; le malade se relève et ne se souvient de rien; il est seulement abattu tout le reste de la journée. L'exploration dynamométrique a été faite à la suite de plusieurs accès: à l'état normal il donne 55 de la main droite et 47 de la main gauche; immédiatement après l'accès nous avons trouvé une perte de 19 à droite et de 5 à gauche. C'est-à-dire que l'affaiblissement est plus considérable du côté droit, du côté où les convulsions cloniques sont plus intenses. C'est un fait dont la valeur n'est pas fixée, on le retrouve dans beaucoup d'épilepsies dites essentielles qui présentent souvent aussi une prédominance latérale des spasmes.

Dans une attaque survenue pendant le sommeil, le malade se raidit tout d'une pièce, la tête se renverse en arrière, le visage pâlit, il respire par saccades, il vient un peu d'écume sanguinolente entre les lèvres ; puis il ouvre les yeux et prononce des paroles incohérentes ayant trait aux circonstances de la blessure, parmi lesquelles revient souvent le nom de Bismarck, et il reprend connaissance.

Les vertiges sont constitués exclusivement par une pâleur lorsqu'ils surviennent spontanément. Ceux que l'on provoque par l'irritation de la cicatrice s'accompagnent de secousses musculaires sur lesquelles j'ai fait quelques expériences qui m'ont paru avoir quelque intérêt au point de vue du diagnostic.

J'appliquai simultanément deux myographes à transmission sur deux muscles homologues des deux membres supérieurs ou inférieurs, ou sur deux muscles des deux membres du même côté. J'ai pu ainsi constater qu'à chaque fois que je provoquais des secousses musculaires par la pression sur la région épileptogène, les réactions sont exactement contemporaines, lorsqu'on les examine dans des muscles symétriques des deux membres homologues. Ces réactions présentent d'ailleurs des différences de forme que j'aurai à étudier à un autre point de vue. Mais ce caractère de simultanéité m'a paru exclure l'idée d'une épilepsie jacksonnienne J'ai donc conclu qu'il s'agissait d'une épilepsie dite réflexe, c'est-à-dire provoquée par une irritation périphérique due soit aux lésions des parties molles, soit à une lésion du crâne, et j'ai pensé que, bien que la lésion apparente fût loin des centres moteurs, c'était à ce niveau qu'il fallait agir. L'intervention chirurgicale dans ces conditions était relativement simple, puisque, selon toute vraisemblance, on n'aurait pas à ouvrir la dure-mère.

Je proposai donc au malade de le faire trépaner; il accepta, et M. Reclus, chirurgien de Bicêtre, voulut bien se charger de l'opération, qui a été pratiquée le 29 octobre.

Lorsque le sommeil chloroformique fut obtenu, la pression sur la région épileptogène ne produisait plus aucune secousse, et on put la raser sans provoquer aucune réaction. On put s'assurer alors que la région du crâne qui présentait les dépressions les plus nettes était à gauche de la ligne médiane. M. Reclus pratiqua alors une incision de 18 centimètres de long, à convexité gauche, dont on voit encore la cicatrice linéaire. Une fois les parties molles détachées, on constata que plusieurs points de la paroi osseuse étaient altérés. Une première couronne de trépan fut appliquée au-dessus et en dedans de la bosse frontale gauche dans un point où l'os paraissait rugueux. Quand la rondelle eut été enlevée, elle ne présentait pas d'épaississement notable. Une nouvelle couronne fut appliquée à 3 centimètres en arrière et un peu en dedans de la première sur un point déprimé. La rondelle qui fut extraite présentait à sa face interne une saillie qui paraissait se prolonger en arrière. Deux nouvelles couronnes de trépan appliquées en arrière de la seconde permirent d'enlever une saillie rugueuse d'un millimètre d'épaisseur, que l'on peut reconstituer sur les rondelles. L'orifice en trèfle qui résulte de l'ablation de ces trois rondelles réunies se trouve à plus d'un centimètre et demi en avant du bregma; il empiète sur la ligne médiane. Il est situé bien loin des centres moteurs. La dure-mère ne présente au niveau de la saillie osseuse aucune altération appréciable.

M. Reclus réunit la plaie avec quatorze points de suture, fit un pansement antiseptique et une compression énergique avec des éponges. La cicatrisation s'est opérée dans de très bonnes conditions sans aucun accident, sauf une légère élévation de température de 39°,1, le quatrième jour. Il a mangé dès le premier jour.

Le 4 novembre, c'est-à-dire le huitième jour après l'opération, la réunion de la plaie est complète, les sutures sont enlevées ; on maintient seulement la compression avec les éponges. Les parties molles qui ont été décollées sont encore légèrement infiltrées. On ne distingue pas la situation des orifices osseux.

Le 6, le malade s'est levé, de même les jours suivants.

Le 9, il a commencé à s'occuper. Il a eu le 12 un léger éblouissement qui ne ressemble en rien à ses anciens accidents vertigineux.

Le 14, on enlève définitivement le pansement; les excitations diverses de la peau ne provoquent plus rien ; il a dû en être ainsi depuis l'opération, puisque le malade a supporté le pansement compressif. Depuis lors il travaille et ne présente aucun trouble convulsif ou vertigineux, aucune douleur de tête.

Le 5 janvier 1888, ayant demandé une permission pour aller acheter des outils, il a bu outre mesure, peut-être exagère-t-il en avouant quatorze absinthes et deux bouteilles de vin. Toujours est-il qu'il a été arrêté et conduit au poste de la rue de la Roquette, d'où il a été envoyé à l'infirmerie de la Préfecture, puis à Sainte-Anne, et il nous est revenu le 13 janvier nous affirmant que pendant son absence il n'a eu aucun accès. Du reste les certificats qui l'accompagnent ne mentionnent aucun accident épileptique directement constaté. Nous avons pris des informations au poste de la rue de la Roquette, où l'on nous a affirmé qu'il s'était livré à des extravagances d'ivrogne et qu'il n'a été conduit à l'infirmerie que parce qu'il portait des vêtements de l'hospice.

D'ailleurs, depuis sa réintégration jusqu'aujourd'hui, T. n'a présenté aucune de ses anciennes manifestations, et il est impossible d'en provoquer. Je pense qu'on peut le considérer comme guéri.

Il faut remarquer qu'au niveau des dépressions qui résultent des pertes de substance du crâne, on aperçoit à peine à la lumière réfléchie quelques mouvements qu'il m'a été impossible d'inscrire même avec des appareils très délicats ; il nous paraît tout à fait inutile de protéger artificiellement son cerveau (Pl. X).

Ce malade, qui a été présenté à la Société médicale des hôpitaux, le 24 février 1888 (1), a quitté définitivement l'hospice sans avoir eu aucun nouvel accident, et sans qu'il soit possible d'en provoquer par l'irritation de la région opératoire.

Cette observation montre qu'une plaie de tête, située en dehors de la région dite psycho-motrice, peut déterminer, comme toute autre lésion périphérique, des phénomènes d'épilepsie générale d'emblée. Lorsqu'on s'est assuré que ces phénomènes n'affectent pas les caractères de l'épilepsie partielle, on peut intervenir sans se préoccuper des centres moteurs, et l'opération chirurgicale peut amener la guérison, soit en enlevant une cause organique d'irritation, soit en produisant une excitation qui modifie profondément l'état dynamique troublé du système nerveux.

En l'absence de tout point de repère osseux ou superficiel, la douleur de tête fixe est un guide précieux ; cette douleur occupe en effet assez souvent le siège ou au moins le côté de la lésion. Si les spasmes sont nettement localisés au début de l'attaque, il y a lieu de se laisser diriger par les données de la physiologie des localisations cérébrales et de la topographie crânio-cérébrale. Lorsque, avec la douleur située du côté opposé au spasme localisé, il existe du même côté que les convulsions initiales ou prédominantes un certain degré de paralysie permanente, on a les plus grandes chances pour que les données de la physiologie cérébrale fournissent des indications tout à fait précises. Echeverria (2) a rapporté que sur 145 cas d'épilepsie traumatique, on a obtenu par la trépanation 93 guérisons et 18 améliorations ; il n'y a eu que 28 morts. Les récents progrès de la chirurgie permettent d'espérer encore un pronostic plus favorable au moins

(1) *Bull. Soc. méd. des hôp.*, 1888, p. 95.

(2) Echeverria, *De la trépanation dans l'épilepsie par traumatisme du crâne*. (*Arch. gén. de médecine*, 1878.)

en ce qui concerne les suites de l'opération dont M. Just Lucas-Championnière a contribué plus que personne à démontrer la bénignité (1).

Si comme nous l'avons déjà fait remarquer l'ancienneté des accidents constitue une condition défavorable, ce n'est pourtant pas une contre-indication : Larrey a cité une épilepsie traumatique guérie au bout de trente-trois ans par l'extraction d'une esquille.

En l'absence de tout traumatisme, l'existence d'un spasme localisé ou prédominant, coïncidant avec une douleur siégeant du côté opposé de la tête, surtout s'il existe en même temps des phénomènes paralytiques permanents et graduellement développés du côté du membre le plus affecté par le spasme, donnent lieu à une indication précise de la même intervention chirurgicale. Les sensations subjectives localisées, les auras servent encore d'indices précieux. La chirurgie contemporaine a pu enregistrer plusieurs heureuses ablations de tumeurs. L'existence de signes de tumeurs n'a pas paru indispensable pour justifier l'intervention chirurgicale, principalement lorsqu'une intervention rapide s'imposait par des convulsions subintrantes. Dans un cas de M. Lépine par exemple, la trépanation motivée par un état de mal ne fit découvrir aucune lésion grossière et fut cependant suivie d'une guérison apparente qui persistait au bout de quatre mois (2). L'opération paraît agir dans ces cas en modifiant la pression intra-crânienne (3).

M. Bendanti, au récent congrès italien de chirurgie tenu à Bologne, a rapporté qu'il a trépané un homme de trente-sept ans, pour des phénomènes convulsifs extrêmement graves. Il avait, en

(1) J. Lucas Championnière, *Des localisations cérébrales, du rôle qu'elles peuvent jouer dans le diagnostic et le traitement des maladies cérébrales.* (*Journ. de méd. et de chir. prat.*, 1876.) — *La trépanation guidée par les localisations cérébrales*, 1878. — Houzé, *Hémiépilepsie corticale guérie par la trépanation.* (*La clinique*, Bruxelles, 1887.) — Mac Evon, *An address on the surgery of the brain and spival cord.* (*Brit. med. journ.*, 1888, t. II, p. 303.) — Keen, *Three successfull cases of cerebral surgery.* (*American journ.*, oct. 1888, p. 329.)

(2) Péchadre, *De la trépanation dans les épilepsies jacksonniennes non traumatiques ;* th., Lyon, 1888, p. 66.

(3) Les symptômes d'exagération de pression intra-crânienne ont paru à eux seuls justifier l'intervention par le trépan dans la paralysie générale. (Claye Shaw, Batty Tuke, *the Surgical treatment of intra-cranial pressure. Brit. med. journ.* 4 janv. 1890, p. 8.)

outre, une hémiparésie intercurrente. On n'a trouvé aucun néoplasme, et on a vainement incisé l'écorce cérébrale. Cependant, la guérison opératoire étant obtenue, les phénomènes épileptiques n'ont pas reparu, ce que le chirurgien attribue à l'action énergique exercée sur l'œdème de cette région des centres. Conséquemment, il croit justifié le traitement de l'épilepsie par la trépanation.

On peut cependant faire des réserves sur le sort définitif de ce cas, et d'un autre de M. Lépine, où on n'a trouvé non plus aucune lésion. Il n'est pas rare de voir à la suite de l'état de mal les accès s'éloigner spontanément pour un temps. Dans un cas de Hutton et Wright (1) où on ne découvrit non plus aucune lésion du cerveau, les crises reparurent quelques temps après l'opération; dans un troisième cas de M. Lépine, opéré dans les mêmes conditions, les crises n'ont jamais cessé (2).

Dans plusieurs cas où on n'a pas trouvé après l'ouverture du crâne de lésion grossière, on a eu recours, pour s'assurer du siège exact du centre cortical que les convulsions localisées dénonçaient comme altéré, à l'excitation faradique de l'écorce, excitation répétée jusqu'à ce qu'on mette en mouvement les parties agitées par la convulsion morbide spontanée : Keen (3), Lloyd et Deaver (4), Mills (5). La localisation précisée, on a enlevé la partie de l'écorce incriminée. Dans le cas de Keen, les accès ont augmenté quelques jours après l'opération, et leur disparition ultérieure n'est pas suffisamment établie. Dans le cas de Lloyd et Deaver, auquel nous avons déjà fait allusion, ils se sont reproduits après une guérison apparente. Quant au malade de Mills, la guérison persistait après cinq mois, ce qui ne veut pas dire qu'elle soit définitive.

L'excision des centres corticaux n'a pas encore fait ses preuves au point de vue de la cure radicale de l'épilepsie partielle. Lorsque l'épilepsie corticale n'est pas produite par des lésions grossières,

(1) *Brit. med. journ.*, 1886, t. I, p. 646.
(2) Péchadre, *loc. cit.*, p. 88 et 96.
(3) *International Journ. of med. sc.*, 1888, p. 329, 452.
(4) *Loc. cit.*
(5) Mills, *Cerebral localization in its practical relations*. (*Congress of american physicians and surgeons*, 1888, p. 223.)

ce que nous savons de l'anatomie pathologique nous permet de soupçonner qu'elle est en rapport avec des lésions histologiques qui, qu'on les attribue à un trouble d'évolution ou à une infection, n'en sont pas moins nécessairement plus ou moins disséminées ou diffuses : l'ablation d'une parcelle doit par conséquent être inefficace. L'amélioration momentanée peut être attribuée à l'excitation locale aussi bien des téguments que du cerveau, puisqu'on peut la retrouver dans des cas où le cerveau n'a pas été touché. Cette action n'a rien qui doive surprendre, nous savons en effet que la douleur produit une décharge du système nerveux aussi bien que le spasme, à tel point que souvent chez les épileptiques les phénomènes douloureux suppléent les phénomènes convulsifs. Que la douleur soit provoquée ou spontanée, qu'elle soit consciente ou rendue inconsciente pas les anesthésiques, on comprend qu'elle puisse avoir le même effet.

Un des inconvénients de l'excision des centres corticaux réside dans la persistance des paralysies plus ou moins étendues et plus ou moins durables.

Les mêmes réserves ne s'appliquent pas à l'extirpation des néoplasmes qui est indiquée lorsqu'on peut reconnaître leur position superficielle et leur siège précis.

Parmi les résultats les plus remarquables relatifs à des ablations de tumeurs, il faut citer ceux de de Bennett et Goodlee (1), M. Horsley (2), Weir et Seguin (3), de Rannie (4), etc.

MM. Ballet et Gélineau, Péan ont récemment communiqué à l'Académie de médecine une observation très curieuse d'épilepsie jacksonnienne, guérie par la trépanation, et qui mérite une mention spéciale.

Il s'agit d'un jeune homme de vingt-huit ans, chez qui les symptômes épileptiques, datant de quatre années, étaient caractérisés par le spasme douloureux du gros orteil droit, par la raideur du membre inférieur correspondant, par des convulsions toniques, puis cloniques de ce membre, avec propagation au

(1) *Excision of tumour of the brain.* (*The Lancet*, décembre 1884.)
(2) *Association Britannique*, 1886.
(3) *Contrib. to the diagnosis and surgical treatment of tumours of the cerebrum.* (*Amer. journ. of med. sc.*, juillet 1888, p. 25.)
(4) *British. med. journ.*, 1888, t. I, p. 1057.

bras et à la face du même côté. La perte de connaissance n'était jamais initiale, et toujours incomplète. Dans les intervalles, il existait un état parésique du membre droit.

On pensa que cette épilepsie était due à une tumeur cérébrale située au niveau ou au voisinage du centre moteur du membre inférieur droit et, après un tracé linéaire dessiné sur le vertex, la trépanation fut pratiquée ; on trouva un fibro-lipôme développé aux dépens de la dure-mère, on l'enleva par énucléation et on fit un pansement rigoureusement antiseptique. La cicatrisation était achevée le dixième jour ; mais au bout de quelques mois une récidive nécessita une nouvelle opération (1), et il est douteux qu'il s'agisse cette fois d'un succès définitif.

Cette opération constitue la première trépanation réalisée en France, sans qu'il existât ni plaie, ni cicatrice, ni saillie des os du crâne ou des téguments, qui puissent servir d'indices conducteurs.

Peut-on avoir recours au trépan alors même qu'il n'existe aucun antécédent traumatique, aucun signe de tumeur ni aucune trace de localisation dans la convulsion ? Tissot avait déjà préconisé ce mode de traitement. Il faut convenir que les cas de guérison par ce mode de traitement appliqué dans ces conditions sont douteux. Sur les treize opérations de M. Lucas-Championnière consignées dans la thèse de Dumas, quatre fois il n'y a pas de résultat, une fois il persiste des vertiges, sept fois on note l'absence d'accès au moment de la sortie, mais les renseignements ultérieurs manquent. Une seule fois le malade a été suivi pendant dix mois, mais il n'y a aucun renseignement sur le nombre des attaques antérieures.

Les améliorations sont transitoires et ne doivent pas nécessairement être attribuées à l'opération du trépan : on sait, en effet, que toute intervention violente, soit médicale, soit chirurgicale, est capable de modifier momentanément la marche de l'épilepsie ; l'influence des maladies intercurrentes médicales ou chirurgicales en est un exemple frappant. J'ai vu un cas remarquable de

(1) Maret, *De l'ablation des tumeurs de la zone motrice du cerveau* ; th., 1890, p. 59.

suspension des attaques pendant plusieurs mois à la suite d'une pneumonie; j'en ai précédemment signalé un autre où le même effet s'est produit à la suite de l'opération d'un prolapsus rectal. M. Brown-Séquard a cité un cas où un érysipèle avait été l'occasion d'une guérison définitive; Mac Laren (1) a rapporté deux cas de suspension des attaques par la suppuration, et un cas par une fracture de l'humérus. Les cas déjà cités d'Aubanel, de Cazenave, etc., plaident dans le même sens. Aussi ne faut-il pas s'étonner que les exutoires aient été souvent employés dans le traitement de l'épilepsie.

Toutefois l'association de douleurs de tête intolérables, même diffuses et sans localisation précise, peut constituer une indication, surtout si les attaques sont fréquentes et graves. La trépanation est d'autant mieux justifiée comme dernière ressource, et en particulier dans le cas d'état de mal, lorsque les médications intérieures et les révulsions ont échoué, qu'il ne s'agit pas d'une opération grave, surtout depuis les récents perfectionnements du mode de pansement (2).

La trépanation peut s'imposer avec des chances diverses dans plusieurs circonstances, en particulier dans le cas de traumatisme récent ou ancien, dans le cas de tumeur, et comme mesure ultime dans quelques états de mal. Ce peut donc être en quelque sorte une opération d'urgence que tout médecin peut être dans la nécessité d'exécuter. Il est donc utile de donner en résumé quelques notions relatives au point qui doit être choisi comme siège de l'opération, et au manuel opératoire.

En l'absence de toute trace de traumatisme, le siège de l'opération ne peut être déterminé que grâce aux notions fournies par la topographie crânio-cérébrale. On sait que les centres moteurs les plus importants sont situés sur les circonvolutions qui bordent le sillon de Rolando ; ce sont donc surtout les rapports de ce sillon qu'il faut reconnaître d'une manière précise (fig. 64).

Pour y arriver (3), il suffit de déterminer deux plans, l'un

(1) Mac Laren, *Cases illustrating the effects of peripheral irritation in epilepsy.* (*Edinburg med. journ.*, janv. 1875, p. 618.)

(2) J. Lucas-Championnière, *Sur une série de vingt cas de trépanation du crâne.* (*Bull. de la Soc. de Chir.*, 27 juin 1888.)

(3) Ch. Féré, *Anatomie médicale du système nerveux*, p. 95.

horizontal, passant par la glabelle et par le lambda, et l'autre vertico-transversal, passant par le centre des deux conduits auditifs et par le bregma. Le plan horizontal ou glabello-lambdoïdien de Hamy, qui indique par son extrémité postérieure la position de la scissure occipitale externe, passe très près, assez

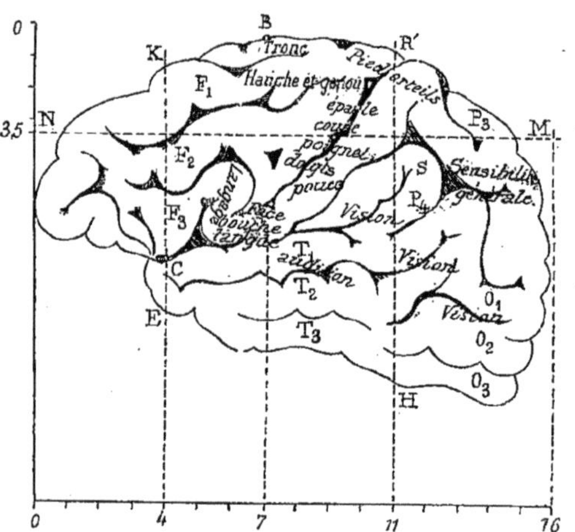

Fig. 64. — *Face externe de l'hémisphère gauche du cerveau dans la position normale. — Localisations fonctionnelles.*

F 1, F 2, F 3, les trois circonvolutions frontales; — R R' sillon de Rolando; — P 3, lobule pariétal supérieur; — P 4, lobule pariétal inférieur; — O 1, O 2, O 3, circonvolutions occipitales; — T 1, T 2, T 3, circonvolutions temporales; — C S, scissure de Sylvius; — B, bregma; — C, ptérion. — La section M N, passant à 35 mm. au-dessous de la convexité de l'hémisphère, donne le niveau supérieur des noyaux gris centraux; — la section K E répond à la limite antérieure du corps strié; — la section R' H passe par la limite postérieure de la couche optique.

souvent à quelques millimètres, au-dessus de la partie supérieure de l'écaille temporale, dont le point culminant correspond à peu près à l'endroit où elle est coupée par le plan auriculo-bregmatique. Le point d'intersection des deux plans, vertical et horizontal, peut donc, avec la région ptérique, donner la direction approximative de la scissure de Sylvius dans sa première portion, la scissure se trouvant à 2 ou à 3 millimètres de la ligne indiquée par ces deux points. Ce plan horizontal est généralement facile à déterminer sur le vivant, car la glabelle (renflement entre les deux crêtes sourcilières) est un point facilement reconnaissable, et le lambda offre presque toujours une irrégularité qui fait distinguer sa position (fig. 65).

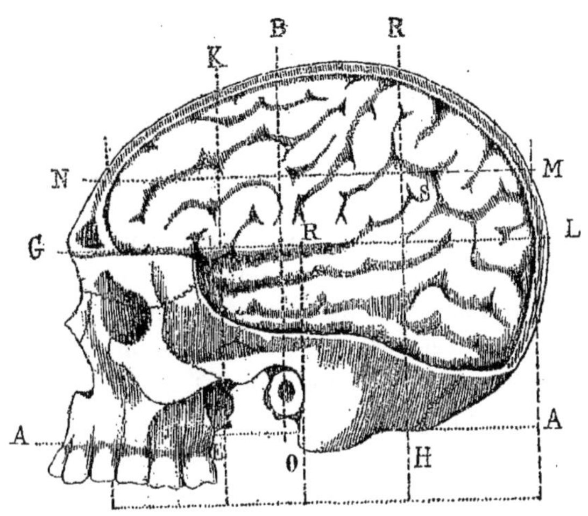

Fig. 65. — *Topographie crânio-cérébrale.*

B, bregma ; —C, extrémité externe de la suture coronale ; — L, lambda correspondant à la scissure perpendiculaire externe ; — S, scissure de Sylvius ; — R R', sillon de Rolando ; R, son extrémité antérieure ou externe à 3 cent. environ en arrière de l'extrémité externe de la suture coronale ; — R', son extrémité postérieure ou interne à 45 mm. environ en arrière du bregma ; — A A', plan alvéolo-condylien ; — O B, plan auriculo-bregmatique ; — G L, plan passant par le diamètre transverse minimum et le lambda ; — K E, section passant entre les deux plis de la troisième circonvolution frontale au point C, correspond à l'extrémité externe de la suture coronale et effleurant la tête du noyau caudé ; — R' H, section passant par l'extrémité postérieure du sillon de Rolando et en arrière de la limite postérieure de la couche optique ; — N M, plan passant par la face inférieure du corps calleux et au-dessus des noyaux gris centraux.

Quant au plan auriculo-bregmatique ou plan vertico-transversal de Busk, il est surtout important au point de vue de la reconnaissance de la position du sillon de Rolando ; il permet de déterminer en haut l'extrémité postéro-supérieure de ce sillon qui est situé en arrière du bregma de 45 millimètres chez la femme et de 47 ou de 48 chez l'homme.

L'extrémité inférieure du sillon de Rolando se trouve de 45 à 55 millimètres en arrière de l'apophyse orbitaire externe, à peu près à 1 centimètre au-dessus du plan glabello-lambdoïdien, et sensiblement à la même distance en arrière du plan vertical ou auriculo-bregmatique ; c'est-à-dire que cette extrémité inférieure du sillon de Rolando se trouve dans l'angle postéro-supérieur formé par l'intersection de nos deux plans.

La détermination sur le vivant du plan auriculo-bregmatique est beaucoup plus difficile que celle du plan glabello-lambdoïdien, car il est exceptionnel que l'on sente d'une manière précise le point d'intersection des sutures au niveau du bregma. Pour fixer ce point sans instrument spécial, je m'étais basé sur ce fait très approximativement exact que, lorsque la tête est dans sa position du regard horizontal, le bregma se trouve dans le même plan vertical que le conduit auditif externe, et je me contentais de déterminer à vue d'œil ce plan vertical. C'était là un procédé sans précision, d'autant plus que je n'avais pas tenu compte de l'obliquité du conduit auditif osseux et membraneux, que l'on peut évaluer, d'après quelques mensurations que nous avons faites, M. Terrillon et moi, à 1 millimètre en moyenne (1). M. J. Lucas-Championnière s'est en vain efforcé de donner plus d'exactitude à ce procédé, qui pèche par la base, car dans la plupart des cas il serait impossible de placer le sujet dans la position du regard horizontal. Le procédé de détermination par l'*équerre flexible auriculaire* de Broca paraît plus précis, mais nous allons voir qu'il est loin d'être parfait.

Le plan transverso-vertical, ou plan auriculo-bregmatique de Busk, peut être, avons-nous dit, considéré comme à peu près rigoureusement vertical ; d'autre part, le plan de Camper, qui passe par le centre des conduits auditifs et par l'épine nasale, est sensiblement horizontal.

C'est sur ces données qu'est basée la construction de l'équerre flexible auriculaire. Cet instrument est formé de deux étroites lames de ressort d'acier fixées l'une sur l'autre à angle droit, de manière à figurer un T renversé ; un petit tourillon en buis est fixé sur la lame horizontale dans la direction du bord postérieur de la lame verticale. Lorsque, sur un crâne sec, on place le tourillon dans le conduit auditif gauche et que l'on fléchit la branche antérieure de la lame horizontale sous l'épine nasale, on met cette lame par conséquent dans le plan de Camper.

(1) Ledentu, *Bull. Soc. chir.*, 1877.

Si alors on replie la lame verticale sur la convexité du crâne en la faisant passer par le point où ce bord coupera la ligne médiane, elle devra correspondre à l'intersection des sutures coronale et sagittale, au *bregma crâniométrique*, puisque le plan auriculo-bregmatique est perpendiculaire au plan Camper. C'est ce qui a lieu en effet, chez l'adulte du moins, dans la plupart des cas. Broca avait pensé que sur le vivant, en plaçant le tourillon dans le conduit auditif, la branche antérieure de la lame horizontale sous la sous-cloison, et en repliant la lame verticale sur l'autre conduit auditif, le point où le bord postérieur de cette dernière lame croiserait la ligne médiane devrait correspondre, à peu de chose près, au bregma crâniométrique, et il a désigné ce point sous le nom de *bregma céphalométrique*. Mais, lorsque les recherches nouvelles sur la topographie crânio-cérébrale eurent provoqué d'autres expériences, on s'aperçut bientôt qu'il n'y avait pas une correspondance parfaite entre ces deux points. Dans un entretien que nous eûmes sur ce sujet avec Broca au commencement de 1879, il fut convenu que nous entreprendrions, chacun de notre côté, une étude de contrôle, qui se trouve résumée dans mes *Nouvelles recherches sur la topographie crânio-cérébrale* (1).

Pour chercher le bregma-céphalométrique à l'aide de l'équerre flexible auriculaire de Broca, il faut procéder avec les plus grandes précautions : le tourillon doit être enfoncé profondément dans l'oreille gauche, pour qu'on puisse redresser autant que possible l'obliquité du conduit auditif membraneux, de façon que l'axe du tourillon soit à peu près dans l'axe bi-auriculaire du crâne ; en outre, la lame verticale doit être ramenée sur l'oreille droite, de telle sorte que son bord postérieur réponde à la base du tragus et non à son sommet, encore pour tenir compte de l'obliquité du conduit auditif. La branche antérieure de la lame horizontale doit être appuyée sur la lèvre supérieure et sous la sous-cloison des narines. Il ne faut pas oublier que l'axe du tourillon est fixé sur le prolongement du bord postérieur de la branche verticale de l'équerre ; c'est donc le point où ce bord

(1) *Revue d'anthropologie*, 1881, p. 461.

croise la ligne médiane qui indique le bregma céphalométrique.

On a pu fixer les rapports de ce point avec le crâne en incisant transversalement et profondément le cuir chevelu sur le bord postérieur de la lame, de façon que le couteau laisse une trace facilement reconnaissable sur le péricrâne et sur l'os (Broca), ou encore en enfonçant à travers les téguments un poinçon qui pénétrait dans l'os. Après avoir enlevé les parties molles, il ne restait plus qu'à mesurer avec un compas-glissière la distance qui sépare la ligne transversale ou le poinçon du bregma crâniométrique. De l'ensemble de ces recherches il résulte qu'en moyenne le *bregma céphalométrique* et de 9 millimètres en avant du *bregma crâniométrique* ; mais cette moyenne est impropre à donner un point de repère pratique, et il ne faut pas oublier qu'il peut y avoir chez l'adulte une différence de près de 3 centimètres dans la position du bregma céphalométrique par rapport au bregma crâniométrique ; il en résulte une importante cause d'erreur dans la détermination des rapports des circonvolutions cérébrales sur le vivant. Ces différences tiennent aux variations de l'épaisseur des téguments qui recrouvrent l'épine nasale et de la forme de la sous-cloison, qui font plus ou moins incliner l'équerre en avant. Dans la pratique, il faut reculer d'un centimètre environ le bregma obtenu par l'équerre flexible auriculaire et, toutes les fois qu'on le peut, s'assurer d'un point de repère fixe en recherchant une irrégularité osseuse au niveau du bregma.

Chez les enfants, en raison du peu de développement de la face, le bregma crâniométrique se trouve porté très en avant par rapport à la position qu'il occupe chez l'adulte ; c'est seulement vers six ou sept ans que s'établit l'équilibre entre les parties antérieure et postérieure du crâne. C'est aussi en grande partie au défaut de parallélisme dans le développement des os du crâne que sont dues les différences des rapports cérébro-crâniens aux différents âges. Nous sommes entré ailleurs (1) dans le détail de cette étude ; nous n'y reviendrons pas ici.

Il est bon de rappeler, d'ailleurs, qu'en raison de la largeur des

(1) Ch. Féré, *Nouvelles recherches sur la topographie crânio-cérébrale.* (*Rev. d'anthrop.*, 1881, p. 479.)

couronnes de trépan, la découverte du point cherché n'a été une difficulté pour aucun opérateur.

Le manuel opératoire, que nous décrivons ici, est celui qui est actuellement employé par M. J. Lucas-Championnière (1) : nous l'avons choisi de préférence parce que son auteur est celui qui chez nous a joué le rôle le plus important non seulement dans la restauration du trépan, mais encore dans l'adaptation de la méthode antiseptique qui a une si grande part dans le succès opératoire. La pratique de M. Lucas-Championnière mérite encore considération à un autre point de vue : elle est la plus nombreuse et la plus heureuse.

« La tête doit être complètement rasée, puis nettoyée avec le plus grand soin à l'aide d'une infusion d'écorce de Panama (*quillàja saponaria*) ; ce liquide a l'avantage d'enlever la graisse dont la tête est souillée. La tête est lavée soigneusement avec la solution phéniquée au vingtième, puis, par surcroît de précaution, on l'antiseptise encore au moyen du sublimé acide (solution de Laplace) (2), qui ne se transforme pas en albuminate de mercure au contact des tissus. On trace ensuite, à l'aide d'un crayon dermographique, la ligne rolandique, d'après le procédé que nous avons indiqué. Alors on prend le bistouri et on fait une incision en forme de T, dont une des branches correspond à la ligne rolandique ; l'incision doit entamer le périoste de façon à former ainsi un point de repère. On peut aussi faire une incision en forme de croissant ou de demi-cercle, dont les extrémités viennent aboutir dans un point voisin des extrémités de la ligne tracée. M. Championnière emploie fréquemment cette forme de lambeaux, et surtout toutes les fois qu'il compte ouvrir la dure-mère et mettre le cerveau à nu : ce lambeau présente une meilleure défense en cas de hernie du cerveau à travers les méninges.

« Des pinces sont placées sur tous les vaisseaux qui saignent,

(1) Dumas, *De la trépanation dans l'épilepsie* ; th., 1889, p. 33. — Je dois des remerciements à M. Championnière qui a bien voulu rectifier et compléter pour moi la description de son élève.

(2)

Bichlorure de mercure.	1	gr.
Acide tartrique.	5	—
Eau distillée.	1000	—

de façon à opérer complètement à sec : ce point a beaucoup d'importance, car on peut être considérablement gêné par le sang. En outre, il ne faut jamais oublier qu'un des inconvénients de la trépanation est une perte de sang définitive, souvent considérable, et on doit en être ménager de bonne heure.

« On prend alors une rugine plate et on refoule le périoste sur toute la région que l'on veut trépaner. L'os une fois mis à nu, il faut juger de nouveau son point de repère, en rabattant la peau sur le crâne, et surtout en examinant le tracé sur le périoste : ce point reconnu, on applique le trépan.

« M. Championnière emploie habituellement une couronne de trépan spéciale de 30 millimètres de diamètre. Toutefois il faut savoir que ces grandes dimensions font souvent qu'un des bords pénètre le crâne avant l'autre, et on court risque de blesser les méninges avant d'avoir enlevé la rondelle. Il y a des régions où une petite couronne de 20 à 22 millimètres est préférable.

« M. Horsley avait préconisé jadis l'emploi d'une large couronne (50 millim.). Mais la raison citée plus haut l'a fait retourner à des dimensions moindres.

« On procède avec lenteur et en tâtonnant. Il faut explorer de temps en temps avec soin le sillon de la scie, et même, avec le tire-fond, essayer si on peut détacher la rondelle osseuse. Il faut être prévenu que certains crânes ont une épaisseur très grande, alors que d'autres sont d'une extrême minceur. Les variations individuelles sont souvent comme 1 est à 2. Une fois la rondelle détachée, on libère avec précaution les adhérences possibles de la table interne à la dure-mère ; ces adhérences n'existent pas seulement, comme on pourrait le croire, dans les cas de fractures, on les rencontre aussi sur des crânes qui n'ont jamais subi de traumatisme. En dehors des adhérences, la tension intra-crânienne gêne aussi souvent la manœuvre des instruments.

« A partir de ce moment, M. Championnière emploie un procédé qui lui est tout personnel. Au lieu d'appliquer plusieurs couronnes de trépan et de faire sauter les ponts osseux qui les séparent, il préfère agrandir les bords du trou à l'aide de la pince-gouge ; de cette façon, en procédant avec précaution, en insinuant un des mors entre la table interne et la dure-mère, on enlève une série de parcelles osseuses et on donne à l'orifice la forme et la dimension désirables. Pour ce faire, il faut avoir plusieurs pinces-gouges de dimensions différentes, et on a soin de bien rejoindre les angles formés. Avec cette précaution, on est sûr d'éviter les saillies et pointes et de laisser à l'orifice une parfaite régularité.

« Nous ne nions pas que cette façon de procéder n'exige à la fois de l'habileté et une grande habitude ; mais, exécutée par une main exercée, elle est très commode et très rapide, surtout lorsque le crâne est d'une épaisseur moyenne. On peut faire ainsi rapidement un orifice de sept centimètres de long sur six de large, abattre les angles qui pourraient blesser le cerveau, et débarrasser la région des coquilles osseuses que fait voler la manœuvre de la pince.

« Si, pendant cette opération, un vaisseau diploïque un peu volumineux laisse écouler une certaine quantité de sang, on pourra l'obturer avec de la cire. Horsley se sert, dans ce but, de la paraffine.

« Lorsqu'on a donné à l'ouverture la forme et la dimension désirables, le moment est venu d'inciser la dure-mère. Il faut procéder avec les plus grandes précautions, pour éviter de blesser les nombreux vaisseaux qui rampent à la surface du cerveau et qui pourraient occasionner une hémorragie, contre laquelle on lutte toujours difficilement. On fait une petite boutonnière à la dure-mère, à l'aide du bistouri manié avec prudence, et on allongera l'incision avec des ciseaux.

« Alors on agira suivant les cas et on s'inspirera des circonstances qui ont motivé l'application du trépan.

« S'agit-il d'épilepsie idiopathique ? on ne touchera pas au cerveau s'il est sain. S'agit-il d'une tumeur cérébrale ? on tâchera de l'enlever en entier, en ménageant, avec un soin jaloux, le tissu environnant non altéré.

« Quant aux esquilles osseuses enfoncées dans le cerveau par un traumatisme, elles seront libérées et enlevées.

« Lorsque pendant ces diverses manœuvres, on a ouvert un des nombreux vaisseaux qui rampent sous la pie-mère, on aura recours à la compression : si extraordinaire que puisse paraître cette façon de procéder, elle rend de grands services et réussit presque toujours : nous n'avons pas, du reste, le choix.

« M. Championnière a employé, pour des hémorragies très graves, le procédé recommandé par Lister, l'empilement de catgut; il en a obtenu d'excellents résultats, même pour l'ouverture du sinus longitudinal supérieur.

« Lorsque l'ouverture est assez grande, on reconnaît très bien les circonvolutions qu'on a sous les yeux.

« La connaissance exacte des circonvolutions qui apparaissent dans le champ opératoire est d'une importance tellement évidente, surtout dans les cas d'épilepsie symptomatique, que nous ne pensons pas qu'il soit utile d'insister.

« Sitôt que la dure-mère est ouverte, le liquide céphalo-rachidien s'écoule en plus ou moins grande abondance et se mélange au sang qui reste à la surface du cerveau et à celui que donnent souvent abondamment les parties molles; cet écoulement continue les jours suivants, mais est rarement considérable au delà des premières quarante-huit heures.

« Le sang arrêté, les indications opératoires pour chaque cas particulier une fois remplies, comment terminons-nous l'opération ?

« On peut ne pas suturer la dure-mère ; mais si l'on ne craint pas de comprimer, de scier le cerveau avec un fil, s'il n'y a pas tension exagérée de cet organe, on pourra placer sur cette membrane quelques points de suture espacés qui ne gêneront en rien l'écoulement du liquide céphalo-rachidien.

« M. Championnière lie ordinairement fort peu de vaisseaux. Lorsque les pinces sont retirées, on en voit rarement de volumineux donner du sang. Le lavage avec la solution phéniquée forte qui a été fait avec soin sur le cerveau et la dure-mère est renouvelé avant de fermer la plaie, et la solution de sublimé est alors employée concurremment. Le cuir chevelu est suturé à l'aide de crins de Florence; on place un drain qui facilitera l'écoulement du liquide céphalo-rachidien et fonctionnera comme soupape de sûreté. Le placement de ce drain doit être fort surveillé : il est très important qu'il évacue les liquides, mais il faut éviter qu'il touche la substance cérébrale; on est quelquefois obligé de le supprimer promptement à cause des attaques provoquées par ce contact. Le pansement antiseptique s'appuiera sur le front et sur le cou du malade.

« Le pansement de M. Championnière est toujours identique : une mince couche de gaz iodoformée, les sachets de la poudre antiseptique qu'il prescrit toujours (iodoforme, benjoin, quinquina, carbonate de magnésie), ouate de tourbe épaisse enveloppant toute la tête. Cette enveloppe de ouate de tourbe est très importante; elle protège bien la région, elle absorbe tous les liquides, et sa protection antiseptique est telle que, malgré une imprégnation considérable de liquides, la plaie reste absolument aseptique. »

M. Farabeuf a imaginé un instrument destiné à agrandir l'ouverture faite par le trépan et dont l'usage est à la fois commode, rapide lorsqu'on opère sur le cadavre, mais la pression intracrânienne le rend probablement moins pratique sur le vivant.

« C'est une pince-trépan : l'un des mors, en forme de palette, s'insinue entre la dure-mère qu'il décolle, et la table interne de l'os. La palette porte, au centre, une pointe courte et solide, capable de pénétrer dans l'os et d'empêcher l'instrument de vaciller. L'autre mors porte une couronne dentée, à laquelle un levier, muni d'un encliquetage, permet d'imprimer des mouvements de rotation. Quand la palette est insinuée et l'os vigoureusement serré entre elle et la couronne par la main gauche, afin de faire mordre la pointe qui centre le mouvement, la main droite manœuvre le levier : en moins d'une minute, un pariétal dur et épais est traversé. La dure-mère ne court aucun danger et la denture aucun risque, car une vis que porte le mors de la couronne règle le rapprochement en talonnant sur le mors de la palette. A la fin de l'opération, la palette se trouve encadrée par la denture, mais non dans toute son épaisseur, de sorte que cette denture termine son travail, dans le sinus du décollement dure-mérien, d'une façon tout à fait inoffensive. »

CHAPITRE XXXIV

TRAITEMENT

INDICATIONS ÉTIOLOGIQUES ET THÉORIQUES

La thérapeutique de l'épilepsie a laissé beaucoup de sceptiques, et ce scepticisme est motivé par des circonstances qui tiennent à la marche spontanée de l'affection et à la sensibilité spéciale des sujets qui en sont atteints. L'épilepsie subit spontanément des aggravations ou des atténuations dont il est souvent impossible de saisir la cause. D'autres fois il est facile de reconnaître qu'elle est modifiée en bien ou en mal par les irritations externes ou internes les plus légères. Chez un certain nombre de sujets une intervention thérapeutique quelconque amène pour un temps une modification dans la marche des accès, mais quand le malade s'est habitué au médicament la maladie reprend sa marche naturelle. Aussi doit-on accepter avec la plus grande réserve les prétendues guérisons qui succèdent à un traitement de quelques semaines ; ce n'est le plus souvent qu'une trêve, et il n'est pas rare que le malade subisse ensuite une recrudescence compensatrice. C'est surtout sur le traitement des causes que l'on peut baser un légitime espoir.

Ce n'est pas seulement lorsqu'il s'agit d'épilepsies traumatiques ou d'épilepsies dues à des irritations périphériques, que l'étude des causes fournit des indications précieuses. Lorsqu'il existe des troubles viscéraux quelconques, on peut quelquefois en y portant remède faire cesser l'épilepsie. Il faut donc toujours traiter chez les épileptiques tous les troubles somatiques dont on a connaissance. Il faut passer en revue tous les organes et entreprendre tout ce qui peut rétablir l'intégrité fonctionnelle de ceux qui sont en défaut : le cœur, les reins, le foie, etc., doivent être minutieusement examinés. Les maladies générales elles-mêmes ne doivent pas être négligées : l'épilepsie peut être une des manifestations de la goutte, du diabète, etc. Il ne faut pas oublier en un mot que le système nerveux ne fonctionne normalement que dans un organisme normal, et que lorsqu'il est malade la meilleure condition de guérison ne peut lui être rendue que par la restauration de l'ensemble.

Quelques troubles organiques paraissent plus souvent être en cause.

L'état des fonctions digestives doit être surveillé chez tous les névropathes affectés de troubles dont on ne saisit pas nettement la cause déterminante. Si on ne peut pas dire que les troubles gastriques ou les vers intestinaux sont fréquemment la cause des accidents, il n'est pas moins certain que, lorsqu'ils reconnaissent cette étiologie, la thérapeutique offre des ressources particulièrement efficaces. L'expulsion de vers intestinaux, ascarides, tœnias, etc., a entraîné plusieurs fois la guérison définitive de la maladie même chez des adultes (1). Quant à l'épilepsie des gros mangeurs, ou liée à des susceptibilités gastriques spéciales, elle peut aussi être suspendue par un régime approprié.

Delasiauve a insisté sur l'influence de la constipation, sur la répétition des accès et a préconisé l'usage des purgatifs qui pourraient dans quelques cas amener la guérison.

Lorsque l'apparition des troubles épileptiques se manifeste à propos de la suppression du flux menstruel ou d'hémorroïdes, le rappel de l'écoulement sera poursuivi avec quelques chances de succès.

En dehors de ces cas dans lesquels la suppression d'un flux peut faire soupçonner la nature congestive de la manifestation épileptique, il existe des cas rares, dans lesquels l'épilepsie développée chez des sujets pléthoriques, souffrant habituellement de fluxions céphaliques, qui peuvent être soulagés et peut-être même guéris par des saignées répétées à intervalles réguliers, plus ou moins fréquentes et plus ou moins abondantes suivant la constitution de l'individu.

(1) Marx, *Beitrag zum Symptomencomplex der Bandwurmkrankheit des Menschen.* (*Berl. klin. Woch.*, 1882, p. 496.)

Lorsque l'épilepsie reconnaît pour cause une intoxication, il faut d'abord supprimer la cause et placer le sujet dans les meilleures conditions hygiéniques possibles : ces précautions peuvent suffire dans l'épilepsie saturnine, dans laquelle d'ailleurs, de l'avis de Nivet, de Tanquerel des Planches, de Grisolle, etc., les médications actives ont généralement peu de succès. Ces mesures réussissent aussi souvent dans l'épilepsie des alcooliques ; un grand nombre de ces malades restent sans aucune manifestation morbide tant qu'ils sont à l'asile, mais ont des attaques dès qu'ils sortent ou dès qu'ils peuvent recevoir du dehors une ration alcoolique même très faible.

Toutefois, lorsque pendant un laps de temps suffisant, les mesures hygiéniques rigoureusement appliquées n'ont pas amené la suppression des attaques ou des autres manifestations, il faut procéder comme pour une épilepsie de cause inconnue, c'est-à-dire recourir aux médications empiriques.

Certaines épilepsies d'origine toxique ne peuvent d'ailleurs jamais être modifiées par un traitement exclusivement hygiégique. Telles sont, par exemple, celles qui reconnaissent pour cause l'impaludisme, dont quelques cas paraissent authentiques et qui n'ont cessé qu'avec le sulfate de quinine.

L'épilepsie en rapport avec la syphilis nécessite un traitement spécifique très énergique. Dans la période secondaire le traitement mixte peut arrêter rapidement les accès ; mais l'évolution de l'affection ne présente pas alors une gravité telle que l'on puisse avoir de graves raisons de craindre pour la vie du malade ; nous avons fait remarquer en effet qu'à cette période la syphilis paraissait surtout agir comme une cause excitante de l'épilepsie chez des individus fortement prédisposés, comme elle pourrait le faire pour l'hystérie qu'elle éveille souvent.

Dans la période tertiaire de la syphilis, il faut avoir recours au traitement d'attaque, suivant l'expression de M. Charcot, c'est-à-dire arriver d'emblée au traitement mixte à hautes doses sous forme de frictions mercurielles de 10 à 12 grammes et d'iodure de potassium de 4 à 8 grammes par jour, en ayant soin de surveiller l'état de la bouche, et de tenir grand compte de la stomatite d'alarme, comme dit M. Fournier; cette complication ainsi que les troubles digestifs peuvent apporter un sérieux obstacle au traitement, que l'on doit continuer autant que la tolérance le permet jusqu'à la fin des accidents, et reprendre ensuite par quinzaines, avec quinzaines intercalaires de repos pendant plusieurs mois.

On a beaucoup conseillé dans ces dernières années d'administrer le mercure par la voie hypodermique qui, excluant toute fraude, n'entraîne en général aucun trouble du côté de l'intestin ; mais d'après M. Fournier (1), ce traitement n'a pas encore fait ses preuves de supériorité contre la syphilis tertiaire. Lœwing emploie une solution composée de : sublimé 5 gr. ; chlorure de sodium, 1 gr. ; eau distillée, 100 gr. Une seringue de Pravaz contient 5 milligr. de sublimé. Martineau conseillait le peptonate mercurique ammoniaque, sous forme de solution contenant un centigr. environ de sublimé par seringue de Pravaz. On peut administrer jusqu'à 2 et 2 centigr. et demi de sublimé. Parmi les préparations solubles, c'est le sublimé qui jusqu'à présent a obtenu la préférence. Voici les conclusions de M. Fournier sur l'emploi de cette méthode :

1° Dans la mesure du possible, il faut épargner aux malades les inconvénients des injections ; 2° celles-ci ont seulement des indications précises et formelles qui sont au nombre de trois : d'abord les cas où les autres méthodes ont échoué ; ils sont fréquents ; ensuite l'intolérance des voies digestives, la nécessité de respecter ces voies quand elles doivent être laissées libres pour l'administration d'autres médicaments ; les cas où la peau supporte mal les frictions ; enfin, dernière indication moins formelle, les cas graves où il faut une mercurialisation rapide. On a cité quelques faits heureux. La méthode est rationnelle en principe, mais nous ne possédons pas assez de documents pour conclure.

Les injections mercurielles exigent un certain nombre de précautions indispensables pour éviter autant que possible des accidents. Ceux-ci ont été nombreux et regrettables. Il faut se

(1) *Du traitement de la syphilis par les injections mercurielles solubles.* (*Rev. gén. de clinique et de thérapeutique*, 1889, p. 17.)

servir d'un instrument spécial à canule dorée ou en platine. Le tout doit être d'une propreté irréprochable. La solution sera très claire : on la filtrera au besoin avant de s'en servir. Ces précautions prises, l'injection comprend trois règles bien évidentes : 1° L'injection doit être faite suivant les règles de l'antisepsie la plus rigoureuse. Les mains, l'instrument et l'aiguille doivent être absolument propres : la dernière sera flambée sur une lampe à alcool. La peau au niveau de laquelle on fait l'injection sera lavée avec une solution phéniquée.

2° L'injection doit toujours être faite profondément. Elle doit être sous-dermique et non intra-dermique.

3° Enfin, il est essentiel de pratiquer l'injection dans des régions riches en tissu cellulo-adipeux. Il y a des régions tolérantes et d'autres intolérantes. M. Terrillon a constaté que, quand l'injection était faite à la face interne et supérieure de la cuisse, il se produisait presque toujours un abcès, tandis que si, chez le même malade, on faisait l'injection dans le dos, il ne se formait pas d'abcès. Il existe trois régions favorables pour les injections ; la fossette rétro-trochantérienne, l'ensellure lombaire, la région fessière. La première est la meilleure de toutes, parce qu'à son niveau il n'y a aucune pression, même dans le décubitus.

Quant aux injections des préparations insolubles, il y a lieu d'être réservé sur leur emploi surtout dans les cas qui nécessitent une intervention rapide.

Lorsque les effets du traitement ne se font pas rapidement sentir, le pronostic devient moins favorable, mais il faut insister tant que le malade peut supporter les médicaments. Dans les périodes intercalaires, le bromure de potassium est souvent d'une grande utilité en agissant sur l'éréthisme nerveux. En même temps on s'efforce de faciliter l'élimination du mercure et de l'iodure de potassium par l'exercice musculaire au grand air et des purgatifs légers. L'usage du lait, conseillé par M. Mairet (1) présente de réels avantages à cet égard. Lorsque l'on s'est rendu maître des accidents, les eaux thermales sulfureuses, telle

(1) Fédou, *De l'épilepsie syphilitique ;* thèse de Montpellier, 1888, p. 118.

que celle de Cauterets, d'Uriage, de Luchon peuvent être utilement conseillées.

Pendant tout le cours du traitement l'épileptique syphilitique doit être soumis à une hygiène sévère. Il faut tenir compte tout d'abord de cette circonstance que la localisation cérébrale de la syphilis est favorisée par une prédisposition spéciale, par une faiblesse irritable native du système nerveux, que souvent l'exercice exagéré des fonctions psychiques semble en précipiter l'évolution. D'ailleurs nous savons qu'en général l'intervention médicale n'agit qu'en supprimant la cause d'irritation, mais que c'est la nature qui se charge des processus de réparation ; d'autre part, ce processus de réparation ne s'effectue avec sécurité que pendant le repos de l'organe. Ces considérations générales s'appliquent plus étroitement au système nerveux qu'à tout autre organe ou à tout autre tissu ; aussi la première condition de la réparation, de la guérison d'une détermination cérébrale de ce genre est le repos aussi absolu que possible des fonctions de l'organe et en particulier de celles qui ont été exercées avec excès. Le malade doit donc être soustrait à ses occupations et tenu à l'abri de toutes les excitations ; il faut lui conseiller l'exercice modéré en plein air, et les occupations exclusivement physiques.

La restauration est encore favorisée par le bon état général de la santé : il faut donc exciter les fonctions nutritives par une médication tonique et un régime reconstituant. Mais parmi les mesures hygiéniques qui contribuent le plus à activer la nutrition et sont le plus propices à l'heureuse issue des manifestations cérébrales de la syphilis, il faut compter l'hydrothérapie qui a une action particulièrement tonique sur le système nerveux. L'hydrothérapie doit être faite sous forme de douches froides en jet brisé sur le tronc et les membres de dix à trente secondes de durée pendant lesquelles la tête est maintenue couverte d'un linge mouillé d'eau froide. Elles doivent être faites une ou deux fois par jour suivant les cas, mais toujours à la même heure. L'exactitude militaire est une des conditions principales du succès du traitement dans la plupart des troubles fonctionnels du système nerveux, mais elle est commandée particulièrement dans la pratique de l'hydrothérapie. Il est donc nécessaire de l'imposer dans une circonstance où il importe de jouer serré et de ne laisser échapper aucune chance.

L'épilepsie qui peut être rattachée à la syphilis héréditaire doit être combattue par le même traitement que celle qui reconnaît pour cause la syphilis tertiaire. Mais comme il s'agit alors souvent de sujets dont la constitution est détériorée et qui souffrent d'autres troubles, le traitement hygiénique prend encore plus d'importance. Cependant dans ce cas encore le traitement doit être poursuivi avec énergie et prudence, avec autant de suspension que la santé générale peut en nécessiter, aussi longtemps que le malade peut la supporter. Il faut particulièrement insister sur le traitement ioduré.

Un certain nombre d'épilepsies symptomatiques de lésions accessibles au diagnostic ne sont pas susceptibles d'un traitement rationnel en raison de la nature de la lésion. C'est ainsi que l'épilepsie due à des néoplasmes tuberculeux est au-dessus des ressources de l'art, parce qu'en général ils sont multiples. On peut en dire autant de celles qui reconnaissent pour cause des tumeurs cancéreuses développées soit primitivement, soit secondairement dans le cerveau. Il en est encore de même dans le cas de tumeurs d'autre nature, mais inaccessibles par cause de leur siège, ou inséparables à cause de larges délabrements qu'elles nécessiteraient. La même réserve s'applique aux épilepsies en relation avec des lésions viscérales ou périphériques, qui sont elles-mêmes au-dessus des ressources de la thérapeutique. On se trouve alors forcé de recourir aux moyens palliatifs, qui sont alors malheureusement peu utiles. Cependant il ne faut pas renoncer aux chances qu'offrent les médicaments dits spécifiques, aux antispasmodiques, et en particulier le bromure de potassium qui, même dans ces cas, peut apporter quelque soulagement. Les toniques peuvent aussi être utiles.

Les préparations ferrugineuses ont été souvent préconisées chez les épileptiques à constitution affaiblie.

L'*hydrocyanate de fer* aurait procuré des guérisons à Bertrand, à Jansion, des améliorations à M. Delasiauve. Il est administré à la dose de un centigramme et demi matin et soir, en augmentant de un centigramme tous les trois jours jusqu'à ce qu'on arrive à dix centigrammes matin et soir.

Tyrrell (1) aurait obtenu certains bénéfices de la strychnine (2), surtout chez les femmes. On peut lui supposer une action sur la nutrition en stimulant des organes digestifs.

D'autres reconstituants ont aussi montré leur utilité (3), comme l'huile de foie de morue.

En dehors des médications tirées des conditions morbides de l'épileptique, la thérapeutique a souvent pris pour guides des considérations théoriques.

Les anciens auteurs ont souvent considéré l'épilepsie, le mal herculéen, comme une maladie fréquente chez les individus vigoureux et pléthoriques. Aussi n'hésitaient-ils pas à la traiter par des méthodes débilitantes. Les émissions sanguines ont été fréquemment opposées aux divers syndromes épileptiques, soit sous forme de saignées, soit sous forme d'applications de sangsues. Les saignées ont été remises en honneur dans ces dernières années par quelques faits publiés par M. Lépine, qui a obtenu plusieurs succès chez des pléthoriques.

La chirurgie est souvent intervenue dans le traitement de l'épilepsie non seulement par la trépanation ou par les opérations portant sur les nerfs ou sur les régions d'où semblait partir l'aura, mais encore dans le but de modifier la circulation cérébrale. On a tenté la compression des carotides, la ligature de ces mêmes vaisseaux (Hamilton), la ligature des vertébrales (Preston, Alexander, etc.) (4). Dans un cas où Velpeau avait lié la faciale et la temporale, les accès quotidiens se trouvèrent sus-

(1) *Brit. med. Jour.*, 1869, t. II. — *Brain*, juin 1882. — Spanton, *Case of ligature of the vertebral arteries in epilepsy.* (*Brit. med. journ.*, fév. 1883.)

(2) *Pilules contre l'incontinence d'urine* (Moudière).

Extrait alcoolique de noix vomique	0,5
Ethiops martial..............................	5

30 pilules. Une par jour en augmentant.

(3) Fairbairn, *New-York med. Rec.*, 1880, t. XVIII, p. 671.

(4) Alexander, *On ligature of the carotides and vertebrals in epilepsy.* (*Med. Times and Gaz.*, 1881, nov., p. 598.)

pendus. C'est dans le même but que Marchal Hall préconisa la trachéotomie et la fistule trachéale.

Corning aurait suspendu complètement les crises en comprimant les carotides d'une manière permanente. Alexander a dû reconnaître depuis l'inefficacité de la ligature des carotides; mais, les phénomènes congestifs qui accompagnent l'accès d'épilepsie lui permettant de supposer que le grand sympathique joue un rôle important dans la production des attaques, ce chirurgien n'a pas hésité à enlever le ganglion cervical supérieur des deux côtés, et il annonce six guérisons sur vingt-quatre opérations. Il est nécessaire de surseoir à un jugement définitif sur cette opération, qui ne paraît pas avoir produit directement la mort et ne détermine en général qu'un léger ptosis avec rétrécissement pupillaire pouvant facilement passer inaperçus lorsque l'ablation a été totale des deux côtés, et que les effets sont symétriques.

Les *incisions du cuir chevelu*, pratiquées par Péraire et par Anglade, avaient pour but d'amener l'oblitération d'un certain nombre d'artérioles de l'encéphale et de diminuer la congestion.

D'autres moyens ont été préconisés dans le but de modifier la circulation.

Les applications quotidiennes de *glace* (Chapman) sur la région rachidienne ou sur la région précordiale ont quelquefois amené du soulagement et même une certaine diminution dans le nombre des accès (1) chez les épileptiques dont les attaques paraissaient en rapport avec des recrudescences de l'accélération du pouls et des palpitations (Charcot).

Dans un cas d'épilepsie congestive, M. Lépine (2) a vu les accidents s'atténuer sous l'influence du bromure de potassium et surtout de l'*ergotine*. Yeats (3) avait conseillé l'ergot de seigle.

Quant aux *bains tièdes* et aux différentes préparations dites émollientes ou tempérantes, elles sont complètement tombées en

(1). Bourneville, *Recherches chimiques et thérapeutiques sur l'épilepsie et l'hystérie*, 1876, p. 51.
(2) *Sur un cas d'épilepsie avec congestion cérébrale insolite consécutive à l'attaque*. (*Rev. de médecine*, 1883, p. 572.)
(3) *Med. Times and Gaz.*, 13 juil. 1872.

désuétude. Cependant, dans le cas d'agitation pré ou postparoxystique, on peut se trouver bien des bains tièdes et prolongés.

Les bains sinapisés, répétés quotidiennement, amènent quelquefois des suspensions assez longues.

Les *évacuants* sous forme de vomitifs et de purgatifs, et particulièrement les drastiques, ont aussi joui d'une certaine faveur. Les purgatifs ne peuvent se justifier que lorsqu'il existe une constipation manifeste avec laquelle on peut mettre en connexion une recrudescence des accès, et surtout lorsqu'il y a lieu de soupçonner l'existence de vers intestinaux. Chez les enfants en particulier, il est toujours bon de provoquer une évacuation pour fixer le diagnostic. Quant aux vomitifs, ils doivent être repoussés, ils ne répondent à aucune indication spéciale, et, comme tout acte nécessite un effort violent, ils sont capables de provoquer des accès.

Les *exutoires*, que l'on employait surtout autrefois dans le but d'évacuer les humeurs peccantes, paraissent agir surtout comme révulsifs.

Les Chinois, qui ont préconisé l'acupuncture contre l'épilepsie (1), l'ont quelquefois appliquée dans la région crânienne, dans la région fronto-pariétale, à l'extrémité interne de l'arcade sourcilière, mais plus souvent dans d'autres régions (cinquième vertèbre, talon, pli du coude, paume de la main, à la racine de l'ongle du pouce).

Joseph du Chesne (2) signale l'emploi des cautères « soit actuels, soit potentiels, principalement sur la suture coronale, au moyen de quoy les exhalaisons et suyes noires et résineuses, causes efficientes de ces maladies, viennent à s'expirer et passer par le cerveau comme par une cheminée ».

Les *frictions stibiées*, qui ont été employées autrefois sans localisation élective ou sur la tête (Mettais) (3), pourraient être

(1) Dabry, *la Médecine chez les Chinois*, pp. 156, 440, 441, 446, 453, 455, 457, 459, 461, 477, 491.

(2) Joseph du Chesne, sieur de la Violette, *Tetrade des plus grieves maladies de tout le cerveau*, 1625, p. 266.

(3) Mettais, *Traitement de l'épilepsie par les frictions stibiées sur la tête*. (*Gaz. méd. de Paris*, 1848, p. 100.)

employées comme les vésicatoires volants. Dans un cas j'ai obtenu des pointes de feu appliquées circulairement tous les huit jours sur le membre les mêmes effets que des vésicatoires. Dans un cas où je n'avais rien obtenu, ni des vésicatoires, ni des pointes de feu, j'ai employé la réfrigération avec le chlorure de méthyle, mais sans succès.

Les vésicatoires ont été appliqués souvent sans localisation élective à la nuque, au bras ; quelquefois on les applique sur la tête (Passarole, Ch. Pison, Serrao, Pleindoux) (1). Leuret, qui les a utilisés, n'a observé que des améliorations momentanées.

On n'a plus guère recours aux vésicatoires appliqués sans choix sur les différentes régions du corps lui-même, aux vésicatoires appliqués sur la tête ; mais ils paraissent être d'une certaine utilité dans les épilepsies à aura périphérique.

Récamier a guéri un épileptique en poursuivant par des vésicatoires volants placés autour de la jambe, de la cuisse, du bras, du coude, du tronc, du col même, une douleur qui se manifestait avant les attaques sous forme de crampes de fourmillements et d'engourdissements, et qui parcourut successivement chacune de ces diverses régions. Bravais avait déjà obtenu des succès analogues dans les cas d'épilepsie hémiplégique ; Buzzard (2) et Hirt en ont cité d'autres; de plus récents encore ont été publiés par M. Pitres (3). Les observations de Récamier, de Hirt et de M. Pitres sont particulièrement intéressantes en ce qu'elles nous montrent la possibilité du transfert de l'aura sous l'influence d'une excitation, transfert analogue à celui que l'on observe fréquemment dans les troubles purement dynamiques de l'hystérie.

Le Breton aurait obtenu une suspension de trois ans, en appliquant des cautérisations superficielles au sinciput (4). Les

(1) Pleindoux, *De l'emploi des vésicatoires appliqués sur toute l'étendue du cuir chevelu dans l'épilepsie idiopathique.* (*Ann. de la Soc. de méd. de Montpellier*, 1804, t. III, part. I, p. 340.)

(2) Buzzard, *Clinical lectures on diseases of the nervous system*, 1882, p. 427.

(3) Crozes, *Des effets des vésicatoires appliqués au-dessus du siège de l'aura dans l'épilepsie jacksonnienne*; th., Bordeaux, 1886.

(4) Le Breton, *Essai sur la cautérisation sincipitale contre l'épilepsie.* (*Gaz. méd. de Paris*, 1848, p. 773.)

cautères ont été souvent employés aussi avec des résultats douteux (Zacutus Lusitanus, Ch. Pison, etc.). Boyer a obtenu par les moxas une suspension assez prolongée, comme d'autres en ont rapporté aux frictions stibiées. Schröder van der Kolk a aussi préconisé les révulsifs cutanés sur la tête. M. Delasiauve a répété ces expériences sans mettre en lumière l'excellence du résultat. J'ai eu recours aux cautérisations superficielles du cuir chevelu, mais non plus en les appliquant indifféremment sur toute la surface de la tête : j'applique des pointes de feu très légères, deux ou trois fois par semaine, au nombre d'une vingtaine, sur la région du crâne qui correspond aux centres moteurs qui paraissent le siège de la décharge motrice. Ces pointes de feu peuvent être appliquées sans raser le cuir chevelu, en prenant soin d'écarter les cheveux. Les applications sont généralement bien supportées, on peut en avoir la preuve dans l'observation suivante concernant un malade qui est sorti depuis plusieurs mois du service et qui vient, bien que guéri en apparence, se soumettre au traitement deux fois par semaine (1.)

Observation XCVI. — *Épilepsie généralisée d'emblée chez un hémiplégique; traitement par les pointes de feu sur la tête, guérison apparente.*

Le malade que je vous présente est un homme de 32 ans, autrefois mécanicien. On ne relève dans sa famille aucun antécédent névropathique. Lui-même n'a présenté aucun accident nerveux dans son enfance ou sa jeunesse. Il a eu une fièvre typhoïde étant tout jeune et une légère attaque de rhumatisme vers 23 ans. Il était d'un caractère assez sombre, et depuis son service militaire il se livrait fréquemment à des excès alcooliques ; et il a présenté un certain nombre de troubles d'intoxication chronique, notamment des pituites matinales et des troubles du sommeil, des cauchemars. Sa femme a fait quatre fausses couches, et les quatre enfants qu'elle a menés à terme sont morts jeunes dans des convulsions.

Le 7 janvier 1885, il avait alors 29 ans, il tomba, sans perte de connaissance, avec une hémiplégie gauche. C'est au mois d'août de la même année, c'est-à-dire huit mois après, qu'il eut sa première attaque d'épilepsie ; son hémiplégie était déjà très améliorée. Cette attaque dé-

(1) Valentin, *Mémoires et observations concernant les bons effets du cautère actuel appliqué sur la tête.* Nancy, 1815.

buta par une sensation bizarre de vide; il lui semblait que les objets qui l'entouraient s'éloignaient de lui, et il perdit connaissance. Pas plus dans cette attaque que dans les suivantes, il n'a éprouvé de sensations particulières du côté hémiplégique, ni aucun trouble localisé. Depuis ce moment les attaques se sont reproduites à peu près tous les quinze jours, avec quelques vertiges. L'année suivante, en 1886, il a eu vingt et un accès et six vertiges; au mois de janvier et au mois de février 1887, il avait eu encore deux accès par mois. C'est alors que j'ai commencé à l'observer.

Il est atteint d'une hémiplégie gauche incomplète. La face est légèrement déviée, il traîne la jambe; mais les troubles moteurs sont surtout marqués au membre supérieur qui offre une contracture assez marquée, surtout à la main. Au membre inférieur les réflexes tendineux sont très exagérés, mais il y a peu de rigidité. Tout le côté gauche est sensiblement plus froid, mais la sensibilité n'est pas notablement atteinte. La langue présente un léger tremblement, mais il n'existe pas de troubles de la parole; il n'y en a du reste jamais eu. La santé générale est excellente; le malade se plaint quelquefois de palpitations, mais il n'existe point actuellement de signes stéthoscopiques de lésion cardiaque.

Les accès se présentent toujours sous la même forme : il semble que les objets qui l'entourent s'éloignent de lui, ou il est obsédé de l'idée que la personne qui lui parle disparaît peu à peu et qu'il ne la verra plus; cette idée lui donne une émotion des plus pénibles, et il perd connaissance. D'autres fois il voit un brouillard qui lui passe devant les yeux, et il annonce qu'il va tomber. On a plusieurs fois remarqué qu'en lui frappant sur l'épaule à ce moment, l'action ne se produit pas. D'ailleurs, dans les vertiges tout s'arrête là. Lorsque l'accès est complet, il s'affaisse sur le côté gauche sans pousser aucun cri; ses deux membres supérieurs sont rigides en demi-flexion, et ses membres inférieurs, étendus, s'agitent pendant une minute environ de secousses rapides; la face est congestionnée, il écume, puis il ronfle pendant deux ou trois minutes. Enfin, il revient à lui, capable de reprendre la conversation au point où il l'avait laissée avant l'accès ; mais, pendant tout le reste du jour, il souffre d'une douleur intense dans la région frontale. Il n'urine jamais, ne perd pas ses matières fécales; il est rare qu'il se morde la langue. Ces accès sont surtout diurnes.

Jusqu'au 10 février 1887 il n'avait subi aucun traitement destiné à combattre ses attaques. Je lui fis alors raser la tête dans la région pariétale droite, dans une étendue de 7 ou 8 centimètres de diamètre, et je lui appliquai deux ou trois fois par semaine de dix à quinze pointes de feu légères n'amenant jamais la suppuration. Il avait eu deux accès en janvier et deux en février, avant le commencement du traitement. A partir de cette époque, les paroxysmes sont devenus beaucoup plus rares. Il n'a eu ni accès ni vertige en mars. En avril, il a eu un accès le 16, et deux vertiges sans perte complète de connaissance le 25. En mai et en juin il n'a eu que deux vertiges. Le 2 juillet il a eu un accès; il en a eu un autre le 12 octobre, et il n'en a plus eu depuis.

Le 27 février dernier, il a eu un éblouissement avec cette sensation de vide particulier qu'il ressentait autrefois dans son aura, mais il n'a pas perdu connaissance. En somme, à partir du commencement du traitement, il n'a plus eu que trois accès qui se sont éloignés progressivement, et il n'en a plus eu depuis plus de cinq mois. Il me semble qu'on est en droit de considérer les chances de guérison comme sérieuses (1).

Le 8 octobre 1888, étant sorti en permission, il a eu un accès à la suite d'un excès de boissons.

10 décembre 1888. — Un vertige sans perte de connaissance, sensation d'éblouissement.

Le 14 avril 1889, il quitte la division pour passer dans une salle de vieillards. Il continue à venir se faire appliquer des pointes de feu deux fois par semaine.

MOIS	1886		1887		1888		1889	
	Accès	Vertiges	Accès	Vertiges	Accès	Vertiges	Accès	Vertiges
Janvier	»	»	2	»	»	»	»	»
Février	»	»	2	»	»	1	»	»
Mars	»	»	»	»	»	»	»	»
Avril	»	»	1	2	»	»	»	»
Mai	»	»	»	2	»	»	»	»
Juin	»	»	»	2	»	»	»	»
Juillet	»	»	1	»	»	»	»	»
Août	»	»	»	»	»	»	1	»
Septembre	»	»	»	»	»	1	»	»
Octobre	»	»	1	»	1	»	»	»
Novembre	»	»	»	»	»	»	»	»
Décembre	»	»	»	»	»	1	»	»
Totaux	21	6	7	6	1	3	1	»

Malgré la liberté dont il jouit, il n'a eu qu'un seul accès de nuit, le 15 août 1889, dont il n'a eu connaissance que par la morsure de la langue et la courbature consécutive. Il accuse de temps en temps des secousses dans le bras paralysé.

Les cautérisations localisées ont encore donné un bon résultat dans l'observation V (p. 10) dans un cas d'épilepsie partielle et dans l'observation XXVI (p. 134) d'épilepsie généralisée d'emblée avec hémiparésie faciale. Dans onze autres cas où le même traitement a été employé, on n'a obtenu que des diminutions temporaires. Dans l'observation suivante, les pointes de feu associées au bromure de potassium paraissent avoir donné d'heureux effets.

(1) *Bull. Soc. médicale des hôpitaux*, 1888, p. 132.

Observation XCVII. — *Épilepsie à début hémiplégique; nystagmus vertical unilatéral.*

B., 25 ans. Père mort phtisique à 52 ans. Mère de cinq ans plus âgée que le père, avait eu des pertes de connaissance et de la paralysie (?) à l'âge de 8 ans. Elle avait 39 ans quand B., son fils unique, est né. Grande frayeur au sixième mois de la grossesse. L'enfant est né à terme, n'a pas eu de convulsions, a parlé de bonne heure, a marché à 18 mois; rougeole, variole, sans accident nerveux. A 6 ans, premier accès avec perte de connaissance à la suite d'une peur. Pendant deux ans et demi les accès se reproduisaient tous les deux mois environ, commençant par le pouce gauche et se généralisant d'abord au côté gauche. Ensuite il resta deux ans sans accès convulsifs, mais avait des vertiges avec sensation de suffocation dans lesquels il se frappait la poitrine ; depuis, les accès sont revenus plus fréquents.

Légère contracture de la face à droite, strabisme convergent avec nystagmus vertical du même côté, pupille plus étroite à gauche, dédoublement du pli fessier à gauche; pas de paralysie appréciable des membres : dynamomètre 45 à droite, 40 à gauche. Il a quelquefois de la contracture du bras gauche à la suite des attaques. Cyanose des extrémités. Ayant subi des traitements divers, il est resté sans aucun médicament en 1887, jusqu'au mois de septembre, époque à laquelle il commença à prendre 4 gr. de kbr. par jour ; 10 janvier 1888, 5 gr. kbr. ; 3 décembre 1888, 6 gr. kbr. Le 25 janvier 1889 on a commencé à lui appliquer deux fois par semaine une vingtaine de pointes de feu sur la région pariétale droite. On voit sur le tableau suivant que les accès, qui avaient été notablement modifiés sous l'influence du bromure seul, se sont encore plus éloignés depuis l'intervention des cautérisations.

MOIS	1886		1887		1888		1889	
	Accès	Vertiges	Accès	Vertiges	Accès	Vertiges	Accès	Vertiges
Janvier	»	»	1	1	2	3	»	2
Février	»	»	2	1	»	3	1	1
Mars	»	»	»	»	2	»	»	1
Avril	»	»	2	1	»	1	1	»
Mai	»	»	2	»	1	»	»	3
Juin	»	»	1	1	»	»	»	»
Juillet	»	»	1	1	»	1	1	1
Août	»	»	»	»	1	1	»	1
Septembre	»	»	»	1	1	»	»	1
Octobre	»	»	1	2	2	»	»	»
Novembre	»	»	»	2	1	1	»	»
Décembre	»	»	1	2	1	1	»	»
Totaux	21	17	11	8	11	11	3	10

Plusieurs médecins ont proposé d'appliquer le cautère actuel sur la région cervicale (1) ou rachidienne (2). Ce mode d'intervention paraît surtout justifié dans les cas assez fréquents d'ailleurs où il existe des points douloureux sur le rachis.

Parmi les irritations périphériques qui ont été encore employées dans le traitement de l'épilepsie, nous ne citerons que pour mémoire les *cautérisations pharyngées* (Fontaine).

Alexander préconise la *percussion du rachis* avec un marteau de bois dont les coups sont amortis par une plaque de gomme élastique (3).

(1) Hallé, *Note sur la comparaison à établir entre la cautérisation sincipitale dans le traitement de l'épilepsie et une autre méthode que l'on pourrait appeler Cauterisation cervicale.* (*Nouv. Jour. de méd. chir. et pharm.*, 1819, p. 185.)

(2) Dupuy, *the Actual Cautery in spasms, paralysis and epilepsy.* (*New-York med. journ.*, 1877, t. XXV, p. 1.)

(3) Alexander, *the Treatment of epilepsy*, 1889, p. 150.

CHAPITRE XXXV

TRAITEMENT

ANTISPASMODIQUES. — MÉDICAMENTS EMPIRIQUES ET SPÉCIFIQUES

M. Delasiauve, dans son excellent livre, a donné un inventaire très complet des diverses médications et des nombreux médicaments qui ont été employés contre l'épilepsie. On peut juger, par leur nombre et par leur variété, de la profusion des illusions qu'ils ont produites, car bien peu sont restées dans la pratique, même à titre exceptionnel.

Les médicaments dits *antispasmodiques* et les *calmants* ont longtemps tenu une grande place dans la thérapeutique de l'épilepsie : les fleurs de tilleul et d'oranger, la menthe, la mélisse, le camphre, le narcisse des prés, etc. Le *camphre*, malgré les doutes qui restent sur son efficacité comme anaphrodisiaque, est encore recommandé dans les cas où l'onanisme paraît jouer un rôle important comme cause excitante des accès. Le gallium entre dans la composition du remède secret administré à l'asile de la Teppe (près de Tain, Drôme).

L'*éther* a été employé par la voie gastrique et en inhalations. Par ce dernier procédé, M. Moreau de Tours n'a obtenu que des insuccès, il a même vu les inhalations prolongées déterminer des accès. Il y a lieu de croire que l'éther et le chloroforme sont capables d'éveiller l'épilepsie, comme ils ont souvent éveillé l'hystérie.

Le *nitrite d'amyle* a été quelquefois employé en inhalations quotidiennes, mais en général avec un résultat nul (1), principalement dans les accès isolés ; cependant M. Bourneville a observé plusieurs fois l'avortement des accès sous son influence. Ce dernier observateur n'a pas retrouvé les heureux effets du

(1) A. Philip, *Nitrite of amyl in epilepsy.* (*The journ. of mental sc.*, janv. 1875.)

nitrite d'amyle signalés par M. Crichton Browne dans l'état de mal (1). L'emploi du nitrite d'amyle, introduit dans la thérapeutique de l'épilepsie par Weir Mitchell (1872), paraissait surtout justifié dans la théorie de l'anémie cérébrale : il détermine en effet une diminution de tension dans les vaisseaux de la périphérie ; sous son influence, il se produit une congestion très intense de la face et du cerveau.

Quant à l'*opium* et à ses dérivés, ils peuvent calmer pour un moment les accès ; mais ils ne peuvent avoir une influence heureuse sur la marche de la maladie, bien qu'ils aient été employés sous différentes formes par Aetius, Avicenne, Sennert, Rivière, Morgagni, Sydenham, etc. Gubler a vu le morphinisme aigu se traduire par l'épilepsie, et dans son cours il rappelait le fait d'un célèbre médecin américain qui, par suite d'une erreur de pharmacien, avait absorbé un gramme d'extrait de thébaïque au lieu d'un gramme d'extrait de quinquina, et chez lequel les effets de l'empoisonnement se traduisirent au début par des accès épileptiques (2).

Dans un cas où la morphine à doses croissantes avait été employée par le malade lui-même, avec succès pendant un certain temps, un état de mal mortel survint pendant une période d'amorphinisme.

L'épilepsie sans cause connue dite essentielle cédant rarement aux méthodes soi-disant rationnelles de traitement, le champ était ouvert à l'empirisme, qui s'est donné libre carrière, et de nos jours encore il se montre riche en promesses. Le nombre des spécifiques vantés contre l'épilepsie montre assez leur impuissance et la résistance de la maladie. Nous ne ferons que citer les plus nombreux, nous arrêtant seulement sur ceux qui ont joui ou jouissent encore de quelque crédit.

La *valériane*, introduite dès Arétée, a surtout été recommandée par Tissot. De Haen, Esquirol, Chauffard d'Avignon, Barbier d'Amiens l'ont employée et préconisée. Ces derniers la prescrivaient à la dose de une once ou une once et demie, sous forme

(1) Bourneville, *Recherches cliniques et thérapeutiques sur l'épilepsie et l'hystérie*, 1876, p. 73.

(2) Blanchet, *Etude sur la thérapeutique de l'épilepsie* ; th., 1877, p. 1844.

Pl. XI.

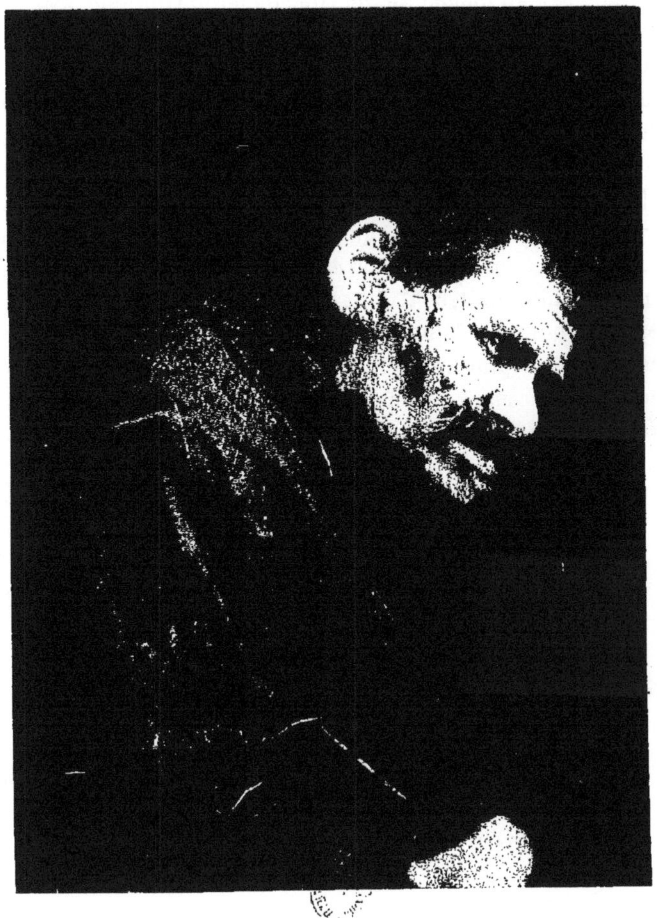

ÉRUPTION BROMIQUE DE LA FACE

(V. p. 572)

 Félix Alcan, éditeur

de poudre ou d'extrait. L'acide valérianique, auquel la valériane doit ses principales propriétés, peut être prescrit à la dose de 2 à 10 gouttes par jour. Mais il s'emploie plus souvent à l'état de valérianate d'ammoniaque, de zinc, de fer, de quinine, d'atropine (Michéa).

L'*asa fœtida*, la gomme ammoniaque (1), l'ail, la rue, le musc, le castoréum, le datura stramonium (2), la jusquiame, l'aconit ont eu leurs partisans, mais ne trouvent plus que des sceptiques.

La *belladone* a été préconisée par Debreyne, médecin à la Grande Trappe (3), qui lui aurait dû de nombreux succès, mais ces résultats heureux n'ont pu être confirmés par les observateurs qui ont voulu l'imiter. Il faut dire pourtant que Trousseau (4) a remis en honneur la belladone dans le traitement d'une manifestation épileptiforme, l'incontinence nocturne d'urine, contre laquelle elle réussit en effet certainement dans quelques cas (5).

J'ai essayé plusieurs fois la belladone dans l'épilepsie convul-

(1) Pollock, *the Lancet*, 21 août 1869.

(2) *Pilules antiépileptiques* (Leuret).

Extrait de belladonne	1 gr.
— de stramonium	1
Camphre	0,05
Opium	0,05

F. s. a 100 pil., 5 à 15 par jour.

(3) *Pilules antiépileptiques* (Debreyne).

Extrait aqueux de belladone	4 gr.
Poudre de gomme arabique	2
— de guimauve	qs.

Pour 120 pilules; une le premier et augmenter de une par jour jusqu'à quatre.

(4) *Pilules antiépileptiques* (Trousseau).

Extrait de belladone	0 gr. 01
Poudre de belladone	0 01

Une à quatre pilules par jour.

(5) *Pilules contre l'incontinence d'urine* (Fauvel).

Extrait de belladone	0 gr. 05
Camphre	1
Castoreum	1

Une à dix pilules chaque soir.

Pilules contre l'incontinence d'urine (Blache).

Extrait de belladone	0 gr. 01
Poudre de racine de belladone	0 01 à 0,02

Une pilule le soir.

sive avec des résultats douteux, sauf dans un cas où il y a eu une amélioration manifeste pendant deux mois. La belladone se donne sous forme d'extrait ou de poudre, à doses croissantes; à partir de deux centigrammes on augmente de deux centigrammes par semaine jusqu'à ce qu'il se manifeste des symptômes d'intolérance, pesanteur de tête, vertige, dilatation des pupilles, illusions de la vue, sécheresse de la gorge, diarrhée. On arrive facilement à en faire tolérer vingt centigrammes par jour, comme le faisait Trousseau. Il paraît surtout réussir contre les formes frustes de la maladie. Dans un certain nombre de cas, il semble, comme l'a remarqué Gowers, prêter un utile appui au bromure de potassium. Hughlings Jackson pense que la dose doit être poussée jusqu'à la production de la sécheresse de la gorge; il conseille de l'administrer de préférence le soir. D'après lui, elle agirait sur l'épilepsie nocturne.

L'atropine a été aussi préconisée (1).

L'atropine, principe actif de la belladone, peut être administrée dans les mêmes conditions soit sous forme de sulfate neutre, soit sous forme de valérianate, 1/2 milligramme chez les enfants, presque 2 milligrammes chez les adultes (Michéa).

La *jusquiame* (2), l'*hyoscyamine* (Reinhart, Gnauk) (3) ont été souvent employées associées à la belladone ou dans le but de la suppléer.

On a conseillé contre l'incontinence nocturne d'urine chez les enfants l'extrait fluide de *Rhus aromatica* que l'on donne de six à douze gouttes deux fois par jour (Unna, Lubimoff).

(1) *Solution antiépileptique* (Trousseau et Pidoux).

Sulfate neutre d'atropine..........	0 gr. 05
Eau-de-vie blanche......	5

Une goutte par jour de la solution (1 demi-milligramme), en augmentant de une goutte chaque mois.

(2) *Pilules antiépileptiques* (Récamier).

Extrait aqueux d'opium..............	0 gr.	05
Acétate de plomb....................	0	20
Poudre de jusquiame.................	0	40

Pour 8 pilules, une matin et soir.

(3) *Berl. Klin. Woch.*, 1880, nº 9, 10.

Graves (1) aurait obtenu quelques succès avec le cotyledon umbilicus (pilules de 25 centigrammes, jusqu'à neuf par jour).

La *digitale*, préconisée par Corrigan, Scott, Sharkey, est encore assez souvent employée en Angleterre contre l'épilepsie, principalement adjointe au bromure de potassium. On comprend qu'elle puisse agir favorablement en modifiant la circulation cérébrale, principalement dans les cas où il existe des troubles fonctionnels du cœur (Delasiauve, Lemoine).

Les composés du zinc ont tenu une grande place dans la thérapeutique de l'épilepsie.

L'*oxyde de zinc*, préconisé par Gaubius, tour à tour repris et délaissé, a surtout été remis en honneur par Herpin. Il peut être prescrit graduellement jusqu'aux doses de 1, 2 et 3 grammes par jour et même plus, sans donner lieu à d'autres inconvénients qu'à de la diarrhée et des nausées. Quelques malades ne peuvent pas le supporter même à de très petites doses, il commence ordinairement par 6 ou 8 centigrammes et même dans ces conditions il peut donner de la diarrhée. Chez les enfants, il est bon de commencer par 2 centigr. L'oxyde de zinc paraît. dans certains cas, être un utile adjuvant du bromure dont il favorise l'action; et dans quelques cas on obtient avec des doses modérées d'oxyde de zinc seul, 25 à 30 centigrammes, un soulagement que n'avait pas produit le bromure. L'oxyde de zinc a été souvent administré dans les pilules de Méglin qui contiennent en même temps de la valériane et de la jusquiame. Herpin (2), qui a surtout préconisé l'oxyde de zinc, en a obtenu des guérisons chez des sujets de tous âges même chez un vieillard de soixante-treize ans (3). Il l'a prescrit jusqu'à la dose de 6 grammes par jour (4).

(1) Graves, *On the nature and treament of epilepsy*. (*The Dublin quart. journ. of med. sc.*, 1852, p. 257.)

(2) *Poudre antiépileptique* (Herpin).

Oxyde de zinc	2 gr.
Sucre	4

Pour 20 paquets, 3 par jour.

(3) Herpin, *Du pronostic et du traitement curatif de l'épilepsie*, 1852, p. 43.

(4) *Id.*, *ibid.*, p. 312.

D'autres préparations de zinc, le lactate (1), l'acétate (2), le sulfate (Babington) et le valérianate (Martin-Solon) (3) ont aussi été opposées à l'épilepsie, et elles entrent encore dans la composition de plusieurs remèdes composés. Il est difficile d'être édifié sur leur valeur d'après les documents publiés.

L'oxyde de zinc a été fréquemment associé à d'autres médicaments dits antiépileptiques, notamment la belladone (4).

Le *nitrate d'argent* a depuis le commencement du siècle été employé par plusieurs praticiens dans le traitement de l'épilepsie et on a pu lui attribuer un certain nombre de succès. Un cas de Rayer paraît particulièrement intéressant. J'ai obtenu une fois une amélioration passagère avec la dose de 6 centigr. par jour chez un individu que le bromure de potassium, la belladone, l'oxyde de zinc n'avaient pas modifié, mais les accidents ont repris leur cours au bout de deux mois.

Diverses préparations de *cuivre* ont été conseillées, le cuivre phorphyrisé, le sulfate de cuivre ammoniacal, aussi bien contre

(1) *Pilules antiépileptiques.*

Lactate de zinc	0 gr. 20
Extrait de belladone	0 05

Deux pilules par jour, une avant chaque repas.

(2) *Pilules antiépileptiques* (Richter).

Acétate de zinc	1 gr. 20
Asa fœtida	2
Extrait de valériane	qs.

Pour 30 pilules, 2 à 6 par jour.

(3) *Pastilles antiépileptiques* (Alquié).

Poudre de cétoine dorée	50 gr.
Valérianate de zinc	0 25
Sucre en poudre	150
Essence de menthe	11 gouttes.
Mucilage de gomme adragante	qs.

Pour 50 pastilles, une matin et soir.

(4) *Pilules antiépileptiques* (Récamier).

Oxyde de zinc	0 gr. 05
Camphre	0 03
Extrait de belladone	0 003

Une pilule matin et soir.

Pilules antiépileptiques (Ball).

Extrait de belladone	0 gr. 10
Oxyde de zinc	0 25

Une pilule par jour.

l'épilepsie vulgaire (1) que contre les formes frustes, notamment contre la névralgie faciale épileptiforme (2).

La *coque du Levant* et son alcaloïde la *picrotoxine* paraît avoir donné quelques résultats heureux (Couyba, Hambursin) (3). La teinture de coque du Levant se prescrit aux doses de 20 à 60 gouttes, la picrotoxine de 2 à 10 milligrammes; à doses plus élevées, elle provoque des attaques (Ramskill). Planat (4) aurait obtenu 16 guérisons avec des doses de un demi à un milligramme par jour.

Larrea (5) ayant annoncé qu'il s'était guéri lui-même avec le *simulo* (fruit du *copparis coriacea*), ce remède a été essayé par Eulenberg, Hale White (6), Allen Starr (7), mais sans effet durable.

Les sels de *pilocarpine* ont été employés dans le traitement de l'épilepsie par Challand et Rabow. M. Bourneville a essayé

(1) *Pilules antiépileptiques* (Biett).

Sulfate de cuivre ammoniacal	1 gr.
Extrait de valériane	5

Pour 50 à 60 pilules, 1 à 4 par jour.

Solution antiépileptique (Trousseau).

Sulfate de cuivre ammoniacal	2 gr.
Eau	100
Sirop de sucre	40
Laudanum de Sydenham	5

2 à 3 cuillerées à café par jour.

(2) *Potion contre la névralgie faciale épileptiforme* (Ferréol).

Eau distillée	100 gr.
Sirop de fleur d'oranger	30
Sulfate de cuivre ammoniacal	0 15

3 à 4 cuillerées à chaque repas, le reste dans l'intervalle.

(3) Hambursin, *Traitement de l'épilepsie*. (*Bull. acad. méd. Belgique*, 1880, p. 74.)

(4) Planat, *Recherches physiologiques et thérapeutiques sur la picrotoxine*. (*Journ. de thérap.*, 1874.)

Teinture antiépileptique (Planat).

Coque du Levant	100 gr.
Alcool rectifié	500

2 gouttes par jour en augmentant jusqu'à 30.

(5) *Brit. med. Journ.*, 1885, t. I, p. 1184.

(6) Hale White, *On the treatement of epilepsy by simulo*. (*Lancet*, 1888, t. I, p. 617.)

(7) Allen Starr, *Simulo as a remedy in epilepsy*. (*The New-York med. Record*, mai 1889, p. 512.)

le nitrate de pilocarpine avec un succès contestable (1). A la suite des expériences physiologiques citées précédemment, j'ai fait quelques essais avec le chlorhydrate de pilocarpine. Les résultats ont été décourageants ; sur trois malades, avec des doses relativement faibles de un centigramme à un centigramme et demi en injections sous-cutanées, il se produisait, en même temps que la sueur, une érection très marquée de poils, une chair de poule généralisée, puis de petits tremblements généralisés, et au bout de quelques minutes, un accès. J'ai cru devoir suspendre ces essais.

Le *borax* a été employé avec succès par plusieurs médecins, Gowers, Folsom (2), etc. Gowers conseille de ne l'administrer au début qu'à la dose de 95 centigrammes, que l'on peut élever jusqu'à 6 grammes en trois fois. Gowers signale comme accidents possibles de la diarrhée et des éruptions de psoriasis. Sur vingt-deux malades qui ont été soumis au borax (de 1 à 3 gr.) je n'ai observé que trois fois une amélioration momentanée. Un grand nombre de malades se sont plaints de nausées et de diarrhées.

Deux malades ont eu des poussées d'eczéma. Le borax était donné depuis plusieurs mois à la dose de 2 grammes dans un cas, 3 grammes dans l'autre. L'éruption n'offrait de particulier que sa localisation, sur les parties latérales du tronc et sur les bras. Au point de vue objectif, c'était un eczéma vulgaire, sans polymorphisme, caractérisé sur le tronc principalement par de nombreuses petites vésicules disséminées sans ordre; sur le bras, par des vésicules et de petits placards arrondis recouverts de croûtes. Chez le premier malade, elle a duré six semaines. Chez le second, après une durée à peu près égale, elle est actuellement en voie de guérison. Mais dans les deux cas, elle n'a cédé que par la suppression du médicament (3).

Il ne s'agit pas là d'une éruption spéciale au borax, mais vraisemblablement d'un eczéma provoqué chez deux prédisposés. Tous deux en effet étaient antérieurement atteints de séborrhée

(1) Bricon, *Du traitement de l'épilepsie*, 1882, p. 212.
(2) *Boston med. and. surg. Journ.*, févr. 1886, p. 18.
(3) Ch. Féré et H. Lamy, *Nouv. Icon. de la Salpêtrière*, t. II, 1889, nº 6.

du cuir chevelu; et l'un deux portait à la jambe et sur le pied deux anciens placards d'eczéma.

Gowers a préconisé l'arsenic contre le psoriasis provoqué par le borax.

M. Ralfe a communiqué à la société médico-chirurgicale de Londres un certain nombre de faits tendant à démontrer l'efficacité du *nitrite de sodium* contre les crises légères (1).

La scille, l'oignon blanc, le laurier-cerise, l'huile de Dippel, le quinquina, le sulfate (Piorry), le valérianate de quinine, l'indigo, la racine d'armoise (2), l'ammoniaque (3), le kermès, l'acide sulfurique, l'essence de térébenthine, les cantharides, le phosphore, la joubarbe, la châtaigne (*crusta genus equini*), la pivoine, le gui de chêne, sont des médicaments dont, comme dit M. Burlureaux « l'usage n'est dangereux que parce qu'il fait perdre un temps précieux ». On ne peut peut-être pas en dire autant du curare introduit par Thiercelin ; M. Voisin prétend avoir amélioré par ce médicament les accidents consécutifs à l'attaque; mais ces accidents sont variables chez le même individu suivant les paroxysmes; et d'autre part, les expériences de M. François-Franck tendent à montrer que le curare ne fait que modifier les convulsions des muscles sans influencer en rien les phénomènes internes, circulatoires et autres. Du reste,

(1) *The Lancet*, déc. 1882.

(2) *Poudre antiépileptique* (Bresler).

Poudre de racine d'armoise	50 gr.
Sucre en poudre	200

Quatre cuillerées à café par jour.

(3) *Potion ammoniacale contre le spasme de la glotte* (Marrotte).

Ammoniaque	1,50
Laudanum de Sydenham	1,50
Eau	125

Cuillerée toutes les dix minutes.

Potion antiépileptique (Bouchardat).

Eau distillée de tilleul	60 gr.
— de laurier cerise	10
Sirop de fleurs d'oranger	30
Ammoniaque liquide	douze gouttes.

Trois cuillerées par jour.

l'expérimentation thérapeutique tentée par MM. Bourneville et Bricon n'a pas donné un résultat favorable (1).

Ajoutons encore à la liste des médicaments inutiles, le benzoate de soude, l'acide sclérotinique (Gowers, Bourneville et Bricon) (2), l'acétanilide (3).

Rappelons à titre de curiosité certains remèdes bizarres comme l'eau d'hirondelles, la poudre de crâne humain (4), la poudre de taupe grillée à laquelle Herpin lui-même n'a pas craint d'avoir recours (5).

Dans plusieurs cas les céphalées épileptiques ont été soulagées par l'*antipyrine* qui n'a eu aucune influence sur la fréquence des accès. M. Lemoine (6) aurait obtenu d'heureux résultats dans des cas où les attaques étaient liées à la période menstruelle, dans les paroxysmes larvés, dans les névralgies, et les migraines. Toutefois l'antipyrine ne doit être administrée aux épileptiques qu'avec une certaine prudence : Tuczek a vu chez un enfant des accès épileptiformes précédés d'insomnie et de vomissements se produire en conséquence de l'ingestion de ce médicament (7).

Un malade dont les accès sont précédés de douleurs lancinantes dans les parties génitales et dans les membres inférieurs pendant plusieurs heures avant l'invasion de convulsions, est soulagé par l'antipyrine et quelquefois l'accès ne se produit pas.

(1) *Arch. de Neurologie*, 1885, t. VIII.
(2) *Progrès médical*, 1884.
(3) Faure, *De l'emploi de l'acétanilide dans l'épilepsie*. (*C. R. Soc. Biol.*, 1887, p. 401.)
(4) Du Chesne, *op. cit.*, p. 156, 336.
(5) *Du pronostic et du traitement curatif de l'épilepsie*, 1852, p. 264, 597.
(6) *C. R. Soc. Biol.*, 1887, p. 780.
(7) Tuczek, *Schwere Antipyrin Vergiftung bei einem Kinde*. (*Berl. kl. Woch.*, 1889, n° 17, p. 373.)

CHAPITRE XXXVI

TRAITEMENT. — LES BROMURES

Andral commença en 1834 sur le *brome* des expériences publiées par Fournet et qui montrèrent une action sédative évidente sur les douleurs des arthrites chroniques. Les propriétés anesthésiques du bromure de potassium furent mises en lumière par Puche (1850).

C'est en 1851 que Ch. Locock employa le premier le *bromure de potassium* dans le traitement de l'épilepsie : sur quinze malades traités, il obtint quatorze succès. Après lui Sieveking, Bland Radcliffe, Brown-Séquard, Williams, le donnèrent avec des succès divers, mais obtinrent partout des soulagements. En France, Blache, Bazin et J. Besnier en obtinrent des résultats satisfaisants ; mais c'est surtout A. Voisin qui mit bien en lumière ses propriétés. Puis vinrent J. Falret, Thomas de Sedan, Legrand du Saulle, Tessier de Lyon.

L'action physiologique du bromure de potassium a surtout été étudiée par Martin-Damourette et Pelvet. « Nos expériences, disent-ils, montrent que l'action du bromure est générale, et qu'elle atteint partout les systèmes nerveux et musculaire ; c'est un anesthésique aussi bien des centres et des cordons nerveux que des surfaces muqueuses et tégumentaires ; c'est un acynésique aussi bien des plans musculaire, digestif, urinaire et respiratoire que des muscles striés.

« Cette double propriété anesthésique et amyosthénique, rapprochée de l'effet sédatif sur la circulation, la chaleur et les sécrétions, explique parfaitement les applications faites et à faire du bromure, sans qu'il soit nécessaire de recourir à des spécificités d'organe et des localisations d'action, qu'à défaut de démonstration l'on devrait rejeter, à cause de cela même, qu'il en faut admettre un nombre invraisemblable pour arriver à rendre compte de tous les résultats curatifs du même agent.

« L'action bien constatée sur les grands systèmes permet, au contraire, d'embrasser d'un seul coup d'œil, et sans efforts, tout le domaine thérapeutique du bromure de potassium. Ainsi, sans parler de ses effets hypnotiques, par son action anesthésique et amyosthénique générale, il s'attaque aux névroses les plus étendues et les plus complexes (épilepsie, chorée, hystérie, etc.), tout comme il combat les névroses plus localisées (dysphagie, asthme, etc., etc.), ou seulement des éléments morbides isolés, tels que la douleur dans les névralgies, la migraine, le rhumatisme, etc.

« De même, son action sédative sur l'étendue de la circulation capillaire le rend propre à effacer les hyperémies de quelque siège et de quelque nature qu'elles soient...

« Enfin, c'est parce que le bromure de potassium possède la double action hyposthénisante nerveuse et vasculaire, qu'il se montre si remarquablement utile contre les grandes névroses à processus congestif, des centres nerveux, telles que l'épilepsie et l'éclampsie, l'hystérie et le nervosisme, la chorée, etc. Tel est le mécanisme curatif du bromure de potassium dans l'épilepsie (1). »

D'après M. G. Sée (2), le bromure de potassium diminue l'excitabilité réflexe de la moelle sans la détruire, il diminue les fonctions de la moelle en produisant l'olighénie et non par une action spéciale élective sur les tissus nerveux; en outre il excite les centres modérateurs.

Le bromure de potassium est sans contredit celui qui jouit de la plus grande efficacité. Cependant dans un bon nombre de cas où le bromure de potassium échoue, le *bromure de sodium*, le *bromure d'ammonium* (0 gr. 50 à 5 gr.) ou le *bromure de lithium*, peuvent donner de bons résultats. Enfin il arrive souvent que l'association de ces quatre préparations ou des trois premières

(1) *Etude expérimentale sur l'action phys. du bromure de potassium*, 1867.
(2) *Courrier médical*, 1868, p. 298.

(trépied de Ball) réussit mieux que chaque bromure isolé. Il faut remarquer d'ailleurs que chacune de ces préparations a excité des préférences, et il est difficile de les placer par ordre de mérite.

D'autres composés du brome ont encore été employés contre l'épilepsie. Le *bromure de camphre* (Deneffe, Bourneville, Pathault) réussissent surtout dans l'épilepsie à forme vertigineuse, et dans l'état de mal. Les *bromures d'arsenic* (Clément), le *bromure de calcium* (0,50 à 2 gr.) (Hammond), le *bromure de zinc* (0,50 à 2 gr.) (Charcot, Bochefontaine, Bourneville), le *bromure de nickel* (Da Costa, Bourneville) (1), le *bromure d'or* (Bourneville, Goubert, 8 milligr.) (2), s'administrent comme les précédents et sont quelquefois efficaces; mais on peut moins compter sur leur action. Le *bromure d'éthyle* a été préconisé comme anesthésique (3) administré en inhalations quotidiennes (Bourneville et d'Olier), mais il ne paraît pas nettement avoir modifié la marche de l'épilepsie. Laufenauer a proposé un mélange de bromure de rubidum (34 p. 100) et d'ammonium (64 p. 100) à la dose de 2 à 8 grammes par jour.

Le bromure doit être administré par la voie gastrique; il doit être employé pur, c'est-à-dire ne pas contenir d'éléments étrangers, principalement pas d'iodure, et surtout de chlorure de potassium, de sulfate et de carbonate de potasse. Lorsque le bromure est donné à jeun, il détermine quelquefois des crampes d'estomac ; si on le donne à une époque trop rapprochée des repas, il trouble la digestion et est souvent difficilement toléré ; le mieux est de le donner au commencement des repas. Le contact prolongé du médicament avec les dents peut provoquer la carie dentaire que l'on pourra éviter en ayant soin de faire laver la bouche après l'administration de chaque dose.

On ne peut espérer d'effet thérapeutique que lorsque le médicament produit ses effets physiologiques: lassitude, somnolence, anaphrodisie, suppression de la nausée réflexe produite par l'irritation mécanique de la base de la langue et du pharynx. Ce

(1) *Progrès médical*, 1889, p. 496.
(2) Cartret, *Traitement de l'épilepsie ;* th., 1889.
(3) Ch. Féré, *l'Anesthésie par le bromure d'éthyle*. (*Progrès médical*, 1880, p. 490.

dernier signe est en quelque sorte le critérium de l'état de saturation qu'il est inutile de dépasser et qu'il faut maintenir tant que la guérison n'est pas assurée ; or on peut dire que cette guérison n'est jamais assurée ; aussi comme le dit bien A. Voisin, le bromure doit rester presque un aliment pour l'épileptique qu'il a guéri (1). Lorsque les attaques sont suspendues depuis un ou deux ans, on peut essayer graduellement de supprimer le bromure, un jour sur trois, un jour sur deux ou une huitaine par mois, comme le proposait Legrand du Saulle. En tout cas, il est bon de s'assurer de l'absence de la nausée réflexe. Lorsque le bromure a supprimé les accès et tant qu'il est toléré, il continuera à le prescrire, et si le malade en suspend l'usage, il faut qu'il sache que c'est à ses risques et périls. Il faut l'avertir que lorsque l'épilepsie a été contrainte pendant un certain temps par le médicament, il peut se faire que si ce dernier est suspendu la maladie se reproduit pour ainsi dire à l'état aigu, sous forme d'état de mal ; le malade est alors exposé à liquider son arriéré (Legrand du Saulle).

La dose doit varier considérablement suivant l'âge et la constitution des sujets : Gowers a cité des cas où une dose de 30 centigrammes a pu suffire chez des enfants de huit à dix ans. Ces faits peuvent faire espérer la guérison spontanée à cet âge, mais il ne faut pas perdre son temps à essayer des doses faibles dans la plupart des cas, et se souvenir que plus la maladie est ancienne moins elle a de chances de guérir. Les enfants de quatre à cinq ans supportent d'ailleurs parfaitement 2, 3 et 4 grammes de bromure, et de dix à quinze ans ils le tolèrent presque aussi bien que les adultes. Chez l'adulte, la dose quotidienne de 12 grammes doit constituer un maximum qu'il ne faut guère dépasser ; Namias l'a prescrit jusqu'à 14 grammes. Il faut remarquer d'ailleurs que les cas qui cèdent le mieux et le plus définitivement, cèdent à des doses moyennes de 4 à 8 grammes.

Le bromure est prescrit à doses constantes ou à doses graduelles alternantes : dans le premier cas la dose est la même tous les jours; dans le second on donne des doses progressive-

(1) Art. *Epilepsie*. (*Dict. de méd. et chir. prat.*, t. XIII, p. 640.)

ment croissantes, en augmentant d'un gramme par semaine, de 4 à 7 grammes par exemple, puis on recommence à 4 grammes, et ainsi de suite (Charcot).

Au lieu d'administrer le bromure à doses fractionnées et tous les jours, les Anglais le donnent quelquefois à doses massives, tous les deux, trois ou quatre jours : le malade en prend d'un coup, généralement au moment du repas, 15, 20, 25 grammes. La tolérance de ces fortes doses espacées n'a rien qui puisse surprendre ; Puche avait vu depuis longtemps que 40 grammes de bromure peuvent être ingérées en une journée sans accidents. J'ai essayé plusieurs fois des doses massives chez des épileptiques à crises fréquentes qui avaient l'habitude de prendre 7 ou 8 grammes de bromure en deux fois dans la journée. Plusieurs ont été soumis à des doses de 12, 15, 20 grammes tous les deux ou trois jours avec une diminution des accès sans changement dans la quantité totale du médicament absorbé, mais j'ai eu deux fois des accidents de bromisme qui ne s'étaient pas produits avant le changement du mode d'administration.

La valeur respective de ces différents modes d'administration n'est pas encore jugée.

Les bromures agissent sur toutes les formes de l'épilepsie, aussi bien sur les formes psychiques (Legrand du Saulle) que sur les formes douloureuses, migraine (Kesteven), migraine ophtalmique (Charcot), aussi bien sur les formes convulsives externes que sur les convulsions internes (spasme glottique, Kesteven).

Il est difficile de dire dans quelle fréquence absolue il agit dans l'épilepsie commune ; le nombre des cas dans lesquels on peut administrer le bromure d'une façon systématiquement progressive est relativement peu considérable, et, pour les malades non hospitalisés, les renseignements sont souvent insuffisants, et il est surtout difficile, en dehors de l'hôpital, de tenir compte de l'effet des causes occasionnelles.

Une des statistiques les plus intéressantes est celle de M. Hughes Bennett (1). Sur 300 malades traités par le bromure

(1) H. Bennett, *An inquiry into the effects of the prolonged administration of the bromides in epilepsy.* (*Lancet*, 1884, t. I, p. 883, 928.)

de potassium et d'ammonium, 12,1 p. 100 n'ont pas eu d'accès pendant toute la durée du traitement ; chez 83,3 p. 100, il y a eu diminution en nombre et en intensité ; 2,3 p. 100. n'ont éprouvé aucun changement, 2,3 p. 100 ont eu une augmentation.

M. A. Voisin, sur 97 cas, avait obtenu un quart de guérison chez les enfants et la moitié chez les adultes. Legrand du Saulle, sur 207 cas, a compté 110 insuccès, 19 améliorations et 78 sujets chez lesquels il a pu constater la suspension de tout accident pendant une période variant de six mois à quatre ans.

45 épileptiques hospitalisés, et par conséquent généralement reconnus incurables. qui n'ont pas cessé d'être sous une surveillance assidue pendant les années 1887, 1888 et 1889, durant lesquelles ils ont été soumis au bromure de potassium, exclusivement et sans interruption, m'ont fourni les résultats suivants :

1886		1887		1888		1889	
Accès	Vertiges	Accès	Vertiges	Accès	Vertiges	Accès	Vertiges
4.261	2.339	2.377	2.882	2.195	1.365	1.660	902

Observation XCVIII. — *Épilepsie. Bromuration : acné à des doses moyennes, ne se produisant plus à des doses élevées.*

L., 41 ans. — Hérédité névropathique bilatérale. Convulsions de l'enfance, accès fréquents, sans traitement bromuré depuis plusieurs mois.

30 avril 1887. Kbr. 4 gr.

27 octobre 1887. Les accès n'ont pas diminué, mais il existe une éruption d'acné bromique généralisée à la face et au tronc, surtout confluente dans la région dorsale ; plaques conglomérées sur le front et sur la partie supérieure du dos. Liqueur de Fowler, 4 gouttes, deux fois par jour.

L'éruption diminue, mais s'est pas supprimée.

4 février 1888. L'acné bromique persiste moins abondant cependant. Les accès ont subi une diminution notable dans les derniers mois. Kbr. 6 gr. Liqueur de Fowler aux mêmes doses.

10 décembre 1888. La diminution des accès s'est accentuée, il n'existe plus d'acné bromique. Anesthésie pharyngée. On s'aperçoit que l'administration de la liqueur de Fowler a été négligée ; le malade n'en prend

plus actuellement ; il y a probablement deux mois environ qu'il a cessé d'en prendre. La prescription n'est pas renouvelée. Kbr. 7 gr.

26 juin 1889. Les accès s'éloignent de plus en plus, et le caractère, autrefois fort difficile, s'est modifié concurremment. Aucune trace d'éruption bromique. Kbr. 8 gr.

10 décembre 1889. Le malade n'a eu que deux accès depuis six mois, alors qu'il en avait eu 131, 121, 69 en 1886, 1887, 1888. Aucune éruption bromique.

MOIS	1886		1887		1888		1889	
	Accès	Vertiges	Accès	Vertiges	Accès	Vertiges	Accès	Vertiges
Janvier	»	»	9	2	1	2	10	2
Février	»	»	12	1	15	»	5	2
Mars	»	»	17	2	8	1	1	»
Avril	»	»	12	»	4	3	2	»
Mai	»	»	9	3	3	2	1	»
Juin	»	»	12	2	8	1	»	»
Juillet	»	»	3	»	2	1	»	»
Août	»	»	11	1	4	3	»	»
Septembre	»	»	18	2	1	»	2	»
Octobre	»	»	7	»	8	1	»	»
Novembre	»	»	7	»	6	1	»	»
Décembre	»	»	4	1	9	»	»	»
Totaux	131	20	121	14	69	15	21	4

Observation XCIX. — *Épilepsie. Bromuration : peu de résultat avec des doses moyennes ; amélioration notable avec des doses croissantes.*

C., 54 ans. Hérédité maternelle, mère nerveuse, migraineuse. Épilepsie succédant sans interruption aux convulsions de l'enfance. Taches de vitiligo sur la moitié droite de la face : accès et vertiges, généralement précédés d'avertissements sous forme de secousses ou de fourmillements dans les membres, plus souvent sous forme de modification plus ou moins brusque du caractère ; quelquefois tristesse subite, mais plus souvent accès de gaieté sans motif. Chute avec cri, convulsions générales plus intenses, stertor assez prolongé. Poids 80 kil.

3 février 1887. Kbr. 4 gr.

18 août 1887. Kbr. 5 gr.

4 juillet 1888. Kbr. 6 gr. Insensibilité pharyngée.

17 décembre 1888. Kbr. 7 gr.

18 avril 1889. Diminution notable des accès. Poids 79 kil.

16 octobre. Amaigrissement sans autres accidents bromiques. Poids 69 kil. 900. Le bromure est donné en solution dans la glycérine substituée à l'eau.

31 octobre. Poids 70 kil. 500.

19 novembre. Poids 71 kil.

2 décembre. Poids 73 kil. Kbr. 8 gr.

MOIS	1886		1887		1888		1889	
	Accès	Vertiges	Accès	Vertiges	Accès	Vertiges	Accès	Vertiges
Janvier	»	»	3	»	2	4	3	3
Février	»	»	5	4	»	4	1	2
Mars	»	»	4	3	2	»	»	1
Avril	»	»	2	3	4	3	1	1
Mai	»	»	4	2	3	1	»	4
Juin	»	»	5	3	6	3	»	»
Juillet	»	»	»	2	3	1	»	2
Août	»	»	2	2	2	2	1	1
Septembre	»	»	3	2	3	1	3	1
Octobre	»	»	1	3	2	»	2	1
Novembre	»	»	3	»	6	1	»	2
Décembre	»	»	»	»	3	2	2	1
Totaux	47	22	32	24	36	22	13	19

Souvent, sous l'influence d'une même dose de bromure continuée pendant longtemps, on voit d'abord une diminution considérable des accès, puis une recrudescence. L'observation suivante en est un exemple.

Observation C. — *Épilepsie. Amélioration par le bromure de potassium. Recrudescence. Suspension prolongée à la suite d'accès sériels.*

H., 41 ans. Père asthmatique. Convulsions dans sa deuxième année; bien développé, intelligent jusqu'à 13 ans. Très appliqué à l'école, dessinait avec goût très tard le soir depuis deux ans. A subi une opération au pied droit, probablement pour une affection scrofuleuse. Début des attaques à 13 ans, deux ou trois dans les premières années; secousses préalables, perte de connaissance, stupeur peu prolongée. De 14 à 20 ans les accès sont devenus plus fréquents et plus violents. Morsure de la langue, miction involontaire fréquente. A 20 ans période de neuf mois sans accès, sans traitement. A partir de cette époque, retour des accès plus fréquents et souvent par série. A 26 ans, à la suite de la mort de deux sœurs et de son père, troubles intellectuels subits, hallucinations, excitation, démence rapide.

Mars 1887. Accès fréquents, démence, excitation, colère sans motifs: ne répond à aucune question, reconnait seulement quelques personnes du service.

17 mai. Kbr. 4 gr. Diminution subite des accès: au lieu de cent quarante-trois accès pendant les six premiers mois de l'année, il n'en a plus que neuf dans les six derniers, après deux mois de suspension.

24 mars 1888. Kbr. 5 gr. Une légère recrudescence se produit, malgré l'augmentation du médicament.

8 décembre 1888. Kbr. 6 gr. Nouvelle suspension des accès.

16 mai. Série d'accès, commençant à cinq heures du matin et se

reproduisant à intervalles à peu près égaux avec retour de la connaissance, 14 accès.

17 mai. Continuation de la série. 12 accès.
18 mai. — 19 accès.
19 mai. — 30 accès.
20 mai. — 13 accès.

L'élévation de température maxima a été le 18 et n'a pas dépassé 39. Depuis, sans augmentation du bromure, il ne s'est plus reproduit d'accès ni de vertige.

MOIS	1886		1887		1888		1889	
	Accès	Vertiges	Accès	Vertiges	Accès	Vertiges	Accès	Vertiges
Janvier			9	»	7	»	2	»
Février			10	1	1	»	»	»
Mars			24	2	5	»	»	»
Avril			60	»	4	»	»	»
Mai			37	»	13	1	88	»
Juin			3	»	»	»	»	»
Juillet			»	»	2	»	»	»
Août			»	»	»	»	»	»
Septembre			1	»	5	»	»	»
Octobre			4	»	7	1	»	»
Novembre			3	»	5	»	»	»
Décembre			1	»	3	»	»	»
Totaux	266	»	152	3	52	2	90	»

Observation CI. — *Épilepsie ; guérison apparente par le bromure de potassium.*

P. E., 40 ans. Aucune évidence d'affections nerveuses parmi ses ascendants ou collatéraux. Pas de convulsions ; terreurs nocturnes toute sa vie ; déporté à la Nouvelle-Calédonie pour participation à l'insurrection de 1871. Prétend avoir beaucoup souffert du régime auquel il attribue sa maladie. A commencé à s'apercevoir de mictions nocturnes involontaires ; puis au bout de quelques mois (il avait alors 30 ans), sont venus des vertiges et des accès. De temps en temps, en dehors des accès et des vertiges, hallucinations de l'ouïe et de la vue. Perte de connaissance complète dans les accès et les vertiges ; sommeil prolongé après les accès, rarement morsure de la langue, souvent miction involontaire.

Asymétrie crânio-faciale, côté gauche moins développé, iris gauche plus foncé, un peu d'anesthésie cutanée du même côté, léger rétrécissement du champ visuel.

27 mai 1887. Kbr. 4 gr.

27 septembre 1887. Kbr. 5 gr. Anesthésie pharyngée.

5 janvier 1888. Kbr. 6 gr.

21 janvier. Éruption d'acné à la face et dans le dos. Liqueur de Fowler 4 gouttes deux fois par jour.

18 décembre 1888. Kbr. 7 gr. Plus d'éruption bromique ; n'a eu que 5 accès dans l'année au lieu de 22 en 1886 et 26 en 1887.

A commencé en février 1889 à maigrir et à tousser. Pas de signes nets à l'auscultation.

29 juillet 1889. Signes d'induration au sommet droit.

6 août. On abaisse les doses de bromure à 5 grammes, le malade n'ayant eu aucun accès depuis le mois de janvier.

14 août. Les troubles pulmonaires s'étant accentués, on commença le traitement par les injections intra-laryngées de menthol en solution dans l'huile. En raison de son anesthésie pharyngée, le malade supporte très bien les injections sans l'aide de laryngoscope (1). Après trois mois de traitement, les signes stéthoscopiques avaient disparu (2) ; mais les accès d'épilepsie ne se sont pas reproduits. On peut donc attribuer la guérison au bromure et non à une sorte de substitution des troubles pulmonaires aux troubles nerveux, substitution qu'il n'est pas rare d'observer dans les maladies mentales.

MOIS	1886		1887		1888		1889	
	Accès	Vertiges	Accès	Vertiges	Accès	Vertiges	Accès	Vertiges
Janvier			4	3	»	»	1	»
Février			1	2	»	»	»	»
Mars			1	1	»	»	»	»
Avril			4	»	»	»	»	»
Mai			1	2	»	»	»	»
Juin			2	»	2	»	»	»
Juillet			4	»	1	»	»	»
Août			»	»	1	»	»	»
Septembre			»	»	1	»	»	»
Octobre			»	»	»	»	»	»
Novembre			5	10	»	»	»	»
Décembre			1	»	»	»	»	»
Totaux	26	31	22	18	5	»	1	»

Observation CII. — *Epilepsie tardive; guérison apparente par le bromure.*

N., 60 ans. Antécédents héréditaires, migraine et asthme. Antécédents personnels, convulsions de l'enfance, fièvre typhoïde à 21 ans, cauchemars toute la vie, bégaiement, asymétrie chromatique des iris. Hernie inguinale droite. Il a eu son premier accès pendant le siège,

(1) Plusieurs autres malades non bromurés supportent également ces injections sans laryngoscope ; nous avons même réussi à apprendre à un infirmier à se faire à lui-même ces injections.

(2) Bossu, *Du menthol en injections intra-trachéales et laryngiennes dans la tuberculose du poumon et du larynx;* thèse, 1889, p. 36.

presque immédiatement après avoir été effrayé par un coup de fusil. Grands accès convulsifs avec perte de connaissance complète, quelquefois avec morsure de la langue et mictions involontaires, souvent nocturnes, au nombre de un à trois par mois, vertiges rares.

14 février 1887. Kbr. 4 gr.

Suppression des attaques pendant sept mois ; anesthésie pharyngée.

2 mai 1888. Le malade a eu deux accès le mois dernier. Kbr. 5 gr.

Suspension pendant six semaines, puis retour des accès, un par mois.

17 août 1888. Kbr. 6 gr.

Suspension de deux mois après l'augmentation du bromure ; puis retour, un accès par mois.

24 décembre 1888. Kbr. 7 gr.

A eu un accès le 6 janvier, aucun autre depuis.

MOIS	1886		1887		1888		1889	
	Accès	Vertiges	Accès	Vertiges	Accès	Vertiges	Accès	Vertiges
Janvier			4	»	»	»	1	»
Février			3	»	»	»	»	»
Mars			»	»	1	»	»	»
Avril			»	»	2	»	»	»
Mai			»	»	»	»	»	»
Juin			»	»	1	1	»	»
Juillet			»	»	1	»	»	»
Août			»	»	1	»	»	»
Septembre			»	»	»	»	»	»
Octobre			1	»	»	»	»	»
Novembre			»	»	1	»	»	»
Décembre			»	»	1	»	»	»
Totaux	30	1	8	»	8	1	1	»

OBSERVATION CIII. — *Épilepsie. Bromuration : diminution des accès; recrudescence des vertiges; puis diminution des accès et des vertiges.*

D., 41 ans. Hérédité similaire, début à 17 ans par vertiges. Réformé du service militaire pour ses accès. Hernie inguinale gauche. Accès fréquents, affaiblissement considérable de l'intelligence.

10 juin 1887. Kbr. 4 gr.

25 octobre 1887. Kbr. 5 gr.

5 décembre 1888. Kbr. 6 gr. Anesthésie pharyngée.

21 juin 1889. Kbr. 8 gr.

14 août 1889. Kbr. 9 gr.

7 novembre 1889. Kbr. 10 gr.

7 décembre 1889. Kbr. 11 gr. Aucune éruption bromique.

MOIS	1886		1887		1888		1889	
	Accès	Vertiges	Accès	Vertiges	Accès	Vertiges	Accès	Vertiges
Janvier			7	3	6	6	5	1
Février			10	12	6	6	6	1
Mars			16	27	5	11	5	»
Avril			12	32	4	2	6	»
Mai			10	8	5	2	1	»
Juin			2	3	5	1	3	1
Juillet			4	1	6	4	3	»
Août			3	»	6	2	1	»
Septembre			4	1	10	1	4	»
Octobre			3	1	9	1	3	1
Novembre			6	»	6	3	4	»
Décembre			6	3	7	3	5	»
Totaux	128	45	83	91	75	42	44	4

Observation CIV. — *Épilepsie, bromuration, amélioration progressive.*

C., 50 ans, famille névropathique, bégaiement, scoliose (1), parésie faciale droite. Attaques depuis l'âge de 12 ans, soi-disant à la suite d'une frayeur ; vertiges, secousses, nystagmus.

26 février 1887. Kbr. 4 gr.

28 janvier 1888. Kbr. 5 gr.

23 mars. Anesthésie pharyngée, acné bromique. 4 gouttes de liqueur de Fowler deux fois par jour.

4 décembre 1888. Kbr. 6 gr. Pas de bromisme.

20 février 1889. Kbr. 7 gr.

22 juin 1889. Kbr. 8 gr.

23 septembre 1889. Kbr. 9 gr.

7 novembre 1889. Kbr. 10 gr.

MOIS	1886		1887		1888		1889	
	Accès	Vertiges	Accès	Vertiges	Accès	Vertiges	Accès	Vertiges
Janvier			2	»	3	1	4	»
Février			8	1	2	2	2	»
Mars			2	»	2	»	»	»
Avril			4	1	3	1	2	»
Mai			3	»	2	1	»	»
Juin			2	1	2	»	»	»
Juillet			3	1	1	»	»	»
Août			4	»	2	2	1	»
Septembre			1	»	3	»	1	»
Octobre			3	»	3	»	1	»
Novembre			6	»	2	»	»	»
Décembre			2	1	4	»	»	»
Totaux	58	13	40	5	29	7	11	»

(1) E. Landois, *Des déviations du rachis dans leurs rapports avec la névropathie héréditaire* ; th., 1889.

OBSERVATION CV. — *Convulsions, hémiplégie infantile, épilepsie; amélioration à la suite d'une pneumonie; suppression des accès par le bromure de potassium.*

H., 31 ans. Convulsions à 3 mois, hémiplégie avec atrophie du côté droit, incontinence nocturne d'urine jusqu'à 10 ans, terreurs nocturnes. Premier accès à 12 ans, à la suite de frayeurs et de privations pendant le bombardement. L'accès débute par une sensation d'étouffement avec globe remontant de l'aine droite dans le flanc droit et au cœur, chute subite avec perte de connaissance sans cri, quelquefois morsure de la langue et miction; pas de localisation évidente des convulsions. Quelquefois vertiges sans perte totale de connaissance, avec sensations de boule.

10 février 1888. Application de pointes de feu sur la région fronto-pariétale gauche, trois fois par semaine, au nombre de douze à vingt.

20 mars. Le malade avait eu deux accès depuis le commencement du mois, lorsqu'il est pris de frissons, fièvre, point de côté, toux, râle crépitant puis essoufflé dans toute la hauteur du poumon gauche. Pneumonie à évolution normale, sauf l'existence d'un délire nocturne très intense. Les pointes de feu ont été suspendues du 19 au 31 mars, puis reprises pour n'être abandonnées que le 1er février 1889, date à laquelle le malade commence à prendre quotidiennement 4 grammes de bromure de potassium.

MOIS	1886		1887		1888		1889	
	Accès	Vertiges	Accès	Vertiges	Accès	Vertiges	Accès	Vertiges
Janvier			1	»	»	»	»	»
Février			1	»	2	»	1	»
Mars			2	»	1	»	1	»
Avril			»	»	»	»	1	»
Mai			»	»	1	»	»	»
Juin			»	»	1	»	»	»
Juillet			»	»	3	»	»	»
Août			»	»	2	»	»	»
Septembre			»	»	»	»	»	»
Octobre			»	»	2	»	»	»
Novembre			2	»	»	1	»	»
Décembre			1	»	1	»	»	»
Totaux	22	2	7	»	13	1	3	»

Lorsque le bromure ne réussit pas seul, on peut encore l'associer aux autres médicaments qui, tels que la belladone, le chloral, la valériane, les composés du zinc, lui servent souvent d'adjuvants utiles. M. Ball a préconisé l'emploi simultané du bromure d'ammonium et de sodium, de la belladone et de l'oxyde de zinc (1).

Lorsque le bromure s'est montré efficace, son usage ne peut être diminué et surtout suspendu qu'avec les plus grandes précautions. On a dit avec raison que le bromure doit rester comme un aliment pour l'épileptique guéri. Les suspensions ou les diminutions prématurées peuvent non seulement compromettre la guérison, mais même mettre en danger la vie du malade. Il n'est pas rare de voir chez un malade qui, sous l'influence du bromure, n'a plus d'accès depuis longtemps, se produire, à propos d'une interruption du médicament, soit des crises sérielles, soit un état de mal; l'épileptique liquide son arriéré, comme disait Legrand du Saulle. Quelquefois des crises bénignes suspendues par le bromure font place, après une interruption plus ou moins prolongée, à des crises plus graves qui mettent en évidence la nature de la maladie.

Observation CVI. — *Épilepsie larvée. Amélioration par le bromure. Suspension du bromure : apparition de crises convulsives.*

A. B., 33 ans. Alcoolique et père obèse; mère nerveuse, a succombé à 39 ans, à la suite de plusieurs attaques apoplectiformes. Pas d'autres antécédents connus.

De ce mariage sont nés cinq enfants; les quatre premiers sont mort-nés avant terme, au plus tard à 7 mois. Le malade est le cinquième enfant; il est né à 7 mois et demi. Il a eu des convulsions à 15 mois. Il n'a commencé à parler qu'à 16 mois; il avait près de 2 ans quand il a marché. Incontinence nocturne d'urine jusqu'à 8 ans. Terreurs nocturnes. Jusqu'à 5 ou 6 ans il a louché de l'œil droit dévié en dedans. Ce strabisme serait venu après les convulsions; il a disparu spontanément.

Jusqu'à l'âge de 17 ans il n'a eu aucun accident caractéristique. Étant au collège, il apprenait passablement. Ayant pris des habitudes de masturbation, il maigrit considérablement et il commença à éprouver des modifications du caractère qui l'inquiétèrent lui-même. Jusqu'alors il avait été d'humeur assez égale; il devint maussade, soupçonneux, envieux, jalousant ses camarades sans aucun motif plausible. A de certains moments, il lui semblait qu'il n'avait plus aucune affection pour sa famille; qu'il était incapable d'éprouver la moindre émotion, qu'on lui donne des témoignages d'intérêt, d'amitié ou d'aversion; il était très préoccupé de cette absence d'émotivité.

(1) Boyé, *Traitement de l'épilepsie* (*Encéphale*, 1881, p. 90); — Fusier, *Du traitement de l'épilepsie* (*ibid.*, p. 425).

D'autres fois il se mettait dans des colères violentes pour des motifs futiles; il lui est arrivé une fois de frapper un de ses camarades pour une inattention légère. Il eut l'idée d'être reçu bachelier, une satisfaction disproportionnée, et c'est à partir de ce moment qu'il accuse de véritable crises d'optimisme. Du reste, il eut, le soir de son examen, une exaltation qui avait éveillé l'attention de son père.

Ils regagnaient en voiture leur maison située à plusieurs lieues de la ville, lorsqu'au milieu du chemin, sans qu'il pût être question d'une influence toxique quelconque, A., d'ordinaire pacifique et peu entreprenant, se mit à faire des projets militaires tout à fait extravagants, et, au bout de quelques minutes, il se mit à « hurler » des menaces (c'est l'expression du père) contre les Prussiens. Cette exaltation tomba tout d'un coup quand il rentra à la ferme, mais elle se reproduisit à peu près dans la même forme plusieurs jours de suite. Elle s'atténua peu à peu, mais, pendant plusieurs mois, à brûle-pourpoint il lui arrivait parfois de faire des déclamations patriotiques dans lesquelles il exaltait les services qu'il était devenu capable de rendre. Ces sortes d'exubérances duraient une demi-heure ou trois quarts d'heure, se produisant indifféremment à toute heure du jour, et elles se calmaient graduellement; puis A. ne paraissait plus penser à ses projets belliqueux. Quelquefois il restait sombre pendant quelque temps, mais sans que ces dépressions tranchent bien nettement sur sa manière d'être ordinaire.

A., menant à la campagne une vie désœuvrée, prit l'habitude d'aller presque quotidiennement à la ville, où il passait quelques heures à errer dans les rues sans but arrêté. Au bout de peu de temps il commença à rapporter fréquemment des livres. On fut frappé de voir qu'il ne lisait jamais, et d'ailleurs les livres qu'il achetait soit chez des libraires, soit chez des bouquinistes, traitaient de sujets les plus étrangers à ses connaissances; il y avait des livres d'architecture, de droit, de théologie. Son père fut frappé de cette étrangeté, mais comme il calculait que tout l'argent qu'il donnait devait passer dans cette manie, il y trouvait une sauvegarde, et ne s'en préoccupa pas autrement. Pendant son année de service militaire, A. parut avoir renoncé à ses achats de livres, mais il reconnait qu'il en a acheté plusieurs fois qu'il donnait au premier venu en rentrant à la caserne, ne sachant où les mettre. A son retour la collection s'augmenta de nouveau, mais moins rapidement qu'autrefois; A. s'occupait dans la ferme et allait moins souvent à la ville. Pendant plusieurs années, les inconsidérés achats de livres furent peu fréquents, et A. paraissait guéri de sa manie; en général il était calme, plutôt taciturne; il ne se fit guère remarquer que par quelques colères violentes et deux ou trois fois des brutalités inexplicables envers des animaux.

En 1886, il avait 30 ans, il manifesta l'intention de se marier; mais, le mariage n'ayant pas pu s'arranger, il en éprouva une grande contrariété, abandonna ses occupations habituelles et reprit l'habitude d'aller fréquemment à la ville; les achats de livres recommencèrent de plus belle, presque tous les jours il en rapportait un ou plusieurs. Au commencement de juin il se produisit un fait qui jeta un jour nouveau sur les faits antérieurs : A. avait l'habitude de payer comptant les livres qu'il achetait, cependant une ou plusieurs fois déjà il avait eu des contestations avec les libraires chez lesquels il allait le plus souvent, et qui lui avaient réclamé le prix de livres qu'il prétendait ne pas avoir emportés. Une contestation nouvelle ayant eu lieu, le libraire, qui était sûr de son fait, réclama au père de A., qui passa en revue les livres accumulés dans la chambre de son fils et constata que toutes les réclamations des libraires étaient parfaitement fondées. A., mis en présence des livres retrouvés chez lui, fut incapable de donner aucune explication ; il déclara qu'il ne se souvenait pas avoir pris ceux qui faisaient l'objet de la contestation. On sut alors que quelquefois il entrait dans la librairie, se saisissait du premier livre venu, le feuilletait d'un air égaré, répondant par des monosyllabes aux interpellations, et tantôt laissait le livre et partait sans rien dire, mais quelquefois le mettait sous son bras et partait brusquement.

Quand ces explications lui furent données par son père, A. fut très péniblement affecté, et il eut une perte de connaissance subite avec pâleur, mais de très courte durée. Il prit la résolution de ne plus retourner à la ville, et il se tint parole, mais souvent il était tourmenté par l'idée d'acheter des livres, et il souffrit d'insomnies qui provoquèrent un état continuel d'anxiété qui le décida à consulter.

4 octobre 1886. — A. B. ne présente que quelques stigmates physiques : voûte palatine ogivale, implantation vicieuse des dents, oreilles sans hélix, asymétrie chromatique des iris. État général satisfaisant. Aucun trouble somatique en dehors de l'insomnie. Pas de trouble grossier de la sensibilité générale ou spéciale. En dehors des accidents mentionnés, A. B. ne révèle aucun trouble comital, pas de miction nocturne, pas de morsures de la langue, pas d'absences, pas de migraines à marche spéciale. Mais l'hypothèse de l'épilepsie ayant paru la plus vraisemblable, A. B. fut soumis à un traitement bromuré (Kbr. 4 gr. par jour).

Le traitement fut régulièrement suivi pendant huit mois, pendant lesquels on remarqua que le caractère était devenu plus égal. A. B. avait repris ses anciennes habitudes, mais n'avait plus ses impulsions à acheter ; il avait été, dans les mois d'avril et mai 1887, obligé d'aller quotidiennement à la ville, et n'avait pas éprouvé une seule fois le besoin d'entrer chez les libraires, ce qu'il n'évitait pour ainsi dire jamais autrefois. Au mois de juin il cessa, sans prendre avis, le traitement bromuré. Un mois se passa sans que rien fût changé, il était toujours aussi bien, mais le 8 juillet il sentit un éblouissement et appela à son secours; presque immédiatement après, il poussa un grand cri et tomba à la renverse et eut une attaque d'épilepsie, avec morsures de la langue, période tonique et clonique, stertor de plus d'une demi-heure. On dut le mettre au lit, qu'il ne quitta pas de la journée, et l'abattement persista deux ou trois jours, pendant lesquels le strabisme de l'œil droit, qui avait reparu après l'attaque, avait persisté.

Le 12 juillet, A. B. fut remis à la dose quotidienne de 6 gr. de bromure de potassium.

Un nouvel accès s'est reproduit le 9 août, aussi au lever, mais moins fort que le précédent, la stupeur dura peu de temps. Il ne fut pas obligé de se coucher, mais il conserva toute la journée de la douleur de tête et du strabisme.

Le 12 octobre au matin, nouvel accès avec les mêmes suites.

Le 16 octobre, A. B. raconte que depuis son second accès il lui arrive de voir double à la suite de fatigues, quelle que soit l'origine de cette fatigue, marche prolongée, lecture assidue, coït, insomnie; plusieurs fois il a constaté que son œil droit était dévié en dedans. Même dose de bromure.

Le 4 février 1888, a eu en se levant un éblouissement avec perte de connaissance, sans convulsions, sans morsures, sans miction, mais laissant après lui le strabisme, qui a persisté plusieurs heures.

Ce malade a été revu pour la dernière fois le 2 juillet 1889. Il n'avait pas eu d'accident nouveau depuis le 4 février de l'année précédente; il avait abaissé progressivement la dose du bromure jusqu'à 4 gr., qu'il prend encore régulièrement. Il a toujours de temps en temps son strabisme à la suite de fatigues.

Le bromure ne doit être supprimé dans le cours d'un traitement efficace sous aucun prétexte, sauf le cas de maladie aiguë adynamique où il serait formellement contre-indiqué.

Le bromure cause souvent de la répugnance aux malades, parce qu'il donne à leur haleine une odeur d'une fétidité particulière et bien reconnaissable; il cause de la somnolence, de l'obtusion intellectuelle, il diminue ou abolit les aptitudes génésiques. Quelques auteurs l'accusent d'exagérer l'irritabilité naturelle des malades et de pouvoir provoquer des accès de manie. Je crois au contraire avec Legrand du Saulle que le bromure a une action salutaire sur le caractère des épileptiques (1). qu'il rend souvent inoffensifs et tranquilles les plus irritables, qu'il supprime les périodes d'excitation. Le bromure suspend l'épilepsie et désarme l'épileptique, comme dit Legrand du Saulle (2). Si les manifestations psychiques de l'épilepsie se manifestent quelquefois pour la première fois dans le cours du traitement bromuré, c'est souvent qu'il s'est produit une transformation de décharge. Sous l'influence du bromure on voit

(1) Ch. Simon, *De l'épilepsie, médications diverses; action du bromure de potassium chez les épileptiques aliénés*; th., 1880.

(2) *Etude médico-légale sur l'épilepsie*, p. 7.

assez souvent les accès convulsifs faire place à des troubles vertigineux ou à des crises psychiques.

Je ne veux pas nier toutefois l'impossibilité d'excitations maniaques développées sous l'influence du bromure et surajoutées pour ainsi dire à la maladie. Je dois même dire que j'ai eu plusieurs malades dont les accès se sont manifestement multipliés et sont devenus plus grands sous influence de la médication bromurée.

A part ces accidents, le brome peut donner lieu à de véritables intoxications qui se présentent soit sous la forme aiguë, soit sous la forme chronique.

Le bromisme aigu se manifeste d'ailleurs sous deux aspects: l'ivresse et la stupeur. On admet en général que l'ivresse bromique diffère de l'ivresse produite par l'alcool ou l'opium en ce qu'elle ne présente que la période dépressive. Cependant quelques individus éprouvent des phénomènes d'excitation avec de petites doses, tandis que ces doses plus élevées ont une action déprimante manifeste. C'est un fait assez commun dans l'histoire des médicaments (1). L'ivresse bromique est constituée par un état d'exaltation plus ou moins marqué, avec inappétence, rougeur de la langue, douleur de tête, irritabilité extrême qui disparaît facilement par la suppression du médicament. D'autres fois après un état d'excitation passagère qui peut même passer inaperçu, le malade s'alourdit, se plaint d'une céphalée gravative, éprouve de la répugnance à se mouvoir, a de l'inappétence, de la constipation, un état saburral très marqué, les jambes s'affaiblissent, tremblent sous le poids du corps, les mains sont malhabiles, la parole est toute embarrassée, le regard devient atone, la face bouffie et sans expression, par suite de la flaccidité générale des muscles, puis le malade tombe dans une sorte de coma dont aucune excitation extérieure ne peut réussir à le tirer. La respiration se ralentit, le pouls devient très faible et il paraît probable que la mort s'ensuivrait si l'on n'intervenait pas. La suppression pure et simple du médicament serait insuffisante ; il faut recourir aux drastiques pour provoquer une élimination

(1) Lépine, *Deux phases « contraires » de l'action de certains médicaments.* (*La Semaine médicale*, 1889, p. 437.)

rapide par l'intestin. Dans les deux cas de ce genre que j'ai observé, le rétablissement s'est fait dans un ou deux jours.

Le bromisme lent ou chronique est caractérisé par un état général de dépression. La face est pâle, les muqueuses sont sèches et décolorées, il y a un amaigrissement graduel, les chairs sont flasques, la physionomie perd son expression, et trahit l'hébétude, puis une véritable stupeur, les jambes s'affaiblissent, la sensibilité est émoussée, la mémoire et l'intelligence fort atténuées, la digestion est mauvaise, l'haleine extrêmement fétide, la fièvre s'allume, les voies respiratoires s'engorgent et souvent le malade succombe avec les symptômes d'une pneumonie adynamique. Cette forme, qui répond à la forme dépressive du bromisme aigu, peut guérir par le même traitement et avec d'autant plus de chance que l'on est prévenu par l'invasion graduelle des accidents.

C'est dans cette forme de bromisme que M. A. Voisin a observé un délire général avec violence, qui combiné avec l'embarras de la parole et l'affaiblissement avec trémulation des membres pourrait en imposer et faire croire à une folie paralytique.

Dans certains cas ce sont surtout les fonctions de nutrition qui sont altérées par l'intoxication bromique; il en résulte un état cachectique général avec amaigrissement et atonie générale. On peut remédier à cet état par l'administration des toniques, du fer, du quinquina et en particulier par l'hydrothérapie.

M. Voisin conseille le fer pour remédier à l'anémie produite par l'usage prolongé du bromure; j'ai l'habitude de prescrire le perchlorure à la dose de quatre à huit gouttes, deux fois par jour avant le repas ; ce médicament paraît souvent agir heureusement sur les fonctions digestives.

Mais les troubles les plus fréquents, et qui peuvent se développer même sans que la nutrition paraisse avoir beaucoup souffert, sont les manifestations cutanées. Elles se présentent sous les formes suivantes : 1° L'acné disséminé qui ne présente guère de particulier que la coloration rouge sombre, la confluence à la face, dans le dos (Pl. XI et XII), aux bras et aux cuisses, principalement sur la face dorsale où il laisse souvent des cicatrices longtemps violacées. L'acné bromique est un phénomène qui se produit souvent dès le début du traitement et auquel on peut remédier par l'arsenic administré concurremment. Le bromure d'arsenic que l'on a proposé de donner de préférence aux arthritiques s'oppose en partie à cet accident du traitement, mais il est moins efficace que le bromure de potassium ; et les inconvénients de l'acné ne sont pas suffisants pour le faire préférer. 2° L'éruption bromique conglomérée est caractérisée par les indurations en forme de tubercules ovalaires ou de plaques allongées qui se développent dans l'épaisseur du derme, restent d'abord sans altérer la coloration de la peau; mais peu à peu celle-ci prend une teinte d'un violet ardoise, lorsque les indurations deviennent confluentes et forment des plaques conglomerées ou lorsque tout en restant isolées elles ont pris un grand développement et ont formé des saillies hémisphériques à la surface de la peau, elles s'ulcèrent et suppurent; mais l'induration persiste. Il en résulte de larges plaques ulcérées irrégulièrement montrant des pertes de substances entourées d'une zone violacée et laissant entre elles des lots de peau de couleur normale. Ces plaques, qui offrent un aspect très caractéristique, se rencontrent principalement à la face antérieure des jambes, mais on peut aussi les voir à l'avant-bras et sur les autres segments des membres et même à la face. Quelquefois elles affectent une disposition symétrique. Quelquefois, elles sont toujours limitées à la même région chez le même individu ; chez un de mes malades l'éruption s'est plusieurs fois limitée exclusivement à la région pariétale gauche.

Les éruptions bromiques prennent quelquefois un développement énorme chez les jeunes enfants (1).

Que les pustules soient disséminées ou conglomérées, elles ont toujours la même constitution. J'ai remis à mon ami M. Darier, répétiteur au Collège de France, deux pustules en voie de formation, dont l'une faisait partie d'une plaque. Voici le résultat de son examen :

« J'ai eu à ma disposition deux fragments de peau, dont l'un a été durci par l'alcool (A), l'autre par le bichromate d'ammoniaque (B). Dans ces deux fragments les lésions sont essentiel-

(1) Carrington, *O case of skin eruption due to bromism*. (*Clinical Society*, 1885, t. XVIII, p. 28.)

lement les mêmes : il s'agit de pustules dermiques ressemblant à celles de l'acné pustuleuse vulgaire.

« Sur les coupes du fragment (A) on trouve en plein derme, un peu au-dessous du corps papillaire, deux petites cavités anfractueuses dont le contenu est en partie tombé dans la manipulation. Ce qui en reste est composé en majeure partie de globules de pus entremêlées de cellules épithéliales désagrégées et altérées. La paroi de ces cavités est bordée par places d'un revêtement épithélial pavimenteux, dont les cellules très aplaties sont disposées en trois ou quatre couches ; ailleurs ce revêtement n'existe plus et la cavité est limitée par le tissu conjonctif qui est infiltré de cellules embryonnaires. On trouve, dans le contenu des petits abcès, des fragments de fibres élastiques indiquant qu'il y a eu destruction d'une partie de ce tissu conjonctif.

« Autour de ces pustules, l'inflammation du derme, caractérisée par la présence d'éléments embryonnaires, est relativement peu étendue. A une petite distance on ne trouve plus de ces éléments qu'au voisinage immédiat des vaisseaux formant des manchons périvasculaires. Les vaisseaux eux-mêmes, surtout les capillaires, sont dilatés dans une petite étendue. Là et là, tout près de la pustule, il y a de petits foyers hémorragiques.

« On admet généralement que les pustules de l'énanthème bromique naissent aux dépens des glandes qui seraient irritées par l'élimination du médicament. Dans le cas actuel, on voit que les foyers purulents correspondent bien au siège des glandes sébacées : le revêtement épithélial en partie conservé indique sûrement que la pustule est née au sein d'un prolongement de l'épiderme, c'est-à-dire très probablement d'un follicule pilo-sébacé. Il ne reste cependant, attenant au foyer purulent, ni trace d'un poil, ni portion de glande sébacée; l'organe a probablement été détruit.Les follicules pilo-sébacés qui se trouvent sur les coupes au voisinage des éléments éruptifs sont toutefois peu altérés; les poils et leurs gaines sont normaux, les glandes sébacées sont volumineuses et envoient un produit de sécrétion très abondant qui forme au collet du poil une sorte de comédon. Cet état n'a rien d'anormal si, comme je le suppose, ce fragment de peau (A) provient de la région sternale ou de la face. Toutefois on remarque, non pas autour mais entre les lobes de la glande sébacée qui semble normale, une infiltration peu marquée de cellules embryonnaires, indice d'un certain degré d'irritation.

« Quant aux glandes sudoripales, elles sont évidemment hors de cause ; leurs glomérules, situées d'ailleurs plus profondément que les foyers morbides, m'ont paru tout à fait sains. Il en est de même de leur canal excréteur.

« L'épiderme, soit au niveau des pustules, soit entre elles, est normal. Je n'ai pas réussi à trouver sur mes coupes de ce fragment le point d'abouchement du follicule, supposé l'origine de la pustule, à la surface de l'épiderme.

« Sur le fragment (B) les lésions sont, comme je l'ai dit, de même nature. Il y a toutefois une différence dans l'acuité moindre de l'inflammation, qui est probablement de date un peu plus ancienne. Ici plusieurs pustules sont groupées pour former un seul élément éruptif. Leurs parois, aux points où le revêtement épithélial est conservé, portent de huit à douze rangées de cellules. Les foyers purulents s'abouchent à la surface de l'épiderme, où ils sont recouverts par une croûte. L'épiderme, au voisinage, présente une prolifération évidente : il est épaissi et envoie entre les pustules des bourgeons épidermiques avec globes épidermiques. La lésion pustuleuse s'accompagne donc d'une lésion papillomateuse; étant ici plus prolifératif que destructif, on peut dire que le processus est moins aigu. Il y a toutefois au voisinage des foyers pustuleux les mêmes manchons périvasculaires, la dilatation capillaire et les petites hémorragies.

« Je conclus donc à la périfolliculite et folliculite suppurative et proliférative. Cela cadre bien avec le diagnostic d'*acné bromique.* »

Chez les arthritiques le bromure provoque aussi assez souvent l'apparition d'éruptions dartreuses, d'eczémas qui ne constituent pas du tout un signe de saturation. On a quelquefois attribué au bromure des éruptions ressemblant plus ou moins à l'érythème noueux ou à l'urticaire et s'accompagnant de douleurs musculaires ou même articulaires. C'est surtout chez les sujets arthritiques que l'arsenic a une action préservatrice efficace contre les manifestations cutanées déterminées par la bromuration. L'intervention par l'arsenic contre le bromisme est d'autant mieux autorisée, dans tous les cas, que quelques auteurs ont signalé les effets curatifs de ce médicament contre l'épilepsie elle-même (Duncan, Hoffmann, Harless).

Un certain nombre de malades qui sont sujets à des éruptions bromiques avec de faibles doses, ou des doses moyennes de trois ou quatre grammes, n'ont plus d'éruption lorsque les doses sont élevées à sept, huit, dix grammes. Lorsque les éruptions augmentent avec la dose, elles constituent un obstacle sérieux au traitement, parce qu'elles ne cèdent le plus souvent qu'à la cessation complète du bromure et non pas seulement à l'abaissement des doses.

Pour éviter les manifestations cutanées du bromure, il faut entretenir la peau dans le plus grand état de propreté ; j'attribue en grande partie à la fréquence des bains la rareté de ces accidents dans mon service.

Chez certains malades le bromure détermine une salivation abondante et désagréable que l'on peut combattre avec succès au moyen de préparation de tannin et de jusquiame (G. Sée) (1). D'autres fois il détermine une sécheresse de la gorge et des voies respiratoires qui provoque une toux incessante qui peut en imposer et faire croire au début de la phtisie si fréquente chez les épileptiques.

Un des meilleurs moyens de conjurer les accidents du bromure est de favoriser la fonction urinaire en administrant en même temps des diurétiques ou simplement des boissons délayantes. Le lait ne saurait être trop recommandé. Cheyne prétendait qu'à lui seul il peut guérir l'épilepsie.

Si le bromure entraîne quelquefois une dépression de la nutrition et un affaissement intellectuel, le résultat n'est pas aussi fréquent qu'on le croit généralement. Lorsque le médicament agit véritablement sur l'épilepsie, lorsqu'il diminue les paroxysmes à la fois en nombre et en intensité, loin d'amener l'amaigrisse-

(1) Achart, *De l'épilepsie considérée au point de vue du diagnostic* ; th., 1875.

ment et la déchéance intellectuelle, c'est une véritable restauration que l'on observe, aussi bien au point de vue somatique qu'au point de vue psychique. Dans l'observation suivante que je donne comme exemple, parce qu'il s'agit d'un cas grave, on voit que la bromuration à haute dose s'accompagne d'une augmentation de poids et d'une diminution de la durée du temps de réaction.

Observation CVII. — *Épilepsie grave. Affaiblissement intellectuel. Bromuration : diminution considérable des attaques, amélioration de l'état intellectuel, engraissement.*

J., 26 ans. Asymétrie crânio-faciale. Légère atrophie à droite; la force dynamométrique est à peu près égale des deux mains. Légère anesthésie sensitivo-sensorielle à droite, plus marquée après les attaques. Les accès ont débuté à l'âge de 6 ans, ont toujours été nombreux; il a aussi de fréquents vertiges. En 1886 il a eu 300 accès et 46 vertiges. J. a pu apprendre passablement à l'école et a acquis une aptitude particulière pour le calcul de mémoire. Mais, en dehors de là, tout lui est indifférent, on ne peut lui tirer aucune réponse sur des faits très récents. Il est apathique, reste la plus grande partie de la journée immobile; il est impossible de l'occuper. Il est très malpropre. Poids 62 kil. 500.

Les accès sont précédés d'une sensation d'engourdissement général, puis d'une sensation de boule qui remonte de l'épigastre à la gorge. Si, pendant ces prodromes, on lui fait ingérer un verre d'eau froide, l'accès peut quelquefois être conjuré; sinon, il perd connaissance, pousse un cri et tombe en rigidité tétanique. La morsure de la langue et la miction involontaire ne sont pas constantes.

15 février 1887. Kbr. 4 gr.

27 septembre. Kbr. 5 gr.

23 janvier 1888. Kbr. 6 gr. Anesthésie pharyngée.

6 juillet. Éruption d'acné à la face. Liqueur de Fowler, 4 gouttes deux fois par jour.

Temps de réaction simple (les yeux clos) :

Contact sur le dos de la main droite. Réaction du même côté : 0,44″.

Contact sur le dos de la main gauche. Réaction du même côté : 0,46″.

19 décembre 1888. Kbr. 7 gr. Liqueur de Fowler, même dose. Plus d'éruption.

19 avril 1889. Poids 69 kil. Kbr. 8 gr. Suppression de la liqueur de Fowler.

20 juin. Kbr. 9 gr.

Temps de réaction simple (les yeux clos) :

Contact sur le dos de la main droite. Réaction du même côté : 0,32″.

Contact sur le dos de la main gauche. Réaction du même côté : 0,35″.

8 août 1889. Kbr. 10 gr.

31 octobre. Kbr. 11 gr.
3 décembre. Kbr. 12 gr.
13 décembre. Poids 72 kil. 500.
28 décembre. Temps de réaction simple (les yeux clos) :
Contact sur le dos de la main droite. Réaction du même côté : 0,26″.
Contact sur le dos de la main gauche. Réaction du même côté : 0,″28.

MOIS	1886		1887		1888		1889	
	Accès	Vertiges	Accès	Vertiges	Accès	Vertiges	Accès	Vertiges
Janvier			7	5	8	6	7	5
Février			3	3	4	5	10	1
Mars			13	3	3	8	4	1
Avril			9	1	4	8	7	1
Mai			6	7	9	7	3	5
Juin			5	3	9	9	3	5
Juillet			4	4	10	3	6	1
Août			7	3	12	5	1	1
Septembre			16	2	6	5	4	1
Octobre			7	6	7	2	1	»
Novembre			6	4	6	4	4	3
Décembre			8	6	10	2	2	2
Totaux	300	46	91	47	78	59	52	26

Lorsque le bromure détermine une débilitation profonde, il peut provoquer les manifestations diathésiques de tout ordre qui n'appartiennent pas en propre à l'intoxication.

D'autre part, lorsqu'une maladie infectieuse se développe chez un épileptique bromuré, elle a une grande tendance à prendre des caractères adynamiques ou typhoïdes (1).

Le bromure administré pendant la grossesse ne gêne en rien l'évolution du fœtus et n'exerce aucune influence sur la puerpéralité (2) lorsqu'il n'existe aucune cause d'infection. La grossesse constitue au contraire une indication du bromure chez les épileptiques ; si le médicament n'agit pas sur la mère, il y a lieu de croire qu'il peut exercer une heureuse influence sur le produit de la conception.

Ce n'est pas chez les femmes notoirement épileptiques que le bromure est nettement indiqué, il l'est encore chez celles

(1) Le Gendre, *Contribution à l'étude de l'évolution des maladies intercurrentes chez les épileptiques bromurés.* (*France médicale*, 1882.)

qui ont eu, dans une grossesse antérieure ou à propos d'un autre accouchement, des attaques dites éclamptiques, il y a lieu d'espérer que la bromuration pourrait constituer une mesure préventive importante (1). Du reste le bromure a pu même donner des résultats avantageux lorsque l'éclampsie s'était déjà manifestée (2) tout comme dans l'état de mal épileptique.

Dans des cas où le bromure était mal toléré par l'estomac on a tenté de l'administrer par la voie rectale ou en injections hypodermiques (Frigerio) ; mais ces méthodes n'ont pas prévalu.

M. Doyon a étudié l'accumulation du bromure de potassium dans l'organisme. Ses recherches ont été faites chez un enfant épileptique prenant du bromure à haute dose depuis un an et qui succomba après une scarlatine. On ne trouva rien de particulier à l'autopsie, mais l'analyse chimique fit constater que le cerveau contenait tout près de deux grammes de bromure et le foie soixante-douze centigrammes. En tenant compte de la différence de poids des deux organes, on voit que le cerveau contenait une quantité beaucoup plus considérable de bromure que le foie.

On peut donc conclure de cette analyse comparée, que le bromure de potassium s'accumule de préférence dans le système nerveux central, ce qui n'est pas surprenant, puisqu'il exerce son action physiologique surtout sur les centres nerveux. Mais si cette observation est concluante à ce point de vue, elle ne peut fixer sur la quantité de bromure que l'organisme peut emmagasiner sans dommage sérieux. Tout ce que l'on peut conclure, c'est que le bromure s'accumule dans l'organisme, dans le foie, et surtout dans le système nerveux en notable proportion. A quel moment l'accumulation de ce sel devient-elle dangereuse ? C'est ce que l'on ignore encore.

(1) Cersoix (de Langres), *Du traitement prophylactique de l'éclampsie puerpérale.* (*Bull. gén. de thérapeutique*, t. XCI, p. 193.)

(2) Bidard, *Du bromure de potassium à très haute dose dans l'éclampsie puerpérale.* (*Union médicale*, 1875, n° 102.) — Dumolard, *Sur l'emploi du bromure de potassium dans l'éclampsie puerpérale.* (*Lyon médical*, 1878.)

Les accidents attribuables aux bromures sont, en somme, peu importants relativement aux services qu'ils rendent dans les épilepsies, sous quelque forme qu'elles se présentent. Si le bromure de potassium a été le plus accusé, c'est aussi lui qui a le plus servi, et son utilité paraîtrait plus évidente encore si les observations des cas qu'il guérit loin de la surveillance médicale pouvaient être recueillies avec plus d'exactitude.

CHAPITRE XXXVII

TRAITEMENT

AGENTS PHYSIQUES

Les agents physiques employés contre l'épilepsie sont principalement l'électricité et l'hydrothérapie. Nous avons déjà vu que l'hydrothérapie peut être un adjuvant très utile de la médication antisyphilitique, elle peut jouer le même rôle vis-à-vis du bromure et des autres médicaments dont l'action a été reconnue par l'expérience. Dans un certain nombre de cas l'hydrothérapie paraît à elle seule avoir une action favorable.

L'introduction de *l'hydrothérapie* dans la thérapeutique paraît avoir eu une origine purement accidentelle : on a cité en dehors de toute intervention miraculeuse des cas de guérison à la suite d'une chute dans l'eau froide. C'est du reste sous forme de bains d'immersion que l'eau froide a été conseillée par Giannini, par J. Franck. Haycraft a préconisé depuis longtemps les affusions d'eau froide (1). Mais c'est à Fleury qu'appartient le mérite d'avoir traité méthodiquement des épileptiques par les douches administrées suivant sa méthode qui consistait à donner simultanément la douche en pluie et la douche en jet brisé sur la face postérieure du corps pendant quinze secondes, puis seulement la douche en jet brisé pendant quinze autres secondes, et enfin la seule douche en jet brisé sur la face antérieure pendant trente secondes ; l'opération totale durant une minute. Les conclusions des résultats obtenus par Fleury ne paraissent pas devoir être modifiées par les observations ultérieures. L'hydrothérapie ne paraît pas

(1) *Edinburgh J. of med. sc.* 1826, t. I, p. 48.

capable de guérir à elle seule, sauf peut-être les cas tout à fait accidentels développés à la suite d'écarts de régime ou de conduite, les émotions vives, cas dont la guérison spontanée est possible. Chez quelques malades elle diminue le nombre des accès ; chez un grand nombre elle modifie favorablement l'état général.

L'*électricité* a surtout été employée sous forme de courants continus (Remak, Benedikt, Althaus). Althaus recommande la galvanisation transversale par les apophyses mastoïdes, et la galvanisation du sympathique (1). Erb emploie la méthode suivante : « Courant oblique à travers la tête depuis la région des tempes et la région supérieure du front d'une part (pôle positif, grande électrode), jusqu'au côté opposé de la nuque (pôle négatif grande électrode), d'autre part ; courant stable, très faible (5 à 15° de déclinaison de l'aiguille, de quatre à six éléments), des deux côtés, chaque fois une demi-minute, une minute au plus ; ensuite, longitudinalement du front à la nuque, également une demi-minute à une minute ; de la sorte, on agit aussi bien sur les hémisphères cérébraux et sur la moelle allongée (2). »

Fischer (3) a conseillé la faradisation générale, conseillée aussi par Rockwell (4). Ce dernier pratique en même temps la galvanisation centrale, dont il a obtenu des résultats satisfaisants à titre d'adjuvant. Voici d'ailleurs les conclusions résumées qu'il tire des résultats obtenus sur vingt-huit malades traités depuis 1874.

1° L'électricité a une certaine valeur dans le traitement de l'épilepsie ; cette valeur n'est pas douteuse quand l'électricité est employée avec les bromures.

2° Quand l'électricité échoue contre l'épilepsie elle-même, elle est encore souvent utile (méthode de la galvanisation générale) par l'action salutaire qu'elle exerce sur la neurasthénie.

3° Grâce à l'usage systématique de l'électricité, la tolérance

(1) Wilheim, *Pester med. chir. Press.*, 3 mai 1872.
(2) Erb, *Traité d'électrothérapie*, 1884, p. 541.
(3) Fischer, *Die allg. Faradisation.* (*Arch. f. Psych. med. Nervenh.* Bd. XII, p. 628.)
(4) Beard et Rockwell, *Medical and surgical electricity*, 6e éd., 1888, New-York.

des malades pour les bromures peut être augmentée, de même que peut être diminuée leur tendance à être affectés d'acné bromique.

4° Le traitement électrique demande à être employé avec soin et avec jugement. Toute interruption de courant doit être évitée dans la galvanisation centrale, car toute secousse est plutôt capable de provoquer que de prévenir une attaque.

M. Sighicelli (1) aurait obtenu quelques bons résultats de la galvanisation de la glande thyroïde.

La *pierre d'aimant* a été employée contre l'épilepsie par Paracelse; à la fin du XVIIIe siècle, Hell, Mesmer, Unzer, Hensius, Le Noble, de Harzu, Andry et Thouret lui substituèrent les aimants artificiels de formes variées, barreaux aimantés, aimants en fer à cheval, armatures adaptées à la forme des membres, etc. Maggiorani a affirmé que la guérison pouvait être la conséquence d'applications répétées et prolongées. Les expériences faites par MM. Bourneville et Bricon (2) ont paru tout à fait négatives.

Un certain nombre de guérisons d'épilepsie ont été attribuées aux commotions morales; mais dans les cas où cet ordre d'influences paraît avoir eu surtout une action manifeste, on est en droit de supposer qu'il s'agissait d'hystérie, telle par exemple la fameuse cure des nonnes de Haarlem par Boerhaave.

Il faut noter pourtant que dans certains cas un choc traumatique paraît avoir été l'occasion d'une guérison ; Cazenave, de Pau, a cité un épileptique dont la guérison se produisait à la suite de l'amputation d'un membre inférieur atteint de gangrène. Banks Witcombe, de Birmingham, a rapporté une issue analogue à la suite d'une amputation de cuisse.

Il va sans dire que la *suggestion* a été appliquée à l'épilepsie. M. Bernheim, qui guérit couramment le rhumatisme articu-

(1) *La galvanizzazione della tiroide negli alienati.* (*Rev. sperm. di fren.*, 1888, p. 393.)
(2) Bricon, *Du traitement de l'épilepsie*; th., 1882.

laire par ce procédé, ne pouvait pas manquer de s'attaquer à l'épilepsie. Nous trouvons en effet, dans son livre, une observation qui porte en sous-titre : avortement d'un accès d'épilepsie et guérison totale par suggestion. Mais lorsqu'on lit l'observation, il n'est plus parlé que d'accès épileptiformes, qui ne sont pas autrement décrits, et en fait « d'avortement » de l'attaque, voici ce que l'on trouve : « Le 21, au matin, il ressent une lourdeur de tête, de la céphalalgie, de l'obnubilation visuelle, il sent de petites secousses dans les membres ; *ce sont les symptômes prémonitoires de l'attaque.* Je l'hypnotise dans son lit à dix heures du matin et je lui suggère de dormir tranquillement jusqu'à cinq heures et demie du soir sans la moindre convulsion. Il se réveille, en effet, à l'heure indiquée ; à deux heures, pendant son sommeil, il éprouve *quelques secousses assez vives dans les bras et dans les jambes, se découvre dans son lit ; le tout dure une seconde ;* mais l'accès ne vient pas, il avorte (1). » Je vois bien les secousses se reproduire, mais je ne vois pas l'avortement. Il s'agit d'ailleurs d'attaques « épileptiformes » survenues à la suite d'un traumatisme crânien, et qui avaient le droit de disparaître spontanément en même temps que les autres symptômes.

Quelles que soient les déceptions qui succèdent aux améliorations partielles ou momentanées, produites par les changements de traitement, il n'y faut pas renoncer. Comme le disait fort bien Tissot; ce qu'il importe surtout de combattre, c'est l'habitude épileptique. Tout ce qui peut arriver à rompre cette habitude même momentanément, améliore le pronostic dans une certaine mesure, si ce n'est en donnant l'espoir d'une guérison complète du moins en retardant la déchéance intellectuelle et physique.

Toutes les méthodes rationnelles et toutes les méthodes empiriques qui ont fourni quelques preuves, doivent être essayées si l'état général le permet. Il ne faut pas mépriser l'ancien adage : *Melius est anceps remedium quam nullum* (2).

(1) Bernheim, *De la suggestion et de ses applications à la thérapeutique*, 1886, p. 266.

(2) Osborne, *A comparative view of the effects of some remedies used in epilepsy. Dublin med. Journ.*, 1836, p. 337.)

Quelques symptômes spéciaux peuvent être justiciables d'agents physiques.

La douleur de tête est quelquefois tellement intense chez les épileptiques qu'elle devient tout à fait insupportable, à tel point qu'ils en arrivent quelquefois à réclamer le trépan qui a pu d'ailleurs leur être appliqué avec succès contre ce symptôme.

J'ai eu plusieurs fois à me louer d'un procédé plus doux, la compression. La compression contre la douleur a été probable-

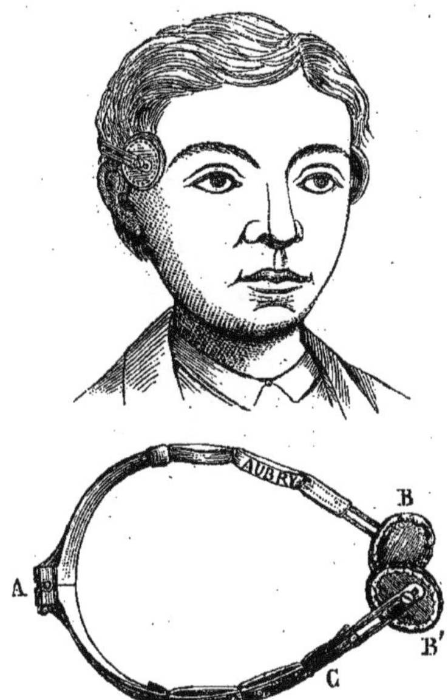

Fig. 66. — Compresseur bitemporal.

ment appliquée d'instinct de tout temps. La compression des nerfs dans quelques névralgies, et principalement dans la sciatique, a été de la part des médecins l'objet de tentatives plus ou moins heureuses. Mais il est un genre de douleurs contre lesquelles la compression a été surtout utilisée, ce sont les céphalées hystériques et épileptiques ; on voit souvent les malades atteints de ces céphalées prendre les attitudes les plus étranges et les plus gênantes pour arriver à produire une compression efficace. Un grand nombre de patients recourent à la compression manuelle, mais en tout cas, la manœuvre n'a qu'une action mécanique. Briquet, qui en avait reconnu l'efficacité dans les céphalées hystériques, donne le conseil de pratiquer une compression permanente au moyen d'une bande circulaire. Mais ce genre de compression ne peut pas s'appliquer à tous les points de la tête. Lorsque, par exemple, cas assez fréquent, la douleur est bitemporale on peut être amené à employer des appareils à ressort. M. Aubry a construit, sur mes indications, un compresseur qui peut rendre quelques services (1). La compression par la bande a d'ailleurs l'inconvénient d'être difficilement appliquée par le malade lui-même. J'ai pré-

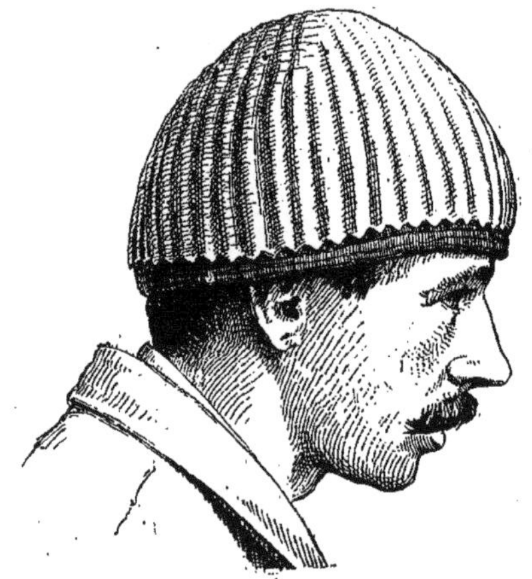

Fig. 67. — Calotte compressive capitonnée au plomb de chasse.

senté à la société médicale un appareil que j'ai mis fréquemment en usage (2) et qui évite ces inconvénients ; il me paraît le plus simple et le plus capable de s'appliquer à un grand nombre de cas. Il consiste en une calotte à double paroi d'étoffe, divisée du sommet vers les bords, par des coutures radiées, qui constituent des loges de un centimètre de largeur environ de la périphérie ; ces loges sont remplies de plomb de chasse que l'on

(1) Ch. Féré, *Note sur la compression dans le traitement de quelques céphalées hystériques.* (*Soc. Biologie*, 1887, p. 194.)

(2) *Bull. Soc. méd. des hôp.*, 1888, p. 245.

peut distribuer uniformément, ou de différentes manières suivant que la compression doit être générale ou porter de préférence sur un point spécial. Elle s'applique parfaitement en raison de son poids et se moule sur les parties. Le type employé dans mon service est une calotte capitonnée uniformément avec deux kilogrammes de plomb de chasse n° 10; il est confectionné par le tailleur de l'hospice; c'est dire qu'on peut le faire exécuter partout.

En général les malades ne portent la calotte de plomb que pendant peu de temps, quelquefois un quart d'heure, rarement deux ou trois heures par jour, quelques-uns cependant l'ont portée constamment, et peuvent travailler sans aucune gêne; souvent la douleur s'atténue et disparaît quelquefois pour ne plus se reproduire après un certain nombre d'applications. Dans plusieurs cas, les attaques se sont temporairement modifiées sous l'influence de la compression, mais elles ont sûrement diminué de nombre d'une manière permanente. Chez deux malades les accès sont restés pendant quelques semaines moins intenses: chez l'un, ils ne s'accompagnaient plus que d'une perte incomplète de la connaissance, et chez l'autre les mictions involontaires étaient supprimées. Dans le fait suivant la compression paraît avoir amené une notable diminution du nombre des accès.

Observation CVIII. — *Epilepsie, amélioration apparente par la compression céphalique.*

B., 26 ans. — Attaques débutant par un fourmillement dans la main gauche remontant dans le bras, et suivie de perte de connaissance et de convulsions générales quelquefois arrêtées quand la contraction du poignet peut être faite à temps. — N'a pas suivi de traitement régulier en 1886 et a eu 267 accès et 12 vertiges, soit 22 accès et 1 vertige par mois. — Soumis aux applications répétées de vésicatoires circulaires autour du poignet gauche, les paroxysmes ont diminué de fréquence, il n'a plus eu que 11 accès par mois et 1 vertige par deux mois. C'est-à-dire qu'il a eu une diminution de moitié. — Soumis ensuite à la compression céphalique par la calotte de plomb, tous les jours pendant deux heures, il n'a plus eu que 8 accès et 2 vertiges par mois pendant les onze mois qu'a duré ce traitement. — Avec le bromure de potassium pendant quatre mois aux doses de 5 et 6 grammes, il a eu 17 accès et 3 vertiges par mois en moyenne. — Sous l'influence d'injections sous-cutanées de 5 centigrammes de pilocarpine tous les 2 jours pendant trois mois, il est retombé à 13 accès et 1 vertige par mois. — Soumis aux applications bi-hebdomadaires de pointes de feu sur la région pariétale droite pendant 4 mois, les attaques ont augmenté de nouveau de fréquence; il en a eu 18 par mois et 2 vertiges.

Les troubles du sommeil méritent une attention spéciale. L'insomnie et les cauchemars, si pénibles par eux-mêmes, peuvent constituer une condition favorable aux attaques. On a proposé contre ces troubles l'hydrate de chloral, la belladone (Russel Reynolds), le nitrate de sodium (1); mais souvent ils persistent parce qu'ils sont la conséquence d'une condition physique contre laquelle les hypnotiques sont impuissants. Chez les épileptiques, la circulation périphérique est souvent remarquablement ralentie. Les parties éloignées : pieds, mains, nez, oreilles, sont le siège d'une véritable cyanose, et, lorsque la température extérieure s'abaisse, arrivent à prendre une teinte bleu-ardoisé tout à fait caractéristique. Ce trouble de la circulation s'accompagne d'un refroidissement souvent très pénible des parties et capable d'entretenir l'insomnie. Les épileptiques, en général très sensibles au froid, ont besoin d'être très chaudement vêtus, et particulièrement la nuit.

(1) Macfarlane, *Insomnia and its therapeutic*, 1890, p. 142.

CHAPITRE XXXVIII

HYGIÈNE, RÉGIME, ASSISTANCE

Quelques mesures d'hygiène générale sont d'un grand secours dans le traitement de l'épilepsie.

Depuis Hippocrate on a préconisé le changement de climat. Quand on n'a plus les malades sous les yeux, on peut se bercer de l'illusion qu'ils vont mieux ; mais l'efficacité des changements de résidence est loin d'être démontrée. On ne peut guère conseiller les voyages aux épileptiques ; les changements fréquents de scène, les excitations multipliées, les moindres embarras de la route peuvent être pour eux une cause de recrudescences des accès : chez deux malades j'ai pu constater l'influence néfaste des « tours ». Les excursions en pays accidentés, nécessitant par intervalles des efforts violents, des changements rapides de température, une exposition prolongée au soleil, sont nécessairement funestes. Il n'est guère besoin de faire remarquer qu'en voyage les chances d'accidents de toutes sortes sont multipliées.

L'exercice en plein air est au contraire en général salutaire aux épileptiques. Mais il faut entendre l'exercice modéré sans efforts violents. J'ai dans mon service un malade atteint d'épilepsie hémiplégique qui fournit une illustration très intéressante à la valeur des exercices violents : lorsque je faisais des recherches dynamométriques sur l'état des forces, et que je le priais de serrer l'instrument de sa main valide, ce qu'il faisait volontiers, tout à coup, lorsqu'il arrivait à l'extrême limite de l'effort, il cessait d'être maître de son mouvement, la constriction de la main devenait permanente, s'accompagnait d'une trémulation qui s'étendait d'abord à la face et au membre inférieur du même côté, puis se généralisait et la perte de connaissance s'ensuivait. Les travaux pénibles peuvent donner quelquefois des résultats aussi nets ; j'ai vu plusieurs fois un changement d'occupation déterminer une modification du nombre des attaques qui ne paraissait pas susceptible d'une autre explication. Les travaux agricoles paraissent particulièrement recommandables. Les travaux monotones qui ne nécessitent pour ainsi dire aucune attention et se font automatiquement, en quelque sorte, à des heures régulières semblent aussi favorables. Les mêmes remarques peuvent être faites à propos des exercices d'agrément; les plus mauvais sont ceux qui nécessitent une attention soutenue et des efforts violents, comme l'escrime par exemple. Il n'est pas sans intérêt toutefois de remarquer avec Kerlin (1) que les jeunes épileptiques tombent rarement en jouant. L'attention prolongée suffit souvent à elle seule à déterminer les accès ; très souvent j'ai vu des accès se produire même chez des sujets qui venaient d'être déchargés par un paroxysme récent, lorsqu'ils étaient soumis à un examen quelque peu minutieux de l'un quelconque des organes des sens. Certaines explorations qui nécessitent un effort pour garder l'immobilité provoquent également des accès, les examens ophtalmoscopiques ou laryngoscopiques par exemple.

Il va sans dire qu'un certain nombre de professions et d'exercices corporels doivent être complètement interdits aux épileptiques : on ne doit pas les laisser s'exposer au danger du feu, de l'eau, d'une chute d'un lieu élevé, etc.

Ce que nous venons de dire des dangers des exercices qui nécessitent une attention soutenue doit mettre en garde contre les travaux intellectuels pour lesquels une grande contention d'esprit est indispensable. Il est rare en effet que les embarras des affaires, et les préoccupations continues, dans quelque direction que ce soit, n'exagèrent pas le mal. Tout genre d'instruction ou de travail intellectuel quelconque qui nécessite des « coups de collier » ne peut être que préjudiciable aux épileptiques : on devra y renoncer avec d'autant moins d'arrière-pensée que les

(1) Kerlin, *The epileptic changes and its appearence among feeble-minded children.* (*Alienist and Neurologist*, juil., 1882.)

malades ne pourraient pas en général remplir les fonctions qu'ils se seraient donné beaucoup de peine à obtenir en s'astreignant a subir des concours ou des examens laborieux.

Quant au régime alimentaire des épileptiques, on peut dire qu'il n'offre aucune considération spéciale. Il est vrai que les troubles digestifs favorisent le développement des troubles spasmodiques, mais les éviter constitue une mesure d'hygiène générale, sans indication spéciale pour les malades dont nous nous occupons. Si une nourriture, et particulièrement des boissons excitantes, sont capables de provoquer l'épilepsie, il ne faut pas oublier que l'ancien adage *sanguis spasmos solvit*, n'a rien perdu de sa vérité, et qu'une bonne alimentation est nécessaire aux épileptiques, à moins qu'ils ne présentent une constitution clairement pléthorique, ce qui est fort rare. La nécessité d'une alimentation tonique et plutôt surabondante est d'ailleurs encore indiquée par cette circonstance qu'en grand nombre les épileptiques sont d'une constitution débile, anémiques, atteints de scrofules, ou prédisposés à la tuberculose, à laquelle ils finissent souvent par succomber.

Hughlings Jackson ayant admis que l'épilepsie résulte de modifications survenues dans la nutrition de la substance grise de l'encéphale ; le phosphore, principe tempérant de la substance nerveuse, ne serait plus fixé au taux ordinaire et serait remplacé en quantité égale par des substances azotées dont la présence rendrait la substance nerveuse plus explosible. Un régime spécial a été déduit de cette conception. Des épileptiques soumis alternativement à un régime azoté et à un régime farineux additionné de dix gouttes par jour d'huile phosphorée, auraient vu leurs attaques diminuer sous l'influence de ce dernier régime (1).

La qualité et la quantité des aliments doivent, chez les épileptiques, être l'objet d'une surveillance constante, ainsi que la régularité des heures des repas ; tous les troubles dyspeptiques sont capables de provoquer les paroxysmes, soit directement, soit indirectement, en amenant des troubles du sommeil.

(1) J. Merson, *the West Riding lunatic asylum medical Report*, 1875.

Les épileptiques doivent être autant que possible soustraits aux tourments de l'existence. Ils sont incapables de supporter la lutte dans les conditions ordinaires. Ce n'est pas dire qu'il faille leur donner gratuitement toutes les jouissances qu'ils peuvent désirer et que leur incapacité ne peut leur faire acquérir. Il faut pourtant les aider à mettre en valeur leurs faibles moyens et leur créer un milieu dans lequel ils n'aient point à souffrir de leur infirmité et où la vie soit tellement réglée par une autorité assez ferme que l'idée de s'y soustraire ne puisse pas surgir. Les épileptiques qui vivent au milieu de personnes qui ont la même éducation souffrent constamment de l'infériorité relative à laquelle leur maladie les réduit ; ils se plaisent mieux avec des personnes de condition inférieure, qui peuvent supporter sans s'en plaindre leurs irrégularités et leurs exigences sans leur faire sentir leur déchéance morbide. A ce point de vue, le placement des épileptiques dans des familles étrangères, moyennant salaire, peut présenter des avantages.

On ne doit pas laisser oublier aux épileptiques, jeunes ou adultes, qu'ils doivent se soumettre aux règles générales ; s'il est possible de leur épargner certaines contraintes, certaines obligations, il est nécessaire qu'ils restent convaincus qu'ils sont l'objet de mesures de bienveillance. Les lois d'exception qui les protègent dans quelques circonstances ne leur procurent en somme que des immunités plus appparentes que réelles, et ils ont toujours en fin de compte à supporter les conséquences de leur triste maladie. Une trop grande complaisance à leur égard ne peut que compromettre encore leur position déjà si précaire.

L'éducation des enfants convulsifs présente les plus grandes difficultés : leur impressionnabilité excessive, leurs changements brusques, leurs impulsions, leurs dépravations instinctives, doivent être combattus avec les plus grands ménagements. S'il ne faut pas oublier que, suivant le mot de Vauvenargues, « nous n'avons pas le droit de rendre misérables ceux que nous ne pouvons rendre bons », il faut aussi savoir élever les mauvais de telle sorte qu'ils ne se croient pas en droit de faire des bons leurs victimes. Il faut donc se conduire avec eux de telle sorte qu'ils soient convaincus à la fois de la bienveillance de leur entourage et de l'inéluctabilité des lois nécessaires. Il ne faut pas donner aux névropathes, à quelque catégorie qu'ils appartiennent, l'illusion que leur infirmité constitue une distinction avantageuse. Cette illusion, que contribuent à entretenir ceux qui ne se bornent pas à apprécier l'état de santé ou de maladie, mais se croient le droit de mesurer la responsabilité, ne peut qu'être funeste aux malades, car la nature a écrit dans sa loi « malheur aux faibles », et aucun sophisme ne peut rien contre elle; les dégénérés de tout ordre n'ont qu'un moyen de la rendre moins douloureusement fatale : c'est de faire le peu d'efforts dont ils sont capables pour se rendre le plus utile possible.

L'éducation des spasmodiques et des faibles d'esprit, réputés dépourvus de libre arbitre et de discernement, peut, semble-t-il, tirer des enseignements utiles des pratiques utilisées dans l'éducation d'autres êtres chez lesquels le raisonnement et le *self control* ont peu de part.

Les phénomènes somatiques qui accompagnent les manifestations intellectuelles nous autorisent à penser que l'intelligence est fonction de la nutrition. Nous ne pouvons plus admettre que les impulsions bonnes ou mauvaises viennent du ciel ou de l'enfer ; elles sont le produit de bons ou de mauvais organes. Nous ne pouvons pas espérer que des formules morales peuvent modifier le fonctionnement de structures défectueuses ; nous ne pouvons intervenir utilement que par des agents physiques.

Le plaisir et la douleur sont les mobiles exclusifs des actions de tout animal. C'est seulement par leur association à des sensations agréables ou désagréables que nous prenons l'habitude des actions réputées bonnes ou mauvaises, suivant qu'elles sont utiles ou nuisibles au plus grand nombre.

Cette association se réalise avec d'autant plus de facilité dans le système nerveux que la sensation pénible ou agréable est plus exactement contemporaine de l'acte préjudiciable ou de l'acte utile, c'est-à-dire que les punitions ont d'autant plus de chances d'atteindre leur but, quand elles arrivent plus immédiatement à la suite de l'acte qui les a provoquées. Ceux qui se sont occupés de l'éducation des animaux domestiques ont reconnu depuis longtemps l'importance de ce principe. C'est à

Pl. XII.

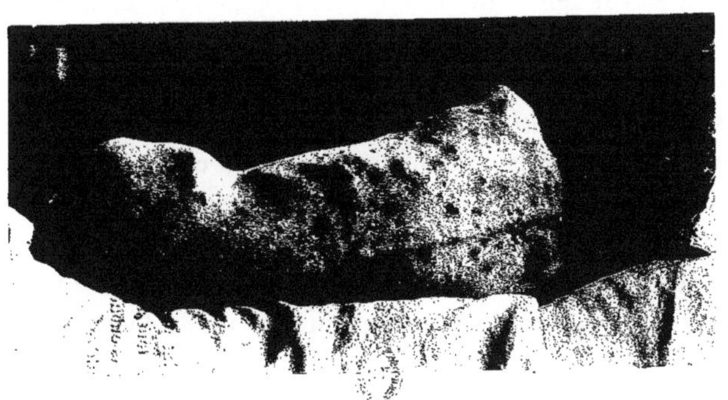

ÉRUPTION BROMIQUE DE LA RÉGION DORSALE

(V. p. 572)

l'instant où la faute se commet, dit La Guérinière, que doivent intervenir les punitions, parce qu'autrement elles sont plutôt dangereuses qu'utiles. Le châtiment doit arriver non pas seulement au moment de la faute, mais mieux dans l'instant où elle va être commise. Tous les professeurs d'équitation disent qu'il est toujours préjudiciable de rentrer à l'écurie un cheval indompté après avoir manqué un mauvais exercice, parce qu'il associe le mouvement défectueux à l'impression agréable de son retour à l'écurie, et la punition tardive ne s'associe pas à l'acte fautif déjà oublié.

Il faut éviter la brutalité ; mais une fermeté inébranlable unie à la patience est nécessaire dans l'éducation des dégénérés de tout ordre. Il ne faut pas croire que leurs facultés obtuses ou perverties les mettent dans l'impossibilité absolue de comprendre la nécessité d'obéir à la règle. « Les murs de l'asile sont déjà à eux seuls, comme dit M. Calmeil, un puissant remède contre la folie. » On sait, en effet, que les agités les plus furieux se rendent dans une certaine mesure à la nécessité d'obéir ; les épileptiques n'échappent pas à cette règle. Ce n'est pas même seulement dans les intervalles des accès que les épileptiques sont susceptibles de réagir convenablement à la discipline, mais il n'est pas rare de voir, en pleine crise épileptique, un malade répondre à une interpellation brusque et énergique et obéir à une injonction. Il ne faut pas renoncer à faire respecter les lois nécessaires. Que si quelques malades viennent se briser contre la loi, la loi n'en reste pas moins une nécessité pour la sauvegarde sociale.

Ce principe n'exclut pas les ménagements ; la main de fer gantée de velours est tout à fait de mise dans l'éducation de ces sujets ; il ne faut pas oublier en effet que toutes les émotions pénibles sont particulièrement propres à provoquer les paroxysmes épileptiques. Les enfants sont particulièrement sujets à ces causes d'excitation. Herpin (1) rapporte le fait d'un jeune épileptique qui s'était permis à l'école une forte excentricité et que l'on ramena chez lui à travers les rues avec un bonnet d'âne ; il en fut très vivement mortifié, et eut huit accès dans

(1) Herpin, *loc. cit.*, p. 262.

la nuit suivante ; le lendemain, il était très malade et fort agité. On pourrait citer de nombreux exemples du même genre ; un de mes malades eut une série de vingt-cinq accès après avoir été enfermé dans un cabinet noir pendant une heure.

Les jeunes épileptiques et aussi les plus âgés doivent être surveillés étroitement au point de vue de l'hygiène des fonctions sexuelles. D'une manière générale l'excitation génésique est préjudiciable aux épileptiques même les plus vigoureux en apparence. On doit les tenir éloignés autant que possible des causes d'excitation sexuelle et leur interdire à peu près complètement les rapports conjugaux qui ne peuvent avoir que des résultats déplorables. On doit surveiller avec soin les organes génitaux et s'assurer qu'ils ne sont le siège d'aucune cause d'irritation ; les irritations locales étant souvent chez les enfants le point de départ des mauvaises habitudes. Il faut pourtant convenir que la masturbation, si fréquente chez les idiots et les épileptiques, est plutôt la conséquence de leurs défectuosités cérébrales que de la mauvaise éducation et du défaut de surveillance.

La circoncision, qui a été préconisée comme mesure d'hygiène, peut, dans quelques circonstances, supprimer une cause d'excitation et par conséquent supprimer ou améliorer l'épilepsie. Cependant il ne faut pas trop compter sur cette mesure.

Au 1er janvier 1878, Lunier (1) évaluait le nombre total des épileptiques de France à 33,225 ; 1,650 environ dits épileptiques simples, étaient hospitalisés ou traités dans des établissements spéciaux, 3,550 épileptiques dits aliénés étaient entretenus dans les asiles, 28,000 environ étaient conservés dans leurs familles. Lunier pensait que sur ces 28,000, 10,000 devraient être hospitalisés. M. Burlureaux fait remarquer que de 1831 à 1853 la conscription permet de relever un chiffre à peu près constant d'épileptiques, c'est-à-dire que pendant ce laps de temps on retrouve la même proportion, 16 pour 10,000. Que si le nombre des épileptiques est resté stationnaire, il est en tous cas certain qu'il est

(1) Lunier, *Des épileptiques, des moyens de traitement et d'assistance qui leur sont applicables.* (*Ann. méd.-psych.*, mars 1881.)

très grand, et ce grand nombre d'épileptiques constitue un problème social qui ne manque pas d'intérêt.

Les épileptiques deviennent incapables d'exercer un certain nombre de professions, dans lesquelles ils sont sans cesse exposés à des chutes dangereuses. Dans les autres, ils sont souvent obligés d'abandonner leur travail, soit parce qu'ils sont surpris par l'attaque dans l'exercice de leurs fonctions, soit parce que des crises nocturnes leur ont fait oublier l'heure, ou les ont laissés dans une torpeur telle qu'ils sont incapables de sortir du lit. Lorsqu'ils tombent dans la journée, au milieu de l'atelier ou du magasin ou du bureau, ils deviennent un objet d'horreur et de répulsion, et souvent ils sont expulsés bien qu'ils soient encore capables de remplir leur devoir. En dehors des attaques convulsives, ils sont sujets à des alternatives d'excitation et de dépression, ils sont souvent méfiants et difficiles à vivre ; leur caractère en un mot, ne rachète pas les inconvénients de leurs troubles convulsifs. Lorsqu'ils ont, soit à propos de leurs accès, soit en dehors des paroxysmes, des troubles psychiques même sans violence, on ne peut plus les tolérer nulle part. Il arrive donc souvent que les épileptiques, même lorsqu'il sont capables d'un travail suffisant pour subvenir à leurs besoins, sont réduits à l'impossibilité d'utiliser leurs ressources, et tombent à la charge de leur famille ou du public.

Lorsqu'ils restent dans l'oisiveté, les attaques augmentent souvent sous l'influence des préoccupations, des contrariétés, des privations ou des accès qu'elle engendre. Bientôt l'épileptique doit être l'objet d'une surveillance constante. Alors, non seulement il est devenu incapable de rien produire, mais il immobilise des forces utiles, il devient dans sa famille une cause de ruine.

Si la misère est le sort des épileptiques inoffensifs et souvent de leur famille, la situation des épileptiques sujets à des troubles mentaux plus ou moins durables est souvent pire, encore jusqu'au moment où ils sont reconnus dangereux pour eux-mêmes et pour la sécurité publique.

Les épileptiques dangereux doivent être séquestrés, c'est-à-dire renfermés dans des maisons de santé spéciales, sous la responsabilité de ceux qui en ont la direction. Mais qu'est-ce qu'un épileptique dangereux? La définition est moins difficile à donner qu'on ne pourrait le croire au premier abord. Un épileptique dangereux est un malade qui a commis des actes nuisibles ou qui a montré une conduite violente, et n'a été empêché que par la force de produire des effets nuisibles.

Cette définition imparfaite implique l'existence de deux catégories. Quant aux épileptiques qui ont commis des actes nuisibles sous l'influence de leurs troubles morbides, il ne peut subsister aucun doute ; leur crime établit suffisamment qu'ils sont atteints d'une irritabilité morbide et dangereuse, et qu'ils n'ont pas trouvé dans leur entourage protection suffisante pour leurs mauvais instincts. La société doit donc se prémunir contre eux, en les mettant dans des conditions telles qu'ils ne puissent plus commettre aucun acte nuisible ; et ces mesures doivent être perpétuelles, car aucun fait objectif ne peut permettre à personne d'affirmer qu'un épileptique est guéri. On ne saurait admettre la libération même sous caution de ces malades ; la caution fournie par la famille ne pouvant être que fictive dans le cas où les violences commises porteraient sur des personnes.

Pour les épileptiques violents qui n'ont évité de devenir nuisibles que grâce au hasard ou à l'intervention d'autrui, on peut dire que physiologiquement ils ne se distinguent pas des premiers, mais il est nécessaire de les en séparer au point de vue social, la loi ne pouvant admettre le crime par pensée, et ne pouvant assimiler à une tentative criminelle un acte brutal souvent sans motif et sans préméditation démontrables. Si ceux-là peuvent être séquestrés à la demande de leur entourage ou par l'autorité publique, ce ne peut être que dans un but de protection contre un danger possible mais non effectivement démontré ; lorsque leur maladie s'est modifiée soit spontanément, soit sous l'influence d'un traitement approprié dès qu'ils ne présentent plus aucun des troubles qui nécessitaient l'intervention, ils peuvent être rendus à la vie commune s'ils sont capables de subvenir à leurs besoins et surtout si leur famille ou leurs relations se portent garants de leur conduite.

Peut-on affirmer qu'un épileptique n'est pas dangereux ? L'affirmative ne peut être soutenue d'une manière générale. On ne peut pas affirmer que tel ou tel épileptique est et restera inoffensif;

mais il doit être réputé tel tant qu'il n'a commis aucun acte nuisible. Parmi ces épileptiques inoffensifs un groupe important est constitué par des malades qui sont incapables de subvenir à leurs besoins ou de défendre leurs intérêts, soit parce qu'ils ont des attaques très fréquentes ou des attaques suivies d'obtusion intellectuelle ou de troubles mentaux divers. Un certain nombre sont atteints d'imbécillité ou d'idiotie, d'autres ont des troubles mentaux permanents. Ces malades sont en général recueillis dans les asiles d'aliénés; et à mon avis ils y sont à leur place. Dans les grands asiles ou les épileptiques sont assez nombreux, il peut y avoir avantage à les réunir dans une section spéciale plus ou moins isolée; mais je ne pense pas qu'il y ait lieu de créer pour eux des asiles spéciaux comme on l'a quelquefois réclamé. D'ailleurs, si cette distinction s'imposait, ce serait surtout en faveur des aliénés non épileptiques; bien peu d'épileptiques ayant assez de paroxysmes pour être incapables de subvenir à leurs besoins sont exempts de troubles mentaux, et les autres aliénés des asiles ont plus souvent occasion de se plaindre d'eux que les épileptiques n'ont occasion de se plaindre des autres aliénés.

Quant aux épileptiques à crises rares et exempts de troubles mentaux graves qui ne sont obligés de renoncer à leur profession qu'à cause de la répugnance qu'ils inspirent dans le milieu où ils se trouvent, je pense qu'il n'y a par lieu de les hospitaliser. A ces épileptiques l'assistance en liberté convient aussi bien et mieux peut-être qu'aux aliénés dits inoffensifs. Un grand nombre d'épileptiques de cette catégorie seraient suffisamment assistés si on leur procurait seulement le moyen d'exercer leur industrie dans un milieu prévenu de leur infirmité et intéressé à les tolérer. Beaucoup sont capables de bénéficier du patronage familial tel qu'il est pratiqué en Belgique et en Ecosse (1).

Le but de l'assistance ne consiste pas à entretenir la misère par la distribution de secours aveugles qui servent plus à la propagation du paupérisme qu'à sa disparition, mais à guérir la misère dans sa cause en procurant aux déshérités les moyens de mettre

(1) Ch. Féré, *Dégénérescence et criminalité* (*Bibl. de phil. contemp.*), 1?°, 1888. — *Le Traitement des aliénés dans les familles*, 18°, 1890. — *Congrès international d'assistance*, 1889, t. II, p. 348.

leurs forces en valeur. Mais la distribution de secours demande beaucoup moins de peine que n'en demanderait l'assistance par le travail; aussi n'avons-nous pas l'espoir de voir prochainement le patronage des aliénés troubler la quiétude administrative.

Un certain nombre d'épileptiques pourraient vivre sous la surveillance médicale des asiles dans des colonies établies à leur voisinage, et plus ou moins analogues à celle qui a été établie à Bielefeld en Westphalie.

L'histoire de cette colonie est particulièrement instructive; ses débuts ont été des plus modestes : quatre épileptiques avaient été installés dans un cottage et peu à peu le nombre en a été augmenté; en quelques années plusieurs centaines d'épileptiques ont trouvé asile dans des logements semblables établis aux environs ; en 1885 il y avait là 800 malades qui se suffisaient presque complètement. L'initiative privée multiplierait facilement les créations de ce genre. Des agglomérations moins nombreuses seraient préférables, et il serait surtout nécessaire de placer les malades sous une surveillance médicale.

L'asile privé de la Teppe (Drôme), que l'on a rapproché du système colonial, est en réalité un *asile à portes ouvertes* dirigé par des sœurs. En raison de la place qu'y tiennent les pensionnaires, il est impossible de le juger comme établissement d'assistance et d'utilisation des épileptiques (qui y sont traités par un remède secret).

En l'absence d'institutions appropriées, les épileptiques exclusivement convulsifs qui peuvent être des infirmes, mais ne sont pas des aliénés au sens légal du mot, devraient être recueillis dans les hospices et non dans les asiles où leur présence est formellement contraire à la loi (1). Il faut reconnaître d'ailleurs qu'un grand nombre de ces malades sont, ainsi que leurs familles, complices de l'illégalité : ne pouvant se faire assister dans les hospices, ils préfèrent se faire considérer comme aliénés que ne recevoir aucun secours. Souvent on leur attribue des troubles mentaux post-paroxystiques qui en réalité n'existent pas, pour faciliter leur admission ; et une fois admis ils sont maintenus comme épileptiques et non comme aliénés.

(1) Crouzet, *les Epileptiques à la Salpêtrière. De l'application de la loi sur les aliénés* ; th., 1874.

CHAPITRE XXXIX

MÉDECINE LÉGALE. — DÉONTOLOGIE

La jurisprudence relative aux affections mentales se résume en droit criminel dans l'article 64 du Code pénal : « Il n'y a ni crime ni délit, lorsque le prévenu était en état de démence au temps de l'action, ou lorsqu'il y a été contraint par une force à laquelle il n'a pu résister » et en droit civil par l'article 489 du Code civil : « Le majeur qui est en état habituel d'imbécillité, de démence ou de fureur doit être interdit, même lorsque cet état présente des intervalles lucides. » Cette jurisprudence, commune à la plupart des nations du monde civilisé, a pour base le dogme du libre arbitre, c'est dire qu'elle n'a rien à faire ni avec la psychologie physiologique ni avec la morale naturelle.

L'inégalité légale établie en faveur ou au préjudice des aliénés n'a aucune base physiologique, et elle doit être combattue autant au point de vue de la science qu'au point de vue de l'utilité sociale. J'ai déjà eu occasion (1) d'insister sur l'impossibilité d'une distinction générale des criminels et des aliénés basée sur des caractères objectifs. L'intelligence des criminels est toujours plus ou moins altérée et les aliénés ont peu de souci de l'utilité sociale et de la morale. « C'est être médiocrement habile que de faire des dupes, dit Vauvenargues. » « Etre honnête homme, dit Cabanis, est le premier et le plus indispensable caractère du bon sens (2). » En l'absence de tout autre critérium, la notion d'utilité aurait dû être le seul guide du législateur.

Il faut bien reconnaître qu'au lieu de concourir au perfectionnement des lois, les médecins ont souvent contribué à les maintenir en contradiction avec les progrès de la science, en prenant

(1) Ch. Féré, *Dégénérescence et criminalité*. (*Bibl. de phil. contemp.*, 1888.)
(2) *Rapports du physique et du moral*, 1802, t. I, p. 31.

la loi écrite et non la nature comme base de leurs spéculations. Il semble qu'ils aient pris pour règle de conduite cet aveu de Marc : « J'ai voulu aussi respecter les lois qui nous régissent de sorte que mes raisonnements, je l'espère, se trouveront toujours en harmonie avec elles (1). »

Cet auteur, qui prétendait si bien distinguer la folie transitoire et la monomanie impulsive du crime, ne méritait peut-être pas tant de confiance ; il rapporte en effet une observation personnelle qui montre que les impulsions peuvent se produire chez des sujets qui ne sont pas clairement aliénés au sens médical du mot : « Moi le premier, dit-il, je me rappelle que, passant un jour sur le Pont au Change, et y voyant assis sur le parapet un garçon maçon qui se dandinait en prenant son déjeuner, je fus saisi de l'épouvantable désir de lui faire perdre l'équilibre et de le précipiter dans la rivière. Cette idée ne fut qu'un éclair ; mais elle m'inspira une telle horreur, que je traversai rapidement le pavé pour m'élancer sur le trottoir opposé, et m'éloigner ainsi avec promptitude de l'objet qui avait fait naître en moi cette horrible velléité (2). » L'intensité de l'impulsion ne peut pas faire distinguer l'homme sain du criminel et de l'aliéné ; c'est l'acte nuisible seul qui peut marquer la limite de la tolérance sociale, et celui qui le commet doit être soumis autant que possible à la réparation, quels que soient ses caractères morbides.

Il faut remarquer d'ailleurs que dans les affaires civiles les juges tiennent plutôt compte des actes que des intentions. Quand l'annulation d'un testament est demandée pour cause de folie, ils n'examinent pas d'abord si le testateur était sain d'esprit et si ses intentions étaient sensées, mais si son acte est conforme aux habitudes et aux sentiments généralement admis.

La loi a pour but d'assurer la sécurité en poursuivant à la fois la réparation du dommage et l'amendement des coupables. Elle ne peut pas établir une distinction physiologique entre les différentes catégories de nuisibles, et elle doit s'appliquer à tous sans distinction. Lorsqu'un accusé a été reconnu l'auteur

(1) *De la Folie considérée dans ses rapports avec les questions médico-judiciaires*, 1840, t. I, p. 15.
(2) *Ibid.*, t. II, p. 478.

de l'acte incriminé, le même verdict devrait être rendu contre lui, qu'il soit aliéné, passionné, ou sain d'esprit. Chargée de l'exécution de la sentence, une administration pénitentiaire éclairée pourrait, suivant des règles établies, tenir compte de la curabilité des condamnés et leur appliquer les mesures les plus convenables à leur perfection ou leur guérison. Si la médecine peut intervenir après la décision de la justice pour reconnaître et soigner des maladies morales, elle n'a aucune autorité pour décider d'une question de métaphysique pure comme celle de la responsabilité morale.

Mais ce n'est pas le lieu de s'arrêter à discuter ce que la loi devrait être. Respectons-la telle qu'elle est, et envisageons les obligations qu'elle impose au médecin en ce qui concerne l'épilepsie.

La Société de médecine légale termina en 1875 sa discussion sur la responsabilité des épileptiques par les conclusions suivantes :

Considérant :

« Que sous le nom générique d'épilepsie sont compris des états morbides ayant pour caractères communs d'être intermittents, convulsifs, vertigineux, etc., mais différents par le type, l'intensité, la fréquence, la durée et la forme des accès ;

« Que la perversion mentale en particulier peut varier non seulement chez les divers sujets, mais chez le même malade, en dehors des plus habiles prévisions ;

« Que l'épilepsie se transforme par le seul fait de la prolongation du mal et de la répétition des attaques ;

« Que l'état mental de l'épileptique se modifie ainsi selon l'âge et les événements de la maladie ;

« Qu'imposer une loi générale à ces cas d'une délicate analyse ne serait pas sans danger ;

« La Société de médecine légale est d'avis que les règles générales qui président à l'examen de la responsabilité des aliénés doivent s'appliquer à l'épilepsie, en tenant compte des difficultés spéciales que présente une affection où les crises délirantes éclatent soudainement au milieu du fonctionnement normal de l'intelligence pour disparaître sans laisser de traces (1). »

Ces conclusions ne sont rien de plus qu'un aveu d'impuissance. La question de la responsabilité est du domaine de la fiction et la compétence des médecins est tout entière dans le domaine des faits matériels.

Les actes des épileptiques présentent-ils des caractères tels qu'ils soient capables de désigner leur auteur ? On attribue généralement aux actes des épileptiques des caractères tranchés : ils ne sont déterminés par aucun motif ou aucun motif apparent, ils n'ont pas de but intéressé, la violence de l'acte dépasse le but à atteindre. Aucun de ces caractères n'est spécifique. Supposons qu'il soit établi, et ce sont des points sur lesquels la certitude n'est pas facile à établir, que la victime n'a donné aucun prétexte à la vengeance et qu'il n'y avait pas d'intérêt raisonné à la faire disparaître, on ne peut pas en conclure que c'est un épileptique ou même un aliéné quelconque qui est le coupable. La chronique judiciaire nous montre de nombreux crimes dans lesquels le prétexte et l'intérêt sont complètement négligeables ou incompréhensibles. Quant à la disproportion de la violence du résultat à obtenir, elle n'est pas spéciale à l'épilepsie. On observe le dépeçage criminel dans de nombreuses circonstances où l'épilepsie n'a rien à faire (2).

Peut-on affirmer que tel prévenu est épileptique ? L'enquête sur les antécédents n'a que fort peu de valeur. Même lorsque l'existence de psychoses ou de névropathies chez les ascendants est établie par des preuves testimoniales suffisantes, la notion d'hérédité ne révèle qu'une possibilité, l'hérédité névropathique n'est pas absolument fatale. Quant aux preuves testimoniales relatives aux antécédents épileptiques du sujet, elles ne doivent être acceptées qu'avec la plus grande réserve ; il faut tenir compte de la forme des manifestations alléguées et de la compétence des personnes qui les ont observées. Toutes les manifesta-

(1) *Ann. d'hygiène et de médecine légale*, 1875, octobre, p. 460.

(2) Ravoux, *le Dépeçage criminel au point de vue anthropologique et médico-légal* ; th., Lyon, 1888.

tions ne sont pas absolument faciles à reconnaître et il n'y a guère qu'une description précise et technique qui puisse en donner une idée suffisante ; il est bien rare que cette description puisse être fournie par des *témoins*. Les certificats médicaux constatant que le prévenu a été traité comme épileptique n'ont guère de valeur surtout s'ils ne sont pas clairement circonstanciés ; dans la pratique privée on assiste très rarement aux paroxysmes des épileptiques que l'on a soignés, et tout ce qu'on peut affirmer, c'est qu'un individu a été soigné comme s'il avait été épileptique.

Il n'est pas très rare de voir des jeunes gens simuler l'épilepsie ou simplement l'alléguer longtemps avant la conscription. La même simulation peut se produire pendant la longue préméditation d'un crime.

L'examen direct du sujet qui permet d'analyser les différents stigmates de dégénérescence dont nous avons relevé la fréquence chez les épileptiques ne fournit pas de notions bien précises, puisque la plupart de ces caractères sont communs aux épileptiques, aux fous, aux criminels et à un certain nombre d'individus qui ne présentent aucun trouble fonctionnel, et qu'aucun n'est spécial aux épileptiques chez lesquels ils peuvent faire complètement défaut. L'existence de cicatrices principalement sur la face, de dents fracturées, et surtout de morsures de la langue, constituent des indices plus précieux, mais qui ne sont pas des signes certains ni indispensables. Il ne suffit même pas d'assister à un accès d'épilepsie pour être en mesure de décider de sa sincérité. L'exemple de Calmeil simulant avec succès une attaque devant Esquirol, peut mettre en lumière cette difficulté. Nous avons vu d'ailleurs que la simulation d'un accès ne peut être reconnue qu'à l'aide d'un examen très laborieux. D'autre part, la sincérité du paroxysme ne peut être rejetée que lorsqu'il existe des signes évidents de supercherie. Un accès incomplet, un vertige se produit devant un médecin qui ne constate ni phénomènes pupillaires, ni troubles circulatoires, ni troubles respiratoires ; il n'est pas en mesure de nier la nature morbide du phénomène.

L'affirmation ou la négation de l'existence de l'épilepsie présente déjà une grande difficulté. Mais ce n'est pas tout : la loi ne supprime l'imputabilité que si le prévenu était dans un état d'imbécillité, de démence ou de fureur au moment de l'action. Il reste donc encore à rechercher si le prévenu reconnu épileptique, présente constamment des troubles mentaux, ou si au moment de l'action il était sous le coup d'un accès accompagné de troubles mentaux.

Lorsqu'on a à répondre à la question de savoir si tel épileptique présente constamment des troubles mentaux, il faut étudier minutieusement son développement intellectuel, ses idées délirantes, son caractère au point de vue de l'existence d'impulsions, etc. On doit particulièrement insister sur l'examen des troubles permanents de la motilité ou de la sensibilité, dont quelques-uns peuvent servir de caractères objectifs sur la sincérité desquels il ne reste pas de doute.

Lorsqu'un épileptique est sain d'esprit et de corps dans l'intervalle de ses accès, ou du moins lorsqu'il ne présente aucun signe évident de trouble mental, peut-on décider s'il éprouve des troubles de cet ordre, à propos de ses paroxysmes ? L'affirmation n'est pas plus scientifique que la négation, même lorsqu'on a assisté à un accès dont on a pu reconnaître la sincérité. Si en effet on peut dire que les troubles mentaux s'accompagnent constamment de phénomènes somatiques corrélatifs, ces phénomènes n'ont pas encore été l'objet d'études suffisantes pour qu'on puisse les reconnaître à coup sûr ; et par conséquent il est impossible d'en affirmer rétrospectivement la réalité.

Enfin s'il est vrai que chez le même malade les accès présentent en général une grande analogie, quelquefois même une véritable similitude, cette similitude et cette analogie ne sont pas fatales ; un malade qui a ordinairement des troubles psychiques avec accompagnements somatiques à propos de son attaque peut n'en avoir pas dans telle circonstance ; inversement, tel autre malade qui n'en a jamais, peut en présenter accidentellement sous une influence difficile à déterminer, un léger excès alcoolique ou autre, une émotion morale, etc.

Je ne ferai que relever que la plupart des caractères considérés comme spécifiques des impulsions criminelles des épileptiques, telles que l'inconscience, l'amnésie, l'absence de remords, etc., sont des phénomènes qui échappent à tout contrôle et par conséquent n'ont pas le droit de figurer dans une expertise scientifique. Personne ne connaît les conditions physiologiques de l'inconscience, de l'amnésie; par conséquent personne ne peut en affirmer l'existence chez un autre individu. C'est assez dire que le petit mal intellectuel, que nous ne connaissons que par des conditions subjectives, ne saurait avoir d'existence légale.

Quelques médecins simplifient l'expertise en considérant la science comme définitivement faite et en admettant des types morbides nettement tranchés auxquels le délinquant appartient ou n'appartient pas. Un moyen commode d'échapper à la tromperie consiste à admettre la conclusion suivante : Pour que la sincérité soit reconnue, « il faut que le sujet observé présente non pas un ou plusieurs des symptômes d'une maladie mentale, mais qu'il les présente tous sans exception (1). » A ce compte on découvrirait beaucoup de simulateurs, mais il n'y aurait guère d'aliénés dont la séquestration pourraît être maintenue. Malheureusement nous n'en sommes pas encore arrivés à ce degré de certitude scientifique.

En somme, le médecin peut, après la constatation de quelques phénomènes somatiques, affirmer l'existence de l'épilepsie. Il doit être plus réservé, lorsqu'il s'agit de troubles mentaux, qui n'acquièrent de valeur que par leurs accompagnements somatiques. Quant aux accidents qui se sont produits hors de sa présence, il ne peut qu'en accepter la vraisemblance ou la possibilité. C'est au juge compétent qu'il appartient de faire l'application des constatations médicales au texte de la loi. Le médecin n'a pas à intervenir dans l'interprétation légale des faits : la question du libre arbitre et de la responsabilité morale lui échappe complètement.

Malgré quelques opinions et quelques jugements contraires,

(1) Ch. J.-J. Sizaret, *Etude sur la simulation de la folie;* thèse de Nancy, 1888, p. 31.

d'une manière générale tout aliéné qui n'a pas été reconnu responsable de ses actes au point de vue criminel, ne l'est pas davantage au point de vue civil, ses biens ne répondent pas du dommage qu'il a pu causer. Dans quelques circonstances, surtout lorsqu'il s'agissait d'un mineur, ceux qui avaient autorité sur le malade ont dû répondre des dommages causés par leur défaut de surveillance. Mais lorsqu'il s'agit d'adultes, la famille n'a aucune autorité sur eux, et si elle a le droit d'en provoquer l'interdiction ou le placement, elle n'y est nullement tenue. L'iniquité de cette situation est tellement choquante, qu'elle n'a pas pu ne pas frapper les médecins eux-mêmes, si portés qu'ils soient à tout excuser lorsqu'il s'agit des malades.

Aussi reconnaissent-ils la nécessité d'imposer une responsabilité matérielle aux personnes qui négligent de surveiller les aliénés dont ils ont la garde. Tardieu et Legrand du Saulle, notamment, se sont prononcés dans ce sens : « C'est un grand luxe, disait ce dernier, de conserver chez soi un aliéné ou un épileptique malfaisant, et j'admets volontiers la responsabilité civile de la famille. » A mon avis la responsabilité civile doit s'étendre au malade lui-même : autrement on arrive à cette conséquence absurde que c'est la victime qui sûrement n'a pas librement voulu le crime qui se trouve en supporter les conséquences matérielles. Le malade ne devrait être exonéré des conséquences de la responsabilité civile qu'autant que l'État qui a mal rempli son devoir de protection envers la victime, devra prendre sa place. Legrand du Saulle admettait que lorsqu'un épileptique présente des symptômes tels que l'on puisse craindre qu'il se rende coupable de quelque acte violent ou nuisible, on doit le munir d'un certificat constatant sa maladie ; cette pièce devant lui servir en quelque sorte de brevet d'inimputabilité. Je ne puis que protester contre une pareille manière de faire qui n'est bonne qu'à multiplier la délinquance épileptique.

C'est une opinion généralement admise par les aliénistes, et cette opinion répond à la réalité des faits, que la séquestration, au lieu d'exciter les malades agités, amène en général un calme momentané : ils sentent l'inutilité de la résistance, ils sont contenus par l'aspect de la force, ils deviennent humbles parce qu'ils ont conscience de leur isolement malgré l'apparence de trouble général de leurs facultés. Les épileptiques n'échappent pas à cette règle. Je soigne depuis longtemps un épileptique qui, à la suite de ses accès, a constamment des accès d'excitation dans lesquels il brise ce qui lui tombe sous la main, frappe les personnes de son entourage, vocifère, crie, trépigne, etc. ; un jour qu'il était venu à ma consultation, on vint m'avertir qu'il avait un accès dans mon salon, je me rendis auprès de lui, non sans avoir quelque inquiétude pour mon mobilier ; je ne fus pas peu étonné de le trouver assis et absolument tranquille et confus. Enquête faite, il a été établi que dans les rares circonstances où ce malade avait eu ses accès en public, il ne s'était livré à la suite à aucun acte extravagant. Le malade se rend parfaitement compte de sa situation, il est le premier à déplorer les conséquences de ses violences qu'il commet chez lui à son préjudice et le chagrin qu'il peut causer à son entourage, il lui est impossible de s'arrêter dans ses violences qui ne se produisent plus par le seul fait du rappel aux convenances sociales.

Ce que la crainte de la réprobation ou simplement de la pitié publique peut faire, la crainte des sanctions légales peut le faire avec plus d'efficacité encore ; par conséquent, les épileptiques doivent être entretenus dans la conviction que leur responsabilité n'est pas plus atténuée que celle des impulsifs de tout ordre et que s'ils échappent à la nécessité de la réparation, ce n'est que par une tolérance mal justifiée d'une loi basée sur des considérations métaphysiques et exposée à une réforme indispensable.

On a fait un grand mérite aux aliénistes du commencement de ce siècle qui ont relevé, suivant la formule consacrée, les aliénés à la dignité de malades ; il me semble que le meilleur moyen d'achever leur réhabilitation, si tant est que cette réhabilitation soit nécessaire, n'est pas de les soumettre à des lois d'exception, mais d'en faire des hommes soumis à la règle commune, habitués à payer leurs dettes, c'est-à-dire soumis à la responsabilité matérielle de leurs actes.

Je n'insisterai pas de nouveau sur la nécessité de cette égalité devant la loi au point de vue de l'utilité sociale. J'ajouterai seulement que pour soutenir une loi d'exception de la nature de celle qui supprime purement et simplement l'imputabalité d'une catégorie d'individus, il faudrait s'appuyer sur des faits généralement acceptés et non point sur des constructions métaphysiques.

Les épileptiques sont, comme l'on sait, fort sujets à des mouvements de colère, en dehors de toute espèce de manifestation morbide officielle et à propos de la moindre provocation. Dans plusieurs circonstances de ce genre, j'ai pu observer une augmentation de pression qui atteint à peu près les chiffres que l'on observe dans l'aura : ainsi, F..., qui a une pression normale de 800, avait, le 14 février, dans une période de secousses, 1,050 ; le 11 mai, dans un accès de colère motivé par une contestation avec une sous-surveillante, la pression était de 1,100. Cette constatation fait comprendre quel rôle peut jouer une émotion de ce genre sur la production d'un paroxysme lorsque le malade n'a pas été déchargé par un accès récent. Ce caractère commun à l'état émotionnel et au paroxysme épileptique justifie le rapprochement qui a été fait, notamment par Echeverria, entre la colère et les paroxysmes psychiques chez les épileptiques.

Mais ces modifications de la tension artérielle dans la colère ne sont pas spéciales aux épileptiques. J'ai pris la tension artérielle d'un imbécile, non épileptique, qui venait en colère m'expliquer ses griefs contre un infirmier ; elle était de 1,000 grammes, au lieu de 850 comme à l'état normal. L'exploration ayant eu une action hyposthénisante des plus évidentes, je fis comparaître l'infirmier : la pression remonta immédiatement à 1,100. Un cocher que j'ai examiné à la fin d'une querelle avait aussi 1,100 ; il n'avait plus que 800 une heure après.

Ces chiffres montrent que, sous l'influence de la colère, la pression artérielle peut augmenter de plus d'un quart. On peut comprendre ainsi le rôle de cette émotion et des émotions analogues dans la production de ruptures des vaisseaux ou du cœur, lorsqu'il existe préalablement des altérations de structure.

La similitude des phénomènes qui accompagnent les décharges

émotionnelles et les décharges convulsives indique qu'au point de vue physiologique, il n'y a pas de distinction fondamentale à établir entre ces deux formes de décharges, et il ne doit pas y en avoir non plus au point de vue légal, comme j'ai déjà cherché à le faire prévaloir ailleurs (1).

Ce qui domine dans le caractère des épileptiques c'est l'égoïsme ; il est rare qu'ils perdent de vue leurs intérêts même dans les périodes d'excitation qui précèdent ou suivent leurs accès, on ne peut guère les accuser de générosité ni de prodigalité, aussi a-t-on rarement occasion de faire intervenir à leur égard soit le conseil judiciaire, soit l'interdiction.

Pourtant l'épileptique, inspiré par son pessimisme constitutionnel, prend souvent en haine son entourage ; il est extrêmement sensible à la flatterie et peut devenir une proie facile aux captateurs lorsque son intelligence s'affaiblit ; ils peuvent se laisser aller à des largesses maladives dictées aussi bien par la haine que par l'affection. Il peut donc y avoir lieu de les pourvoir d'un conseil judiciaire ou de les interdire. Le droit de provoquer l'interdiction pour protéger ses propres intérêts ne devrait appartenir à la famille que comme corollaire de sa responsabilité civile en cas de dommages causés par l'aliéné.

Les actes des épileptiques ne peuvent en principe être attaqués en raison de leur maladie, lorsqu'ils n'offrent que des troubles transitoires ; ils peuvent être suspectés au même titre que les imbéciles lorsque leur intelligence s'est affaiblie sous l'influence des accès. On ne peut les accuser d'être morbides que lorsqu'ils sont en eux-mêmes entachés d'une absurdité manifeste ou du moins d'un défaut évident d'adaptation aux circonstances extérieures. Leurs testaments ont été rarement contestés (2). Quant aux actes privés, ils ne pourraient être soumis à résiliation que dans le cas où ils seraient d'une inconvenance

(1) *Dégénérescence et criminalité.* (*Bibliothèque de philosophie contemporaine*, 1888.)

(2) Les troubles de l'écriture les plus ordinaires sont simplement des modifications de dimension avec tremblement, mais sans altération de la forme des lettres ; de sorte que, comme j'ai déjà eu occasion de le faire remarquer (*Nouv. Iconographie de la Salpêtrière*, 1889, t. II, p. 40), l'identité de l'individu s'affirme à un exa-

et d'une inopportunité notoire, et où la bonne foi de la partie se trouverait en défaut.

M. Delasiauve se méfie des dépositions des épileptiques, devant la justice et c'est avec juste raison; qu'ils soient accusés ou accusateurs, ils sont capables de forger des mensonges les plus audacieux et de les soutenir avec les apparences de la conviction la plus profonde. Même lorsque les épileptiques sont appelés à déposer dans une affaire qui leur est apparemment tout à fait étrangère, il est bon d'accepter leur témoignage avec une certaine réserve ; un bon nombre d'entre eux mentent pour l'art ; s'il est impossible de les récuser, la partie intéressée peut au moins faire valoir qu'il s'agit d'un témoin d'une catégorie très particulière.

Depuis Zacchias l'idée est venue plusieurs fois aux médecins de discuter si on ne devrait pas interdire le mariage des épileptiques par une loi. La réponse négative me paraît s'imposer par cette seule circonstance que le diagnostic de l'épilepsie est rarement certain au sens légal du mot et que son pronostic l'est encore moins. Tout ce qu'on peut demander à la loi, c'est de ne pas favoriser la dissimulation de l'épilepsie et des maladies qui peuvent la reproduire par hérédité transformée, notamment en tolérant la séquestration des aliénés dans les domiciles privés en dehors de toute surveillance officielle.

En l'absence de prohibition légale, le médecin doit, autant que possible, s'opposer au mariage des épileptiques. Lorsqu'il est interrogé sur les chances de l'hérédité, il ne doit pas oublier que, bien que ce soit le clinicien qui est consulté sur un cas particulier, c'est le pathologiste qui doit répondre en se bornant à résumer les probabilités mises en lumière par la statistique. Lorsque l'intérêt général est en jeu, il faut considérer que le

men un peu attentif. Quelquefois on observe des répétitions de mots ou de lettres (voir plus haut, obs. VIII, p. 47 et p. 165) ; mais je ne vois pas comment les modifications de l'écriture, que l'on peut retrouver d'ailleurs dans la succession d'états émotionnels normaux, pourraient servir, comme le prétend M. Mathieu (*Essais sur les indications séméiologiques qu'on peut tirer de la forme des écrits des épileptiques;* th., Lyon, 1890, p. 76), à la détermination « de la durée des périodes d'inconscience », ni même à affirmer l'existence de l'épilepsie.

client à défendre c'est le public, et non plus le malade, qui n'est que trop porté à ne tenir compte que de son intérêt personnel.

L'épilepsie peut-elle être un motif de divorce? C'est là une question hérissée de difficultés. Tout d'abord, comme dans toutes les questions médico-légales relatives à l'épilepsie, il faut établir la réalité de l'existence de la maladie. Or cette démonstration, déjà difficile quand le malade s'y prête, doit être impossible dans la plupart des cas lorsque le malade veut cacher son mal. D'autre part, l'épilepsie ne peut légitimer le divorce qu'en tant qu'elle constitue une maladie dégoûtante ou repoussante en raison de laquelle il y a en quelque sorte erreur sur la personne. Si le malade déclare avant le mariage l'existence de son infirmité, il n'y a pas lieu de l'invoquer comme motif. Il en est de même des cas où la maladie ne consiste qu'en des troubles légers ou purement somatiques. Il n'en est plus ainsi quand elle entraîne des troubles mentaux graves et en particulier des accès de violence qui peuvent être un danger pour la vie du conjoint. Il est difficile d'établir une différence suivant que la maladie existait avant le mariage ou s'est produite plus tard.

Les épileptiques sont exposés, dans un très grand nombre de professions, à des accidents provoqués par leurs attaques. Leurs chutes peuvent produire des fractions, des luxations, des impotences plus ou moins prolongées et même la mort. Les patrons doivent-ils supporter la responsabilité matérielle de l'accident ? Il est une question qui peut se poser aussi bien pour les épileptiques que pour l'hystérie, et en particulier pour les paralysies hystéro-traumatiques. La réponse doit être la même dans les deux cas ; si toutes les précautions nécessaires avaient été prises pour éviter un accident dans des conditions ordinaires, le patron ne peut pas être astreint à supporter les conséquences d'une maladie dans laquelle il ne peut à aucun titre jouer le rôle de cause.

Lorsqu'un accident est produit par le fait d'un épileptique qu'il emploie, l'employeur doit en supporter la responsabilité, exactement au même titre qu'une compagnie de chemins de fer est responsable des accidents qui peuvent être la conséquence du daltonisme d'un de ses employés, sauf le cas où l'accident serait la conséquence d'un premier accès. En principe, une mission éventuellement dangereuse ne doit être confiée qu'à des individus propres à la remplir sauf responsabilité de celui qui a le profit de l'entreprise et la dirige.

On comprend la variété des problèmes qui peuvent se poser dans ces différentes circonstances. Le médecin appelé à donner son avis doit être particulièrement circonspect et ne formuler une opinion que sur des faits patents et directement observés.

Doit-on dissimuler à un épileptique la nature de sa maladie? C'est une des questions de déontologie les plus difficiles à résoudre. Sydenham disait que sans l'opium il aurait renoncé à la pratique de la médecine : si le mensonge nous était complètement interdit, nous ne serions pas moins embarrassés. Dans beaucoup de circonstances il est indispensable de tromper les malades, soit sur la nature de leur maladie, soit sur leur marche. Mais tout en tenant compte des difficultés de la pratique, il ne faut pas nous tromper nous-mêmes sur la valeur de l'expédient. Sans doute il arrive souvent qu'un épileptique auquel on laisse ignorer son mal et ses conséquences possibles, est longtemps capable de travailler conformément à la fois à son intérêt, à l'intérêt de sa famille et à celui de la société. Mais le médecin ne peut affirmer qu'il en sera toujours ainsi, et lorsqu'il n'a pas signalé les dangers du mal, il assume une part dans l'accomplissement des actes nuisibles qui pourront être commis par la suite. Le médecin peut hésiter sur le moment convenable et sur la meilleure manière de dire la vérité, mais tant qu'il ne l'a pas dite, il ne peut pas être assuré d'avoir rempli intégralement son devoir.

A côté de cette question s'en pose une autre (1) : Quel doit-être le secret médical en face de l'épilepsie ? Au point de vue de l'utilité générale, l'obligation du secret médical peut

(1) Favreau, *Contribution à l'étude du secret professionnel en médecine mentale*; th., 1888.

être sujette à discussion. Il n'est pas douteux en effet que dans certaines conditions son observation stricte puisse être préjudiciable à la fois au malade et au public ; un épileptique chargé d'un service public peut être la cause et la victime d'accidents multiples que peuvent prévenir une révocation provoquée par un avertissement du médecin. On pourrait même être tenté de justifier l'indiscrétion professionnelle en citant l'article 1383 du code civil, d'après lequel, « chacun est responsable du dommage qu'il a causé non seulement par son fait, mais encore par sa négligence ou par son imprudence ». Mais la nécessité de l'observation stricte du secret médical n'est pas seulement imposée par l'intérêt privé du malade, elle l'est encore par les incertitudes du diagnostic et du pronostic. L'épilepsie n'est pas un état morbide à aspect uniforme et à marche réglée, son diagnostic est souvent entouré de grandes difficultés ; ce serait ouvrir la porte à de graves abus que concéder au médecin le droit de dénoncer l'épilepsie dont la réputation de maladie incurable est établie dans le public.

L'obligation du secret doit être un principe absolu en fait d'épilepsie. Elle s'impose d'autant plus que cette maladie n'est en quelque sorte pas une propriété individuelle, c'est une maladie de famille : révéler l'épilepsie d'un individu, c'est révéler la tare de toute sa race. Cette circonstance indique de quelle circonspection il faut user lorsqu'on a connaissance d'une maladie de ce genre chez un enfant vivant dans un pensionnat, ou chez un individu quelconque surpris en public.

Ce n'est pas seulement parce que l'épilepsie est une maladie de famille que l'obligation du secret ne peut pas être levée par le consentement du malade. Cette obligation dictée par l'intérêt public est consacrée par l'article 378 du code pénal. « Les médecins, chirurgiens et autres officiers de santé, ainsi que les pharmaciens, les sages-femmes, et toutes les autres personnes dépositaires par état ou profession, des secrets qu'on leur confie, qui, hors le cas où la loi les oblige à se porter dénonciateurs, auront révélé ces secrets, seront punis d'un emprisonnement d'un mois à six mois, et d'une amende de 100 francs à 500 francs. » Le consentement du malade ne peut pas prévaloir contre la loi. L'issue de l'affaire Wattelet a bien montré que l'absence d'intention de nuire ne supprime pas le délit (1).

Lorsqu'un médecin croit avoir dûment reconnu l'épilepsie chez un individu qui, en raison de ses fonctions, peut être une cause de danger public, et lorsque, n'ayant pu l'amener à s'en démettre volontairement, il le fait révoquer par des moyens détournés, il peut avoir la conviction d'avoir fait une bonne action et recevoir une approbation unanime ; mais il n'en est pas moins vrai qu'il a violé la loi à ses risques et périls.

La dénonciation ne s'impose sous forme de certificat à fin de séquestration que lorsque le malade est devenu une cause de danger pour lui-même ou pour la sécurité publique. Dans ce cas d'ailleurs le secret médical n'est pas en jeu, le médecin ne divulgue pas alors un secret à lui confié par le malade, il ne fait que constater sous une forme technique spéciale des faits plus ou moins notoires.

(1) Brouardel, art. *Secret médical*. (*Dict. de méd. et chir. prat.*, t. XL.)

TABLE DES MATIÈRES

TABLE ALPHABÉTIQUE

DES MATIÈRES

TABLE ALPHABÉTIQUE

DES NOMS D'AUTEURS

PRÉFACE

« Dans le système de l'univers, dit Cabanis (1), ce qui se passe tous les jours est précisément ce qui mérite le plus d'attention. » Tel est l'esprit qui a présidé à la préparation de ce travail, qui ne se recommande pas par une réunion de faits curieux et rares. Les troubles qui en font le sujet, les syndromes épileptiques, sont fort communs, et les phénomènes dont l'étude particulière a été poursuivie avec le plus de soin sont les plus vulgaires.

Les conditions du développement des diverses formes de l'épilepsie considérée non plus comme une maladie, mais comme des symptômes, tiennent une grande place dans ce livre. Mais je me suis surtout attaché à l'étude des troubles somatiques, accessibles à l'investigation par les méthodes physiologiques, et, parmi ces troubles, les phénomènes d'épuisement consécutifs aux paroxysmes épileptiques ont attiré particulièrement mon attention.

Je m'étais proposé pour but de me mettre en mesure d'établir une comparaison entre les phénomènes de dépression,

(1) Cabanis, *Rapports du physique et du moral de l'homme*, 1802, t. I, p. 340.

si vulgaires à la suite des décharges épileptiques, et les phénomènes d'excitation plus faciles à étudier chez les hystériques (1). Ces deux ordres de phénomènes me paraissent avoir la plus grande importance dans une préparation à l'étude physiologique des phénomènes psychiques. Chez les épileptiques comme chez les hystériques, les troubles psychiques se présentent spontanément ou peuvent être provoqués expérimentalement sous forme de paroxysmes, qui permettent d'établir une distinction nette entre l'état de santé et l'état de maladie. D'autre part, les accompagnements somatiques, intimement liés aux phénomènes psychiques, se présentent, chez ces deux catégories de malades, avec une intensité remarquable. Ils sont donc particulièrement favorables à l'expérimentation au point de vue psychologique, puisqu'ils sont plus capables de nous révéler « les rapports entre les phénomènes et leurs conditions, c'est-à-dire la seule et la vraie causalité immédiate, réelle et accessible (2) ».

Parmi les conditions physiologiques de la stupeur post-paroxystique, j'ai laissé une grande place aux troubles de la motilité ; l'état des forces chez les épileptiques en dehors de leurs accès a aussi fait le sujet de nombreuses observations qui pourraient paraître trop minutieuses. Mais la psychologie contemporaine a mis en lumière le rôle de l'élément moteur dans l'attention, dans les représentations, dans les volitions et dans la plupart des phénomènes mentaux ; elle a montré que l'état de la motilité ne commande pas seulement les phénomènes subjectifs de la conscience, mais qu'il tient encore sous sa dépendance les perceptions externes : toute

(1) Ch. Féré, *Sensation et mouvement*, études de psycho-mécanique. (*Bibl. de philosoph. contemp.*, in-18, 1887.

(2) Cl. Bernard, *Leçons sur les phénomènes de la vie commune aux animaux et aux végétaux*, t. I, p. 63.

modification de l'énergie motrice entraîne une modification de l'appréciation de la résistance du milieu (1). L'étude des forces est donc d'un intérêt capital pour l'objectivation et pour l'interprétation des troubles psychiques, et elle mérite de tenir une place à côté de celles de la sensibilité et du temps de réaction.

L'étude des conditions physiologiques des décharges épileptiques comporterait de nombreuses déductions psycho-pathologiques que j'ai voulu réserver. Mais, si la connaissance de ces conditions est d'une grande importance au point de vue théorique, elle n'est pas tout à fait sans utilité pratique : on verra que bon nombre d'indications thérapeutiques et hygiéniques en découlent. On peut aussi en tirer quelques déductions qui ne sont point indifférentes au point de vue social.

(1) Ch. Féré, *Impuissance et pessimisme.* (*Revue philosophique*, 1886.) — *Dégénérescence et criminalité.* (*Bibl. de phil. contemp.*, 1888.)

TABLE DES PLANCHES

TOURS. IMP. E. ARRAULT ET Cie.

www.ingramcontent.com/pod-product-compliance
Ingram Content Group UK Ltd.
Pitfield, Milton Keynes, MK11 3LW, UK
UKHW021837190726
13855UKWH00001B/32